常见病药食宜忌丛书

·总主编 孟昭泉 孟靓靓·

胃肠疾病药食宜忌

主 编 孟靓靓 孟现伟
副主编 王宇飞 高 鹏 马 冉 徐晓萌
　　　 孟会会 陈晓莉
编 委 (以姓氏笔画为序)
　　　 马 冉 王宇飞 毕 颖 米亚南
　　　 李素素 陈夫银 陈晓莉 孟会会
　　　 孟现伟 孟昭泉 孟靓靓 徐晓萌
　　　 高 鹏

中国中医药出版社
·北 京·

图书在版编目（CIP）数据

胃肠疾病药食宜忌/孟靓靓，孟现伟主编．—北京：中国中医药出版社，2016.10（2018.8重印）
（常见病药食宜忌丛书）
ISBN 978 - 7 - 5132 - 3564 - 8

Ⅰ.①胃…　Ⅱ.①孟…　②孟…　Ⅲ.①胃肠病 - 药物 - 禁忌　②胃肠病 - 忌口
Ⅳ.①R573②R155

中国版本图书馆 CIP 数据核字（2016）第 191783 号

中 国 中 医 药 出 版 社 出 版
北京市朝阳区北三环东路 28 号易亨大厦 16 层
邮政编码　100013
传真　010 64405750
山东百润本色印刷有限公司印刷
各地新华书店经销
*
开本 787×1092　1/16　印张 18　字数 390 千字
2016 年 10 月第 1 版　2018 年 8 月第 4 次印刷
书　号　ISBN 978 - 7 - 5132 - 3564 - 8
*
定价　54.00 元
网址　www.cptcm.com

如有印装质量问题请与本社出版部调换（010—64405510）
版权专有　侵权必究
社长热线　010 64405720
购书热线　010 64065415　010 64065413
微信服务号　zgzyycbs
书店网址　csln.net/qksd/
官方微博　http://e.weibo.com/cptcm
淘宝天猫网址　http://zgzyycbs.tmall.com

《常见病药食宜忌丛书》

编　委　会

总主编　孟昭泉　孟靓靓

编　委（以姓氏笔画为序）

卜令标	于　静	山　峰	马　冉	马　丽
马庆霞	马金姿	王　琨	王冬梅	王宇飞
尤文君	方延宁	卢启秀	田　力	冯冉冉
冯明臣	毕　颖	朱　君	乔　森	刘云海
刘国慧	刘厚林	刘奕平	闫西鹏	米亚南
孙　田	孙忠亮	孙谊新	李　丽	李　波
李　峰	李　霞	李文强	杨文红	杨际平
杨宝发	杨慎启	宋丽娟	宋晓伟	张　申
张　会	张　昊	张　波	张文秀	张世卿
张成书	张庆哲	张珊珊	张晓芬	陈夫银
陈永芳	陈晓莉	苑修太	郑　晨	孟会会
孟庆平	孟现伟	胡丽霞	相瑞艳	钟妍妍
班莹莹	贾常金	顾克斌	徐晓萌	徐凌波
高　鹏	高淑红	郭洪敏	常文莉	董　伟
路　芳	谭　敏	魏艳秋		

前　言

　　随着社会经济的发展和人民生活水平的提高，人们对自身保健的意识愈来愈强。一日三餐提倡膳食平衡，不仅要吃得饱，而且要吃得好，吃得科学，同时更注重饮食搭配方法。当患病以后，更要了解中西药物及食物之间的宜忌等知识。

　　食物或药物宜忌是指食物与食物之间、各种药物之间、药物与食物之间存在着相互拮抗、相互制约的关系。如果搭配不当，可引起不良反应，甚至中毒反应。这种反应大多呈慢性过程，在人体的消化吸收和代谢过程中，降低药物或营养物质的生物利用率，导致营养缺乏，代谢失常而患病。食物或药物宜忌的研究属于正常人体营养学及药理学范畴。其目的在于深入探讨食物或药物之间的各种制约关系，以便于人们在安排膳食中趋利避害。提倡合理配餐，科学膳食，避免食物或药物相克，防止食物或药物中毒，提高食物营养素或药物在人体的生物利用率，对确保身体健康有着极其重要的意义。

　　当患了某种疾病之后，饮食和用药需要注意什么；哪些食物或药物吃了不利于疾病的治疗，甚至加重病情；哪些食物吃了不利于患者所服药物疗效的发挥，甚至降低药效或发生不良反应；哪些药物不能同时服用，需间隔用药……这些都是患者及家属十分关心的问题。

　　因此，我们组织长期从事临床工作的专家，查阅海量文献，针对临床上患者及家属经常问到的问题，编写了《常见病药食宜忌丛书》，旨在帮助患者及家属解惑，指导药物与食物合理应用，以促进疾病康复。

　　患者自身情况各异，疾病往往兼夹出现且有其个体性，各种药食宜忌并非绝对，还需结合临床医生的建议，制定更为个性化方案，以利于疾病向愈。另外，中外专家对药食宜忌的相关研究从未停止，还会有更新的报道出现，我们将及时收录。基于上述原因，本丛书虽经反复推敲，但仍感未臻完善，其中的争议亦在所难免。愿各位读者、同道批评指正，以期共同提高。

　　本丛书在编写过程中，得到了有关专业技术人员的积极配合与大力支持，在此一并表示感谢。

《常见病药食宜忌丛书》编委会

2016 年 7 月

编写说明

在人的一生中，由于禀赋虚弱、饮食不节、思虑过度、外感所伤、病后失调等因素，可导致胃肠功能失调，发生多种疾病，这些疾病大都属于常见病、多发病，有的甚至严重威胁人类健康。食管、胃、肠疾病，在消化系统疾病所占的比重，无疑是最多见的病种之一。脾胃为后天之本，脾胃功能的正常与否，极大地影响着患者整体的身心健康，关系着人的生老病死。因此，研究食管、胃、肠疾病产生的机制及其防治方法，不断地推陈出新，逐步提高疗效，缩短疗程，降低药物的不良反应，为人类健康长寿做出贡献，一直是医务工作者奋斗的目标。

提高胃肠疾病的诊治水平，普及疾病防治知识，关心患者的身心健康，对提高我国人口素质和生活质量极为重要。如果广大群众掌握一些常见病的中西医诊疗方法，便可及时有效地预防和治疗胃肠道常见疾病，这不但节省了宝贵的时间，而且可以做到有病早治，无病早防。在长期的临床工作中，我们经常采用中西医结合的方法治疗疾病，获得花钱少、见效快的效果。有时我们也经常指导患者及其家属认识消化道疾病的临床表现，掌握一些简易方法，配合医生治疗，常能收到良好的疗效。为此，我们组织消化科专家，参考有关资料，依据胃肠道疾病的特点编写了《胃肠疾病药食宜忌》一书。本书详细介绍了食管、胃、肠常见疾病，每病按概述（包括病因、临床表现、辅助检查），饮食宜忌、药物宜忌（中西药物治疗与禁忌）。本书简繁得体，内容全面，方法简便，实用性强，是胃肠疾病患者及其家庭的常备用书，亦可供基层医务人员学习参考。

书中不足之处敬请专家、同仁和广大读者赐教。

编者

2016 年 7 月

目　录

第一章　食管疾病

一、胃食管反流病

【概述】

胃食管反流病是指胃、十二指肠内容物反流入食管引起烧灼感，造成反流性食管炎，以及咽、喉、气道等食管邻近组织损害的疾病。胃食管反流病在西方国家十分常见，人群中7%～15%有胃食管反流症状，发病率随年龄增长而增加，40～60岁为高峰发病年龄，男女发病无差异；反流性食管炎中，男性多于女性（2:1～3:1）。胃食管反流病在北京、上海两地的患病率为5.77%，反流性食管炎为1.92%，低于西方国家，病情亦较轻，有相当部分胃食管反流病患者内镜下可无食管炎表现，这类胃食管反流病又称为内镜阴性的胃食管反流病，或非糜烂性反流病。

1. 病因

胃食管反流病是由多种因素造成的消化道动力障碍性疾病。胃食管反流病的主要发病机制是抗反流防御机制减弱和反流物对食管黏膜攻击作用的结果。

（1）食管抗反流防御机制减弱：抗反流防御机制包括抗反流屏障，食管对反流物的清除及黏膜对反流攻击作用的抵抗力。

1）胃抗反流屏障：是指在食管和胃交界的解剖结构，包括食管下括约肌、膈肌脚、膈食管韧带、食管与胃底间的锐角等，上述各部分的结构和功能上的缺陷均可造成胃食管反流，其中最主要的是食管下括约肌的功能状态。

食管下括约肌是指食管末端3～4cm长的环形肌束。正常人静息时食管下括约肌压为10～30mmHg，防止胃内容物反流入食管。食管下括约肌的结构受到破坏时可使食管下括约肌压下降，如贲门失弛缓症手术后易并发反流性食管炎。一些因素可导致食管下括约肌压降低，如某些激素（缩胆囊素、胰高血糖素、血管活性肠肽等）、食物（高脂肪、巧克力等）、药物（钙拮抗药及地西泮等）等。腹内压增高（妊娠、腹水、呕吐、负重劳动等）及胃内压增高（胃扩张、胃排空延迟等），均可引起食管下括约肌压相对降低而导致胃食管反流。

一过性食管下括约肌松弛是近年研究发现引起胃食管反流的一个重要因素。正常情况下，当吞咽时管下括约肌松弛，食物得以进入胃内。一过性管下括约肌松弛是指非吞咽情况下管下括约肌自发性松弛，其松弛时间明显长于吞咽时管下括约肌松弛的时间。一过性管下括约肌松弛是正常人生理性胃食管反流的主要原因。

2）食管清除作用：正常情况下，一旦发生胃食管反流，大部分反流物通过1～2

次食管自发和继发性蠕动性收缩将食管内容物排入胃内（即容量清除），是食管廓清的主要方式；剩余的则由唾液缓慢地中和。故食管蠕动和唾液产生的异常也参与胃食管反流病的致病作用。食管裂孔疝是部分胃经膈食管裂孔进入胸腔的疾病，可引起胃食管反流并降低食管对酸的清除，导致胃食管反流病。

3）食管黏膜屏障：反流物进入食管后，食管还可以凭借食管上皮表面黏液、不移动水层和表面碳酸氢根、复层鳞状上皮等构成的上皮屏障，以及黏膜下丰富的血液供应构成的后上皮屏障，发挥其抗反流物对食管黏膜损伤的作用。因此，任何导致食管黏膜屏障作用下降的因素（长期吸烟、饮酒及抑郁等），将使食管黏膜不能抵御反流物的损害。

（2）反流物对食管黏膜的攻击作用：在食管抗反流防御机制下降的基础上，反流物刺激和损害食管黏膜，其受损程度与反流物的质和量有关，也与反流物与黏膜的接触时间、部位有关。胃酸和胃蛋白酶是反流物中损害食管黏膜的主要成分。近年对胃食管反流病监测，证明其存在胆汁反流，其中的非结合胆盐和胰酶是主要的攻击因子，参与损害食管黏膜。

2. 临床表现

（1）食管症状

1）典型症状：烧灼感和反流是本病最常见的症状，而且具有特征性，因此被称为典型症状。反流是指胃内容物在无恶心和不用力的情况下涌入咽部或口腔的感觉，含酸味或仅为酸水时称反酸。烧灼感是指胸骨后或剑突下烧灼感，常由胸骨下段向上延伸。烧灼感和反流常在餐后1小时出现，卧位、弯腰或腹压增高时可加重，部分患者烧灼感和反流症状可在夜间入睡时发生。

2）非典型症状：指除烧灼感和反流之外的食管症状。胸痛由反流物刺激食管引起，疼痛发生在胸骨后。严重时可为剧烈刺痛，可放射到后背、胸部、肩部、颈部、耳后，有时酷似心绞痛，可伴有或不伴有烧灼感和反流。由胃食管反流病引起的胸痛是非心源性胸痛的常见病因。吞咽困难见于部分患者，可能是由于食管痉挛或功能紊乱，症状呈间歇性，进食固体或液体食物均可发生；少部分患者吞咽困难是由食管狭窄引起，此时吞咽困难可呈持续性或进行性加重。有严重食管炎或并发食管溃疡者，可伴吞咽疼痛。

（2）食管外症状：由反流物刺激或损伤食管以外的组织或器官引起，如咽喉炎、慢性咳嗽和哮喘。对一些病因不明、久治不愈的上述疾病患者，要注意是否存在胃食管反流病。伴有烧灼感和反流症状有提示作用，但少部分患者以咽喉炎、慢性咳嗽或哮喘为首发或主要表现。严重者可发生吸入性肺炎，甚至出现肺间质纤维化。一些患者诉咽部不适，有异物感、棉团感或堵塞感，但无真正吞咽困难，称为癔球症。近年研究发现，部分癔球症患者也与胃食管反流病相关。

（3）并发症

1）上消化道出血：反流性食管炎患者因食管黏膜糜烂及溃疡可以导致上消化道出血，临床表现可有呕血和（或）黑粪及不同程度的缺铁性贫血。

2）食管狭窄：食管炎反复发作致使纤维组织增生，最终导致食管瘢痕狭窄。

3）巴雷特食管炎：巴雷特食管炎在内镜下的表现正常，呈现均匀粉红带灰白的食管黏膜及出现胃黏膜的橘红色，分布可为环形、舌形或岛状。巴雷特食管炎可发生在反流性食管炎的基础上，亦可不伴有反流性食管炎。巴雷特食管炎是食管癌的癌前病变，其腺癌的发生率较正常人高 30 ~ 50 倍。

3. 辅助检查

（1）内镜检查：内镜检查是诊断反流性食管病最准确的方法，并能判断反流性食管炎的严重程度和有无并发症，结合活检可与其他原因引起的食管炎和其他食管病变（如食管癌等）作鉴别。内镜下无反流性食管炎表现不能排除胃食管反流病。

根据内镜下所见食管黏膜的损害程度进行反流性食管炎分级，有利于病情判断及指导治疗。目前多采用洛杉矶分级法。

正常：食管黏膜没有破损。

A 级：1 个或 1 个以上食管黏膜破损，长径 <5mm。

B 级：1 个或 1 个以上黏膜破损，长径 >5mm，但没有融合性病变。

C 级：黏膜破损有融合，但 <75% 的食管周径。

D 级：黏膜破损融合，至少达到 75% 的食管周径。

（2）24 小时食管 pH 监测：是诊断胃食管反流病的重要检查方法。应用便携式 pH 记录仪在生理状态下对患者进行 24 小时食管 pH 连续监测，可提供食管是否存在过度酸反流的客观证据，并了解酸反流的程度及其与症状发生的关系。常用的观察指标：24 小时内 pH <4 的总百分时间、pH <4 的次数、持续 5 分钟以上的反流次数及最长反流时间等，但要注意在行该项检查前 3 日应停用抑酸药与促胃肠动力药物。

（3）食管吞钡 X 线检查：对不愿接受或不能耐受内镜检查者行该检查，其目的主要是排除食管癌等其他食管疾病。严重反流性食管炎可发现阳性 X 线征象。

（4）食管滴酸试验：在滴酸过程中，出现胸骨后疼痛或烧灼感的患者为阳性，且多在滴酸的最初 15 分钟内出现。

（5）食管测压：可测定食管下括约肌的长度和部位、食管下括约肌压、食管下括约肌松弛压、食管体部压力及食管上括约肌压力等。食管下括约肌静息压力为 10 ~ 30mmHg，如食管下括约肌压 <6mmHg 易导致反流。当胃食管反流病内科治疗效果不佳时，可作为辅助性诊断方法。

【饮食宜忌】

1. 饮食宜进

（1）饮食原则

1）需食刺激性小、性味平和之食品。

2）应食富含各种营养素的新鲜食品。

3）饮食宜柔软、易消化，宜少量多餐、定时定量。

4）食物当细嚼慢咽。

5）有食管狭窄的患者，可根据其轻重程度，选择软食、半流质或流质饮食，缓慢地一口一口咽下；或进食不久服用苏打液，以利于食物通过。

（2）食疗药膳方

1）胡椒炖猪肚：猪肚1个，白胡椒25g。猪肚洗净，纳入白胡椒，两头扎紧，加水炖熟。饮汤吃猪肚，分次调味服食。隔日1剂，连食2~4周。适于纳少、便溏属脾胃虚寒而见胸脘隐痛、呃逆、吐酸等症状之反流性食管炎。若胃阴亏虚、胃火亢盛或湿热中阻见有口渴、咽干、呃逆、嗳气、胸膺或胃脘灼热之反流性食管炎则不宜用此方。

2）香橼饴糖羹：新鲜香橼1个，饴糖250g。香橼洗净，切块，和饴糖加适量水同蒸烂熟，调成羹状。每日早晚各食2匙。适于少气乏力、纳少属脾胃虚弱而见有胸痛、呃逆、嗳气等症状之反流性食管炎，也可用于咳嗽、痰多之慢性支气管炎。不宜用于胸脘闷痛、口渴、便艰属湿热内盛或胸脘灼热、咽干口燥、舌光红属胃阴亏虚之反流性食管炎。

3）糖腌萝卜：白萝卜150g，饴糖100g。萝卜洗净，切薄片，放杯中，加入饴糖，置一夜后食用。每日1剂，连食数日。适于乏力、脘胀、口渴、苔黄腻属脾虚湿热而见纳少、呃逆、胸膺不适之食管炎及急慢性气管炎。不宜用于胸脘隐痛、呃逆、吐酸、纳少、便溏属脾胃虚寒之反流性食管炎。

4）羊乳山药羹：羊乳500mL，怀山药30g。山药洗净，炒微黄，研为细末。羊乳煮沸，加入山药细末，调匀服食。每日1剂，连食数日。适于胃阴亏虚、胃火亢盛见有口渴、咽干、呃逆、嗳气、胸膺灼热等症状之反流性食管炎。不宜用于有畏寒、口渴、便溏、胸脘隐痛、呃逆等症状属脾胃虚寒之反流性食管炎。

5）蜂蜜萝卜膏：蜂蜜50g，萝卜100g。萝卜洗净，切碎。与蜂蜜同炖成膏状。每日分2~3次食用，连食数日。适于口渴喜饮、呃逆、嗳气、胸脘灼热属胃热内盛之食管炎及胃炎。不宜用于便溏、畏寒、呃逆、泛酸、胸脘隐痛属脾胃虚寒之反流性食管炎。

2. 饮食禁忌

（1）避免摄取使胃酸增加的食物，如咖啡、辛辣食物。可适当多食中和胃酸的碱性食物。

（2）防止过饱而致胃内压增高，宜少食多餐，有规律地进食少量口感温和的食物。

（3）避免降低食管下括约肌张力的食物因素

1）减少脂肪的摄取：脂肪可促进小肠黏膜释放胆囊收缩素，降低食管下括约肌张力。

2）禁食巧克力：巧克力含有大量黄嘌呤，是细胞内磷酸酯酶的强抑制剂，可增加平滑肌受体的环磷酸腺苷浓度，而降低食管下括约肌的张力，故应禁止食用。

3）禁吸烟：香烟中的尼古丁可降低静态时食管下括约肌张力。

4）禁酒：大量饮酒可降低食管下括约肌静态时的张力。

（4）不应在临睡前进食。

（5）不宜食温热性食品，如羊肉、牛肉、荔枝、桂圆、橘子、巧克力、咖啡等。

【药物宜忌】

1. 西医治疗

（1）药物治疗

1）促胃肠动力药

①多潘立酮：多潘立酮为外周多巴胺受体阻滞剂，直接作用于胃肠壁，可增加食管下括约肌张力，防止胃至食管的反流，增加胃蠕动，促进胃排空，协调胃、十二指肠运动，从而抑制恶心、呕吐，并有效地防止胆汁反流。

片剂为 10mg，滴剂为 30mL、100mL，口服混悬液为 200mL。片剂每次 10mg，每日 3 次，餐前 30 分钟服用。栓剂成人每日 2～4 个栓剂（每个 60mg），直肠空时插入；2 岁以内儿童每日 2～4 个栓剂（每个 10mg），直肠空时插入；2 岁以上儿童每日 2～4 个栓剂（每个 30mg），直肠空时插入。

有些患者在服用多潘立酮时，可出现女性泌乳、男性乳房发育、女性月经不调、哮喘发作、锥体外系反应等。其机制为多潘立酮可以到达脑垂体部位，并有拮抗多巴胺的作用，使泌乳素分泌增加，从而引起泌乳；影响卵巢激素的分泌，导致月经周期异常；阻滞脑内多巴胺的功能，使乙酰胆碱系统处于亢进状态，从而出现锥体外系反应。多潘立酮引起的上述不良反应，常随停服多潘立酮药物而消失，因此在临床应用多潘立酮药物时，如发现异常现象就要立即停止使用。

②西沙必利：本品为一种全胃肠道促动力药，能选择性刺激肠肌间神经丛释放乙酰胆碱，进而调节肠间神经丛功能。因此，本品对食物滞留、胃肠排空减慢或大肠、小肠运动迟缓等均有疗效。片剂为 5mg、10mg。每次 5mg，每日 3 次，餐前 15 分钟及睡前口服。

便秘患者每日总量 15～40mg，分 2 次服用，维持治疗时每日 1 次即可，一般治疗 1 周内即可见效，但严重便秘者可能需 2～3 个月方可显效。

③莫沙必利：每片剂量 5mg。每次 5mg，口服，每日 3 次。

2）抑酸药

①H_2 受体阻滞剂：是目前临床治疗反流性食管炎主要药物。此类药物与组胺竞争胃壁细胞上 H_2 受体并与之结合，抑制组胺刺激细胞的泌酸作用，减少胃酸的分泌，从而降低反流液对食管的损害，缓解不适，促进食管黏膜的修复。此类常用药物有西咪替丁、雷尼替丁、法莫替丁、尼扎替丁，这 4 种药物的抑酸效果依次增强。临床口服用药以雷尼替丁、法莫替丁为多。尼扎替丁口服吸收良好，给药后约 3 小时达到血药浓度峰值，血浆半衰期为 4 小时。不良反应一般不多见，主要有头痛、腹痛、肌肉痛、背痛、胸痛、虚弱、发热、消化不良、肠胃胀气、腹泻、恶心、呕吐、便秘、头晕、失眠、嗜睡、鼻炎、咽炎、鼻窦炎、咳嗽、瘙痒、多汗等。对 H_2 受体阻滞剂过敏者、妊娠期妇女、小儿，应慎用 H_2 受体阻滞剂。哺乳期妇女应用本类药物，应停止哺乳。肾功能不全者用药时应减量。H_2 受体阻滞剂最好与食物同时服用。年老患者不宜长期

服用，应在医师指导下，掌握正常的服药方法，此药才安全而有效。

轻度反流性食管炎患者，可采用标准剂量的治疗方案，一般治疗 6～12 周。西咪替丁片剂为 0.2g、0.8g，胶囊剂为 0.8g。每次 0.2g，口服，每日 4 次；或每次 0.4g，口服，每日 3 次。雷尼替丁片剂、胶囊为 0.15g。每次 0.15g，口服，每日 2 次。法莫替丁片剂为 10mg。每次 20mg，口服，每日 2 次。尼扎替丁片剂为 0.15g。每次 0.15g，口服，每日 2 次；或每次 0.3g，睡前服用。

中、重度反流性食管炎患者，需要加大剂量才能缓解症状、促进食管炎愈合。一般治疗 8～12 周。西咪替丁每次 0.8g，口服，每日 2 次。雷尼替丁每次 0.15～0.3g，口服，每日 4 次。法莫替丁每次 40mg，口服，每日 2 次。尼扎替丁每次 0.3g，口服，每日 2 次。

②质子泵阻滞药：质子泵阻滞药的作用机制是特异抑制 H^+-K^+-ATP 酶的活性，从而阻断胃壁细胞分泌胃酸的最终环节，产生比 H_2 受体阻滞剂更强的抑酸效果。治疗反流性食管炎疗效甚好，常用药物有奥美拉唑、兰索拉唑、泮托拉唑及雷贝拉唑。此 4 种药物抑酸作用强大，效应作用持续时间长，能高效抑制基础和刺激后的胃酸分泌，明显降低 24 小时胃内的酸度。美国食物和药品管理局已批准奥美拉唑用于重度胃食管反流病的短期（4～12 周）治疗。有研究表明，奥美拉唑每日 20mg，治疗胃食管反流病 4 周、8 周，食管糜烂、溃疡的愈合率分别为 64.7%～86.9%；雷贝拉唑为 58%～88%；而雷尼替丁的愈合率为 36%～65%。偶有不良反应，如轻度头痛、腹泻、皮疹等。长期服用需监测肝、肾功能。

奥美拉唑：片剂为 10mg、20mg，胶囊为 20mg。每次 20mg，口服，每日 2 次。

兰索拉唑：片剂为 15mg、30mg，胶囊为 30mg。每次 30mg，口服，每日 2 次。

泮托拉唑：片剂为 30mg。每次 30mg，口服，每日 2 次。

雷贝拉唑（波利特）：片剂为 10mg。每次 10mg，口服，每日 2 次。

3）黏膜保护药：此类药物不仅通过黏附于食管黏膜表面，形成物理屏障，还可络合反流的胆酸，且其中铝成分的便秘与镁的腹泻不良反应可相互抵消，因此临床广泛应用。不良反应偶见恶心、腹泻、便秘等。其中铝、镁等的吸收量虽较少，但长期服用有蓄积作用，肾功能不全者慎用。本品能影响其他药物的吸收，如合并应用其他药物时应在此药应用前后 1 小时服用。

①硫糖铝：每片或液状乳剂量为 0.25g。每次 1.0g，每日 3 次，饭前 1 小时服用。片剂服用时，需碾成粉末加水调成糊状物，才能黏挂在食管壁上。硫糖铝是一种局部作用的制剂，能黏附于食管黏膜表面，提供物理屏障抵御反流的胃内容物，对胃酸有温和的缓冲作用，但不影响胃酸、胃蛋白酶的分泌，对食管下括约肌压力也没有影响。硫糖铝不良反应以便秘常见，偶可见口干、恶心等，肾功能不全者慎用。

②铝碳酸镁：片剂为 0.5g。每次 1.0g，每日 3～4 次，餐后 1 小时或餐前半小时、睡前服用。

③铋剂：能在酸性条件下与黏膜损伤处的蛋白质结合，形成一层保护膜，从而隔绝胃酸、消化酶及食物对损伤黏膜的侵蚀作用，有利于损伤组织及溃疡的愈合。本药

可刺激损伤黏膜合成前列腺素，能促进黏膜上皮修复，还有杀灭幽门螺杆菌的作用。铋剂不中和胃酸也不抑制胃酸分泌，而是形成一种坚固的氧化铋胶体沉淀于损伤黏膜，成为保护性薄膜，促进组织的修复和愈合。

枸橼酸铋钾：片剂为120mg，冲剂、胶囊剂为110mg。每次110~120mg，每日4次，餐前半小时或睡前服用。

果胶铋：片剂为50mg。每次150mg，每日4次，餐前半小时或睡前服用。

（2）维持治疗：胃食管反流病具有慢性复发倾向，为减少症状复发，防止食管炎复发引起的并发症，需考虑给予维持治疗。停药后很快复发且症状持续者，往往需要长程维持治疗；有食管炎并发症如食管溃疡、食管狭窄、巴雷特食管炎患者，肯定需要长程维持治疗。H₂受体拮抗药和质子泵抑制药均可用于维持治疗，其中以质子泵抑制药效果最好。维持治疗的剂量因患者而异，以调整至患者无症状之最低剂量为最适剂量；对无食管炎的患者也可考虑采用按需维持治疗，即有症状时用药，症状消失时停药。

（3）抗反流手术治疗：抗反流手术是不同术式的胃底折叠术，目的是阻止胃内容物反流入食管。抗反流手术的疗效与质子泵抑制药相当，但术后有一些并发症。因此，对于那些需要长期使用大剂量质子泵抑制药维持治疗的患者，可以根据患者的意愿来决定抗反流手术。对确诊由反流引起的严重呼吸道疾病的患者，质子泵抑制药疗效欠佳者，宜考虑反流手术。

（4）并发症的治疗

1）食管狭窄：除极少数严重瘢痕性狭窄需行手术切除外，绝大部分狭窄可行内镜下血管扩张术治疗。扩张术后予以长程质子泵抑制药维持治疗可防止狭窄复发，对年轻患者亦可考虑抗反流手术。

2）巴雷特食管炎：必须使用质子泵抑制药治疗及长程维持治疗。食管炎发生食管腺癌的危险性大大增高，尽管有各种清除食管癌方法的报道，但均未获确定，因此加强随访是目前预防食管癌的唯一方法。重点是早期识别异型增生，发现重度异型增生或早期食管癌及时手术切除。

2. 中医治疗

（1）辨证治疗

1）肝胃不和

主症：每因情志不遂而致胃脘胀满，两胁疼痛，胸闷脘痞，胸骨后灼热或灼痛，嗳气频繁，反酸打嗝儿，食欲不振，大便不畅，苔薄白，脉弦。

治法：疏肝理气，和胃降逆。

方药：柴胡疏肝散加味。柴胡6g，白芍15g，枳壳、陈皮、香附、延胡索、川楝子、郁金、甘草、紫苏梗、半夏各10g，甘草5g。

加减：伴吐酸者，加海螵蛸、浙贝母，或煅瓦楞子，以抑酸和胃；嗳气频繁者，加沉香、白蔻仁，以顺气降逆；心烦易怒者，加合欢皮、炒栀子，以安神除烦；伴呕吐者，加代赭石、柿蒂，以降逆止呕；胸骨后或剑突下灼热者，加黄连、蒲公英，以清胃热。

用法：水煎服，每日1剂。

2）脾虚气滞

主症：胃脘胀满隐痛，剑突下或胸骨后隐隐灼热，嗳气则舒，食欲减退，泛酸或泛吐清水，大便不调，舌质淡，苔薄白，脉沉弦或细。

治法：健脾理气。

方药：丁香柿蒂汤加味。丁香3g，柿蒂20g，党参15g，茯苓15g，半夏、紫苏梗、枳实各12g，延胡索、生姜、白术各10g。

加减：胸脯满闷甚者，加薤白、厚朴，以增强宽胸理气之力；脘腹满闷，纳呆便秘者，加苍术、藿香、白蔻仁，以和胃化浊；兼手足不温，脘腹胀闷，喜暖喜按者，为脾胃虚寒，可将生姜易干姜，加吴茱萸、补骨脂，以温补肝肾。

用法：水煎服，每日1剂。

3）脾虚胃热

主症：胃脘隐痛胀闷，泛吐酸水清水，嗳气，纳差，大便时干时稀，剑突下灼热，胃中嘈杂，口干喜饮，胸中烦闷，舌淡红，苔薄黄或薄白，脉弦缓。

治法：健脾清胃。

方药：半夏泻心汤加味。党参、延胡索、半夏、黄芩、大枣各10g，茯苓15g，煅瓦楞子30g，黄连6g，炒竹茹12g，炙甘草、干姜各5g。

加减：胃热偏重，大便干结者，加大黄、枳壳，以加强清泻胃火之力；口中烦渴者，加天花粉、芦根，以养胃生津；脾虚偏重，腹胀便溏，苔薄白兼腻者，加苍术、藿香，以健脾化浊。

用法：水煎服，每日1剂。

4）肝郁化热

主症：剑突下或胸骨后烧灼感或烧灼样疼痛，反酸嗳气，甚则发生呕吐，性情急躁易怒，头面燥热，胁肋引痛，大便干结，口干喜饮，舌红，苔黄腻，脉弦数。

治法：疏肝清热。

方药：丹栀逍遥散加减。柴胡10g，白芍12g，牡丹皮、大黄、栀子各10g，石决明（先煎）、代赭石、生地黄各30g，全瓜蒌20g，薄荷8g（后下），竹茹、天花粉各15g。

加减：疼痛较重者，加延胡索、川楝子，以加强疏肝止痛之力；腹胀便结者，加大腹皮、枳壳，以通便消胀；脘胀痞闷、不思饮食者，加猪苓、茵陈，以化浊祛湿、醒脾清肝。

用法：水煎服，每日1剂。

5）气虚血瘀

主症：面色无华，神疲乏力，形体消瘦，气短懒言，口干咽燥，吞咽困难并呈持续性胸骨后疼痛，舌淡暗，舌边有瘀点，脉沉涩。

治法：益气养阴，化瘀散结。

方药：启膈散合橘皮竹茹汤加减。太子参、茯苓、丹参各 20g，浙贝母、荷叶蒂各 15g，郁金 12g，砂仁 6g，桃仁、当归、竹茹、陈皮各 10g，甘草、生姜各 5g，大枣 9g。

加减：津伤较甚者，加麦冬、玄参，以助增液润燥之力；大便不通者，加大黄、甘草，以苦降缓下；阴虚内热较重者，加生地黄、沙参、牡丹皮、知母，以加强滋阴清热之力。

用法：水煎服，每日 1 剂。

（2）验方

1）丁香 2～4g，柿蒂 9g，党参 12g，生姜 6g。水煎服，每日 1 剂。用于中焦虚寒之胃食管反流病。

2）山药、赤茯苓各 20g，炒黄连、吴茱萸各 6g，连翘 15g，金钱草、代赭石、煅瓦楞子各 30g，竹茹、枳实各 10g。水煎服，每日 1 剂。用于胃火上逆之胃食管反流病。

3）太子参、姜半夏、薤白、苍术各 12g，茯苓 20g，白蔻仁 6g，补骨脂、紫苏梗各 10g，柿蒂、代赭石各 30g，炒黄连 5g。水煎服，每日 1 剂。用于脾胃虚弱、浊气上逆所致的反流性食管病。

4）合欢皮 20g，柿蒂 40g，代赭石、蒲公英各 30g，牛蒡子 18g，山豆根、炒栀子、射干、鸡内金、佛手片、沙参、麦冬各 10g。水煎服，每日 1 剂。用于肝气郁结、虚火上炎所致之胃食管反流病并发咽炎者。

3. 药物禁忌

（1）硫糖铝（胃溃宁）

1）苯妥英钠：硫糖铝可使苯妥英钠吸收减少 7%～20%，服药相隔 2 小时可避免相互作用。

2）胃蛋白酶：硫糖铝可吸附蛋白酶，并抑制其活性。不宜与多酶片联用，因可降低疗效。

3）三环类抗抑郁药：硫糖铝可使阿米替林吸收明显减少。

4）强心苷：硫糖铝可使地高辛吸收略有减少。

5）华法林：硫糖铝可使其抗凝作用下降。

6）氨茶碱：硫糖铝可使茶碱缓释剂吸收降低 50%（减少吸收）。

7）喹诺酮类药物：硫糖铝可减少环丙沙星和诺氟沙星吸收，间隔 2 小时服药影响较小。

8）四环素类抗生素：硫糖铝可减少其吸收。

9）脂溶性维生素（A、D、E、K）：硫糖铝可干扰其吸收，长期用药可发生维生素缺乏症。

10）西咪替丁：可能降低硫糖铝的疗效。

（2）西咪替丁（甲氰咪胍、甲氰咪胺、泰胃美）

1）氢氧化铝凝胶：可使西咪替丁生物利用度从 82% 降至 55%，两药应间隔 1 小时以上服用。

2）氯霉素：与西咪替丁联用加重骨髓抑制和铁利用障碍。

3) 酮康唑：西咪替丁可使其血药浓度下降20%，生物利用度下降65%。同服一些酸性饮料，可避免此种相互作用。

4) 氨茶碱：西咪替丁抑制其代谢和清除，降低清除率20%~30%，升高其血药浓度，两药联用可导致严重毒副作用。

5) 吗啡、哌替啶、美沙酮、利多卡因：西咪替丁可使其血药浓度升高，引起呼吸抑制、精神紊乱、定向力丧失等不良反应，联用时应减少阿片制剂用量。

6) 咖啡因：西咪替丁可使其血药浓度升高70%。

7) 甲氧氯普胺（灭吐灵）：可使西咪替丁生物利用度由80%下降至63%，联用时需增加西咪替丁用量。

8) 乳酶生：可降低西咪替丁疗效（产酸作用减少吸收20%~30%）。

9) β受体阻滞剂：与西咪替丁联用易致心动过缓或心力衰竭。西咪替丁可使普萘洛尔血药浓度增加3~6倍。

10) 钙拮抗剂：西咪替丁可使其消除率下降，联用时硝苯地平应减量40%。地尔硫䓬应减量30%~35%。

11) 抗高血压药：西咪替丁可抵消可乐亭、喷托铵、胍乙啶及米诺地尔等药物的降压作用。

12) 多巴胺：与西咪替丁联用可致室上性心动过速。

13) 卡托普利：与西咪替丁联用时中枢神经系统反应增强，有导致精神病的报道。

14) 抗癫痫药：西咪替丁可抑制苯妥英钠、卡马西平等药物代谢，增加血药浓度，如需联用应减少抗癫痫药用量和监测血药浓度。

15) 糖皮质激素：西咪替丁可降低激素排泄，使其血药浓度升高75%，副作用增多。

16) 三环类抗抑郁药：西咪替丁可使丙咪嗪和地昔帕明血药浓度升高；联用时，三环类抗抑郁药应减量。

17) 苯二氮䓬类：西咪替丁可降低地西泮、去甲西泮和氯氮䓬等药物的肝代谢，使其血药浓度升高1~2倍，镇静作用增强；但对奥沙西泮和劳拉西泮无影响。地西泮与西咪替丁同服有引起心源性昏厥的报道。

18) 铁剂：西咪替丁可减少铁吸收。

19) 氯丙嗪：西咪替丁可使其清除率降低60%，药效增强，催眠时间延长1倍以上，并可引起过度镇静和呼吸抑制。

20) 普鲁卡因胺：西咪替丁可使其清除率降低，半衰期延长。

21) 乙酰丙嗪：西咪替丁可使其清除率降低1倍，半衰期明显延长。

22) 酰胺咪唑：西咪替丁可使其血药浓度升高。

23) 胰岛素：西咪替丁可使血糖升高，联用时应酌情增加胰岛素用量。

24) 口服避孕药：西咪替丁可使其作用增强，并增加液体潴留、致血栓及糖尿等副作用。

25) 华法林：与西咪替丁联用时抗凝作用增强。

26）氨基糖苷类抗生素：与西咪替丁皆有神经肌肉接头阻断作用，联用可导致呼吸抑制或呼吸停止。这种作用不被新斯的明所对抗，只能被氯化钙所对抗。

27）美法仑：西咪替丁可使口服美法仑生物利用度降低约 30%。

28）苯巴比妥：可加速西咪替丁的代谢。

29）强心苷：西咪替丁可使强心苷血药浓度升高，联用时易发生强心苷中毒反应。

30）阿司匹林：西咪替丁可使阿司匹林对胃的刺激作用减轻，增加吸收，药效和副作用均增加。

31）吲哚美辛：西咪替丁可防治吲哚美辛所致胃出血，但减少吸收和降低药效。

32）抗酸剂：可使西咪替丁生物利用度降低，血药浓度下降 33%，联用应间隔 1 ~ 2 小时服用。

33）阿托品类：与西咪替丁联用可降低疗效，增加毒性反应；但可能有益于治疗十二指肠溃疡和卓 – 艾综合征。

34）异丙嗪：与西咪替丁联用可加重心绞痛、间歇性跛行等不良反应。

35）毒扁豆碱：可消除西咪替丁的神经毒性症状。

36）抗结核药：与西咪替丁联用有引起肝性脑病死亡的病例报道。

37）四环素类抗生素：西咪替丁可使其吸收降低，减低药效；但糖浆剂不受影响。

38）美托洛尔：西咪替丁可提高美托洛尔的血药浓度，有肝损害者须慎用。

39）胺碘酮：西咪替丁可使胺碘酮血药浓度升高 38%，但有时无改变，个体差异较大。

40）维拉帕米：西咪替丁可抑制维拉帕米代谢，使其生物利用度由（26.3% ± 16.8%）提高到（49.3% ±23.6%），使血药浓度升高，两药联用时应谨慎。两药联用有引起左心功能不全的病例报道。

41）利多卡因：西咪替丁可使利多卡因血药浓度增加、半衰期延长、清除率降低。静脉注射西咪替丁时不会出现这种情况。

42）不可配伍药物：氨茶碱，巴比妥类药物。

43）富含酪胺食物：服用西咪替丁期间，进食富含酪胺的食物可发生剧烈头痛和高血压反应。酪胺食物包括香蕉、鱼子酱、干酪、腊肠、腌青鱼、香肠、鸡肝、牛肝、橘子等。

（3）雷尼替丁（呋喃硝胺、胃安太定、善胃得）

1）苯妥英钠：与雷尼替丁联用，苯妥英血药浓度升高，停用雷尼替丁后，则迅速下降。

2）普鲁卡因胺：雷尼替丁可降低普鲁卡因胺的清除率。

3）普萘洛尔，利多卡因：雷尼替丁可减少肝脏血流量，因而使受肝血流影响较大的药物普萘洛尔、利多卡因等代谢受影响，可延缓这些药物的作用。

4）雷尼替丁与其他药物间的相互作用：与西咪替丁不同，雷尼替丁无酶促作用，对于依赖细胞素氧化酶 P450 消除的药物，可使其清除率下降，如可使苯妥英的血药浓度上升。但与此不一致的是，雷尼替丁可使茶碱的清除率增加。

（4）法莫替丁：含氢氧化铝、镁、二甲硅油抗酸剂，可降低法莫替丁的生物利用度，降低吸收，降低血药浓度，机制不清。

（5）奥美拉唑（洛赛克、渥米哌唑、奥克、沃必唑）

1）苯二氮䓬类药物：应用三唑仑、劳拉西泮或氟西泮期间，给予奥美拉唑（20mg/d）可致步态紊乱，停用一种药即可恢复正常。服用奥美拉唑1周后，可使单剂量静脉注射地西泮的清除率降低54%（代谢酶抑制）。

2）苯妥英钠：奥美拉唑使其血药浓度、药峰浓度和清除半衰期略有增高和延长，大剂量奥美拉唑（40mg/d）可抑制苯妥英钠代谢，使其清除率明显下降（酶抑作用）。静脉注射苯妥英钠的清除率减少15%，半衰期增加45%。

3）钙拮抗剂：与奥美拉唑联用，两药体内消除率均有所减慢，但无临床意义。

4）泼尼松：奥美拉唑抑制其转化为活性形式，降低药效（雷尼替丁无此作用）。

5）环孢素：奥美拉唑可影响其血药浓度（升高或降低），机制不明。

6）戒酒硫：与奥美拉唑联用时可出现神志错乱、定向障碍、肌僵直和牙关紧闭等不良反应。

7）四环素、氨苄西林、酮康唑：奥美拉唑造成胃内碱性环境（pH8.0左右），使四环素不易吸收，氨苄西林和酮康唑吸收亦减少，血药浓度下降。

8）铁剂：奥美拉唑的抑酸作用影响铁剂吸收。

9）中枢神经系统药物：奥美拉唑可显著延长戊巴比妥引起的催眠，但对氟哌啶醇引起的强直性昏厥和吗啡引起的镇痛作用均无影响。

10）华法林：奥美拉唑可增强其抗凝作用，两药联用后华法林的平均血浆浓度增加9.5%，对其药效的影响不大。

11）吲哚美辛：可延缓溃疡愈合，抑制前列腺素合成，奥美拉唑可逆转吲哚美辛的这种作用。

12）地高辛：奥美拉唑可增加地高辛口服吸收，两药联用应注意地高辛的给药剂量并监测其血药浓度，以免导致地高辛发生毒副作用。机制：奥美拉唑显著抑制胃酸分泌改变胃内pH，从而可能影响其他药物的吸收。

13）枸橼酸铋钾：铋的吸收依赖于胃内pH值，奥美拉唑可增加枸橼酸铋钾中铋的生物利用度。

14）地西泮：奥美拉唑可使白种人受试者的地西泮清除率降低38%±4.4%，而中国人受试者仅降低20.7%±7.3%。奥美拉唑对地西泮代谢的抑制程度取决于血药浓度的高低，也取决于种族差异。机制：奥美拉唑能诱导细胞色素P450-1A（CYPⅠA）。

15）茶碱：奥美拉唑可使茶碱的清除率增加11%；这与奥美拉唑血药浓度正相关。

16）咖啡因：奥美拉唑对咖啡因代谢的影响取决于其剂量和代谢的遗传特性。

17）口服抗凝药（双香豆素、华法林等）：奥美拉唑可延长其半衰期，增强其抗凝作用（抑酶作用）。

18）硝苯地平：受奥美拉唑抑酶作用影响，半衰期延长，药理作用增强，联用时应减量。

19）缓释制剂：受奥美拉唑影响改变胃内 pH 值，缓释及控释系统可受到破坏，药物溶出加快。

20）去甲西泮：与奥美拉唑联用，地西泮消除率下降 50%，血药浓度升高。

21）奥美拉唑可降低下列药物吸收：氨苄西林、铁剂、维生素 B_{12}。奥美拉唑可使地高辛吸收增加（胃内水解减慢），联用时应监测血药浓度。

22）奥美拉唑对肝微粒体细胞色素 P450 氧化酶活性具有不同程度的抑制作用，可降低香豆素类抗凝药、地西泮、苯妥英钠、氨基比林、安替比林等在肝脏的代谢，使其清除率降低、半衰期延长。

二、食管贲门失弛缓症

【概述】

食管贲门失弛缓症又称贲门痉挛、巨食管，是由于食管神经肌肉功能障碍，下段食管括约肌（LES）呈失弛缓状态，食物无法顺利通过而滞留，逐渐使食管张力减退，蠕动消失及食管扩张的一种疾病。本病常见于 20～40 岁的患者，男女发病无明显差异。

1. 病因

本病的原因尚不清楚。目前一般认为，本病属神经源性疾病，病变可见食管壁内迷走神经及其背核和食管壁肌间神经丛中神经节细胞减少，甚至完全缺如。动物实验显示，迷走神经的支配仅止于食管的上段，而食管下段的功能则由食管壁肌间神经丛支配，其神经递质为嘌呤核苷酸和血管活性肠肽（VIP）。有人测得本病患者 LES 内的 VIP 为（85±3.6）pmol/g，明显低于正常人（95.6±28.6）pmol/g。VIP 具有抑制静息状态下 LES 张力的作用。LES 内 VIP 的明显减少，致 LES 失去抑制作用而张力增高，引起失弛缓症。

此外，南美洲锥虫侵入食管肌层释放出外毒素，破坏神经丛，可致 LES 紧张和食管扩大（Chagas 病），但这种患者常伴有巨结肠、巨输尿管、巨膀胱等其他部位病变；胃癌侵犯 LES 的肌层神经丛也能引起与本病相似的症状；还有一些食管贲门失弛缓症者的咽下困难常突然发生，且具有迷走神经和食管壁肌间神经丛的退行性变，因此，也有人认为本病可能由神经毒性病毒所致。曾有文献报道，该病有遗传背景，在同一家庭中有多人同患本病，也偶见孪生子同患本病者。但这几种原因均尚未被肯定或证实。

正常吞咽动作开始，LES 即反射地松弛，其压力下降，以利食物进入胃腔。当迷走神经功能障碍或食管壁肌内神经丛损害时，LES 压力可上升至 6.67kPa（50mmHg）左右。在吞咽动作后，压力不下降，LES 不能正常松弛，加上食管 2/3 平滑肌蠕动停止，不能推动食物前进。食物和液体便存留于食管内，只有在直立体位，在重力的作用下，食管内容物的流体静压超过 LES 阻力时，才能进入胃中。久之，食管可以极度扩张、延长迂曲。食管扩张程度，远较食管癌或其他食管疾病所致者为著，其容量最大可达 1L 以上。食管壁往往高度肥厚，而有时在 LES 上方明显变薄，甚至形成假憩室。严重的食物滞留可导致食管炎，以致出现糜烂、溃疡、瘢痕形成、上皮增生性改变等。

2. 临床表现

（1）症状

1）咽下困难：无痛性咽下困难是本病最常见最早出现的症状，占 80% ~ 95% 以上。一般起病较缓慢，经数月或数年逐渐加重。初起症状轻微，仅在餐后有饱胀感觉，咽下困难多呈间歇性发作，时有时无，时轻时重，常因情绪波动、发怒、忧虑、惊骇或进食过冷和辛辣等刺激性食物而诱发，后期咽下困难则转为持续性。患者进食时常需大量汤水或温水将食物送下，也有采用大量咽气的方法，以取得足够的压力，迫使食物通过未能弛缓的 LES。少数患者咽下液体较固体食物更困难，有人以此征象与其他食管器质性狭窄所产生的咽下困难相鉴别，但大多数患者咽下固体比咽下液体更困难，或咽下固体和液体食物同样困难。食物滞留于食管内，由于细菌的作用而腐败，其呼吸时可有恶臭。

2）疼痛：占 40% ~ 90%，多在餐后出现，疼痛部位多在胸骨后及中上腹，也可在胸背部、右侧胸部、左胸骨缘及左季肋部。性质不一，可为闷痛、灼痛、针刺痛、割痛或锥痛，有时酷似心绞痛，甚至舌下含硝酸甘油片可获缓解。疼痛发生的机制可能是食管平滑肌强烈收缩，或食物滞留性食管炎所致。随着咽下困难的逐渐加剧，梗阻以上食管的进一步扩张，疼痛反可逐渐减轻。

3）食物反流：发生率可达 90%，随着咽下困难的加重，食管的进一步扩张可使食管内潴留大量食物和唾液，在患者卧位时，食管内的滞留物便逆流溢出，并混有大量的黏液，因反流的内容物未进入过胃腔，故无胃内容物的特点。在并发食管炎、食管溃疡时，反流物可夹有血液。

4）体重减轻和贫血：长期而严重的咽下困难可严重影响食物的摄取，故病程长久者可有体重减轻、营养不良和维生素缺乏、贫血等表现。

5）其他症状：在后期患者，极度扩张的食管可压迫胸腔内器官而产生干咳、气急、发绀和声音嘶哑等症状。值得注意的是，由于食管下端括约肌张力的增高，患者很少发生呃逆，乃为本病的重要特征。

（2）并发症

1）吸入性呼吸道感染：食管反流物被吸入气道时可引起支气管和肺部感染，尤其在熟睡时更易发生。约 1/3 的患者可出现夜间阵发性呛咳或反复呼吸道感染。

2）食管本身的并发症：本病可继发食管炎、食管黏膜糜烂、溃疡和出血、压出型憩室、食管 - 气管瘘、自发性食管破裂和食管癌等。有人综合 1908 ~ 1975 年文献报告的 5235 例食管贲门失弛缓症，并发食管癌者 173 例，平均发生率为 3.3%，显著高于一般人群。

3. 辅助检查

（1）X 线检查：对本病的诊断和鉴别诊断最为重要，是临床首选检查方法。

1）钡餐检查：钡餐常难以通过贲门部而滞留于食管下端，并显示为1~3cm长的、对称的、黏膜纹正常的漏斗形狭窄，其上段食管呈现不同程度的扩张、延长与弯曲，无蠕动波。如予热饮或舌下含服硝酸甘油片，可见食管贲门弛缓；如予冷饮，则使贲门更难以松弛；潴留的食物残渣可在钡餐造影时呈现充盈缺损，故检查前应做食管引流与灌洗。

2）胸部平片：本病初期，胸片可无异常。随着病情的进展，胸部平片可于心影后见到食管扩张，内含液体，出现气液平面。

（2）内窥镜和细胞学检查：内窥镜检查的优点是在诊断的同时发现并发症，并除外其他疾病，尤其是肿瘤。原发性食管贲门失弛缓症，食管无食物滞留时，内镜所见食管黏膜正常。在经常反复发作而病情较严重时，可见食管腔扩张，内有大量食物和液体残留，食管黏膜可见充血、变厚、糜烂，甚至出现溃疡；当上皮出现再生时，黏膜可有小的结节形成。虽然食物不易自食管进入胃内，但内镜入胃并无多大阻力，可以除外器质性狭窄或癌肿，细胞学检查亦为阴性。

（3）醋甲胆碱试验：该试验可以观察食管的运动，对于X线检查阴性的患者尤为重要。正常人皮下注射醋甲胆碱5~10mg后，食管的蠕动收缩略微增加，但同样剂量给本病患者注射1~2分钟后，可产生食管强力的收缩，食管内压力骤增，从而导致剧烈的胸痛和呕吐，有时疼痛可放射到颈部、颌部甚至背部（做此试验时应准备阿托品，在反应剧烈时用）。由于大多数患者对6mg以下的醋甲胆碱即出现反应，试验时应从小量（3mg）开始，如无反应，间隔20~25分钟，再注射5~6mg，如仍无过强的反应，再隔20~25分钟，可用10mg，剂量不宜再大。食管极度扩张者对此药不起反应，故试验结果为阴性。

（4）吞咽时间测定：吞咽时间指液体经口进入胃内所需的时间，检查时患者取直立体位，将听诊器置于患者上腹部或剑突下，让患者饮水，流水声的出现标志着水进入胃内。正常的吞咽时间是8~10秒，失弛缓症者则大大延长或完全听不到声音。

【饮食宜忌】

1. 饮食宜进

（1）饮食原则：养成良好饮食习惯，宜少食多餐和进食高蛋白、高碳水化合物、多维生素类，及易消化食物。

（2）食疗药膳方

1）八仙膏：用藕汁、姜汁、梨汁、萝卜汁、甘蔗汁、白果汁、竹沥、蜂蜜各等份，和匀蒸熟，任意食之。

2）生韭菜叶，泡过，打烂取汁，每日3次，每次服100mL。

3）雪梨1个，丁香50粒。梨去核，放入丁香，外用纸包好，煨熟吃，每日3次。

4）鲜威灵仙120g（4、5月开花者，捣汁），生姜120g（捣汁），麻油60g，白蜂蜜120g。4味同入瓷器内搅匀，慢火煎，待如粥状时，候冷，不拘时，少少频服之。

5）白木耳5~10g，浸泡数小时，以文火煮烂，酌加冰糖，每日2次。

6）薏苡仁粥：生薏苡仁 50～100g，白米 30～50g。先将薏苡仁用水煮烂，后入米煮成粥，可作晚餐食之。

2. 饮食禁忌

戒烟戒酒，避免粗糙、过冷、过热和刺激性大的饮食，如辛辣调味、浓茶、咖啡等。

【药物宜忌】

1. 西医治疗

（1）一般措施

1）稳定情绪：食管失弛缓症患者应注意消除顾虑和紧张情绪，尽量减少七情所伤，保持心情愉快，尤其进食时，应避免躁扰不宁情绪，维持正常进食。

2）高枕卧位：本病患者睡眠时宜高枕卧位，减少食物反流。餐后 1～2 小时亦不宜卧床。呕吐时注意体位，以免将食物残渣吸入气管，诱发肺部感染。

3）劳逸结合：本病临床治疗难以短期见效，患者应树立战胜疾病信心，注意摄生，动静结合，配合散步、慢跑、保健操、太极拳等综合治疗，对提高疗效极为有益。

（2）西药治疗

1）对精神神经紧张者可予以心理治疗和镇静剂，用 1% 普鲁卡因溶液，每次 10mL，每日 3～4 次。

2）硝酸盐类：异山梨酯 10～20mg，每日 3～4 次，口服或舌下给药，对偶而发作者效果较好；也可吸入亚硝酸异戊酯或舌下含服硝酸甘油使 LES 松弛。

3）钙离子通道阻滞剂：硝苯地平 10～20rug 含服，用药 30～60 分钟后可使本病患者 LES 压力下降 30%～50%，无效者可联用硝苯地平、小剂量多潘立酮（10mg）。

（3）扩张疗法：应用气囊或探条扩张，使食管与胃的连接处松弛。在透视下经口插入以探条为前导的气囊，使探条进入胃，而气囊固定于食管与胃的连接处，注气或注液，出现胸痛时停止注气或注液，留置 5～10 分钟后拔出。一次治疗后经 5 年随访，咽下困难消失，恢复正常饮食者达 60%～80%。但本疗法食管破裂发生率达 1%～6%，应特别谨慎操作。

（4）手术治疗：扩张术未获成功者，可行外科手术。目前以 Heller 食管下段肌层切开术为最常用，此术可使 85% 以上的严重患者症状得以消除。

2. 中医治疗

（1）辨证治疗

1）痰气交阻

主症：吞咽梗阻，进食迟缓，胸脯不适，时轻时重，多因情绪而诱发或加重，舌淡红，苔薄白而腻，脉或弦或缓。

治法：理气开郁，化痰散结。

方药：启膈散加减。沙参、杵头糖各 15g，丹参 20g，郁金 12g，川贝母、茯苓各 10g，砂仁壳 5g，荷叶蒂 2 个。

加减：气郁而逆者，加代赭石 15g；气郁日久化热者，加蒲公英 20g，山栀子 6g。

用法：水煎服，每日 1 剂。

2）阴伤血燥

主症：咽下不顺，梗涩而痛，口干舌燥，心烦少寐。舌体瘦，舌红少津，苔花剥，脉弦细而数。

治法：滋阴养血，润燥启膈。

方药：益胃汤加味。沙参、丹参、玉竹、生地黄各 15g，麦冬、炒枳壳、紫苏梗、赤芍、白芍各 10g，冰糖（化服）20g，生甘草 6g。

加减：口干而渴甚者，用五汁安中饮少量频服；咽物涩痛者，加玄胡粉、三七粉各 3g 冲服；大便干结者，加麻仁、瓜蒌仁各 10g。

用法：水煎服，每日 1 剂。

3）阳气衰微

主症：咽下困难，经久不愈，面色㿠白，精神疲惫，泛吐清涎，时时反食。舌淡而胖，边有齿痕，苔薄白，脉细弱或沉细无力。

治法：温补脾肾，益气降浊。

方药：补气运脾汤加减。人参粉（冲服）、砂仁各 3g，炙黄芪、代赭石各 20g，茯苓 15g，清半夏、炒陈皮、炒白术、旋覆花（包煎）各 10g。

加减：肾阳不足为主者用右归丸加减，熟地黄、山萸肉、山药、菟丝子、肉豆蔻各 10g，制附片、丁香各 6g，肉桂 5g，沉香粉（冲）3g。

用法：水煎服，每日 1 剂。

4）气血两亏

主症：病程日久，饮食不下，甚则滴水不入，面色萎黄或苍白，头晕眼花，心烦失眠，身倦无力，形体枯瘦，舌淡苔白，脉细微如丝。

治法：补益气血，兼以散结。

方药：八珍汤加味。代赭石 20g，黄芪、当归、大枣、白花蛇舌草、夏枯草各 15g，白芍、茯苓各 12g，熟地黄、川芎、白术、生姜各 10g，炙甘草 6g。

加减：心悸失眠甚者，加首乌、黄精、酸枣仁各 12g；胸膈疼痛甚者，加丹参、桃仁各 15g；血虚便秘者，倍加当归；胸膈胀闷者加香附、郁金各 10g。

用法：水煎服，每日 1 剂。

（2）验方

1）清膈降逆汤：代赭石 24g，瓜蒌 15g，赤芍、郁金各 12g，半夏、枳壳、柴胡、山栀各 9g，黄连、砂仁各 6g。水煎服，每日 1 剂。

2）扶正开结汤：黄芪、威灵仙、代赭石各 30g，党参 20g，当归 15g，白芍、旋覆花、急性子、生半夏、桂枝、陈皮、生熟地黄各 10g。水煎服，每日 1 剂。

3）加减半夏泻心汤：代赭石、大枣各 30g，法半夏、黄芩、甘草、党参、旋覆花各 10g，黄连、干姜各 5g。胸痛者加桃仁、延胡索各 10g；呕吐者加竹茹 5g，茯苓 15g；精神抑郁者加柴胡、香附各 6g；便秘者加大黄 6g。每日 1 剂，病情好转后改为隔日 1 剂，水煎服。

4）扶正汤：黄芪、女贞子、鸡血藤各20g，当归、竹茹、补骨脂各9g。每日1剂，水煎服，随症加减。

5）化瘀汤：生半夏、生南星、莪术各6g，沉香3g。水煎服，每日1剂。

6）降逆利痰解郁汤：代赭石18g，太子参、旋覆花、制半夏、天冬、茯苓、路路通各9g，全当归、知母各6g，制大黄4.5g。水煎服，每日1剂。

7）加味四逆汤：白芍、甘草各64g，干姜48g，附片32g，牡丹皮、桃仁各6g。水煎服，每日1剂。

8）加味桂芍汤：白芍60g，饴糖100g，桂枝30g，炙甘草、大枣、生姜各30g。水煎服，每日1剂。

3. 药物禁忌

（1）硝苯地平（硝苯吡啶、心痛定、利心平）

1）镁盐：与硝苯地平联用，个别患者发生肌无力和瘫痪。

2）万古霉素：已用硝苯地平扩张血管者，快速输注万古霉素可发生低血压。

3）胺碘酮：硝苯地平可反射地引起心动过速和心肌收缩加强，可对抗胺碘酮的交感神经阻滞作用，抑制胺碘酮所致心动过缓，防止心率减慢，故对缓慢性心律失常疗效较好。但是，两药联用可引起心律失常。

4）哌唑嗪：与硝苯地平可能作用于不同的血管平滑肌受体，两药联用时可引起血压急剧下降；但有人认为两药联用可降低硝苯地平的副作用。一般主张两药尽量不联用。但哌唑嗪与小剂量硝苯地平联用，对顽固变异型心绞痛可有效。

5）硫氮䓬酮：与硝苯地平联用可产生协同作用，发挥不同的抗心绞痛特点，减少单独大剂量应用时的不良反应。在治疗冠状动脉痉挛所致心绞痛时，联用最佳平均剂量为硝苯地平61（30~90）mg/d、硫氮䓬酮206（90~360）mg/d；但不良反应极为多见且较严重。两药联用均应尽可能使用小剂量，以减少不良反应的发生。

6）奎尼丁：与硝苯地平联用后，若停用硝苯地平，则奎尼丁血药浓度明显升高，第4日可以达高峰，10日后可恢复正常水平，两药联用时应谨慎观察。硝苯地平使奎尼丁血药浓度降低，而后者则提高硝苯地平血药浓度，联用时需要调整用量。

7）普萘洛尔：与硝苯地平联用时降压作用增强，但应防止心脏过度抑制及低血压发生。普萘洛尔阻滞心衰时神经体液因素，常表现为两药的负性肌力作用相加，使心力衰竭加重，因此，心力衰竭或心衰合并高血压患者不宜两药联用。β受体阻滞剂与硝苯地平联用可致严重副作用（心力衰竭，严重低血压）。

8）阿替洛尔：与硝苯地平联用可增强降压作用。但有报道，两药联用可引起严重的低血压和心力衰竭，停用阿替洛尔后患者发生不稳定型心绞痛。

9）西咪替丁：可减少肝血流量，抑制肝药酶，使硝苯地平清除率降低、代谢减慢、血药浓度增加，导致窦性心动过缓、低血压。两药联用时，硝苯地平用量应减少40%。

10）雷尼替丁：可抑制肝酶降低硝苯地平代谢，两药联用可致硝苯地平中毒。

11）氨茶碱：与硝苯地平联用可提高平喘疗效。硝苯地平能缓解支气管平滑肌痉挛，抑制过敏物质的合成及释放，减少黏液腺分泌。但是，硝苯地平能明显升高氨茶碱的血药浓度，两药联用时应注意监测氨茶碱的血药水平。硝苯地平可使氨茶碱血药浓度升高，可引起茶碱中毒。降低肺动脉高压作用的强度是：硝苯地平 > 桂利嗪 > 氨茶碱。

12）硝酸酯：硝苯地平与硝酸甘油舌下含片或长效硝酸酯类药物联用，可产生相加的抗心绞痛作用。另有报道，硝酸甘油与硝苯地平联用可引起头痛、面赤、血压下降和心率增加等副作用。

13）抗癫痫药：硝苯地平可使苯妥英钠、苯巴比妥的血药浓度升高，而后者增加硝苯地平代谢（清除率增加3倍）。联用时苯巴比妥和苯妥英钠毒性增加，而硝苯地平作用锐减（卡马西平不引起毒性增加）。

14）降血糖药：与硝苯地平联用，需根据血糖反应调整用量。

15）麻醉药：硝苯地平在氟烷或芬太尼、泮库溴铵麻醉中对心脏有负性肌力作用，可发生严重心动过缓（可用阿托品治疗）。异氟烷能降低硝苯地平清除率，从而加强或延长其作用。

16）环孢素：可增加硝苯地平致潮红、药疹等副作用，硝苯地平可对抗环孢素肾毒性。

17）利福平：可加快硝苯地平代谢，降低或缩短其作用。

（2）吗啡

1）西咪替丁，雷尼替丁：可对吗啡的呼吸抑制作用有轻度加强。吗啡与雷尼替丁联用，个别患者发生定向障碍、神经错乱和兴奋。

2）口服避孕药：可使吗啡的清除率增加近1倍。

3）食物：可增加口服吗啡的生物利用度，升高吗啡血药浓度。

4）甲氧氯普胺：可增加口服吗啡的生物利用度，升高吗啡血药浓度。

5）三环类抗抑郁药：氯米帕明或阿米替林可增加口服吗啡的生物利用度和镇痛程度，但也可增加吗啡中毒。

6）地西泮（安定）：可拮抗阿片类的呼吸抑制作用；联用时地西泮的催眠作用加强。

7）异丙嗪：可加强麻醉药镇痛作用，其镇静作用与麻醉药的中枢抑制作用呈相加性。

8）青风藤：其化学结构与吗啡相似，且与吗啡无交叉耐受性。烯丙吗啡不能对抗青风藤的镇痛作用。

9）氯胺酮：吗啡可增强氯胺酮的镇痛作用，并能拮抗氯胺酮的升压效应。但吗啡可加重氯胺酮的呼吸抑制作用，并减少静脉注射氯胺酮的半数致死量。

10）安眠药，全身麻醉药，神经安定药：可使吗啡类麻醉性镇痛药的抑制呼吸作用加强。

11）乙醇：酗酒者应用吗啡特别危险，当血液中有高浓度乙醇时，即使小剂量吗啡（3～4mg）也可能致死。

12）肌肉松弛剂：与吗啡联用可使呼吸抑制作用增强，由于麻醉性镇痛药抑制呼吸中枢传入冲动，并损害传出（运动）神经对呼吸肌的支配。

13）单胺氧化酶抑制剂：可增强吗啡的作用，引起惊恐、精神错乱和严重的呼吸抑制，并可致中枢神经系统兴奋及高血压。

14）吩噻嗪类：可增强吗啡对中枢神经系统的抑制作用，两药联用能导致明显的血压下降。

15）利尿药：吗啡能减弱利尿药的作用。

16）不可配伍药物：氨茶碱，肝素，新青霉素Ⅰ，新生霉素，苯巴比妥钠，碳酸氢钠，碘化钠，硫喷妥钠。

17）对实验室检查的干扰：①吗啡诱发胆道痉挛可致血中淀粉酶和酯酶含量升高。治疗量吗啡可使酶升高达24小时；②海洛因使糖耐量曲线变平；③吗啡等麻醉性镇痛药可改变一些酶的血中浓度，如乳酸脱氢酶、亮氨酸氨基肽酶、转氨酶、肌酸磷酸激酶及抗凝血酶Ⅲ的生物活性。

（3）地西泮（安定、苯甲二氮䓬）

1）磺酰脲类降糖药：与地西泮竞争蛋白结合部位，使降血糖作用下降。

2）异烟肼：可延缓地西泮代谢，联用时应减少地西泮用量。

3）利福平：可使地西泮消除时间缩短1/2（酶诱导作用）。地西泮可延缓利福平胃肠道吸收。

4）哌替啶（度冷丁）：与地西泮联用可发生呼吸停止；联用时应减少哌替啶用量的1/3。

5）左旋多巴：地西泮有时可拮抗左旋多巴的治疗作用。

6）吩噻嗪类药物：与地西泮有协同作用，注射用易加深中枢神经系统抑制及发生呼吸循环意外。

7）锂盐：与地西泮联用可发生严重体温过低。

8）阿米替林：地西泮可使阿米替林血药浓度过高，并引起肝损害。

9）苯妥英钠：与地西泮有协同作用，联用时苯妥英钠血药浓度增高。

10）苯巴比妥：与地西泮有相加作用，联用时应减量，对于老年患者更应慎用。

11）肌肉松弛剂：与地西泮联用可增强肌肉松弛作用，并可致长时间呼吸抑制。

12）西咪替丁：可抑制地西泮代谢，延长半衰期达50%，联用时可发生过度中枢镇静作用。

13）氨茶碱：可拮抗地西泮的镇静作用，但可以联用。

14）碘赛罗宁：地西泮可使碘赛罗宁的血药浓度增高。

15）氟尿嘧啶：不宜与地西泮配伍应用。

16）乙醇：与地西泮联用可加重中枢神经系统抑制，其相互作用强度大于氯氮䓬与乙醇的相互作用。

17）单胺氧化酶抑制剂，抗抑郁药，抗惊厥药，麻醉药，巴比妥类：均可加强地西泮类药物的作用。

18）抗酸药：轻度延缓氯氮䓬（利眠宁）和地西泮的吸收。

19）β受体阻滞剂：普萘洛尔或美托洛尔可使地西泮代谢有所减少，患者可能更容易发生意外。

20）口服避孕药：可增加阿普唑仑、氯氮䓬、地西泮、硝西泮和三唑仑的作用，降低奥沙西泮、劳拉西泮和替马西泮的作用。

21）右丙氧芬：可升高阿普唑仑血药浓度，增加中枢神经系统的抑制效应大于相加作用。

22）双硫醒：可增加地西泮和氯氮䓬的血药浓度，加重嗜睡反应。

23）酮康唑：减少氯氮䓬在体内的消除。

24）大环内酯类抗生素：交沙霉素、红霉素、醋竹桃霉素可升高三唑仑的血药浓度，使其作用明显增强，联用时需减少三唑仑剂量。

25）奥美拉唑：可使地西泮的体内清除率降低一半，增强镇静作用。

26）丙磺舒：降低劳拉西泮的体内清除率，可增强镇静作用。

27）咖啡因，氨茶碱：氨茶碱可用于对抗地西泮或劳拉西泮引起的麻醉效应。咖啡因可降低地西泮的镇静作用和抗焦虑作用，茶碱也有类似的效应但作用稍弱。

28）氯普噻吨：与地西泮联用可引起急性中毒。

29）氟西汀：可能延长地西泮的半衰期。

30）地西泮拮抗剂

①毒扁豆碱：易通过血脑屏障，可对抗中枢抗胆碱症状，静脉给药 1~2mg，可使地西泮所致呼吸抑制及昏迷在 1~2 分钟恢复，但常引起严重的恶心呕吐。

②纳洛酮：可拮抗地西泮的作用（1~5mg 以上），用量需大于治疗吗啡中毒（0.4~0.8mg）；可消除呼吸抑制、昏迷和地西泮的抗焦虑及镇静作用。

③氨茶碱（60mg）：可对抗地西泮的镇静作用（阻断腺苷合成）及对抗地西泮的抗惊厥作用。

④咖啡因：可消除地西泮的抗惊厥和肌肉松弛作用。

⑤戊四氮：可对抗地西泮的抗惊厥、抗焦虑和肌肉松弛作用。

三、食管癌

【概述】

食管癌是原发于食管的恶性肿瘤，以鳞状上皮癌多见，占食管疾病90%以上。在我国较为多见。患病率男高于女，非高发区男性患者为女性患者的 5~10 倍，但高发区性别差异很小，男女之比例为 1.38∶1~1.60∶1。发病年龄多在 40 岁以上，最年轻者 14 岁，患病率基本随年龄增长而增加。

1. 病因

食管癌的确切病因目前尚不清楚。食管癌的发生与该地区的生活条件、饮食习惯、强致癌物、缺乏一些抗癌因素及有遗传易感性等有关。

（1）亚硝胺类化合物和真菌毒素

1）亚硝胺：是公认的化学致癌物，其前体包括硝酸盐、亚硝酸盐、二级胺或三级胺等，在高发区的粮食和饮水中，其含量显著增高，且与当地食管癌和食管上皮重度增生的患病率呈正相关。国内已成功用甲苄亚硝胺诱发大鼠的食管癌，并证实亚硝胺能诱发人食管鳞状上皮癌。

2）真菌毒素的致癌作用：各种霉变食物能产生致癌物质。镰刀菌、白地霉菌、黄曲霉菌和黑曲霉菌等真菌不但能还原硝酸盐为亚硝酸盐，并能增加二级胺的含量，促进亚硝胺的合成，真菌与亚硝胺协同致癌。

（2）饮食刺激与食管慢性刺激：一般认为，食物粗糙、进食过烫、咀嚼槟榔或烟丝等习惯，造成对食管黏膜的慢性理化刺激，可致局限性或弥漫性上皮增生，形成食管癌的癌前病变。慢性食管疾病如腐蚀性食管灼伤和狭窄、胃食管反流病、贲门失弛缓症或食管憩室等患者食管癌发生率增高，可能是由于食管内容物滞留而致慢性刺激所致。

（3）营养因素：包含缺乏动物蛋白、新鲜蔬菜和水果，摄入的维生素 A、维生素 B_2 和维生素 C 缺乏，是食管癌的危险因素。流行病学调查表明，食物、饮水和土壤内的元素钼、硼、锌、镁和铁含量降低，可能与食管癌的发生间接相关。

（4）遗传因素：食管癌的发病常表现家族性聚集现象。在我国高发地区，本病有阳性家族史者占 25% ~50%，其中父系最高、母系次之、旁系最低。食管癌高发家庭的外周血淋巴细胞染色体畸变率较高，可能是决定高发区食管癌易感性的遗传因素。调查还发现，林县高发区居民迁至他县后，食管癌发病率与死亡率仍保持较高水平。这些现象说明遗传与食管癌有一定的关系。

（5）癌基因：环境和遗传等多因素引起食管癌的发生，其涉及的分子生物学基础目前认为是癌基因激活或抑癌基因失活的基因变化所致，研究已证实的有视网膜母细胞瘤肿瘤抑制蛋白等抑癌基因失活，以及环境等多因素使原癌基因 H-ras、C-myc 和 hsl-1 等激活有关。

（6）人乳头状病毒：一些研究发现，食管上皮增生与人乳头状病毒感染有关，食管上皮增生则与食管癌有一定关系。但两者确切的关系有待进一步研究。

2. 临床表现

（1）食管癌的早期症状：早期食管癌症状多不典型，易被忽视，主要症状为胸骨后不适、烧灼感、针刺样或牵拉样痛，进食通过缓慢并有滞留的感觉或轻度哽噎感。早期症状时轻时重，症状持续时间长短不一，甚至可无症状。

（2）食管癌的中晚期症状

1）进行性咽下困难：这是绝大多数患者就诊时的主要症状，但却是本病的较晚期表现，由不能咽下固体食物发展至液体食物亦不能咽下。

2）食物反流：因食管梗阻的近段有扩张与潴留，可发生食物反流，反流物含黏液混杂宿食，可呈血性或可见坏死脱落组织。

3）咽下疼痛：系由癌糜烂、溃疡、外侵或近段伴有食管炎所致，进食时尤以进热食或酸性食物后量多明显，疼痛可涉及颈、肩胛、前胸和后背等处。

4）其他症状：长期摄食不足可导致明显的慢性脱水、营养不良、消瘦与恶病质。有左锁骨上淋巴结肿大，或因癌瘤扩散转移引起的其他表现，如压迫喉返神经所致的声嘶、骨转移引起的疼痛、肝转移引起的黄疸等，当肿瘤侵及相邻器官并发生穿孔时，可发生食管、支气管瘘、纵隔脓肿、肺炎、肺脓肿及主动脉穿破大出血，导致死亡。

（3）体征：早期体征可缺如。晚期则可出现消瘦、贫血、营养不良、失水或恶病质等体征。当癌转移时，可触及肿大而坚硬的浅表淋巴结，或肿大而有结节的肝脏等。

3. 辅助检查

（1）食管黏膜脱落细胞检查：主要用于食管癌高发区现场普查，吞入双腔塑料管线套网气囊细胞采集器，充气后缓缓拉出气囊，取套网擦取物涂片做细胞学检查，阳性率可达90%以上，常能发现一些早期病例。

（2）内镜检查与活组织检查：是发现与诊断食管癌首选方法。可直接观察病灶的形态，并可在直视下做活组织病理学检查，以确定诊断。内镜下食管黏膜染色法有助于提高早期食管癌的检出率。用甲苯胺蓝染色，食管黏膜不着色，但癌组织可染成蓝色；用氯化碘溶液，正常鳞状细胞因含糖原而着棕褐色，病变黏膜则不着色。

（3）食管X线检查：早期食管癌X线钡剂造影的征象：黏膜皱襞增粗、迂曲及中断，食管边缘毛刺状，小充盈缺损与小龛影，局限性管壁僵硬或有钡剂滞留。中晚期病例可见病变处管腔不规则狭窄、充盈缺损、管壁蠕动消失、黏膜紊乱、软组织影，以及腔内型的巨大充盈缺损。

（4）食管CT扫描检查：CT可清晰显示食管与邻近纵隔器官的关系，如食管壁厚度 >5mm，与周围器官分界模糊，表示有食管病存在。CT有助于制订外科手术方式，放疗的靶区及放疗计划。但CT扫描难以发现早期食管癌。

（5）超声内镜检查：能准确判断食管癌的壁内浸润深度、异常肿大的淋巴结，以及明确肿瘤对周围器官的浸润情况，对肿瘤分期、治疗方案的选择及预后判断有重要意义。

【饮食宜忌】

1. 饮食宜进

（1）饮食原则

1）做到细嚼慢咽、荤素合理搭配，要纠正进食过快、过硬、过粗等不良习惯。多食新鲜蔬菜，以补充维生素C、维生素E、维生素A和微量元素如锌、钼、硒、铜、锰等。

2）食物宜细软，少食多餐。吞咽困难者，应给予浓缩的富含优质蛋白、脂类、无机盐及多种维生素的流质饮食，以减少食物对病变部位的刺激。不要强行吞咽食物，以避免造成局部癌组织的扩散、转移、出血和增加疼痛的程度。制作饮食时，可把肉（鸡肉、猪瘦肉等）、蔬菜剁碎，放粥内熬烂食用。

3）食管癌患者的食管狭窄对冷食的刺激很敏感，稍冷的饮食便可造成食管痉挛而发生呕吐、疼痛和麻胀的感觉。所以，食管癌患者的饮食应以温热为宜。一切冷食、冷饮均应避免。

4）早期食管癌患者的饮食为每日 3～4 餐，以烂饭、米粉、面条、面片、稀粥、大枣粥等为主食；副食可选瘦肉、鱼、蛋、肝、虾、肾、鸭、甲鱼、豆腐皮、豆腐、番茄、冬瓜、丝瓜、萝卜、茄子、蘑菇、木耳、花菜等。副食制作宜烂、宜软。

5）中、晚期食管癌患者的饮食为每日 6～7 餐，每次量 350～500mL。主食以粥类为宜，如米粥、大枣粥、肉末粥，面条、面片也可以食用。副食同前，但制作成半流质或流质食用为宜。

6）食管癌患者手术后康复期间，食疗中可用粥膳调理，如薏苡仁粥、大枣糯米粥、莲子桂圆杞子粥等，进食新鲜瘦肉、酸奶、蛋类、豆制品及新鲜水果。食欲不振者，可用一些食物调理口味，增进食欲，如新鲜山楂、鲜乌梅、鲜石榴；也可用橘皮、生姜、鸡肫、花椒等配餐煨汤。

7）食管癌放疗时要综合补充维生素 B_1、维生素 B_6、维生素 B_{12}、叶酸及维生素 C，用以减轻放射损伤。因为放射损伤时组织及血浆中维生素 C 的浓度降低，特别是肾上腺的维生素 C 含量可降低到 32.0%～79.7%；经照射后患者肝脏中游离维生素 B_1 和辅酶都下降，脑中的维生素 B_1 含量明显降低到 26%～30%。叶酸对恢复体重、改善食欲和升白细胞都有好处。

8）应选食有利于本病的食品，如胡桃仁、芝麻、柿子、刀豆、无花果、猕猴桃、梨、马兰头、鹅血、鲫鱼、鲨鱼、乌龟、甘蔗、牛奶、苦瓜等。

（2）食疗药膳方

1）冬虫夏草 3g，乌骨鸡肉 100g，淀粉或米汤、葱、姜、花椒、胡椒各适量。冬虫夏草及乌骨鸡肉同入锅，加水及葱、姜、花椒、胡椒煮熟，然后打成匀浆，加淀粉或米汤成薄糊状，煮沸。每日多次食用。

2）藕汁、甘蔗汁、梨汁、荸荠汁各等量。将四汁加清水适量煮沸，后用小火煮 30 分钟，可常饮用。

3）鲫鱼 150g，莼菜 100g。鲫鱼、莼菜加水共煮汤，饮汤，吃鱼及菜，每日 1 剂。

4）鸭 1 只，白胡椒 30g，生姜 100g，食盐适量。鸭宰杀后去毛，洗净，去内脏，把白胡椒、生姜（切片）、食盐放入鸭腹内，加水适量蒸 2 小时，喝汤、吃肉，每日 1 次。

5）活鲫鱼 1 条（150g 以上），大蒜适量。鲫鱼宰杀后去内脏及鱼鳞，将大蒜切碎，填入鱼腹，用数层纸包好，泥封，焙烧存性，剥去泥，研成细末，装瓶备用，每日 2～3 次，每次 3g，米汤送服。

6）醋 200mL，大蒜 10g。醋、大蒜加适量水共煮熟。食蒜食后可能会呕吐大量黏液，可再饮半小杯韭菜汁。每日 1 剂。

7）生韭菜叶适量。生韭菜叶水泡，捣烂取汁，每次饮 100mL，每日 3 次。

8）甲鱼 1 只，香菇 30g，冰糖 15g。将甲鱼宰杀后洗净，与洗净的香菇同入锅，先用大火炖煮 20 分钟，再放入冰糖小火煮约 10 分钟。吃肉，饮汤。有养阴生津、润燥利咽之功效，适宜食管癌患者在放疗期间食用。

9）鹌鹑蛋 5 个，鲜牛奶 300mL，冰糖 20g。将冰糖溶入牛奶中，牛奶煮沸后冲入鹌鹑蛋，搅拌成蛋花。温热饮用，每日 1 剂。

10）人参 30g，牛乳 300mL，甘蔗汁 30mL，雪梨汁 30mL，蜂蜜适量。先将人参放入沙锅中，加水 400mL，煮至 100mL，与牛乳、甘蔗汁、梨汁搅匀，调入蜂蜜即成，不时频频饮服，有补气养阴、安胃润燥之功效。适于晚期食管癌。

2. 饮食禁忌

（1）忌多食糖：糖具有致癌的催化作用，这是因为糖不但缺乏维生素及无机盐，而且会无情地消耗体内本来就不多的无机盐和 B 族维生素，这就无疑削弱了机体的抗癌能力。此外，过多的糖还会对机体的免疫系统产生直接的有害影响，会使白细胞的吞噬功能降低，使机体的抗病能力减弱。癌症患者的血液中含有相当多的乳酸，乳酸便是糖酵解作用的产物，癌细胞的生存是靠糖酵解作用维持的。因此，食管癌的患者应少吃糖。

（2）忌咖啡：可使体内 B 族维生素被破坏，而缺乏 B 族维生素与癌的发生有密切关系。

（3）忌过食烟熏食品：已发现用烟火直接熏的鱼和肉，能产生有致癌作用的化学物质。

（4）忌霉烂食物和酸菜：各种霉变食物中含有镰刀菌、白地霉菌、黄曲霉菌和黑曲霉菌等真菌，这些真菌不但可直接侵犯食管上皮细胞，促使食管上皮细胞增生、癌变；而且还能够将硝酸盐还原为亚硝酸盐，并能增加二级胺的含量，促进亚硝胺的合成（亚硝胺是很强的致癌物质）。酸菜能够被白地霉菌严重污染，也含有高浓度的硝酸盐亚硝酸盐和二级胺。

（5）忌不良的饮食习惯：如进食粗糙、焦黑、过咸、质硬的食物，或进食咀嚼不细，或进食过热、过快，或经常饮用烈酒，或食用大量辣椒、胡椒等刺激性食物，这些饮食对食管壁黏膜都是慢性理化刺激物，可引起食管上皮细胞增生。有实验证明，弥漫性或局部病灶性上皮增生，可能是食管癌的癌前期病变。因此，不良的饮食习惯既是导致食管癌的重要因素，又是致使食管癌加重的重要因素。

（6）忌冷食：食管癌患者的食管狭窄，对冷食的刺激很敏感，略偏冷的食物，可能刺激食管痉挛，而发生恶心、呕吐、疼痛和胀满的感觉。凡过凉的食物和营养物质，均应稍加热之后再食用。

（7）忌腥膻发物：癌症患者应忌腥膻之品，如鳜鱼、黄鱼、蟹、公鸡、狗肉、老鹅、香椿头、茄子、荞麦、芫荽、雪里蕻等，这类发物可助时邪疫气，酿痰生湿，瘀阻心络，从而加重临床的症状，不利于疾病的及时治疗。

【药物宜忌】

1. 西医治疗

（1）化学治疗：常用药物包括博来霉素、丝裂霉素 C、多柔比星（阿霉素）、氟尿嘧啶、长春碱酰胺、顺铂、甲氨蝶呤、洛莫司汀等。单用药有效率在15%左右,尚无安全缓解的报道。目前,多采用以顺铂和博来霉素为主的联合化疗方案,有效率多数超过30%,缓解期为半年左右。其疗效比单一化疗高,但毒性也相对增加。联合化疗目前不仅用于治疗晚期食管癌,也用于手术或放疗的综合治疗。

几种常用化疗方案:

1)顺铂 – 博来霉素:顺铂,3mg/kg,第1日,静脉注射,博来霉素,10mg/m²,第3~6日,静脉注射。第29日开始第2个疗程,隔6~8周给第3个疗程。

2)博来霉素 – 多柔比星;博来霉素,15mg/m²,第1、4日,静脉注射;多柔比星,40mg/m²,第2、3日,静脉注射;每隔3周重复1个疗程。

3)顺铂 – 甲氨蝶呤 – 博来霉素:顺铂,50mg/m²,第4日,静脉注射;博来霉素,10mg/m²,第1、8、15日,静脉注射;甲氨蝶呤,40mg/m²,第1、14日,静脉注射;每隔3周重复疗程。

4)顺铂 – 多柔比星 – 氟尿嘧啶:顺铂,75mg/m²,第1日,静脉注射;多柔比星,30mg/m²,第1日,静脉注射;氟尿嘧啶,600mg/m²,第1、8日,静脉注射;第29日重复疗程。

(2)手术治疗:早期食管癌应手术治疗。早期食管癌切除率100%,5年存活率高达90%左右;而中、晚期食管癌手术治疗远期疗效都不令人满意,5年存活率均在30%以下。食管癌一经确诊,病变范围较局限(5~6cm),无远处转移,无手术禁忌证者应首先考虑手术治疗。食管中下段癌、贲门癌的手术效果优于其他疗法。

(3)放射治疗:适于食管上段、中下段食管癌不能手术者,也可在手术前放射治疗。对治疗中出现的毒性反应,可采取以下措施:

1)照射性皮肤干燥、灼痛、色素沉着、脱屑,忌用手抓或剥脱皮屑;禁贴胶布和涂抹刺激性药物;忌用肥皂、手巾擦洗,忌用热水袋敷和避免阳光照射。要保持清洁和干燥。

2)清洁口腔,减少反应,达到消炎止痛的目的。每日早晚刷牙,每餐后漱口;口腔炎症反应可用复合维生素B5片,维生素C片1g,庆大霉素4万U,地塞米松注射液5mg,薄荷糖浆50mg,1%普鲁卡因注射液10mL,配成抹剂,抹涂口腔。

3)放射性食管炎用10%新霉素或1%普鲁卡因10mL,每日3次,口服;补液和进非刺激性饮食。

4)一旦发生放射性肺炎,则应停止放射治疗。用大量抗生素加激素联合应用(如青霉素加地塞米松),气急者吸氧。

(4)综合治疗:通常是放射治疗加化学治疗,两者可同时进行,也可序贯应用,能提高食管癌的局部控制率,减少远处转移,延长生存期。化疗可加强放疗的作用,但严重不良反应发生率较高。

(5)内镜介入治疗

1)早期食管癌:对于高龄或因其他疾病不能行外科手术的患者,内镜治疗是有效的治疗手段。对于病灶<2cm,无淋巴转移的黏膜内癌,可施行内镜下黏膜切除术。对

于早期食管癌可行内镜消融术。缺点是治疗后不能得到标本用于病理检查。

2）进展期食管癌

①单纯扩张：方法简单，但作用时间短且需反复扩张；对病变范围广泛者常无法应用。

②食管内支架置放术：是在内镜直视下放置合金或塑胶的支架，是治疗食管癌狭窄的一种姑息疗法，可达到较长时间缓解梗阻，提高生活质量的目的，胃上端食管癌与食管胃连接部肿瘤不易放置。

③其他：内镜下实施癌瘤消融术等。

2. 中医治疗

（1）辨证施治

1）痰气交阻

主症：吞咽梗阻，胸膈痞满，呃逆嗳气，呕吐痰涎，时轻时重，口干咽燥，苔微腻，舌质偏红，脉弦细或细滑。

治法：开郁化痰，理气散结，佐以润燥。

方药：启膈散加味。郁金、茯苓、荷叶、沙参、丹参各 15g，砂仁 7g，川贝母 10g，杵头糖 25g。

加减：上方加全瓜蒌，陈皮，以增加行气化痰之功；阴伤较重者，可加玄参、麦冬、石斛；呕吐痰涎者，加姜半夏、竹茹。

用法：水煎服，每日 1 剂。

2）津亏热结

主症：吞咽梗阻，进食疼痛，普食难下，汤水可入，形体消瘦，口干咽燥，大便干结，五心烦热，脉细弦数，舌红少苔，微带裂纹。

治法：养阴生津，清热散结。

方药：五汁安中饮加味。韭菜汁 20mL，牛奶 80mL，生姜汁 10mL，梨汁、藕汁各 50mL，沙参、玄参各 15g，麦冬、生地黄各 10g，金银花、蒲公英各 30g，紫花地丁 20g。

加减：血虚者，加用四物汤；气虚者，加四君子汤；便秘者，加肉苁蓉、大黄、甘草。

用法：前 5 味按比例频频先服。后 7 味另煎饮服，每日 1 剂。

3）血瘀内结

主症：吞咽困难，食不得下，食而复吐，饮水难下，胸膈疼痛，日渐加重，疼而拒按，面色晦暗，大便秘结，小便量少，舌红少津，或带青紫，脉细涩。

治法：活血化瘀，软坚破结，滋养阴血。

方药：通幽汤加味。生地黄、熟地黄、当归各 15g，桃仁 12g，红花 10g，升麻 6g，炙甘草 6g。

加减：吞咽困难者，可先服玉枢丹（山慈菇、续随子、大戟、麝香、雄黄、朱砂、五倍子），以开膈降逆，后再服煎药。

用法：水煎服，每日 1 剂。

4）气虚阳微

主症：吞咽困难，时久症重，饮食不下，泛吐清涎，口涌泡沫，精神疲惫，面色㿠白，形寒肢冷，胸闷气短，面浮足肿，舌淡苔白，脉细弱。

治法：益气回阳，温补脾肾。

方药：补气运脾丸或右归丸加减。人参 5g，白术、橘红、熟地黄、山茱萸、菟丝子、肉桂、附子各 10g，茯苓、山药、杜仲各 12g，甘草 6g，大枣 10 枚，生姜 5 片。

加减：神疲、气短者，加用独参汤；食入即吐者，加旋覆花、代赭石、姜半夏等，和胃降逆；呕吐痰涎者，可加杏仁泥、法半夏、胆南星。

用法：水煎服，每日 1 剂。

一般来说，痰气交阻型属实证，为食管癌早期；津亏热结、血瘀内结型属虚实夹杂，为食管癌中期；气虚阳微型属虚证，为食管癌晚期。临床所见，多虚实夹杂，相互交错，辨证施治用于临床一定要审清虚实，分清主次，灵活掌握。

（2）验方

1）黄药子、七叶一枝花各 60g，山豆根、败酱草、白鲜皮、夏枯草各 12g。上药研粉，炼蜜为丸，每丸重 9g。每次 2 丸，每日 3 次，温开水送服。

2）猫眼草 3g，鸡蛋 1 个。猫眼草煎汤，去渣后再打入鸡蛋液煮熟。吃蛋、喝汤。每日早晚各 1 次。

3）威灵仙 60g，板蓝根、猫眼草各 30g，人工牛黄 6g，硇砂 3g，制南星 9g。制成浸膏干粉，每次 1.5g，每日 4 次，口服。适于食管癌咽下困难患者。

4）硼砂 60g，火硝 30g，硇砂 3g，沉香、冰片各 9g，礞石 15g。共研粉末，每次含化 1g，徐徐咽下，每小时 1 次，待黏液吐尽，能进流质饮食后，改为 3 小时 1 次，连用 2 天后停药。

5）硇砂 30g，白醋 30mL。硇砂研碎，置瓷器中加水 80mL 煮沸，过滤去杂质，加白醋，放火上煮干，取其结晶粉末。每次服 0.6～1.5g，每日 3 次。适于食管癌咽下困难患者。

6）醋制紫硇砂粉、紫金锭粉各等量。2 味混匀。每次饮前服 1g，每日 3 次，15 日为 1 个疗程。对痰瘀结型食管癌有一定的软坚消积作用。溃疡型食管癌忌用。

7）旋覆花、姜半夏、陈皮、急性子、丹参各 9g，煅代赭石 150g，青皮、郁金、川厚朴、胆南星、炙甘草、生姜各 6g。水煎服，每日 1 剂，连服 4 周为 1 个疗程。适于食管癌痰气交阻型（初期）。

8）党参、沙参、昆布各 10g，生地黄、瓜蒌各 12g，白术、木香、青皮、川厚朴、姜半夏、陈皮、桃仁、红花、赤芍、当归、蜂房各 9g，丁香 3g。水煎服，每日 1 剂，连服 4 周为 1 个疗程。适于食管癌痰瘀互结型（中期）。

9）党参、黄芪、丹参、山慈菇各 10g，白术、当归、茯苓、赤芍各 9g，生地黄、天花粉、石斛、夏枯草各 12g，沙参 15g，生牡蛎 30g。水煎服，每日 1 剂，连服 4 周为 1 个疗程。适于食管癌气血两衰型（后期）。

10）郁金、柴胡、白芍、广木香各10g，公丁香、沉香各6g，八月札、旋覆花、生半夏各15g，代赭石30g。水煎服，每日1剂。连服4周为1个疗程。适于食管癌。

11）丹参15～30g，赤芍、郁金、陈皮各10g，莪术、白芍、茯苓、生半夏各15g，威灵仙、冬凌草各30g。水煎服，每日1剂，连服4周为1个疗程。适于食管癌。

3. 用药禁忌

（1）博来霉素，氟尿嘧啶：忌与丹参合用。动物实验证明，复方丹参制剂以不同途径给药，均能促进恶性肿瘤的转移。当其与博来霉素、氟尿嘧啶等药合用时，在抑制肿瘤生长方面未显示明显的增效作用，故应避免合用。

（2）博来霉素：与甲氨蝶呤不宜间隔应用。因本药与甲氨蝶呤合用作用增强，但二者若间隔12～24小时给药，作用则降低。故若需要二药联合应用时应同时使用。

（3）长春地辛：不宜与其他长春碱类药同用。本药与其他长春碱类药（如长春瑞滨等）同时使用易增加神经系统毒性。

（4）阿霉素：慎与普卡霉素合用，因两者合用会加重对心脏的毒性。

（5）忌攻下药：有人认为，患有肿瘤是体内有毒，可用攻下药排毒，但临床并非如此，用攻下药的存活率并不比用调补药的患者高。因此，除火毒内盛者用攻下药外，其他类型癌患者应慎用攻下药，以免重伤元气。

（6）忌丹参：丹参及其复方制剂可促进恶性肿瘤的转移。

第二章　胃部疾病

一、急性胃炎

【概述】

急性胃炎是指胃黏膜的急性炎症，有充血、水肿、糜烂、出血等改变，甚至一过性浅表溃疡形成。若主要病损是糜烂和出血，则称之为急性糜烂出血性胃炎。因这类炎症多由药物、急性应激造成，故亦称急性胃黏膜损害。糜烂是指黏膜破损不穿过黏膜肌层，出血是指黏膜下或黏膜内血液外渗而无黏膜上皮破坏。病变可局限于胃窦、胃体或弥漫分布于全胃。

1. 病因

（1）药物：常见的有非甾体抗炎药，如阿司匹林、吲哚美辛等；某些抗肿瘤药、口服氯化钾或铁剂等。这些药物直接损伤胃黏膜上皮。其中，非甾体抗炎药还通过抑制环氧合酶的作用而抑制胃黏膜生理性前列腺素的产生，削弱胃黏膜的屏障功能；某些抗肿瘤药如氟尿嘧啶对快速分裂的细胞如胃肠道黏膜细胞产生明显的细胞毒作用。

（2）应激：严重创伤、大手术、大面积烧伤、颅内病变、败血症及其他严重脏器病变或多器官衰竭等，均可引起胃黏膜糜烂、出血；严重者发生急性溃疡并大量出血，如烧伤所致者称柯林溃疡、中枢神经系统病变所致者称库欣溃疡。虽然急性应激引起急性糜烂出血性胃炎的确切机制尚未完全明确，但一般认为应激状态下胃黏膜微循环不能正常运行而造成黏膜缺血、缺氧是发病的重要环节，由此可导致胃黏膜黏液和碳酸氢盐分泌不足、局部前列腺素合成不足、上皮再生能力减弱等改变，胃黏膜屏障因而受损。

（3）乙醇：乙醇具亲脂性和溶脂能力，因而高浓度乙醇可直接破坏胃黏膜屏障。黏膜屏障的正常保护功能是维持胃腔与胃黏膜内氢离子高梯度状态的重要保证，当上述因素导致胃黏膜屏障破坏，则胃腔内氢离子便会反弥散进入胃黏膜内，从而进一步加重胃黏膜的损害，最终导致胃黏膜糜烂和出血。上述各种因素亦可能增加十二指肠液反流入胃腔，其中的胆汁和各种胰酶，参与了胃黏膜屏障的破坏。

2. 临床表现

据研究，对服用非甾体抗炎药（特别是传统的非甾体抗炎药如阿司匹林、吲哚美辛等）患者或进行机械通气的危重患者进行胃镜检查，多数可发现胃黏膜急性糜烂出血的表现，粪便隐血试验亦多呈阳性反应。但这些患者多数症状轻微（如上腹不适或隐痛）或无症状，或症状被原发病掩盖，多数患者亦不发生有临床意义的急性上消化道出血。临床上，急性糜烂出血性胃炎患者多以突然发生呕血和（或）黑粪的上消化道出血症状而就诊。据统计，在原有上消化道出血病例中由急性糜烂出血性胃炎所致者占 10%～25%，是上消化道出血最常见病因之一。有近期服用非甾体抗炎药史、严重疾病状态或大量饮酒患者，如发生呕血和（或）黑粪，应考虑急性糜烂出血性胃炎的可能，确诊有赖于急诊胃镜检查。内镜可见以弥漫分布的多发性糜烂、出血灶和浅表溃疡为特征的急性胃黏膜病损，一般应激所致的胃黏膜病损以胃体、胃底为主，而非甾体抗炎药或乙醇所致者则以胃窦为主。强调内镜检查宜在出血发生后 24～48 小时进行，因病变（特别是非甾体抗炎药或乙醇引起者）可在短期内消失，延迟胃镜检查可能无法确定出血病因。

3. 辅助检查

检查周围血白细胞计数增加，中性白细胞增多。X 线钡剂检查见病变黏膜粗糙、激惹。胃镜检查见胃黏膜充血、水肿，表面有片状渗出和黏液、斑点状出血、糜烂或小脓肿等。应激性胃糜烂大多数散布于全胃，但以胃底和胃窦部居多。

【饮食宜忌】

1. 饮食宜进

（1）饮食原则

1）急性胃炎病情较重时，可暂时不给饮食，只给些水喝，经过短时间的禁食之后，可给予清流质饮食，如藕粉、豆浆、米汤等。如呕吐、腹泻严重应多给些水分并补充一些菜汤或糖盐水。

2）急性胃炎稍好转，可给些软食，如面条、稀饭、瘦肉泥、动物肝类、植物油。另外，豆腐、鸡蛋、鸡血、猪血等，这些都是比较适于急性胃炎的食品，鸡蛋可做成蒸鸡蛋、蛋花汤（加藕粉）以供患者食用，但不宜煮整蛋食用，整蛋不容易消化。

3）患者若伴有肠炎、腹泻、腹胀，应尽量少用产气及含脂肪多的食物，如牛奶、豆奶、蔗糖等。

（2）适宜急性胃炎患者的天然食物

1）粳米：味甘，性平。具有健脾和胃，益精强志，益气除烦，聪耳明目，缓和五脏，生津止渴等功效。适于脾胃虚弱及各种虚弱等病症。

2）粟米：性凉，味甘咸。具有滋养肾气，和中健脾，下气除热止泻的功效。适于脾胃虚弱出现的反胃、呕吐、腹泻、口渴等病症。

3）糯米：性温，味甘。具有补中益气，暖胃止泻，止汗，缩小便等功效。适于脾胃虚弱有消化不良、自汗、腹泻、小便多、老年人多尿症等。

4）小麦：性凉，味甘。具有清热除烦，养心安神，益脾厚肠，补养气血等功效。适于虚热之心烦不宁、失眠、脏躁、骨蒸潮热、盗汗、咽干舌燥、小便不利等病症。炒面或炒焦的面制品可止泻痢。

5）豇豆：性平，味甘。无毒。具有健脾，止消渴，补肾，生精髓，和五脏，调营卫，理中益气等功效。适于积滞腹胀、消渴、腮腺炎等病症。

6）豌豆：性平，味甘。具有和中下气，利小便，解疮毒，除呃逆，止泻痢，解渴通乳等功效。适于湿浊内停之呃逆、呕吐、腹胀、泄泻、小便不利、消渴、妇人乳闭等病症。

7）扁豆：性温，味甘。具有健脾化湿的功效。适于脾虚泄泻等病症。现代研究表明，扁豆有抗胰蛋白酶的活性，对痢疾杆菌有抑制作用，对食物中毒引起的呕吐、急性胃肠炎有解毒作用。

8）苹果：性平，味甘酸。具有开胃生津，补心益气，止泻润肺，除烦解暑，醒酒等功效。适于气弱神倦、食少腹胀等病症。

9）杨梅：性温，味甘酸。具有生津和胃，止呕消食，行气止痛等功效。适于烦渴、腹痛、呕吐、痢疾、刀伤出血、烫火伤等病症。

10）香蕉：性寒，味甘。无毒。具有健胃消食，润肠通便，益气生津，清热解毒，通血脉、填精髓、降血压等功效。适于消化不良、便秘、酒醉、干渴、发热、皮肤生疮、痔出血等病症。

11）橘子：性凉，味甘酸。具有开胃理气，止咳润肺，醒酒等功效。适于胸膈痞满、呕逆食少等病症。

12）柑：性凉，味甘酸。具有生津止渴，醒酒，利尿等功效。适于胸热烦满、胃热口渴、小便不利等病症。

13）枇杷：性凉，味甘酸。具有和胃止吐，止渴下气，润肺止咳等功效。适于津液不足、饮食不佳、虚烦呕吐、呕逆等病症。

14）葡萄：性平，味甘、酸。具有生津开胃，补气益血等功效。适于气血虚弱、肺虚咳嗽，心悸、盗汗、风湿骨痛、淋病、小便不利等病症。

15）菠萝：性平，味甘、微酸。具有补益脾胃，生津止渴，除烦醒酒，益气养神等功效。适于胃阴不足，口干烦渴，消化不良，少食腹泻等病症。

16）荔枝：性温，味甘酸。具有生津和胃，益气养血，填精止渴，解毒止泻等功效。适于胃寒痛、疝气痛、身体虚弱，病后津液不足、痘疹、淋巴结核、疔疮等病症。

17）椰子：性平，味甘，无毒。具有益气生津，解暑利尿，消疳杀虫等功效。适于消渴、吐血、水肿、小儿疳积等病症。

18）栗子：性温，味甘，无毒。具有养胃健脾，补肾强筋，活血止血的功效。适于肾虚所致的腰膝酸软、腰腿不遂、小便过多和脾胃虚寒引起的慢性腹泻及外伤骨折、瘀血肿痛、皮肤生疮、筋骨痛等病症。少食、反胃者可食之，但有滞气作用，不宜多吃。

19）大枣：性温，味甘。具有养胃健脾，益血壮身，益气生津等功效。适于胃虚食少、脾弱便溏、气血津液不足、营卫不和、心悸怔忡、妇女脏躁等病症。

20）山楂：性微温，味酸、甘。具有消食化积，散瘀行滞等功效。适于食积停滞、腹痛泄泻等病症。

21）南瓜：性温，味甘，无毒。具有补中益气，利水解毒，杀虫等功效。适于脾胃虚弱、少食、腹胀等病症。

22）番茄：性平，味甘酸。具有生津止渴，健胃消食，凉血平肝，清热解毒的功效。适于萎缩性胃炎、高血压、眼底出血、热性病发热、口干渴、食欲缺乏等病症。

23）白菜：性平，味甘。有养胃，利窍，利不便，解热除烦等功效。

24）卷心菜：性平，味甘，无毒。具有利五脏、调六腑、填脑髓的功效。适于消化道溃疡、动脉硬化、胆石症、便秘等病症。糖尿病患者，过重、过胖的人和患动脉粥样硬化者均可以食用。

25）马铃薯：性平，味甘、辛，无毒。具有和中调胃，健脾益气，消炎，解药毒等功用。适于胃及十二指肠溃疡、消化不良、食欲缺乏、习惯性便秘、神疲乏力、筋骨损伤、腮腺炎、关节疼痛、慢性胃痛、皮肤湿疹等病症。

26）藕：味甘，无毒，生则性寒。具有消瘀清热，生津解渴，止血健胃，益气醒酒的功用。适于热病引起的咯血、吐血、衄血及产后出血等病症。熟则性温。具有开胃消食、健脾止泻、养血生肌的功用。适于久咳、久痢、久泻、疮溃不收等病症。

27）山药：性平，味甘。具有健脾补肺，固精益肾，补肺止咳的功效。适于阳痿、早泄、遗精、前列腺炎、精囊炎、慢性支气管炎、慢性咽炎、糖尿病、冠心病、消化不良、胃下垂、慢性胃炎、慢性肝炎、慢性肠炎等病症。山药可单味大量持续服用，也可配入复方中，山药粥长期服用对胃溃疡病有较好的疗效。

28）香菇：性平，味甘，无毒。具有益气补虚、健脾胃、托痘疹等功效。适于食欲缺乏、久病体虚、气短乏力、吐泻乏力、小便频数、痘疹不出、高血压、动脉硬化、糖尿病、佝偻病、高脂血症、便秘、贫血、肿瘤等。

29）猴头菇：性平，味甘。具有健补脾胃，补虚散寒的功效。适于神经衰弱、消化不良、胃溃疡和癌等。对慢性萎缩性胃炎、慢性浅表性胃炎、胃窦炎等均有明显的治疗作用。对胃痛、胃胀及嗳气反酸，大便隐血，食欲缺乏等病症有良好的缓解作用。

30）猪肾：性平，味咸。具有补肾气，益骨髓的功效。适于肾虚腰痛，阳痿，遗精，面、肢水肿，腰、膝酸痛，足、膝痿弱，老年性耳聋，小便不利，慢性前列腺炎，慢性肾炎，肾结核，胃下垂，慢性肠炎，肾积水，骨质疏松等病症。

31）牛肉：性平，味甘。具有补脾胃，益气血，强筋骨等功效。适于虚损消瘦、消渴、脾虚不运、痞积、水肿及腰、膝酸软等病症。现代研究表明，牛肉蛋白质中所含必需氨基酸甚多，所以营养价值高，老年人、儿童、身体虚弱及病后恢复期的人吃牛肉非常适宜。

32）羊肉：性温，味甘。具有益气补虚，御寒保暖，温中暖肾，生肌增力等功效。适于性功能障碍、慢性胃炎、幽门梗阻、营养不良性水肿、贫血、神经衰弱等病症。

33）狗肉：性温，味咸、酸。具有温肾助阳，暖胃强腰等功效。适于慢性胃炎、阳虚气弱、阳痿、遗精、遗尿症、营养不良、肾病综合征、慢性肾炎等病症。

34）鲍鱼：性温，味咸。具有养血柔肝，行痹通络的功效。适于萎缩性胃炎、溃疡病、月经不调、大便秘结等病症。

35）鳙鱼：性温，味甘。具有温中益气，化痰平喘，润泽肌肤，暖脾养胃，益筋壮骨等功效。适于脾胃虚弱，消化不良，四肢肿胀，腰膝酸痛，行动不便，体虚眩晕，风寒头痛，老人痰喘，妇女头晕及体虚感冒等病症。

36）草鱼：性温，味甘。具有温脾健胃、平肝息风的功效。适于脾虚食少，胃脘冷痛，风寒头痛等病症。

37）龟肉：性平，味甘、咸。具有补肾滋阴，益肝养血等功效。适于肾阴亏虚、精血不足、阳痿、早泄、结核病、神经衰弱、糖尿病、胃下垂、消化道出血、脑震荡后遗症等病症。

38）鱼鳔：性平，味甘。具有补肾益精，养血止血，养肝息风等功效。适于肾精亏虚、早泄、梦遗、滑精、不育症、健忘、吐血、衄血、上消化道出血、痔疮出血、血小板减少性紫癜、胃癌、食管癌等病症。每日用量为 10 ~ 15g。

39）鸡蛋：味甘，性平，无毒。具有滋阴润燥，养血安神的功效。鸡蛋黄中的卵磷脂除能健脑外，可以在胃黏膜表面形成一种很薄的保护层，对胃黏膜具有很强的保护作用和抵御有害因子损伤的防护作用，使胃内攻击因子和保护因子始终处于平衡状态。

40）鸡肉：性温，味甘。具有温补脾肾，益精养血等功效。适于阳虚气弱、精血不足、阳痿、早泄、精少精冷、慢性胃炎、胃与十二指肠溃疡、幽门梗阻、贫血、眩晕等病症。

41）牛奶：性平，味甘。具有补虚羸，益肺气，润皮肤，解毒热，润肠通便等功效。鲜乳中所含的糖为乳糖，甜度只有蔗糖的 1/6，可促进胃肠蠕动和消化腺分泌。有些胃溃疡病患者喝牛奶后可使胃痛减轻。但长期大量牛奶饮食可引起消化不良、腹泻、钙化等病症。

42）生姜：性微温，味辛。具有发汗解表，温中散寒，和胃止呕的功效。适于胃炎或腹部受寒所致的胃痛呕吐及小肠疝气疼痛等病症。

（3）适宜急性胃炎患者的饮料

1）三花茶：金银花 10g，佛手花、代代花各 5g。三花去杂质、洗净、晾干。放入大茶杯中，加沸水冲泡，加盖焖 10 分钟即成。代茶频频饮用，一般可冲泡 3 ~ 5 次。具有清胃理气的功效。适于胃热炽盛之急性胃炎，对兼有气滞者尤为适宜。

2）乌梅红茶：乌梅 2g，红茶 2g。以上 2 味沸水冲泡 5 ~ 10 分钟。代茶饮，每日 1 剂，分 2 次服完。具有收敛生津，止呕止吐，下气降逆的功效。适于急性胃炎。

3）橘络枳实茶：橘络、枳实各 5g，丝瓜络 10g，柴胡 5g，蜂蜜适量。将上述药材放入沙锅中，加 2 杯水，煮至 1 杯，加入少许蜂蜜调味即成。代茶温饮，不拘时，每日 1 剂。具有止呕止痛的功效。适于急性胃炎。

4）白萝卜蒲公英蜜汁：白萝卜 200g，鲜蒲公英 100g，蜂蜜 20g。将白萝卜洗净，保留皮及根须（如有萝卜缨亦保留），切碎榨汁。鲜蒲公英除去败叶、杂质，洗净，放入温开水中浸泡片刻，捞出后，捣烂取汁。将两汁混合，兑入蜂蜜即成。每日早、晚分次饮。具有清胃解毒，消积和中的功效。适于急性胃炎、慢性胃炎。

5）山楂白术竹茹饮：焦山楂 15g，白术 10g，佩兰、竹茹各 12g。上药水煎服。每日 1 剂，分 2 次服。具有健脾和胃，清热除湿，止呕吐的功效。适于急性胃炎。

6）橘饼汁饮：橘饼半个。将橘饼稍洗，沸水冲泡。上、下午分次服。具有理气健脾，化痰燥湿的功效。适于急性胃炎。

7）橘皮竹茹柿饼饮：橘皮、竹茹、柿饼各30g，生姜3g，白糖适量。将前4味洗净，加适量水同煎汁，去渣，加入白糖。上、下午分次服，连用5日。具有理气和胃，降逆止呕的功效。适于急性胃炎。柿子中含有鞣酸，可与铁结合而影响铁质的吸收，所以缺铁性贫血、女子月经过多者勿多食。

8）木瓜桑叶大枣饮：木瓜2片，桑叶6片，去核大枣3枚。上3味共为细末，沸水冲泡。代茶饮，每日1剂。具有去湿舒筋的功效。适于急性胃炎。

9）山楂麦芽竹茹饮：焦山楂、生麦芽、炒麦芽各15g，生姜、竹茹各10g。以上药水煎服。每日1剂，早、晚各服1次。具有消食化积，和胃降逆的功效。适于急性胃炎。

10）山楂乌梅饮：山楂肉15g，乌梅3个，白糖少许。上药水煎，加白糖调匀，趁热缓缓饮服。具有消食散积、降逆和胃的功效。适于急性胃炎。

11）草莓酸酪：草莓250g，苹果1个，蜂蜜30g，酸乳酪适量。将草莓洗净。苹果洗净，去皮、核，两者一同榨汁，然后放入蜂蜜充分搅匀，再加入酸乳酪，搅拌均匀即成。上、下午分次食。具有健脾开胃、促进食欲的功效。适于慢性萎缩性胃炎、厌食症、单纯性消瘦症等。

（4）适宜急性胃炎患者的主食

1）香菇牛肉粥：香菇、牛肉、粳米各100g，葱花10g，生姜末5g，精盐2g，味精1g。将牛肉煮熟切成薄片，与洗净的香菇、粳米一同入锅，加水煮粥，半熟时调入葱、生姜、精盐、味精等，继续煮至粥成。每日服1剂，早晚分次食。具有和胃调中、理气止痛的功效。适于急性胃炎。

2）羊肚粥：羊肚1具，粳米50g，葱白3茎，川椒30粒，生姜6g，豆豉适量。将羊肚洗净。生姜切成片，与葱白、粳米、豆豉、川椒等拌匀放入羊肚内，缝口，用水煮熟，调味食用。早晚分次食，空腹食用。具有祛风散寒的功效。适于急性胃炎。高脂血症患者不宜多食。

3）蔷薇绿豆粥：鲜蔷薇花8朵，绿豆50g，白糖15g，粳米50g。将绿豆浸泡过夜，淘洗干净。鲜蔷薇花用凉水漂洗干净。再将粳米淘洗干净后与绿豆一同下锅，加入1000mL水，置大火上烧开，转用小火熬煮成粥，加入白糖、蔷薇花，稍煮即成。每日1剂，分数次食用。具有理气、清暑、和胃、止血的功效。适于急性胃炎。脾胃虚寒者不宜多食。

4）姜汁砂仁粥：生姜汁20g，砂仁10g，粳米60g。将砂仁、粳米淘洗干净，加水煮粥，待粥成时调入生姜汁即成。每日服1剂，分数次食用。具有醒脾，通滞气，散寒饮，温肝肾的功效。适于急性胃炎。腹痛属火，暑热泄泻，血热胎动，气虚脱肛，肺热咳嗽，气虚肺满，阴虚有热者，不宜服用。

5）桑白皮陈皮粥：桑白皮15g，陈皮10g，粳米60g，白糖适量。将桑白皮、陈皮洗净，放入沙锅中，加清水适量，用大火煮沸，再用小火煎至水剩一半，滤去桑白皮、陈皮渣,加入淘净的粳米,再加适量水,继续用小火煮至米烂粥熟,调入白糖即成。早晚餐分次食。具有泻肺平喘,止吐化痰的功效。适于急性胃炎。

6)橘皮姜汁粥:橘皮、生姜汁各20g,粳米60g。将橘皮洗净,入锅,用小火煎煮30分钟,去渣取汁,与淘洗干净的粳米同入锅中,加适量水,用小火煮至粥稠,调入生姜汁即成。早晚餐分次食。具有温胃止吐,化痰除饮的功效。适于急性胃炎。

7)半夏山药粥:清半夏15g,山药粉25g,粳米50g,白糖适量。将清半夏用温水沟去矾末,以沙锅煎取100g清汤,去渣后与粳米一同加水煮粥,待粥将成时加入山药细末煎2~3沸,然后加入白糖调味。日服1剂,早、晚食用。具有燥湿化痰,降逆止呕的功效。适于急性胃炎。

(5)适宜急性胃炎患者的菜肴

1)腌橘:新鲜橘子500g,白糖100g。将新鲜橘子洗净外皮,剥下果皮切成细丝,分开果瓣,混合后加入白糖及少许凉开水,腌浸1周即成。早饭、中饭、晚饭前30分钟,取腌橘30g,加热开水少许,调匀后服食。具有化痰和胃,止吐止咳的功效。适于急性胃炎。

2)糖醋熘翠衣:西瓜皮300g,白糖、醋各20g,精盐、鸡蛋、葱花、蒜蓉、湿淀粉、干淀粉、面粉、植物油各适量。将西瓜表皮削去,留内皮肉,洗净,切成2.5cm宽、4cm长的片。把白糖、醋、精盐、葱花、蒜蓉、湿淀粉加适量的清水,兑成糖醋汁。鸡蛋液、面粉、干淀粉和植物油搅成糊,把西瓜皮片放入拌匀。炒锅上火,放油烧至六成热,逐个下入瓜皮片,炸成两面呈金黄色时捞出控油。锅上大火,将兑好的糖醋汁倒入锅内,汁沸时淋上熟油,再下入炸好的瓜皮片,翻两翻,出锅装盘即成。佐餐食用。具有清热解暑,生津止渴的功效。适于中暑、厌食症、慢性萎缩性胃炎等。

(6)食疗药膳方

1)大蒜15g,马齿苋66g。将大蒜捣成泥,然后把马齿苋煎水1碗,冲蒜泥,过滤取汁,加少许糖,每服半碗,每日服2次。

2)鲜萝卜及叶捣汁内服,或干萝卜或叶煎汁服。

3)高良姜30g,粳米60g。将高良姜锉细,加水500mL煎至200mL时去渣,然后倒入淘净的粳米煮为稀粥。随量食。

4)白扁豆研粉,温水送服每次服15g,每日3~4次;或扁豆33~66g,煎水,分2~3次饮服。

(7)饮食配制:急性胃炎的饮食配制,可根据病情变化,作以下3种方案的考虑:

1)急性胃炎发作时,给予流质饮食。即藕粉、豆浆、米汤、去核去皮红枣汤、薄面汤,任选少许,以咸为主,温凉饮服,症状缓解后,逐渐增加牛奶、蒸蛋羹等。

2)病情明显好转后,一天的主食可用以下食谱:牛奶400mL,鸡蛋3个,猪肝100g,菜汁或果汁适量,米(做稀饭)150g,面条100g,蛋糕2个,白糖50g,油类100g,食盐3g。

3)病情基本稳定后,可用在上述饮食中稍增加米(煮成烂饭)、面条、瘦肉、鸡蛋、猪肝的量,还可考虑增补适量的鱼、豆腐、肉松之类的食品,并增加食盐至每日 5g。

2. 饮食禁忌

（1）忌辛辣食物：对胃黏膜有刺激作用，故胃炎患者忌食。

（2）忌过烫、过冷的食物：过烫的食物会刺激或损伤胃黏膜，过冷的食物会导致胃黏膜血管收缩而缺血，不利于炎症的消退。

（3）忌坚硬、粗糙食物：会使胃黏膜受到摩擦而损伤，并加重消化不良。

（4）忌油腻、韧性食物：油腻、韧性食物不易消化，食用后会加重胃的负担和胃黏膜的损伤。

【药物宜忌】

1. 西医治疗

（1）一般治疗：首先去除外因，即停止一切对胃有刺激的饮食和药物，酌情短期禁食，或进流质饮食。急性腐蚀性胃炎除禁食外，应积极组织抢救休克；同时在静脉输液中应用西咪替丁或雷尼替丁，并肌内注射卡巴克络、酚磺乙胺等止血药；有继发感染者应用抗生素治疗。为保护胃黏膜、中和酸、碱类化学品，可饮用蛋清、牛奶、豆浆类食品；严禁进水、进食和洗胃，禁催吐。要积极治疗并发症，有食管和胃穿孔等急腹症患者，应立刻请外科会诊。

（2）抗菌治疗：性单纯性胃炎有严重细菌感染，特别是伴有腹泻者可用抗菌治疗。小檗碱每次 0.3g，口服，每日 3 次；诺氟沙星每次 0.1～0.2g，口服，每日 3 次；奈替米星每次 5 万～10 万 U，肌内注射，每日 2 次。急性感染性胃炎可根据全身感染的情况，选择敏感的抗生素以控制感染。急性化脓性胃炎，应予足量广谱抗生素，急性腐蚀性胃炎亦可选用抗生素以控制感染。

（3）纠正水、电解质紊乱：对于吐泻严重、脱水患者，应当鼓励其多饮水，或静脉补液等。

（4）止血治疗：急性胃炎导致的消化道出血属危重病症，可予冷盐水洗胃，或冷盐水 150mL 加去甲肾上腺素 1～8mg，洗胃，适于血压平稳、休克纠正者。保护胃黏膜可静脉滴注 H_2 受体拮抗药（如西咪替丁、雷尼替丁、法莫替丁），质子泵抑制药（如奥美拉唑等）维持胃内 pH >4，可明显减少出血。小动脉出血者，可在胃镜直视下用电凝、激光、冷凝、喷洒药物等方法，迅速止血。前列腺素制剂能预防应激性溃疡的发生。如经上述治疗仍未能控制的大出血，可考虑手术治疗。

（5）对症治疗：腹痛者给予解痉药，如颠茄每次 8mg，每日 3 次，口服；或溴丙胺太林每次 15mg，每日 3 次，口服。恶心呕吐者，甲氧氯普胺每次 5～10mg，每日 3 次，口服；或多潘立酮每次 10mg，每日 3 次，口服。

2. 中医治疗

（1）适宜急性胃炎患者的天然药物

1）人参：人参性平，味甘微苦。具有大补元气，补脾益肺，益气生津，宁心安神的功效。适于性功能减退、慢性胃炎伴胃酸缺乏、慢性肝炎、慢性肠炎、脱肛、营养不良、慢性支气管炎、支气管哮喘、高血压、多种心脏疾病、感染性疾病恢复期、干燥综合征、睡眠不安、温热病耗伤津液及消渴证等。每日用量 1~10g。

2）党参：性平，味甘。具有补中益气，健脾益肺，生津养血的功效。适于脾胃虚弱、食欲缺乏、大便稀溏、四肢无力、心悸气短、面目水肿、虚劳内伤、自汗烦渴、脱肛、子宫脱垂等病症。每日用量为 10~30g。具有抗胃黏膜损伤和消化性溃疡的作用，对应激性和药物性胃溃疡具有明显的预防和保护作用。同时，对胃酸分泌有明显抑制作用，能降低胃液分泌量、总酸度和总酸排出量、增加胃壁结合黏膜量，从而说明党参能通过抑制胃酸分泌，促进胃黏液合成，增强胃黏液－碳酸氢盐屏障作用，达到抑制胃酸和保护胃黏膜的作用。

3）太子参：又名孩儿参。性平，味甘、微苦。具有补气生津，健脾养胃等功效。适于脾胃气虚及咳嗽、自汗口渴、尿多、心悸、热病后气阴两亏等病症。每日用量为 10~15g。

4）白术：性温，味甘、苦。具有健脾益气，燥湿利水，固表止汗，安胎等功效。适于脾胃气虚、阳痿、慢性胃炎、消化不良、胃下垂、慢性肠炎、视网膜色素变性、萎缩性胃炎、慢性肾炎、慢性肝炎、肾病综合征、营养障碍性水肿、慢性支气管炎、肺源性心脏病、高血压、梅尼埃病等病症。每日用量 2~15g。

5）甘草：性平，味甘。具有补脾益气、和中缓急、清热解毒、祛痰止咳、调和诸药等功效。适于脾胃虚弱、胃及十二指肠溃疡、咽喉肿痛、咳嗽、倦怠乏力、心悸气短、食少、腹痛便溏、痈疖肿毒、药物及食物中毒等病症。每日用量为 3~5g。甘草流浸膏可缓解胃肠平滑肌痉挛，又能抑制组胺所引起的胃酸分泌，具有抗消化性溃疡及抑制肿瘤等作用。

6）西洋参：性寒，味苦、微甘。具有补气养阴，补肺降火，养胃生津，固精安神等功效。每日用量为 1~5g。

7）北沙参：性微寒，味甘微苦。具有滋阴润肺，养胃生津，祛痰止咳等功效。适于慢性胃炎、肺结核、慢性支气管炎、慢性咽喉炎等病症。热病后有口干燥、咽喉干、舌干、食欲缺乏时尤其适用本品。每日用量为 10~15g。

8）黄精：性平，味甘。具有补气养阴、健脾、润肺、益肾、强筋骨等功效。适于脾胃虚弱、神疲乏力，心悸气短，精血不足，肺虚燥咳，内热消渴，筋骨软弱，风湿痰痛，目花头晕，须发早白等病症。每日用量为 10~15g。

9）桂枝：性温，味辛、甘。具有解表散寒、发汗解肌、温经通阳等功效。适于慢性胃炎、胃扩张等胃部疾患所致的胃脘胀满，胃中水响，呕吐清涎诸症。每日用量为 3~10g。桂枝能促进唾液及胃液分泌，帮助消化，故有健胃作用。桂皮醛能解除内脏平滑肌痉挛，故能缓解腹痛。

10）紫苏：具有解表散寒，理气宽中，行气安胎及解鱼蟹毒作用。其叶适于慢性胃炎等所致之消化不良、胃脘胀满、恶心呕吐、食欲缺乏等病症。每日用量 6~9g。

11）茯苓：性平，味甘、淡。具有健脾和胃、利水渗湿、宁心安神等功效，适于慢性胃病所致脾胃虚弱、消化不良、餐后腹胀、食少便溏等病症。每日用量为

10~15g。

12）苍术：性温，味苦。具有燥湿健脾、祛除风湿等功效，适于慢性胃病之消化不良，胃脘胀满，食欲缺乏，恶心呕吐等病症。每日用量为10~15g。煎剂对胃肠黏膜有轻度刺激，可促进胃液分泌，有健胃作用。

13）佩兰：性平，味辛。具有化湿和胃、清暑辟秽等功效。适于急、慢性胃炎之消化不良，脘腹闷胀，食欲缺乏，呕吐多涎，口中甜腻，气味腐臭等病症。每日用量为5~10g。佩兰有刺激胃肠运动，促进胃内容物排空的作用。

14）藿香：性微温，味辛。具有解暑发表，化湿止呕等功效。适于急、慢性胃炎引起的消化不良，胸脘胀闷，食少体倦，恶心呕吐，腹痛泄泻不止等病症。每日用量为5~10g。藿香所含挥发油能刺激胃黏膜，促进胃液分泌，有助于消化。

15）吴茱萸：性热，味辛、苦。具有散寒止痛，温中下气，止呕燥湿等功效。适于胃病所致消化不良，食欲缺乏，脘腹胀痛，呕吐清涎，嗳气吞酸等病症。每日用量为2~5g。吴茱萸可镇吐，排出消化道内气体，制止胃内异常发酵，所以有健胃作用。

16）山柰：性微温，味辛。具有散寒止痛，消食温中等功效，适于胃脘怕冷、隐隐作痛、消化不良、食积不化、反胃呕吐、肠鸣腹泻等病症。每日用量为2~5g。

17）香附：性平，味辛、微苦、甘。具有理气解郁，调经止痛等功效。适于胃溃疡、慢性胃炎等所致的胃脘冷痛、呃逆呕吐及因疝气而致之腹寒腹痛等病症。香附用黄酒、醋等同蒸煮后应用，疏肝止痛功效更佳。每日用量为10~15g。

18）木香：性温，味辛、苦。具有行气止痛，温中和胃等功效。适于胃炎等疾患所致脾胃气滞之食欲缺乏，食积不化，脘腹胀痛，呃逆呕吐等病症。每日用量为5~10g。

19）沉香：性温，味辛、苦。具有行气止痛，温中止呕，降逆平喘等功效。适于慢性胃炎等疾患所致痉挛胃痛、呕吐清水、腹冷怕寒、四肢不温等病症。每日用量为2~5g。

20）甘松：性温，味辛、甘。具有理气止痛，醒脾健胃等功效。适于慢性胃炎、胆囊炎等疾患者所致之脘腹胀痛、气郁胸闷、不思饮食等病症。每日用量为2~5g。

21）陈皮：性温，味辛、苦。具有理气健脾，燥湿调中等功效。适于胃炎、胃下垂等疾患所致之消化不良、食积不化、食后腹胀、食欲缺乏、恶心呕吐、大便溏薄等病症。每日用量为5~15g。

22）枳实：性凉，味苦、辛。具有破气消积、行气除痞等功效。适于各种病因引起的消化不良，食积腹胀，呃逆呕吐，腹痛便秘或腹痛泻痢等病症，并可用于胃下垂等内脏下垂症。每日用量为5~15g。

23）玫瑰花：性温，味甘微苦，无毒。具有理气解郁、柔肝醒脾、活血散瘀、清暑解渴，止血收敛的功效。适于肝胃气痛、新久风痹、吐血咯血、月经不调、赤白带下、痢疾、乳痈、肿毒等病症。每日用量为3~5g。

24）肉桂：性热，味辛、甘。具有温中补阳，散寒止痛，除积冷，通血脉等功效。适于阳痿、早泄、滑精、慢性心脏疾病、肾病综合征、慢性肾炎、肾衰竭、遗尿、糖尿病、慢性肠炎、肠结核、肝硬化腹水、慢性支气管炎、支气管哮喘、肺气肿、骨与关节结核、脉管炎、骨髓炎等病症。每日用量为 2 ~ 5g。

25）麦门冬：性微寒、凉，味甘。具有养阴清热，润肺生津，清心除烦，润肠等功效。用于治疗慢性萎缩性胃炎胃阴虚者。适于胃阴耗伤、阴虚内热、津少口渴、大便干结等。每日用量为 10 ~ 15g。

26）天门冬：性寒，味甘、苦。具有滋阴养胃，清热润燥，清肺降火，生津止渴等功效。适于阳痿、遗精、便秘、肺结核、慢性支气管炎、慢性咽喉炎、扁桃体炎、慢性胃炎、糖尿病、神经衰弱、眩晕症、习惯性便秘等病症。每日用量为 10 ~ 15g。

27）玉竹：性平，味甘。具有滋阴润肺，养胃生津等功效。适于胃热炽盛、阴津耗伤、消谷易饥、胃脘灼热疼痛、热病伤阴、咳嗽烦渴、虚劳发热、小便频数、心烦口渴、抽筋、阳虚、自汗、心力衰竭及冠状动脉粥样硬化性心脏病的心绞痛等等。每日用量为 10 ~ 15g。

28）石斛：性微寒，味甘、淡。具有滋补胃肾阴津，益精明目等功效。适于阴津亏虚、阳痿、早泄、遗精、慢性萎缩性胃炎、青光眼、白内障、慢性支气管炎、肺结核、肺气肿、肺脓疡、高血压、中暑、习惯性便秘、急性传染病恢复期等。每日用量为 10 ~ 15g，鲜品 15 ~ 30g。热病津伤者用鲜石斛为佳。石斛煎剂口服，能促进胃液分泌而帮助消化，使肠道蠕动亢进而通便；但若用量过大，反使肠肌麻痹。

29）锁阳：性温，味甘。具有补肾温阳，润肠通便等功效。适于肾阳虚弱、肠燥津枯、阳痿、早泄、遗精、胃与十二指肠溃疡、遗尿、血尿、大便秘结、慢性泌尿系感染、脱肛、痔、神经衰弱、心脏疾病、消化不良溃疡等病症。每日用量为 10 ~ 15g。

30）巴戟天：性温，味辛、甘。具有补肾阳，壮筋骨，祛风湿等功效。适于胃与十二指肠溃疡、阳痿、早泄、前列腺增生、慢性支气管炎、支气管哮喘、肺气肿、肺源性心脏病、慢性肠炎、脱肛、痔、慢性风湿性关节炎等病症。每日用量为 5 ~ 10g。

31）厚朴：性温，味苦、辛。具有温中下气，燥湿消痰等功效。适于湿阻气滞及食积所致脾胃不和、胸腹痞满胀痛、反胃、呕吐、宿食不消、寒湿泻痢等。每日用量为 3 ~ 10g。

32）乌药：性温，味辛。具有顺气开郁，散寒止痛等功效。适于气机逆乱，胸腹胀痛，宿食不消，反胃吐食等病症。每日用量为 5 ~ 10g。乌药煎剂能增进肠蠕动，促进肠道气体之排出。还能促进消化液的分泌。

33）延胡索：性温，味辛、苦。具有活血、行气、止痛等功效。适于血瘀滞所致的胸腹诸痛及四肢疼痛，尤对胃脘作痛等最为适宜。每日用量为 5 ~ 15g。

34）九香虫：性温，味咸。具有温中壮阳，理气止痛等功效。适于胃脘疼痛，胁肋胀痛等病症。每日用量为 5 ~ 10g。

35）徐长卿：性温，味辛。具有祛风解毒、利水消肿、活血止痛等功效。适于风湿痹痛、脘腹疼痛、跌仆损伤等病症。每日用量为 5 ~ 10g。

36）高良姜：性热，味辛。具有温中、散寒、止痛等功效。适于脘腹冷痛、胃寒呕吐等病症。每日用量为 3 ~ 10g。

37）干姜：性温，味辛。具有温中、逐寒、止痛等功效。适于脾胃虚寒，呕吐泄泻，脘腹冷痛等病症。每日用量为 3 ~ 10g。

38）郁金：性寒，味辛、苦。具有疏肝解郁，利胆清心，活血止痛等功效。适于肝郁血热而夹气血瘀滞所致胸胁脘腹胀痛、心烦而躁、黄疸等病症，尤其适于肝胃不和之胆汁反流性胃炎。每日用量为 5 ~ 10g。

39）川楝子：性寒，味苦。具有疏肝清热，理气止痛，杀虫等功效。每日用量为 5 ~ 10g。

40）蒲公英：性寒，味苦、甘。具有清热解毒，疏肝行气，消肿散结，利尿通淋等功效。适于慢性胃炎、胃及十二指肠溃疡、疔疮肿毒、呼吸道感染、急性扁桃体炎、咽喉炎、眼结膜炎、流行性腮腺炎、急性乳腺炎、肠炎、痢疾、肝炎、胆囊炎、急性阑尾炎、泌尿系感染、盆腔炎等病症。每日用量为 10 ~ 30g。

41）白芍药：性微寒，味苦、酸。具有养血敛阴，柔肝缓急止痛等功效。适于肝气不和，阴液亏虚所致的胸胁疼痛、腹痛泻痢等。每日用量为 10 ~ 15g。

42）佛手：性温，味辛、苦、酸。具有醒脾开胃，和中理气，止呕等功效。适于脘闷气滞、胃脘疼痛、食少呕吐等病症。每日用量为 5 ~ 10g。

43）白豆蔻：性温，味辛。具有化湿健脾，暖胃止呕等功效。适于慢性胃炎等疾患所致胃脘胀满、反胃作呕、不思饮食或胃脘冷痛、四肢不温、呕吐清水且遇冷加重、得暖缓解等病症。每日用量为 3 ~ 5g。

44）鸡内金：性平，味甘。具有消食化积等功效。适于食积不化，脘腹胀满等病症。每日用量为 5 ~ 10g。鸡内金含胃激素等，能增加胃液的分泌量和胃液酸度，使消化力增强。能使胃运动期延长，蠕动波增强，从而大大加快了胃的排空率，增强了胃的运动功能。

45）谷芽：性平，味甘。具有消食和中，健脾开胃等功效。适于消化不良，脘闷腹胀及脾胃虚弱，食欲减退等病症。每日用量为 10 ~ 15g。

46）麦芽：性平，味甘。具有消食化积等功效。适于食积不化，脘闷腹胀，脾胃虚弱，食欲缺乏等病症。每日用量为 10 ~ 15g。麦芽含有淀粉酶，能分解淀粉，故本品有助食物消化之功效。

47）六神曲：性温，味甘、辛。具有消食化积，健脾和胃等功效。适于食积停滞、脘腹胀闷、不思饮食等病症。每日用量为 10 ~ 15g。

48）丁香：性温，味辛。具有降气止呕，温中止痛等功效。适于胃脘冷痛，呃逆、呕吐等病症。每日用量为 3 ~ 5g。丁香浸出液有刺激胃酸和胃蛋白酶分泌的作用，从而促进消化。

49）乌贼骨：性微温，味咸、涩。适于胃脘疼痛、泛吐酸水、便血、呕血等病症。每日用量 10 ~ 15g。乌贼骨有中和胃酸作用，能在溃疡面上形成一层保护膜，并使出血趋于凝结，从而促使溃疡面炎症吸收，阻止出血，减轻局部疼痛。

50）砂仁：性温，味辛。具有化湿醒脾，行气宽中等功效。适于脾胃气滞，胸脘胀满，食欲缺乏，恶心呕吐等病症。每日用量为 2 ~ 5g。砂仁能加强胃的功能，促进胃消化液的分泌，并可排出消化道的积气。

51）苏梗：性温，味辛。具有散寒理气，舒郁宽中等功效。适于胸腹气滞，痞闷作胀、疼痛等病症。每日用量为5~10g。

（2）辨证治疗

1）食滞胃脘

主症：胃胀满，疼痛拒按，嗳腐吞酸，甚则呕吐，舌质红，苔厚腻，脉滑或紧。

治法：消食导滞，和胃降逆。

方药：保和丸化裁。姜半夏12g，陈皮、茯苓、焦山楂、神曲、莱菔子、连翘、枳实、大黄各9g，木香、厚朴各6g。

用法：水煎服，每日1剂。

2）寒邪犯胃

主症：胃脘冷痛，遇寒痛甚，喜暖喜按，纳少便溏，口淡流涎，舌质淡，苔白滑，脉沉紧。

治法：辛温散寒，和胃止痛。

方药：良附建中汤化裁。紫苏叶12g，香附9g，桂枝9g，炒白芍12g，高良姜6g，黄芪15g，炙甘草6g，生姜6g，大枣3枚。

用法：水煎服，每日1剂。

3）暑湿伤胃

主症：胃脘闷痛，胸腹痞满，恶心呕吐，发热恶风，口黏，纳呆，头身重滞，口干不多饮，小便黄赤，大便黏滞，舌质红，苔黄腻，脉濡数。

治法：清暑化湿，和胃醒脾。

方药：藿朴夏苓汤化裁。藿香9g，厚朴9g，姜半夏12g，茯苓10g，黄芩9g，葛根9g，白蔻仁9g，黄连5g，薏苡仁12g。

用法：水煎服，每日1剂。

（3）中成药

1）珠黄散：主要成分为珍珠、牛黄、冰片等。珍珠、牛黄有清热解毒、收敛生肌作用，冰片内用清热止痛，外用防腐止痒。每次1~2包，每日2~3次，口服。散剂内服或鼻饲给药，对胃黏膜的溃疡、糜烂、出血均有较好疗效。

2）乌贝散：乌贝散由海螵蛸（乌贼骨）、贝母组成，按1:0.8比例研成粉末，每次3~6g，每日3次，凉水吞服，治疗急性出血性胃炎有明显疗效。乌贝散有收敛止血、收缩血管、促进血凝、保护胃黏膜的作用。

（4）验方

1）三合汤：百合30g，乌药9g，丹参30g，檀香（后下）6g，砂仁3g，高良姜9g，制香附9g。水煎服，每日1剂。适于虚实寒热型胃炎。

2）调气散：香附、乌药、陈皮各9g，木香、青皮各6g，砂仁、藿香各9g，甘草6g。随症加减。重症加槟榔、莪术。水煎服，每日1剂。适于脾胃气滞之胃炎。

3）清中和胃汤：苍术10g，厚朴6g，陈皮6g，茯苓10g，黄连3g，黄芩10g，炒栀子 6g，草豆蔻 10g，姜半夏 10g，甘草 6g。水煎服，每日 1 剂。适于湿热蕴郁之急性胃炎引起的呕吐。

3. 药物禁忌

（1）阿托品

1）硫酸镁：阿托品抑制胃肠蠕动增加镁离子吸收，阿托品类中毒忌用硫酸镁导泻。

2）高锰酸钾：0.02%～0.1% 浓度不能破坏阿托品、颠茄类中毒时，洗胃不宜应用高锰酸钾溶液。

3）氯丙嗪：可增强阿托品致口干、视物模糊、尿潴留及促发青光眼等副作用。

4）胺碘酮：阿托品可加重其所致心动过缓。

5）地西泮，苯巴比妥钠：可拮抗阿托品中枢兴奋作用。

6）藜芦中毒：阿托品可对抗藜芦碱所致心动过缓、传导阻滞、恶心呕吐及流涎等反应。

7）其他抗胆碱药：与阿托品联用应减少用量。

8）抗组胺药：可增强阿托品外周和中枢效应，也加强口干或一过性声音嘶哑、尿潴留及眼压增高等不良反应。吩噻嗪类、三环类抗抑郁药、抗震颤麻痹药及抗组胺药均具有抗胆碱作用。

9）单胺氧化酶抑制剂：与阿托品联用可发生兴奋、震颤或心悸等不良反应，必须联用时阿托品应减量。

10）地高辛：阿托品可使地高辛缓释片吸收率提高约 30%，对其他剂型无明显影响。

11）丁香：阿托品可抑制其刺激胃酸分泌作用。

12）独活：阿托品可部分或全部抑制独活的降压作用。

13）牛黄：阿托品可拮抗牛黄的降压作用。

14）花椒，胡椒：阿托品可拮抗白胡椒镇静和抗惊厥作用，可拮抗橙黄胡椒的兴奋肠管作用。

15）罗布麻：阿托品可部分对抗其降压作用。

16）丹参：阿托品可阻断其降压作用。

17）人参：阿托品可拮抗人参的降压作用。

18）木贼：阿托品可减弱或阻断木贼的降压作用。

19）石吊兰：阿托品可减弱石吊兰的降压作用。

20）商陆：阿托品可拮抗商陆的祛痰作用。

21）桑白皮：阿托品可拮抗其降压和祛痰作用。

22）半夏：阿托品可抑制半夏收缩平滑肌作用，两药联用尚可产生抗利尿效应。

23）浙贝母：与阿托品有同效部位，不宜联用。

24）麻黄：阿托品可抑制其升压和发汗作用。

25）山栀子：预先应用阿托品可消除山栀子的降压作用。

26）大黄：阿托品可缓解大黄致腹痛和泻下作用。

27）蒲黄：阿托品可拮抗蒲黄降压和降心率作用。

28）石蒜：其鳞茎中含有加兰他敏样抗胆碱酯酶成分，阿托品可减弱和拮抗石蒜兴奋胆碱能神经作用。

29）含重金属离子药物（石膏、海螺蛸、龙骨、雄黄、朱砂及其中成药）：与东莨菪碱、阿托品等易产生沉淀或变色反应，降低药效。

30）野百合：其收缩肠管作用可被阿托品所阻断。

31）附子：其降压作用和收缩肠管作用，可被阿托品阻断。

32）枳实：阿托品可抑制枳实增强小肠平滑肌收缩张力的作用。

33）甲氧氯普胺（胃复安）：肌内注射阿托品和胃得安后有出现全身青紫抽搐的个例报道。

34）不可配伍药物：碳酸氢钠，间羟胺，异丙肾上腺素，去甲肾上腺素，青霉素钠，磺胺嘧啶钠，利多卡因，氨茶碱，环磷酰胺，溴化物，碘化物或碱性溶液。

（2）山莨菪碱（654、654 - 1、654 - 2）

1）去甲肾上腺素：654 - 2 可拮抗其所致血管痉挛。

2）毛果芸香碱：654 - 2 拮抗其促进分泌作用，但抑制强度低于阿托品 200 倍。

3）哌替啶：与 654 - 2 联用增强抗胆碱作用。

4）其他抗胆碱药物（阿托品、溴丙胺太林、溴甲胺太林、贝那替秦等）：与654 - 2 有协同性效应，联用时可减少用量。

5）地西泮：不宜与 654 - 2 在同一注射器中应用，为配伍禁忌。

6）生脉散：与 654 - 2 联用可提高心率、强心、扩张冠状动脉、改善血循环和心脏功能；但对传导阻滞患者慎用。

7）不可配伍药物：氯霉素，磺胺嘧啶钠，肌醇，利血平。

（3）溴丙胺太林（普鲁本辛）

1）甲氧氯普胺（甲氧氯普胺）：与溴丙胺太林有药理性拮抗作用，联用时两药疗效均受影响。

2）红霉素：溴丙胺太林可延长胃排空时间，红霉素可因在胃内停留过久受到胃酸影响而分解，降低疗效。

3）对乙酰氨基酚（扑热息痛）：溴丙胺太林可使对乙酰氨基酚的吸收被延迟，血浆峰浓度降低。

4）地高辛：溴丙胺太林可使地高辛的血浆浓度增加 33% ~ 50%，两药同服时应注意减少地高辛用量，以免中毒。

5）呋喃妥因：与溴丙胺太林联用可增加吸收。

（4）甲氧氯普胺慎与吩噻嗪类药合用：易发生锥体外系反应及内分泌失调。

（5）多潘立酮忌与抗胆碱酯酶药合用：因多潘立酮能阻断外周多巴胺与其受体结合，从而发挥止吐作用，而这一作用可被抗胆碱酯酶药（如新斯的明）所抑制。

（6）西沙必利忌与阿托品类抗胆碱药合用：因西沙必利与阿托品类抗胆碱药呈药

效拮抗作用。

（7）忌吞服腐蚀性毒物吞服强酸、强碱或其他腐蚀剂（如硝酸、盐酸、硫酸、苛性钾、苛性钠、来苏、氧化汞及苯酚等）：这些腐蚀剂是引起急性腐蚀性胃炎的原因。这些物质进入胃之后轻者引起胃黏膜充血、水肿及黏膜增生，严重者可导致胃黏膜糜烂、溃疡、坏死，甚至穿孔。

（8）忌滥服止泻药：急性胃肠炎的腹泻是肠道受到细菌的毒素刺激而做出的反应，它可排出毒物及细菌毒素，具有保护作用，故不能滥用止泻药，如活性炭、矽碳银、鞣酸蛋白等。

（9）忌长期用广谱抗生素：较长时间应用广谱抗生素能引起体内菌群失调而导致二重感染，引起腹泻，维生素 B 缺乏，出现胃肠道不良症状。

（10）忌补气及过分寒凉中药：疾病初起禁用补养药物如人参、黄芪、鹿茸等。寒湿型者应慎用清热解毒之品，以免过分使用寒凉之品损伤脾胃而不利于健康的恢复。

二、慢性胃炎

【概述】

慢性胃炎是一种以胃黏膜的非特异性炎症为主要病理变化的常见消化道疾病。病程一般较为缠绵，短期内难治愈，慢性胃炎的病理变化，一般局限于黏膜层，因此有人称为慢性胃黏膜炎或胃黏膜病。慢性胃炎的发病率比较高，消化科门诊量的 70% 左右都是慢性胃炎患者，门诊接受胃镜检查的患者中 80% 以上是慢性胃炎患者，因而正确认识和对待慢性胃炎，对提高人们的生活质量是十分必要的。

1. 病因

由于胃黏膜修复能力很强，因而慢性胃炎的形成，一般认为是周围环境中的有害因素反复、长期作用的结果，这些有害因素包括物理性、化学性、生物性因素。同时，慢性胃炎的发生与患者体质的易感性密切相关，可以说是有害因子与易感人体共同作用而形成了胃黏膜的慢性病变。慢性胃炎的病因目前尚未完全明了，几十年来医学界形成了很多的病因假设，但近年来的研究进展已对某些传统的病因学说进行了很大的修正，也发展了一些新的学说。目前认为，慢性胃炎与下列因素有较大的相关性。

（1）十二指肠液反流：十二指肠液中含有丰富的胆汁和胰液等成分，而胆汁中的牛磺胆酸钠、鹅去氧胆酸和胰液混合十二指肠液后产生的溶血卵磷脂等可降低胃黏膜表面黏液的张力，破坏胃黏膜屏障而促成炎症的发生。

（2）免疫因素：在有些慢性胃炎患者的体内发现了抗自身物质的抗体，这些抗体的产生可能是先有各种有害因素造成胃黏膜的损伤，使得损伤的胃黏膜成为抗原，并且致敏免疫细胞引起免疫反应，产生抗自身胃黏膜的抗体，一旦抗体再与自身胃黏膜组织结合后，将诱发更强大的免疫反应，致使胃黏膜进一步损伤，久而久之，炎症趋向慢性。

（3）幽门螺杆菌感染：该菌形态上的螺旋有鞭毛的特点，并且只在胃黏膜上皮组织中生长，而不存在于肠组织中，因而把它更名为幽门螺杆菌。幽门螺杆菌引发胃炎的机制可能是依靠其螺旋形，并有鞭毛的结构，在黏液层中能自由地泳动，并与上皮细胞及黏液的槽蛋白和糖醋相结合引发免疫反应，造成胃黏膜组织细胞微绒毛的脱落、细胞骨架的破坏。同时，幽门螺杆菌又通过本身产生的尿素酶等多种酶类，分解胃内的尿素成分，产生大量的氨及过氧化物歧化酶、蛋白溶解酶、磷脂酶 A_2、磷脂酶 C 等有害产物，造成胃黏膜的进一步损害。以上作用，最终可使胃黏膜表面黏液消失、细胞变性坏死、腺窝出现水肿等，破坏腺体结构，并影响腺体的修复再生。

（4）物理因素：某些饮食生活习惯，如长期进食过冷、过热的食物和饮料（如喝热茶等），长期大量的吸烟亦有证据表明对胃黏膜可造成损伤。

（5）化学因素：非甾体抗炎药（如阿司匹林、保泰松等），长期接触某些金属物质（如铅、铜等），受到放射物质伤害（如肿瘤放疗等），长期的胃内容物潴留胃内等因素亦可引发胃黏膜的炎症、糜烂，腺体萎缩等。除幽门螺杆菌以外的其他细菌、病毒（如慢性肝炎病毒等）也可以合并引起胃黏膜的损伤和慢性的炎性改变。

（6）精神因素：精神紧张是慢性胃炎的促发因素。长期精神紧张，造成自主神经功能紊乱、内分泌失调，进而造成胃泌素失调，胃酸分泌增多，胃蠕动减慢，食物及胃液潴留，造成胃黏膜慢性炎症损害。

（7）年龄因素：年龄与慢性胃炎亦呈相关性。年龄越大，抗胃黏膜损伤机制越低，受外界因素影响越显著。

（8）遗传因素：研究表明，有些类型的慢性胃炎（如壁细胞抗体阳性胃炎）存在着遗传的倾向和家庭聚集现象，这些人体的遗传易感性在慢性胃炎的发生中起着相当重要的作用，但具体的遗传基因缺陷的环节还有待进一步探究。

2. 临床表现

（1）常见症状：上腹部胃脘的疼痛和饱胀不适是慢性胃炎最为常见的症状。慢性胃炎的疼痛可包含很多不同的性质，有的患者表现为刺痛，有的表现为隐隐作痛，有的患者疼痛亦可以比较剧烈。总的来讲，慢性胃炎的疼痛不像消化性溃疡那样节律鲜明。十二指肠球部溃疡患者常有空腹时疼痛，进食后能缓解，一般夜间多发等现象；而慢性胃炎患者常常没有这样鲜明的节律，有的进食后胃部疼痛反而有所加剧。但是，某些慢性胃炎患者亦可出现泌酸过多的现象，而出现类似消化性溃疡的节律性疼痛，甚至服用了止酸药（如西咪替丁、奥美拉唑等）后疼痛可缓解，临床上称为溃疡样的消化不良现象。慢性胃炎患者常常伴有胃动力的障碍，因而许多患者表现为胃脘部饱胀感或胀闷感，进食之后胀闷感可以加剧；有的患者常常表现为饱胀不适。其他动力障碍的症状还有嗳气频频、吞酸、泛恶、呕吐、嘈杂等，有时亦可因为胃液反流侵袭食管，而出现烧灼感。

（2）一般症状：除了以上的主要症状外，慢性胃炎患者亦可合并食欲不振、腹泻、乏力、消瘦、头晕、失眠等。体格检查时可发现上腹部有压痛，并见消瘦、贫血等体征；患者常常可出现舌苔上的变化，如舌苔厚腻、色黄等。慢性胃炎的上述征象多与饮食有密切的关系，患者常因进食刺激性食物（如过冷、过硬、辛辣等）而诱发。如果胃炎在急性活动期，尤其是合并糜烂者，临床上还可发生出血。出血可以是反复少量的，也可见到大出血，表现为黑粪等，但一般在 3～4 日自愈而止，数月、数年后亦可再发。

需要指出的是，慢性胃炎症状的严重性与病理变化并不是平行一致的，有的患者症状很突出，但是慢性胃炎的程度并不十分严重；相反，有的患者胃炎的程度很严重，但症状上并不十分明显，有的可以长期无症状，而只是在体检时被发现。因而不能以有无症状或症状的轻重来判断胃炎的有无和程度。

（3）慢性胃炎分类：我国 2006 年达成的中国慢性胃炎共识意见中采纳了国际上新悉尼系统的分类方法，根据病理组织学改变和病变在胃的分布部位，结合可能病因，将慢性胃炎分成非萎缩性（以往称浅表性）、萎缩性和特殊类型三大类。

1）慢性非萎缩性胃炎：是指不伴有胃黏膜萎缩性改变、胃黏膜层见以淋巴细胞和浆细胞为主的慢性炎症细胞浸润的慢性胃炎。根据炎症分布的部位，可再分为胃窦胃炎、胃体胃炎和全胃炎。幽门螺杆菌感染首先发生胃窦胃炎，然后逐渐向胃近端扩展为全胃炎，全胃炎发展与否及发展快慢存在明显的个体差异和地区差异；自身免疫引起的慢性胃炎主要表现为胃体胃炎。

2）慢性萎缩性胃炎：是指胃黏膜已发生了萎缩性改变的慢性胃炎。慢性萎缩性胃炎又可再分为多灶萎缩性胃炎和自身免疫性胃炎两大类。前者萎缩性改变在胃内呈多灶性分布，以胃窦为主，多由幽门螺杆菌感染引起的慢性非萎缩性胃炎发展而来；后者萎缩病变主要位于胃体部，多由自身免疫引起的胃体胃炎发展而来。

3）特殊类型胃炎：种类很多，由不同病因所致，临床上较少见。常见有感染性胃炎、化学性胃炎、嗜酸细胞性胃炎、淋巴细胞性胃炎、放射性胃炎及充血性胃炎等。

3. 辅助检查

（1）X 线检查：慢性胃炎的 X 线诊断主要是利用向胃腔内吞服或灌入钡剂等不透X 线的造影剂，使胃内腔充盈，通过 X 线透射，在胶片上或录像带上获取由钡剂铸成的胃内黏膜隆起、凹陷的轮廓侧影图像，这也就是通常所称的"钡剂"检查。以往的X 线钡剂多是只能看到一个由钡剂铸成的胃"铸型"。随着诊断要求的提高和现代 X 线技术的发展，目前大多采用气钡双对比造影的方法，即先服用产气的药物使胃内充盈膨胀后，再吞服少量高质量、高浓度的钡剂，以勾画出胃腔内部的全貌，使得所获的影像更为清晰、细致，因此也有人把它叫作"全景"式检查。在气钡双对比显影下，通过对胃黏膜皱襞、胃小区、胃小沟等的观察，以得到不同程度慢性胃炎的 X 线诊断。

1）浅表性胃炎的 X 线表现：浅表性胃炎轻度时常无 X 线的阳性改变；中度以上才显示黏膜皱襞不同程度的增粗，胃小区和胃小沟增大，粗细不匀等的改变也很轻微。

2）慢性萎缩性胃炎的 X 线表现：由于胃黏膜表层炎症，同时伴有黏膜内腺体的萎缩，在双对比片中则显示胃小沟变浅、变细，胃小区显示不清或形态不规则。若上皮增生，则可见到局部胃黏膜皱襞增粗，胃小沟增宽、密度增高且粗细不一；胃小区此时也增大，数目减少。少数病例亦可见到黏膜层变薄，皱襞减少、变浅，胃壁轮廓变光整。

3）糜烂性胃炎的 X 线表现：糜烂性胃炎主要病变是表浅的黏膜缺损，大多较小呈点状，并不如溃疡那样缺损明显而且深达黏膜下层。急性糜烂者，病变扁平，糜烂面浅大，周围无明显黏膜水肿隆起，X 线不易发现。若为慢性者，黏膜的缺损周围可伴有黏膜丘疹样隆起，X 线上可见到圆形或椭圆形病灶，周围隆起与邻近胃黏膜分界清楚，中央呈点状或不规则沟状。

4）胃窦炎的 X 线表现：在 X 线上可见胃窦部黏膜皱襞增粗，呈弹簧状横行或纵横交叉排列，也可见息肉样病变。由于常合并功能性痉挛收缩，故而还可见到胃窦充盈相对轮廓成粗锯齿状改变。胃环肌增厚及环纵肌的收缩，可使胃窦部缩短，向心性狭窄，张力增高，常伴有胃黏膜的退缩或脱落。

（2）胃镜检查：从 1868 年 Kussmaul 首先用直管胃镜检查患者以来，经过了一百多年的发展，胃镜已由早期的金属直管胃镜、可屈式胃镜发展到了纤维胃镜时期。由于纤维胃镜镜身柔软，便于操作，患者痛苦少、危险性小，更由于其能对胃黏膜表面做无盲区的直接观察和胃黏膜活组织检查，为胃疾病的诊断提供了极其有利的条件，同时亦能利用胃镜进行镜下治疗，因此已被广泛地推广运用，成为目前诊断慢性胃炎最可靠的方法。20 世纪 80 年代后又出现了以小的摄像装置代替成像纤维束的电子胃镜，使图像更清晰，更具优越性。最近，还有把超声波和胃镜相结合的超声胃镜，更有利于对胃壁层次和结构的探查，对胃邻近器官的探查也优于体表的超声检查，因此日益受到医学界人士的重视和运用于临床。

悉尼分类系统对胃镜检查的描述做了一系列的规定，包括水肿、红斑、脆性、渗出、扁平糜烂、隆起糜烂、结节、皱襞肥大、皱襞萎缩、血管透见及出血点等几个方面，不同性质和程度的胃炎在这几方面有着不同的表现。

1）慢性浅表性胃炎：胃镜下慢性浅表性胃炎主要表现为 3 个特征，即局部充血、黏膜水肿、稠性黏液。这 3 种特征可以同时存在，也可以仅表现其中之一。

①胃黏膜局限性充血：是最常见的现象，主要由于浅表血管扩张所致，边缘常不清楚，逐渐与周围黏膜融合，大小与形状变异颇大，有时呈长形，其长轴与皱襞平行，有时呈线条状，其色为深红色，有时仅在皱襞高处充血。

②胃黏膜水肿：是浅表性胃炎病理组织学的主要现象。水肿部位黏膜比正常黏膜潮润，反光度增强，颜色较正常为淡白。如果在充血的黏膜部位同时有轻度水肿时，水肿区的淡红色黏膜与充血区的深红色黏膜互相混杂，就可以在充血的深红色黏膜中间有淡红色的水肿区，观察时形成了红白相间的如麻花样的深色红斑块，这种描述常在胃镜报告中出现，提示浅表性胃炎的可能性较大。

③稠性黏液：为病理性渗出物，也是浅表性胃炎常见而重要的特征，由上皮细胞卡他性炎症所致。显微镜下检查发现，稠性黏液由成堆的脓细胞（白细胞的一种变化）、黏液细胞及脱落的上皮细胞组成。胃镜下该渗出物表现为一层灰色薄膜，与黏膜紧密地粘连着，少数患者稠性黏液呈脓性，有时浑浊的稠性黏液呈丝状或串珠状空悬于胃腔内。

④糜烂：浅表性胃炎亦可见到糜烂，常由腺窝以上的表皮剥脱发生糜烂而伴有出

血，又可将浅表性胃炎分成 3 型。

a. 丘疹样隆起：中央凹陷被覆暗褐色积血或白苔，周围潮红如天花样的皮损，多发生在胃窦部皱襞的顶端。

b. 平坦型：几乎与黏膜水平一致，表面不光滑被覆褐色或白色分泌物。

c. 凹陷型：最常见，低于正常黏膜，表面粗糙，或有分泌物，甚至出血；范围或大或小，数毫米至数厘米；形态常不规则，或局限或弥漫。

2）慢性萎缩性胃炎：慢性萎缩性胃炎有 3 个重要的胃镜表现，即黏膜变色、黏膜变薄、血管显露。

黏膜的颜色变化是萎缩性胃炎最显著的纤维胃镜表现。

①黏膜变色：黏膜的颜色呈现为在正常的浅红色中混有灰色，或为灰红色，或为灰黄色，且多有浑浊及污秽，严重者可呈灰白色。其黏膜颜色变化，可以弥漫于大部分胃，也可呈现为边缘模糊的局限性斑块，病变黏膜逐渐与周围正常黏膜相融合。

②胃黏膜显露血管：是萎缩性胃炎的重要胃镜特征，主要是由于主细胞被破坏，使胃黏膜变为透明所致。所透见的血管包括黏膜层、黏膜肌层及黏膜下层的血管，血管多呈蓝色。可以发现萎缩区域胃黏膜有细网状红色小血管分布，高度萎缩性胃炎的黏膜下血管呈暗红色树枝状。

③黏膜变薄：评估胃黏膜变薄较为困难，多呈现为斑块状，似乎比周围黏膜凹陷或低下。胃窦部弥漫性胃炎时常发现黏膜变薄。

④其他表现：胃黏膜出血、糜烂，也可在萎缩性胃炎时发现，出血可多可少，可很快消失而不留痕迹，或仅留色素斑。有时在萎缩的黏膜上形成细小的颗粒，多由黏膜代偿性增生所致。有时在萎缩的黏膜上发现很大的息肉样结节，此种结节颜色与周围黏膜相同。胃镜下如发现这两种情况，常常提示慢性萎缩性增生性胃炎可能。

胃镜下的表现有时并不一定与黏膜活组织检查的结果完全一致，胃镜所见与病理切片观察所见尚无一致的规律，也很难用病理变化来解释胃镜所见如花斑样潮红（红白相间）、血管透见等现象。一般来讲，胃镜与病理诊断在浅表与萎缩两型中的符合率为 60% ~80%。对于广大医务人员来讲，应注意将两者结合起来进行诊断和判别预后。通常活组织检查只表现局部情况或深层的情况，而胃镜可观察胃炎病变的整体程度，将两者互相参照，才能得出较为客观的结论。

（3）实验室检查

1）胃酸：浅表性胃炎患者胃酸正常或略低；萎缩性胃炎患者大多数明显降低，空腹常无酸。但这种情况并不绝对，有时浅表性胃炎患者亦见胃酸增多；而萎缩性胃炎患者可能由于病变不平衡，或有的腺体代偿性的增生，也可使胃酸分泌正常，甚而略高于正常，所以不能单纯以胃酸的多少来判断胃炎的程度和类型。

大多数患者认为，只要有反酸感才证明是酸泌过多，其实并不尽然。有些患者有反酸并不是由于胃酸分泌过多，而是胃动力的紊乱导致胃反流增强的缘故。因此，不能仅凭感觉来判断胃酸水平，应进行胃液分析，或以组织活检，观察注射前后胃酸分泌情况。

2）胃蛋白酶原：胃蛋白酶主要为主细胞所分泌，在胃液、血液及尿液中均可测得。蛋白酶水平的高低基本与胃酸平行。但主细胞比分泌胃酸的壁细胞数量多，在病态时胃酸分泌常常低于蛋白酶等的分泌。有人观察到，胃液与血液中胃蛋白酶原水平与活组织检查病理变化结果常常一致，蛋白酶原低者活组织检查多数为萎缩性胃炎。

3）内因子：内因子由壁细胞分泌，壁细胞减少则内因子分泌也减少。检查内因子对萎缩性胃炎、胃萎缩及恶性贫血的诊断有所帮助，正常的内因子分泌量为7700U，恶性贫血患者（多为萎缩性胃炎）有极少数在胃液中尚可检出微量内因子，但不是以供维生素 B_{12} 吸收之用，维生素 B_{12} 的缺乏将影响红细胞的分裂，导致巨幼红细胞性贫血。而一般的萎缩性胃炎，内因子虽可减少到400~600U，但也是可以维持低水平的维生素 B_{12} 吸收，很少发生恶性贫血。

4）胃泌素：胃泌素由胃窦G细胞分泌，正常血清胃泌素的量为30~140pg/mL。胃泌素能促进胃液，特别是胃酸的分泌。由于反馈作用，胃酸低时胃泌素分泌可增多，胃酸高时胃泌素分泌减少。此外，血清胃泌素高低与胃窦部黏膜病变程度亦有密切关系，如果胃窦黏膜病变严重，G细胞减少，则胃酸再低，甚至无酸，胃泌素也不会增多。因此，胃泌素与胃酸分泌相结合，可了解胃窦部的病变情况。萎缩性胃炎的胃泌素水平一般较高。

5）壁细胞抗体：在萎缩性胃炎的阳性率较高，有助于慢性胃炎的分型。

6）胃泌素分泌细胞抗体：据 Vandelli 报道，检查106例非萎缩性胃炎，胃泌素分泌细胞抗体阳性者有8例，而萎缩性全部为阴性，恶性贫血患者及正常人群亦全部为阴性。

（4）胃动力检查：临床上大多数的慢性胃炎患者可出现胃运动功能的障碍或紊乱，虽然对胃动力的检查并不能明确胃炎的性质和程度，但通过胃动力功能的检查有助于选择合适的药物来改善症状，减轻患者的痛苦；同时亦能从调节胃肠运动出发，消除诸如胃及十二指肠反流、胃潴留等致胃炎的因素。

胃的运动功能紊乱包括胃动过速、胃动过缓、胃节律紊乱、胃排空障碍和肠-胃反流等。临床上以胃排空延迟（或称胃轻瘫）和胆汁反流性胃炎为多见。这些动力功能紊乱与黏膜的病变程度不相平行，它们之间尚未发现必然的联系。胃运动功能紊乱常与自主神经系统（迷走神经、交感神经、肠肌神经丛、旁分泌系统等）及体液机制（如脑啡肽、儿茶酚胺及胃动素、胃泌素生长抑素、膜泌素等各种胃肠道激素）密切相关。

1）核素胃排空测定：一般采用核素 99 锝标记固体食物（如鸡肝、鸡蛋等），或用核素 111 铟（111In DTPA）标记液体食物，在进食这些被标记的食物试餐后，用γ-相机做定期的扫描，经过电子计算机处理，了解单位时间的排空率和胃半排空时间。本法简易无创伤，易于定量，较为可靠，但需大型γ-相机设备，推广上受到限制。

2）放射学技术：给患者服食掺入不透X线的细小标志物（如小钡条等）的试验餐，定时通过X线透视了解标志体的排出数，从而计算排空率。

3）阻抗技术：利用摄入液体的低传导性，在上腹部测定电阻抗的变化，判断液体排空情况。

4）胃电图：在腹部等体表部位放置电极，通过胃电图仪描记胃运动时发生的胃电信号，测定胃电节律，包括基本电节律或胃慢波，了解有无胃节律的异常。通过不断地改进和经验积累，胃电图对胃运动功能方面的研究进一步完善，而且方便简单，患者不受痛苦，易于接受。

5）腹部 B 超检查：用口服试餐试验、液体加上显影剂法，以实时 B 超测量不同时间胃窦部大小和面积，计算出胃排空时间和半排空时间。本法简便易行，通过不断的经验积累其可靠度亦有所增加。

【饮食宜忌】

1. 饮食宜进

（1）饮食原则

1）养成良好饮食习惯：节制饮食，多食淡味，少食肥甘，全面营养，对五味（酸、甜、苦、辣、咸）不偏嗜。

2）定时定量：每日三餐或加餐均应定时，间隔时间合理。胃炎急性发作时，少食多餐，每日 5~6 餐，饮食以清淡为主。

3）注意营养平衡：其中供给富含多种维生素的食物，有利于保护胃黏膜，提高其防御能力，并促使黏膜修复。

4）饮食宜软、温：烹调应用蒸、氽、煮、熬、烩等。进食时要从容不迫，食物在口腔内充分咀嚼后慢慢咽下，使食物与唾液充分混合，以利于消化。要注意四季饮食温度的调节，脾胃虚寒者尤应禁食生冷食物。

①在慢性胃炎急性发作时，应以饮食调理为主，药物治疗为辅。以无渣流食或流质饮食为宜，每日 6~8 餐。当病情稳定后仍以半流质饮食为主，以巩固疗效。

②慢性胃炎并出血，若出血量多，可暂禁食 1~2 日，少量出血或出血刚止的患者，病情稳定后酌情进全流质饮食，每日 6~8 餐，以无糖牛奶、米汤为宜。注意饮食温度，防止过热引起再出血。待出血停止后再进半流质饮食，每日 6 餐，以淡食为主。

③慢性胃炎低胃酸，宜多进食含蛋白质丰富的米、面、肉类、蛋类等酸性食物，还可在每餐前服用人工胃液（即胃蛋白酶合剂），或进餐时加用醋类酸性调料，以增进食欲，促进消化。对高胃酸的患者则与上述原则相反，并应多吃蔬菜、水果等碱性食物。

5）常食酸奶：酸奶是经过发酵处理的牛奶，不仅保持原有营养，还含有丰富的乳酸菌、乳糖酶及乳酸等，有助于消化，对慢性胃炎是非常适宜的。

（2）适宜慢性胃炎患者的饮料

1）陈皮菊花茶：陈皮 6g，菊花、绿茶各 3g。将陈皮洗净切碎，与菊花、绿茶同放入大杯中，用滚水冲泡，加盖焖数分钟，调入红糖即成。当茶频频饮用。可冲泡3~5 次。具有行气消胀，和中开胃的功效。适于肝气犯胃之慢性浅表性胃炎。

2）代代花甘草茶：代代花 5g，砂仁、炙甘草各 3g。将代代花、砂仁、炙甘草去杂质洗净、晾干。放入大茶杯中，加沸水冲泡，加盖焖 10 分钟即成。代茶频频饮用，一般冲泡 3～5 次。具有肝疏理气，行气宽胸，开胃止呕的功效。适于肝气犯胃之慢性浅表性胃炎。

3）佛手花厚朴花绿茶：佛手花 4g，厚朴花、绿茶各 3g。将佛手花撕碎，与绿茶同放入大杯中，用滚水冲泡，加盖焖 10 分钟即成。当茶频频饮用，一般可冲泡 3～5 次。具有行气解郁和胃的功效。适于肝气犯胃之慢性浅表性胃炎。

4）佛手花姜茶：佛手花 10g，嫩生姜、红茶各 3g。将佛手花研成粗末，生姜洗净剁碎，与红茶一同放入大杯中，用滚水冲泡，加盖焖数分钟即成。频频当茶饮用，一般可冲泡 3～5 次。具有理气止痛，温中和胃的功效。适于肝胃不和之慢性萎缩性胃炎。

5）佛手花枣茶：佛手花、红糖各 10g，大枣 5 枚。将佛手花研成粗末。大枣洗净，剖开，去核，切片，与佛手花末同放入大杯中，用滚水冲泡，加盖焖数分钟后，调入红糖即成。当茶频频饮用，可冲泡 3～5 次。具有健脾和胃，理气止痛的功效。适于脾胃虚弱之慢性萎缩性胃炎。

6）绞股蓝佛手花茶：绞股蓝 5g；佛手花 6g，绿茶 3g。将绞股蓝去杂质，洗净，研成细末。将佛手花、绞股蓝末、绿茶同放入杯中、滚水冲泡，加盖，焖 10 分钟即成。当茶频频饮用，一般可冲泡 3～5 次，泡至茶味淡时，可将佛手花嚼服。具有行气健胃，解毒抗邪的功效。适于气机郁滞、阴虚胃热导致的胃窦炎患者。

7）党参小米茶：党参 10g，炒小米 30g。将党参、炒小米加 1000mL 水，煮至 500mL。代茶饮服，隔日 1 剂。具有健胃补脾，养阴止渴，帮助消化的功效。适于慢性萎缩性胃炎、肥厚性胃炎、胃及十二指肠溃疡等。

8）麦门冬二参茶：麦门冬、党参、北沙参、玉竹、天花粉各 10g，乌梅、知母、甘草各 5g。将麦门冬、党参、北沙参、玉竹、天花粉、乌梅、知母、甘草共研粗末，放入茶杯中，加入沸水冲泡，加盖稍焖即成。代茶饮，每日 1 剂。具有滋补胃阴的功效。适于萎缩性胃炎。

9）米皮糠人参茶：大米皮糠 20g，生晒参 3g。将生晒参洗净后切成薄片，与大米皮糠同入锅中，加水适量，煎煮 2 次，每次 45 分钟，合并 2 次煎液，小火浓缩至 200mL，即可。每日早晚分次饮。具有补虚益气，和胃抗癌的功效。适于营养不良性水肿、慢性胃炎、B 族维生素缺乏症及消化道癌症的防治。

10）橘皮茶：橘皮 15g，茶叶 3g，白糖 10g。取杯放入茶叶，用开水泡开，然后过滤。另取杯，将陈皮撕成小块放入杯中，用开水冲泡，然后将杯子盖严，使味进入水中。橘皮液过滤，加白糖，与茶水混合，冷却后放入冰箱内即成。上下午分次饮。具有顺气健胃的功效。适于慢性胃炎、慢性肝炎、脂肪肝等。

11）山楂胡萝卜茶：鲜山楂、胡萝卜各 120g，白糖 30g，凉开水、蜂蜜、柠檬酸各适量。选用根头整齐、柱细小、色泽鲜艳、无病虫害及冻害的胡萝卜，洗净后放入食用碱溶液中完全浸泡，于火上煮沸后，用清水冲洗，脱除表皮，然后再切成厚约 0.5cm 的片，放入凉开水中，并加入柠檬酸，加热煮沸 20 分钟，稍冷后，在打浆机中打成浆备用。选新鲜完好的山楂洗净，加水适量煮沸，保持 7 分钟，冷却后在打浆机中绞碎，用纱布过滤，去核、梗等，然后二次打浆备用。将白糖加入适量温开水中，溶解后纱布过滤备用。再将胡萝卜浆、山楂浆及白糖浆混匀，加蜂蜜，搅匀，灌瓶即为成品。上下午分次饮。具有活血化瘀，促进食欲的功效。适于慢性胃炎、冠心病、高血压等。

12）橘子草莓汁：橘子 1 个，草莓 100g，葡萄酒、蜂蜜各适量。将橘子去皮，榨汁。草莓洗净，压汁。将橘子汁和草莓汁混合均匀，加入蜂蜜和葡萄酒，搅拌均匀即成。每日早晚分次饮。具有理气开胃，增进食欲的功效。适于慢性胃炎、厌食症等。

13）杏仁龟甲白萝卜汁：苦杏仁 20g，龟甲 30g，白萝卜 500g。将白萝卜洗净，榨汁备用。再将苦杏仁、龟甲一同放入锅内，加入适量清水，煎煮 2 次，取浓汁，合并 2 次煎液，加入备用的白萝卜汁，用小火煮开后即可饮用。每次 20g，每日 3 次。具有滋阴补肾，宽中下气，降逆止喘的功效。适于支气管哮喘、慢性支气管炎、慢性胃炎等。

14）鲜桃柠檬汁：鲜桃 250g，柠檬、白糖、冰块各 30g，凉开水 400mL。将鲜桃洗净，挖去果核，待用。柠檬洗净，去皮、核后放进搅拌机，加入凉开水，搅拌 1 分钟，然后加入鲜桃和白糖，再次搅拌，并加入冰块，合上盖，当成为稀浆汁时，分倒入 3 只杯子中，即可饮用。每月 3 次，每次 1 杯，频频饮用。具有生津止渴，活血消积的功效。适于慢性胃炎、食欲缺乏、习惯性便秘、冠心病等。

15）梅香养胃饮：乌梅 10g，木香 6g，麦门冬 10g。将乌梅、木香，麦门冬洗净，共入沙锅，加适量水，用中火煮沸 15 分钟，用干净纱布过滤，弃渣取汁即成。每日 1 次热服，连服 6 日为 1 个疗程。具有养胃生津，行气止痛的功效。适于胃酸缺乏的萎缩性胃炎。

16）大麦芽消食饮：大麦芽 30g，谷芽 20g，神曲 15g。将大麦芽、谷芽、神曲同入锅中，加水适量，大火煮沸，改用小火煎煮 30 分钟，去渣，取汁即成。每日早晚分次饮。具有健脾开胃，消食和中的功效。适于厌食症、小儿伤食症、慢性胃炎等。

17）橘皮大枣饮：鲜橘皮 10g（干橘皮 3g），大枣 15 枚。将鲜橘皮、大枣分别洗净，混匀，放在锅里，用中火焙烤至焦黄，取出放入保温杯内，以沸水浸泡 10 分钟。代茶，饭前或饭后饮用。具有理气和胃，健脾培中的功效。适于慢性胃炎、贫血等。

18）双花山楂蜜饮：金银花 30g，菊花 15g，山楂、蜂蜜各 50g。将山楂洗净，切片，与金银花、菊花一同放入锅中，加水 2000mL，煎煮 30 分钟，取汁后，再加水煎取第 2 次汁，调和 2 次汁液，复置火上，加入蜂蜜，搅匀，烧至，微沸即成。每日早晚分次饮。具有清热解毒，开胃消食的功效。适于上呼吸道感染、慢性胃炎等。

19）香菜豆汁：黄豆汁 150g，香菜 25g，柠檬汁 15g，蜂蜜 20g。黄豆汁入锅，大火煮沸。香菜洗净，入沸水锅中烫一下，取出后切碎，用纱布包起来，绞取汁液。将黄豆汁和香菜汁调入蜂蜜、柠檬汁，调匀即成。每日早晚分次饮。具有补肾开胃，健脑益智的功效。适于食欲缺乏、慢性胃炎、自汗盗汗等。

20）牛乳草莓泥：牛乳 200g，草莓 250g，白糖适量。将草莓择洗干净，沥水，碾碎，加入白糖再碾成泥。牛乳放入小奶锅中，上火煮开，离火晾凉后，加入草莓泥，搅拌均匀即成。上下午分次饮。具有补气养血的功效。适于慢性胃炎、慢性支气管炎、贫血等。

（3）适宜慢性胃炎患者的主食

1）麦仁鸡肉粥：净母鸡1只，大麦仁500g，面粉250g，鸡蛋1个，精盐、味精、醋、胡椒粉、肉桂、大茴香、葱花、生姜末、香油各适量。将母鸡洗净，入沸水锅中烫一会儿，倒出血水，锅内加水适量，放入装有肉桂、大茴香的纱布袋，煮炖至肉烂离骨，捞出将鸡肉撕成丝。将鸡蛋打散，煎成蛋皮，切丝。将麦仁去杂，洗净，放入另一锅内，煮至开花，然后倒入鸡汤锅内，烧沸。再将面粉调成稀糊，慢慢调入鸡汤锅内，用勺不断搅动，待烧沸后调入精盐，加入煮麦仁锅内即成麦仁粥。把鸡肉丝、蛋皮丝放碗内，盛入麦仁粥，撒上葱花、生姜末、味精、胡椒粉醋、香油即成。每日早晚分次食。具有健脾养血，消积利水的功效。适于慢性胃炎等。

2）猴头代代花粥：猴头菇30g，代代花3g，粳米100g，精盐、植物油、生姜末、味精、食碱各适量。将代代花用水漂洗干净，切成米粒大小。猴头菇用热水泡软（第一次泡猴头菇的水留着备用），捞出挤干，去根蒂，再换热水泡发，加入适量碱，反复数次，直至菌体完全酥软，捞出，再用清水反复洗去食碱，切成块。粳米淘洗干净，与猴头菇一同放入锅中，倒入澄清的第2次泡猴头菇的水，调入精盐，用大火烧开，撇去浮沫，淋上熟植物油、姜，盖紧。小火慢煮1小时左右，揭开盖，放入代代花、味精，调匀即成。早晚分次食，当日食完。具有和胃利膈，理气解郁的功效。适于肝胃不和之萎缩性胃炎患者。

3）灵芝佛手花粥：灵芝、佛手花各10g，粟米150g。将灵芝、佛手花用水洗净切碎。将淘净的粟米在凉水中浸泡1小时，放入锅中，加适量水，大火煮沸后，倒入切碎的灵芝、佛手花碎末，搅匀，改中火煮30分钟，直至粟米酥烂即成。早晚分次食。具有益气健脾养胃，行气化滞和中的功效。适于脾胃虚弱，气滞不畅，嗳气频作，胸脘痞闷的胃窦炎患者。

4）鲫鱼粥：鲫鱼250g，小米50g，粳米100g，葱白、生姜末、黄酒、精盐、味精各适量。将鲫鱼去鳞、鳃及内脏，洗净切块，放锅中加水、黄酒、葱、生姜、精盐。煮至极烂，用汤筛过滤，去刺留汁，加入淘洗干净的粳米、小米，加适量水，改小火慢慢煮至米开花时，加入味精即成。每日1剂，分数次食用。具有健脾和胃，利水消肿的功效。适于急性胃炎。内热体质者不宜食用。

5）参芪大枣良姜粥：党参、黄芪各20g，大枣6g，高良姜5g，粳米100g。将党参、黄芪、大枣、高良姜末与粳米一起煮成粥。每日1剂，分2次食用。具有温阳益气健中的功效。适于脾胃虚寒之慢性胃炎。

6）豆浆大米粥：豆浆150g，大米50g，白糖适量。大米淘洗后入锅，加水适量，大火煮沸后，改用小火煨煮成稠粥。粥将成时调入豆浆、白糖，搅拌均匀，再煮3~5分钟至无豆腥味即成。每日清晨空腹时食用。具有益气养胃，健脑益智的功效。适于慢性胃炎、神经衰弱等。

7）良姜羊脊骨粥：高良姜9g，羊脊骨300g，精盐5g，粳米100g。高良姜、羊脊骨、粳米分别洗净，一同加水煮粥，最后调入精盐即成。每日1剂，分数次食用。胃热者不宜服用。具有温胃散寒，行气止痛的功效。适于慢性胃炎。

8）香菜粥：香菜30g，粳米60g，精盐适量。将鲜嫩香菜洗净切碎。取粳米加水先煮成稀粥，再加香菜、精盐即成。当主食食用。具有消食理气，利尿减肥的功效。适于慢性胃炎。

9）草莓粥：新鲜草莓、粳米各100g，红糖20g。将新鲜草莓去柄托，洗净，放入碗中研成稀糊状。淘净的粳米入锅，加水适量，煨煮成稠粥。粥成时加入红糖、草莓糊，拌匀，煮沸即成。每日早晚分次食。具有健脾和胃，益心抗癌的功效。适于慢性胃炎、慢性咽炎、维生素C缺乏症等。

10）香蕉大枣粟米粥：香蕉150g，大枣15枚，粟米100g。将香蕉外皮剥去，取蕉肉切碎，捣烂成泥糊状，备用。将淘净的粟米、大枣同入沙锅，加水适量，煨煮成稠粥。粥将成时，调入香蕉泥糊，拌匀，再煮至沸即成。每日早晚分次食。具有滋阴补脾，清肝降压的功效。适于慢性胃炎，高血压、高脂血症等。

11）青椒肉粥：肉青椒30g，猪瘦肉50g，粳米100g，植物油、生姜末、葱花、花椒、陈皮、精盐、黄酒各适量。将肉青椒洗净，切成细丝。猪瘦肉洗净，剔去筋膜，切成小丁。炒锅上火，加少许油，烧至六成热时，下生姜末、葱花煸香，下猪肉丁翻炒，加黄酒焖烧5分钟。取沙锅，加清水适量，倒入淘洗干净的粳米和炒猪肉丁、花椒、陈皮、精盐、黄酒，煨煮至粳米与肉熟烂，放入青椒丝搅匀，继续用小火煨煮5～10分钟即成。每日早晚分次食。具有温胃祛寒，健胃和中的功效。适于慢性胃炎。

12）柿饼山药粥：柿霜饼1个，山药、薏苡仁各100g，白糖适量。将柿霜饼切碎。山药去皮，洗净。薏苡仁洗净。锅上火，放入清水、山药、薏苡仁用大火煮沸后，改用小火煮至熟烂，调入柿霜饼粒，加白糖，溶化即成。每日早晚分次食。具有清补脾肺，润肺止咳的功效。适于慢性胃炎、慢性支气管炎等。

13）香菇牛肉饭：香菇、牛肉各50g，粳米100g，葱花、精盐、酱油各适量。将香菇用温水泡发，洗净切碎。牛肉洗净切片。粳米淘洗干净，与香菇一同放入锅中，加水适量，煮至粳米半熟时，再加入牛肉、酱油、精盐，以小火焖至饭熟，食时加葱花调匀。当主食食用。具有健脾养胃，补益气血的功效。适于单纯性肥胖症、慢性胃炎。

14）柿饼饭：柿饼100g，粳米250g。将柿饼洗净，去蒂，切碎。将粳米洗净，放入碗中，加入柿饼粒，用手拌匀，再加清水，上笼蒸成干饭即成。当主食食用。具有养胃止呕，健脾降压的功效。适于慢性胃炎、高血压、冠心病等。

15）夹沙山楂糕：山楂糕300g，植物油、豆沙泥、面粉、淀粉、白糖、干玫瑰花各适量。将山楂糕切成片，从每片中间开一刀，然后在每个山楂糕夹片内抹入豆沙泥。干玫瑰花研成末。将淀粉、面粉放入碗中，加入清水调拌成糊状，下入夹沙山楂糕片挂糊。炒锅上火，放油烧热，再逐个放入挂好糊的夹沙山楂糕片，炸至黄色时捞出控油，装入盘内，撒上白糖、玫瑰花末即成。当点心食用。具有健脾开胃，清暑利湿的功效。适于慢性胃炎、胃肠中暑、厌食症等。

（4）适宜慢性胃炎患者的菜肴

1）麻酱拌柿饼：柿饼250g，芝麻酱、白酱油各适量。将柿饼用湿布擦净，去除柿蒂，切成条状，装入盘内。将芝麻酱放入碗内，加入白酱油拌匀，浇在柿饼条上，调拌均匀即成。佐餐食用。具有滋阴润肺，健脾开胃的功效。适于慢性胃炎、慢性支气管炎、神经衰弱等。

2）虾子拌腐竹：腐竹 100g，虾子 25g，香油、酱油、精盐、味精、白糖、葱花、生姜末、胡椒粉、碱粉各适量。将腐竹放入盛器中，放碱粉，冲入温水浸泡 2 小时，待软后再用清水漂净切段，投入沸水锅中烫一下，捞出沥水待用。炒锅中放入香油烧热，放入葱花、生姜末煸香，再放虾子煸炒，加适量鲜汤、精盐、酱油、白糖、味精微煮片刻，倒入腐竹盛器中，加胡椒粉拌匀即成。佐餐食用。具有健脾益气，补肾健脑的功效。适于慢性胃炎、胃溃疡等。

3）橘皮鸡：干橘皮 15g，光嫩鸡 1 只（重约 1500g），生姜、葱、酱油、黄酒、白糖、香油、干辣椒、香醋、花椒、精盐、植物油各适量。将光嫩鸡去净杂质、绒毛后，剖腹挖去内脏，洗净。斩去鸡头、鸡爪，剔去骨，再剁成 2.5cm 见方的块，盛入碗中。葱、生姜用刀拍松后放入鸡块碗中，加黄酒、精盐、酱油拌和，稍腌片刻，待用。将白糖、香醋、酱油一起放碗中，调成糖醋汁。炒锅烧热，放入油，烧至油六成热，下鸡块（葱、生姜不要）炸至金黄色捞出，倒出锅中热油。锅内留少量余油，将辣椒、干橘皮、花椒投入略煸一下，加入鸡块炒匀，再将调好的糖醋汁倒入，炒匀，浇上香油，盛起即成。佐餐食用。具有理气和胃，补虚温中的功效。适于慢性胃炎等。

4）荔枝烧葱：荔枝 15g，葱白 150g，羊肉 30g，海米、白糖、酱油、蒜、鲜汤、精盐、醋、植物油各适量。将葱白洗净，切段，入油锅中炸至金黄色捞出，再入开水中烫一下。羊肉洗净，切丝。荔枝去壳、核。肉丝煸熟，下酱油、精盐、醋、白糖、葱段，翻炒几下，盛出。取碗，炸葱垫底，放入荔枝肉、肉丝，上笼蒸 10 分钟取出。锅上火，放鲜汤、海米，烧沸后浇肉丝上即成。佐餐食用。具有健脾养胃的功效。适于慢性胃炎等。

5）荔枝煮香蕉菠萝：罐头荔枝、香蕉肉、罐头菠萝各 100g，白糖 30g，糖桂花、湿淀粉各适量。将罐头荔枝、香蕉肉、罐头菠萝均切成片。锅上火，加入清水、白糖、荔枝片、菠萝片、香蕉片，煮沸后撇去浮沫，用湿淀粉勾稀芡，再放入糖桂花，起锅装盘即成。当点心食用。具有养胃生津，健脾开胃的功效。适于慢性胃炎、慢性肝炎、脂肪肝、单纯性肥胖症、高脂血症、高血压、冠心病等。

6）菱角炒肉丁：嫩菱角 500g，猪五花肉 100g，葱花、精盐、味精、酱油、白糖、湿淀粉、植物油、鲜汤各适量。将嫩菱角洗净，去壳，去皮，切成小丁，放入沸水内略烫后捞出。猪肉洗净，切成小丁。炒锅上火，放油烧热，下葱花煸香，再下肉丁翻炒，烹入酱油，放入菱角丁、精盐、味精、白糖及鲜汤，略炒，用湿淀粉勾稀芡，起锅装盘即成。佐餐食用。具有补气养血的功效。适于慢性胃炎、贫血等。

7）芒汁烧草鱼：八成熟的芒果 2 个，鲜活草鱼 1 条（重约 1000g），清水笋、水发香菇各 30g，植物油、葱头、姜、蒜、糖、酱油、鲜汤、黄酒、味精、生粉、湿淀粉、精盐、香油各适量。将草鱼去鳞、内脏、鳃，洗净后，在鱼身的两侧剞上花刀。芒果洗净，去皮，取肉切成丁。香菇、清水笋切成丁。葱、生姜、蒜切粒。炒锅上火，放油烧至五成热，将鱼抹上少许精盐后裹上生粉，投入油锅炸至熟透后捞出，沥干油上碟。将锅内的熟油倒出，留少许底油，逐次放入姜、葱、蒜、香菇丁、清水笋丁、黄酒、酱油、精盐、味精、糖、鲜汤，烧开，调好味后放入芒果肉丁，用湿淀粉勾芡，浇在鱼身上淋上，香油即成。佐餐食用。具有健脾益胃，解渴利尿的功效。适于慢性胃炎等。

8）蜜汁苹果：苹果3只（重约250g），白糖、蜂蜜各适量。将苹果洗净削去皮，切成四瓣，去核切成橘瓣形，用开水烫一会儿，盛漏勺中控干，晾凉备用。炒锅上火，放适量糖，用手持勺不停地搅动，待糖溶化成老黑色，随即将苹果块放入，同时倒进蜂蜜，在小火上熬5分钟左右，待汤汁浓稠，裹住苹果。当点心食用。具有润五脏，除烦开胃的功效。适于慢性胃炎。

9）青柿火腿片：青绿柿子250g，火腿100g，湿淀粉、精盐、白酱油、植物油、白糖各适量。将青绿柿子放入石灰水中浸泡，去涩味，捞出洗净，削去外皮，切成片。火腿切成片。炒锅上火，放入油烧热，下入青绿柿片、火腿片煸炒，加入白酱油、精盐、白糖，用湿淀粉勾芡，起锅装盘即成。佐餐食用。具有补虚健脾，生津润肺的功效。适于慢性胃炎、慢性支气管炎等。

10）山楂肉干：山楂150g，猪瘦肉400g，黄酒、味精、酱油、白糖、葱段、生姜片、花椒、植物油、香油各适量。将猪瘦肉洗净，沥水。山楂去杂，洗净，半量放入沙锅内，加清水用大火烧开。投入猪瘦肉，用小火熬煮至六成熟，捞出猪瘦肉切成肉条，再加入适量酱油、黄酒、葱花、生姜片、花椒，将肉条拌匀，腌渍1小时左右，沥去水分，待肉色微黄时捞起。将余下的山楂下油锅略炒，投入肉条，反复翻炒，小火烘干，酌加香油、味精、白糖，炒匀即成。佐餐食用。具有滋阴润燥，健脾开胃的功效。适于慢性胃炎、慢性肠炎等。

11）椰汁菊花鱼：鱼肉300g，椰汁100g，干淀粉50g，黄酒、香油、植物油、鸡蛋液各适量。将鱼肉每隔5毫米剞上花刀，再切成3cm的块。炒锅上火，放油烧热，下入挂好蛋液并蘸上干淀粉的鱼块，炸至金黄色时捞出，控油。锅留底油，烹入黄酒，下入椰汁，淋上香油，浇在炸好的鱼块上即成。佐餐食用。具有补气养阴，生津开胃的功效。适于慢性胃炎、慢性支气管炎、中暑、厌食症等。

12）炸荔枝：荔枝30枚，莲蓉100g，植物油、发酵粉、核桃仁、面粉、淀粉、精盐、番茄酱、食用碱各适量。将面粉、发酵粉、淀粉、精盐、植物油和清水混合，轻轻搅匀，自然发酵4小时制成脆浆。在使用前20分钟，加入10g碱水使之中和待用。荔枝除去壳、核，洗净，保持荔枝肉完整。核桃仁炸酥，研成细末，与莲蓉拌匀成馅，分为30份，分别镶入荔枝肉内。炒锅上大火，放油烧至八成热，将荔枝蘸匀淀粉，再抹一层脆浆，下锅炸至金黄色时，捞出，装盘即成。蘸番茄酱当点心食用。具有益心健脾的功效。适于慢性胃炎、贫血、冠心病、脂肪肝等。

13）炸山楂糕：山楂糕400g，鸡蛋2个，面粉100g，白糖、植物油各适量。将鸡蛋打入碗内，调散待用。面粉、白糖备好。山楂糕切成小条，放盘内。面粉放入鸡蛋液碗内调匀，再将山楂糕条放入拌匀待炸。炒锅上火，放油烧至六成热，将山楂糕条裹上鸡蛋糊，分散放入油锅炸成淡黄色，捞出控油。待油温烧至七成热，将山楂糕条倒入锅内，重炸至金黄色，捞入漏勺控油，装盘，撒上白糖即成。当点心食用。具有促进食欲，生津开胃的功效。适于慢性胃炎、单纯性消瘦症、中暑等。

14）蒸西瓜鸡：西瓜1个（约重1500g），扁尖笋50g，净仔鸡1只（约重1000g），鲜汤、精盐各适量。将西瓜洗净，用刀横剖开，再用勺挖出瓜瓤，成空壳状。将扁尖笋放入水中泡软。将净仔鸡放入盆中，倒入扁尖笋，加入鲜汤、精盐，装入蒸笼蒸至熟烂，取出。将蒸好的仔鸡和汤汁一起放入空西瓜壳内，装入蒸笼，再蒸40分钟，取出即成。佐餐食用。具有补益脾胃，清解暑热的功效。适于慢性胃炎、中暑、习惯性便秘、厌食症等。

15）橘皮豆腐干：橘皮15g，豆腐干250g，干辣椒2个，酱油、生姜、黄酒、香油、味精、精盐、花椒、植物油、葱、鲜汤各适量。将豆腐干切丝。炒锅上火，放油烧热，下入豆腐干丝炸透捞出。干辣椒和干橘皮也放入锅中炸，捞出碾末。锅留底油，下入干辣椒、花椒、生姜、葱，倒入干丝，加黄酒、酱油、味精、鲜汤，烧开后，改小火焖一会儿，再改大火收汁，撒入橘皮末，翻炒几下，淋上香油即成。佐餐食用。具有益气健脾，利湿减肥的功效。适于慢性胃炎。

（5）适宜慢性胃炎患者的汤羹

1）蹄肚汤：猪蹄肉200g，熟猪肚尖、净冬笋各75g，水发黑木耳15g，葱1根，生姜1片，精盐2g，味精1g，黄酒10g。将冬笋、水发木耳洗净。猪蹄肉刮皮洗净，放沸水锅内烫尽血水，取出洗净。将猪蹄肉切成5cm长、3cm宽、1.5cm厚的肉片，放入盘内。将肚尖刮去油腻，劈成厚片，放入盘内。冬笋切成片，水发黑木耳一撕两开，放入肚尖盘内。用大沙锅放满清水上火，将猪蹄肉、葱、生姜放入烧沸，大火烧至猪蹄肉八成熟，将肚片、笋、黑木耳、黄酒放入，继续烧至酥烂，加精盐、味精调味，将生姜、葱捞出即成。佐餐食用。具有滋阴润肤，健脾和胃的功效。适于慢性胃炎等。

2）丁香酸梅汤：乌梅50g，山楂20g，陈皮10g，桂皮1g，丁香2g，白糖100g。将乌梅、山楂择净后用清水洗去泥沙，再逐个拍破。同陈皮、桂皮、丁香一起装入纱布袋中，扎好口。将锅洗净，注入清水适量，把药包投入水中，用大火烧沸，改用小火熬约30分钟，除去药包，端离火后，静置沉淀约15分钟，滗出汤汁，加入白糖，调好甜度即成。多次少量饮用，当天饮完。具有滋阴养胃，理气和中的功效。适于胃阴虚亏之萎缩性胃炎。

3）马齿苋黄花菜汤：马齿苋、黄花菜各30g，精盐、味精、香油各适量。将马齿苋、黄花菜分别洗净，一同入锅，加清水煮汤，用精盐、味精调味，淋上香油即成。佐餐食用。具有清肠利水，降脂减肥的功效。适于慢性胃炎。

4）鲍鱼煲鸡汤：鲍鱼4个，瘦光鸡1只（重约500g），冬瓜1000g，陈皮1/4个，生姜片、葱段各5g。将陈皮用清水浸软，去瓤洗净。冬瓜洗净，连皮切块。鸡斩去脚，洗净，放入沸水中煮10分钟，过凉水。鲍鱼去壳去肠脏，加入少许精盐搓片刻，用加有生姜、葱的沸水烫一下，过凉水。沙锅中加清水煲沸，放入鸡、鲍鱼肉、冬瓜、陈皮、生姜片，大火煲沸后转用小火煲 3 小时，加精盐调味即成。佐餐食用。具有温中补气，补精添髓的功效。适于慢性胃炎等。

5）豌豆鲍鱼汤：鲍鱼罐头 1 听，豌豆仁 25g，鲜汤 1000mL，干银耳、胡椒粉各适量。将银耳用清水泡发 1 小时左右，摘掉硬黄的部分。鲍鱼洗净切片。锅内放入鲜汤与鲍鱼罐头汤，煮沸后放入银耳稍煮。放入豌豆仁煮片刻，再放入鲍鱼片，加适量的胡椒粉与精盐调味，再煮片刻即成。佐餐食用。具有和中下气，滋肾柔肝的功效。适于慢性胃炎等。

6）鸡肉猴头菇汤：重约 750g 鸡 1 只，猴头菇 120g，黄芪 30g，生姜 3 片。将活鸡宰杀去毛及内脏，洗净切块；黄芪洗净，与鸡肉、生姜一同放入锅内，加适量的水，旺火煮沸后，小火炖 2 小时。去黄芪，再将洗净的猴头菇切片放入鸡汤内煮熟，稍加调味即成。佐餐食用。凡胃热气滞者不宜服用。具有补脾益气，助消化的功效。适于胃及十二指肠溃疡，慢性胃炎等。

7）玉山鸽肉汤：玉竹 15g，山药 20g，净白鸽 1 只，精盐、味精、葱段各适量。将鸽子肉切块，放沙锅中加玉竹、山药、精盐、味精、葱段，加水 500mL，小火炖煮 60分钟，待肉熟烂即成。佐餐食用，饮汤吃鱼肉。具有健脾益气，滋阴止渴的功效。适于慢性萎缩性胃炎。

8）鳙鱼党参汤：鳙鱼 1 条，党参 15g，草果 1.5g，陈皮、桂皮各 3g，干姜 6g，胡椒 10 粒，葱、酱、精盐各适量。将鳙鱼去鳞、鳃及内脏洗净，党参、草果、陈皮、桂皮、干姜、胡椒洗净，一同入锅。加适量的水，先用旺火煮沸，再转用小火慢炖，至鱼肉熟烂，加入葱、酱、精盐调味，稍煮即成。佐餐食用，饮汤吃鱼肉。具有温补脾胃的功效。适于慢性胃炎等。

9）沙参山药汤：北沙参、怀山药各 30g。将北沙参、怀山药分别洗净切碎，一同入锅，加适量的水，先浸渍 2 小时，再煎煮 40 分钟，取汁；药渣加适量的水再煎煮 30分钟，去渣取汁，合并 2 次药汁即成。每日 1 剂，分早晚 2 次温服。具有滋阴益气，补脾养胃的功效。适于脾胃气阴不足之慢性胃炎等。

10）橘瓣莲子羹：无核蜜橘瓣、去心莲子各 150g，冰糖 30g，青梅、红樱桃各适量。将去心莲子放入碗内，加入清水，上笼略蒸后取出，滗去水，加冰糖，再上笼蒸约 20 分钟后取出，放入大碗内。锅上火，放入清水、冰糖煮沸，加入橘瓣、樱桃，再煮沸后，撇去浮沫，起锅倒入装有熟莲子的大碗内，撒上青梅丁即成。每日早晚分次食。具有补气健脾的功效。适于慢性胃炎、慢性肝炎等。

11）西瓜汤：西瓜 1 个，蜂蜜 30g。将西瓜洗净，从蒂处开口，伸入筷子将瓤搅成汁，再放入蜂蜜，搅匀，封口。将西瓜口朝上放入冰箱内，冷冻即成。上下午分次食。具有止渴解暑的功效。适于慢性胃炎、中暑等。

12）荸荠木耳汤：荸荠 100g，黑木耳 20g。将黑木耳用凉水发开，洗净，撕成碎块。荸荠用清水浸泡半小时，去皮，洗净（保留荸荠苗芽），切成薄片。将荸荠与黑木耳同入锅中，加水适量，大火煮沸后，改中火继续煮 15 分钟即成。每日早晚分次食。具有清胃止呕，养胃护膜的功效。适于慢性胃炎、胃及十二指肠溃疡、痔疮出血。

13) 冬瓜香菇蛋汤：冬瓜 100g，水发香菇 10g，鹌鹑蛋 2 个，黄酒、葱、姜、精盐、味精各适量。将冬瓜洗净（不去皮）切片。香菇切丝，葱、姜切末。锅加水上火，放入冬瓜片、香菇丝，大火烧沸，改小火炖 30 分钟，下葱花、姜末，磕入鹌鹑蛋，再煮沸，放精盐、味精、黄酒，再煮 2 沸即成。佐餐食用。具有健脾养胃，利水减肥的功效。适于单纯性肥胖症、慢性胃炎。

14) 蘑菇冬瓜汤：鲜蘑菇 100g，冬瓜、番茄、粉丝各 50g，番茄酱 150g，鲜汤 500mL，葱花、生姜末、精盐各适量。将蘑菇去根，洗净，切成薄片。冬瓜去皮，切成片。番茄洗净，切成片。汤锅内放鲜汤，烧沸后下入冬瓜、葱花、生姜末，滚热后加粉丝、蘑菇、番茄和精盐，煮熟后再加番茄酱、味精即成。佐餐食用。具有健脾养胃，利水减肥的功效。适于单纯性肥胖症、慢性胃炎。

15) 沙参蛋汤：北沙参 30g，红皮鸡蛋 2 个，冰糖适量。将沙参切成小块，鸡蛋洗净，加适量的水，共煮，水沸 10 分钟后取蛋去壳，放汤中再煮并加冰糖，5 分钟后即成。具有滋阴润燥，生津凉血的功效。适于萎缩性慢性胃炎患者。取汤温服，食蛋。每日 1 次，连用 1 个月。

16) 红橘羹：红橘、山楂糕各 250g，白糖 50g，玉米粉适量。将山楂糕切成碎块。锅上火，放水烧开，放入山楂糕煮 10 分钟后，放入白糖，再放去皮和核、切成丁的橘子，煮沸后，用玉米粉勾芡即成。上下午分次食。具有理气开胃的功效。适于慢性胃炎、慢性支气管炎。

2. 饮食禁忌

（1）忌辛辣刺激食物：因其对胃黏膜有刺激作用，既可成为本病的病因，又可成为加重本病的重要因素，故应忌食。

（2）忌酒、茶：对胃黏膜都有刺激性，故应忌用。

（3）忌过烫、过冷的食物：过烫的食物会刺激或烫伤胃黏膜，过冷的食物会导致胃黏膜血管收缩而缺血，不利于炎症的消退，故应忌食。

（4）忌坚硬、粗糙食物：坚硬、粗糙食物会使胃黏膜受到摩擦而损伤，同时又会加重消化不良，故应忌食。

（5）忌变质、不洁食物：被污染、变质的食物含有大量的细菌及毒素，对胃黏膜有破坏作用，应绝对禁食。

（6）忌油腻、韧性食物：油腻、韧性食物都不易消化，食用后会加重胃的负担和胃黏膜的损伤，故应忌食。

（7）忌莜麦：莜麦性味甘，寒，伤胃，食后可损伤消化系统的功能，故慢性胃炎患者不宜食用。

（8）忌炒米：《随息居饮食谱》说："炒米虽香，性燥助火。"食后会导致胃热，使病情加重，故慢性胃炎患者不宜食用炒米。

（9）忌绿豆：绿豆性味寒、凉，伤阳伐胃，多食容易加重病情，故慢性胃炎患者忌食。

（10）忌水芹：水芹性寒、凉，伐脾败胃，容易影响脾胃的消化、吸收功能。孟诜说："热食之，亦寒气不下，甚损人胃。"故慢性胃炎患者忌多食。

（11）忌韭菜：韭菜性味辛、温，食用则胃热加重，故慢性胃炎患者忌食。

（12）忌刀豆：胃热患者腑气不降，可出现呃逆或呕吐，为胃热所致，应清热、降逆，不应温热。刀豆温热，食用则胃热更重，呃逆、呕吐不减，故慢性胃炎胃热患者忌食。

（13）忌黄瓜：慢性胃炎属虚寒者居多。黄瓜性味甘、凉，食用损伤胃气，更助虚寒。《滇南本草》亦说："动寒痰，胃冷者食之，腹痛吐泻。"故忌食。

（14）忌丝瓜：丝瓜性甘、寒，易伤脾胃之阳，影响脾胃的消化、吸收功能，使虚寒增加，脾胃消磨腐熟无力，故慢性胃炎患者忌食。

（15）忌葫芦：葫芦性寒、凉，伐胃伤阳，食用后可影响脾胃的消化、吸收功能。《本经逢原》说，葫芦"若久病胃虚误服，必致吐痢不止，往往致毙，可不慎与"。故慢性胃炎及久病胃虚患者忌食。

（16）忌蘑菇：蘑菇含有一种叫甲壳质的物质，有碍胃肠的消化、吸收，故慢性胃炎患者忌多食、常食。

（17）忌香菇：香菇偏凉，亦含有甲壳质，有碍胃的消化、吸收。《本草求真》说，香菇"性极滞濡，中寒与滞，食之无不滋害"。慢性胃炎患者食用，则会加重病情，故应忌食。

（18）忌鸡肉：鸡肉肥腻壅滞，较难消化，慢性胃炎患者食用将使病情加重，出现腹满、腹胀等症状，故应忌食。

（19）忌蟹：《食鉴本草》说，蟹"性极冷，易成内伤腹痛"，多食可加重病情，故忌过多食用。

（20）忌牡蛎：牡蛎肉性偏凉，不易消化，多食、久食容易导致脾胃虚弱，故应忌食。

（21）忌蛙肉：《医林纂要》说，蛙肉"生食，大寒，令人泻"。食用后可影响脾、胃、肠的消化、吸收功能，故应忌食。

（22）忌酥油：酥油性味甘、寒，伤阳助湿，容易影响消化系统的功能，故应忌食。

（23）忌梨：梨性凉，可导致脾胃虚寒泄泻、腹痛症状加重，故应忌食。

（24）忌柚子：柚子性寒、凉，伤胃，多食可积湿生痰，慢性胃炎患者食用易加重病情，故应忌食。

（25）忌香蕉：香蕉含有较多 5 - 羟色胺（每克含 16.2μg），食入过多能使胃酸降低，故萎缩性胃炎患者忌多食、久食。

（26）忌西瓜：西瓜寒、凉，既伤阳助寒，又含水分过多，多食会冲淡胃液，降低消化功能，故应忌食。

（27）忌柿子：柿子虽可收敛、固涩、止泻，但性寒、凉，伤正，多食可导致腹胀不适，故忌多食。

（28）忌果子露：果子露并不是水果制成的，其营养价值较低，除糖能供给人体一定的热能和柠檬酸参与代谢外，其余配料大都没有营养价值，若过量饮用则会冲淡胃液，妨碍消化，故应忌多饮。

（29）忌大葱：大葱味辛，性温，助火生热，食用则加重病情，故应忌食。

（30）忌生花生：生花生易引起消化不良，故应忌食。

【药物宜忌】

1. 西医治疗

（1）药物治疗

1）促胃动力药：促胃动力药是慢性胃炎常用的药物，已经历了三代药品，各有其特点，应根据患者病情灵活选用。

①第一代：甲氧氯普胺可作用于胃肠道和中枢神经系统，兼有促动力和止吐的功效。每片剂量 10mg。每次 10mg，每日 3 次，餐前 30 分钟服用。

本药可增加食管和胃的蠕动，促进胃的排空，临床上可用于治疗慢性胃炎的消化不良，还用于糖尿病性胃滞留（胃轻瘫）、胃食管反流病等。由于其有中枢作用，可用于治疗和预防恶心、呕吐。但其中枢神经系统的反应也是最常见的不良反应，可出现嗜睡、倦怠、疲劳，较大剂量时可有锥体外系反应，如静坐不能、焦虑、激动、肌张力障碍、下肢肌肉抽搐等，老年患者可有帕金森综合征反应。另外，还可出现乳房增大、溢乳、月经不规律等。停药后这些不良反应可逐渐消失。

②第二代：多潘立酮主要作用于胃肠道，对中枢神经系统的影响很小，能增加胃的收缩和蠕动，加强胃内固体和液体的排空，还可协调胃窦和十二指肠运动，它的适应证与甲氧氯普胺大致相同。每片剂量 10mg；滴剂 30mL、100mL；口服混悬液 200mL；栓剂成人用 60mg，儿童用 30mg。口服，每次 10mg，每日 3 次，餐前 30 分钟服用。栓剂最好在直肠排空后置入。

本药是一种作用较强的外周多巴胺受体阻滞剂，可抑制呕吐的发生，不通过血 - 脑屏障，对中枢神经系统无影响，不会产生神经精神类不良反应，如镇静、嗜睡及锥体外系症状等；有独特的促进胃运动的作用，可增加食管下段括约肌的压力，调节胃及十二指肠的蠕动，促进胃排空，并不影响胃酸的分泌。本药易吸收，口服、肌内注射、静脉注射或直肠给药均可。其代谢主要在肝脏，以无活性的代谢产物随胆汁排出，半衰期约为 7 小时。

常见的不良反应有口干、头痛、高泌乳素血症引起的乳房增大、疼痛、溢乳等，极少引起锥体外系的不良反应。孕妇用药应权衡利弊，慎重用药。

③第三代：代表药物有西沙必利、莫沙必利。莫沙必利大大减少了大剂量西沙必利对心脏的不良反应。两药均通过调节肠肌间神经丛的功能而发挥效用。

a. 西沙必利：每片剂量 5mg、10mg。每次 5mg，每日 3 次，餐前 15 分钟及睡前口服。

b. 莫沙必利：每片剂量 5mg。每次 5mg，每日 3 次，餐前口服。

这两种药对整个胃肠道包括从食管到肛门括约肌均有促动力作用，能增强生理反应，恢复正常的动力模式，其不良反应少。肠胃鸣、腹痛、稀便，其实是肠动力增加的表现，多见于开始用药的几日里，继续用药后这些反应常自行消失。由于此类药的作用较甲氧氯普胺和多潘立酮强，作用于全消化道，安全性好，所以已广泛用于胃食管反流病、功能性消化不良、胃轻瘫、功能性便秘、以便秘为主的肠易激综合征等，它还是唯一治疗假性肠梗阻的有效促动力药。

2）胃黏膜保护药：适于胃黏膜糜烂、出血或症状明显者。药物包括兼有杀菌作用的胶体铋，兼有抗酸和胆盐吸附作用的铝碳酸制剂和具黏膜保护作用的硫糖铝等。

①铋剂：本品在胃内能迅速崩解，在胃酸作用下水溶性胶体铋与溃疡面或炎症部位的蛋白质结合形成不溶性含铋沉淀，牢固地黏附于糜烂面上形成保护屏障，可抵制胃酸与胃蛋白酶对黏膜面的侵蚀，并能刺激内源性前列腺素释放，促进胃黏液分泌，加速黏膜上皮修复；此外，还有清除幽门螺杆菌的作用。

a. 枸橼酸铋钾：每片剂量120mg，冲剂、胶囊剂剂量为110mg。每次110～120mg，每日4次，餐前30分钟与睡前30分钟服用。注意服药前后30分钟不要喝牛奶或服用抗酸药和其他碱性药物。

b. 果胶铋：每片剂量50mg。每次150mg，每日4次，餐前30分钟或睡前服用。

少数患者可见便秘、灰褐色便、失眠及乏力等，停药后即可自行消失。肝肾功能不良者应适当减量或慎用。儿童、乳母遵医嘱。严重肾功能不全者及孕妇禁用。

②硫糖铝：每片或胶囊：剂量为0.25g。每次1.0g，每日3次，饭前1小时服用。不良反应以便秘常见，肾功能不全者慎用。

③磷酸铝凝胶：每克含磷酸铝130mg（胶体态磷酸铝572.7mg）。通常每次12mL（16g），每日2～3次，口服；或于症状发生时服用。

磷酸铝凝胶含有凝胶状活性磷酸铝，在胃中能强有力地附着在黏膜表面形成膜层，因此有特殊的保护作用和中和胃酸作用。主要作用有：具有缓冲作用，能适度中和胃酸，使胃液pH值维持在3～5的正常酸度，但不干扰胃的正常消化功能；本品中和胃酸之后，同时可降低胃蛋白酶活性，预防自体消化；本品附着在胃黏膜上，之后形成了保护膜层，能保护受损害组织，防止食物的直接刺激；能促进糜烂、溃疡面的肉芽增生，促使愈合；不会引起便秘，也不干扰X线摄影检查。

④铝碳酸镁：每片剂量0.5g。每次1.0g，每日3～4次，餐后1小时或餐前30分钟、睡前服用。此药物除了同硫糖铝一样通过强有力地附着在黏膜表面上形成膜层物理屏障，还可络合反流的胆酸，对胆汁反流的慢性胃炎尤其适合。不良反应偶见恶心、腹泻、便秘等。肾功能不全者慎用。合并服用制酸等药物时应间隔1小时左右。

3）助消化药：助消化药是指一类能促进胃肠道消化过程的药物，大多数助消化药本身就是消化酶的主要成分，用于消化液分泌不足时可以发挥替代疗法的作用。另外，有些药物能促进消化液的分泌，调节胃肠功能，或制止肠道的过度发酵，也可用作消化不良，食欲不振及肝、胰腺病引起的消化障碍的辅助治疗。常用的有干酵母、乳酶生、胰酶等。

①干酵母：含有丰富的蛋白质、转糖酶和烟酸、叶酸、维生素 B_1、维生素 B_2、维

生素 B_6、维生素 B_{12} 等 B 族维生素。常用于腹胀、消化不良及 B 族维生素缺乏症的辅助治疗。每片剂量有 0.3g、0.5g 两种剂型，胶囊每粒含酵母 0.25g。常用剂量为 0.3~0.5g，每日 3 次，饭后嚼碎服下。本品不能与碱性药物合用，否则维生素可被破坏。储存应置于密闭、遮光、干燥处。不良反应较少，过量服用可导致腹泻。

②乳酶生：为嗜酸性乳酸杆菌、粪链球菌、糖化菌的干燥制剂，1g 含活肠链球菌不少于 300 万个，在肠内分解糖类生成乳酸，使肠内酸度增高，从而抑制肠内腐败菌的生长繁殖，并防止肠内蛋白质发酵，减少产气，因而有促进消化和止泻的作用。适于治疗消化不良、腹胀，还可治疗儿童饮食失调引起的腹泻、绿便等。每片剂量有 0.1g、0.15g、0.3g 3 种剂型。成人每次 0.3~1.0g，每日 3 次，饭后服。儿童 5 岁以上，每次 0.3~0.6g；5 岁以下，每次 0.1~0.3g，每日 3 次，口服，因其活力易受多种因素所破坏，所以不宜与制酸药、抑菌药、抗生素合用；如合用，至少应间隔 3 小时。铋剂、鞣酸、药用炭、酊剂等能抑制、吸附或杀灭乳酸杆菌，故不可合用。

③胰酶微粒胶囊：含胰酶 150mg。起始剂量每次 1~2 粒，于用餐时服用，有效剂量为每日 5~15 粒。放置日久，药物的效力会下降，故宜用新制药品，并应置于阴凉处储存，密闭防潮。不宜与抗生素或吸附剂同服，合用应间隔 2 小时。

④多酶片：每片含胃蛋白酶 48U，胰酶 160U，胰淀粉酶 1000U，胰脂肪酶 200U。每次 1~2 片，每日 3 次，饭前吞服。由于本品是 3 种消化酶的混合物，在中性或弱碱性环境中（pH 值为 6.8~8.5）可促进蛋白质、淀粉及脂肪的消化。用于消化不良、食欲不振。本品在酸性条件下易被破坏，故须用肠溶衣片，口服时不可嚼碎，应整片吞下。若与碳酸氢钠同服，可使本品的疗效增加。

4）根除幽门螺杆菌：虽然幽门螺杆菌是慢性胃炎的主要病因，但不是所有的胃炎都要根除幽门螺杆菌。幽门螺杆菌相关性胃炎的诊断是：证实有幽门螺杆菌感染（组织学、尿素酶、细菌培养、^{13}C 或 ^{14}C-尿素呼气试验，任一项阳性均可证明此菌感染），病理切片检查有慢性胃炎组织学改变者，可诊断为幽门螺杆菌相关性慢性胃炎。但从严格意义上讲，诊断幽门螺杆菌相关性慢性胃炎时，应以病理组织学检查发现幽门螺杆菌为依据。

成功根除幽门螺杆菌可使胃黏膜慢性活动性炎症得到明显改善，但改善消化不良症状的作用有限。根除幽门螺杆菌治疗适于下列幽门螺杆菌相关性慢性胃炎患者：有明显异常（指胃黏膜糜烂、中至重度萎缩、中至重度肠化、不典型增生）的慢性胃炎患者；有胃癌家族史者；伴有糜烂性十二指肠炎者；消化不良症状经常规治疗疗效差者。

①根除幽门螺杆菌的治疗方案：常用的有铋剂加两种抗生素或质子泵抑制药加两种抗生素组成的三联疗法。常用于治疗幽门螺杆菌的抗生素有：克拉霉素每次 0.25g，口服，每日 2 次；阿莫西林每次 1.0g，口服，每日 2 次；甲硝唑（灭滴灵）每次 0.4g，口服，每日 2 次；呋喃唑酮每次 0.1g，口服，每日 2 次。

②常用于治疗幽门螺杆菌的方案

a. 铋剂+2 种抗生素：铋剂标准剂量（如枸橼酸铋钾 20mg）+阿莫西林 500mg+

甲硝唑 400mg，均每日 2 次，口服，2 周为 1 个疗程；铋剂标准剂量（如枸橼酸铋钾 20mg）＋四环素 500mg＋甲硝唑 400mg，均每日 2 次，口服，2 周为 1 个疗程；铋剂标准剂量（如枸橼酸铋钾 20mg）＋克拉霉素 500mg＋甲硝唑 400mg。均每日 2 次，口服，1 周为 1 个疗程。

　　b. 质子泵抑制药＋两种抗生素：质子泵抑制药标准剂量（如奥美拉唑 20mg）＋克拉霉素 500mg＋阿莫西林 1000mg，均每日 2 次，口服，1 周为 1 个疗程；质子泵抑制药标准剂量（如奥美拉唑 20mg）＋阿莫西林 1000mg＋甲硝唑 400mg，均每日 2 次，口服，1 周为 1 个疗程；质子泵抑制药标准剂量（如奥美拉唑 20mg）＋克拉霉素 500mg＋甲硝唑 400mg，均每日 2 次，口服，1 周为 1 个疗程。

　　根除幽门螺杆菌有很多种方案，常用以铋剂或质子泵阻滞剂为中心，如铋剂或质子泵阻滞药加上两种抗菌药即组成三联方案，质子泵阻滞药为中心的三联加上铋剂即为四联。这些方案应在医师指导下选择使用，患者自行买几种药物组合服用不等同于三联或四联。不恰当的使用除了不能使症状缓解、溃疡愈合外，还可能使幽门螺杆菌产生耐药。

　　三联疗法举例：丽珠胃三联由枸橼酸铋钾片（白色片）、替硝唑片（绿色片）和克拉霉素片（黄色片）复合包装而成，服用方便，每日 1 小盒，1 个疗程连服 7 日，根治率达 90% 以上。

　　5）抑酸药

　　①H_2受体阻滞剂：是常用的抑酸药物。此类药物结合胃壁细胞上 H_2 受体，抑制组胺刺激细胞的泌酸作用，减少胃酸的分泌。常用药物有西咪替丁、雷尼替丁、法莫替丁、尼扎替丁。不良反应可有头痛、肠胃胀气、腹泻、恶心、头晕等。H_2 受体阻滞剂最好与食物同时服用。老年患者不宜长期服用。

　　a. 西咪替丁：片剂每片剂量 0.2g、0.8g，胶囊剂量 0.8g。每次 0.2g，每日 4 次，或每次 0.4g，每日 3 次。

　　b. 雷尼替丁：片剂、胶囊剂剂量 0.15g。每次 0.15g，口服，每日 2 次。

　　c. 法莫替丁：每片剂量 10mg。每次 20mg，口服，每日 2 次。

　　d. 尼扎替丁：每片剂量 0.15g。每次 0.15g，口服，每日 2 次，或 0.30g，口服，每日 1 次。

　　②质子泵阻滞药：质子泵阻滞药的作用机制是特异性阻断胃壁细胞分泌胃酸的最终环节，抑制 $H^+ - K^+ - ATP$ 酶的活性。常用药物有奥美拉唑、兰索拉唑、泮托拉唑及雷贝拉唑。

　　a. 奥美拉唑：每片剂量 10mg、20mg，胶囊剂量 20mg。每次 10～20mg，口服，每日 2 次。

　　b. 兰索拉唑：每片剂量 15mg、30mg，胶囊剂量为 30mg。每次 30mg，口服，每日 2 次。

　　c. 泮托拉唑：每片剂量 30mg。每次 30mg，口服，每日 2 次。

　　d. 雷贝拉唑：每片剂量 10mg。每次 10mg，口服，每日 2 次。

（2）胃镜下治疗：胃镜不仅可以作为慢性胃炎诊断的主要工具，同时也可以借助胃镜对胃黏膜的直接接触，在直视下开展各类胃黏膜疾病的治疗。自20世纪70年代后期，胃镜下治疗得到了很大的发展，不仅使以前一些需要外科解决的问题可轻而易举使用胃镜得到解决，同时也丰富了药物的治疗手段；不仅可以利用各种钳子、套圈来进行异物的取出和息肉的套扎，还可以在胃镜的基础上配合高频电流、微波、激光等设备，利用它们在工作中产生的热能，在胃镜直视下开展对胃黏膜出血灶的凝固止血、胃息肉的切除、胃早期癌和重度异型增生灶的切除等。目前更有先进的射频技术，使此类治疗的严重并发症得到了控制。同时也可以在胃镜上联用特殊的注射针头等，对胃部肿瘤、黏膜异型增生、溃疡病出血、肝硬化食管静脉曲张等病灶进行抗癌药、抗生素、止血药、血管硬化药等的局部注射或药物喷洒。既能使药物直接发挥作用，又减少了用量和药物对全身的不良反应。最近，国内外学者也利用胃镜下的治疗技术，开展根治幽门螺杆菌的药物治疗，如先用特制的气囊堵住胃的下口，然后向胃中灌注药物，使得药物能在胃中充分停留而发挥作用，从而起到高效、节省、低毒、短期的功效，所有这些都是在胃镜的支持下完成的。

2. 中医治疗

（1）辨证治疗

1）脾胃虚弱

主症：胃脘隐痛，喜温喜按，乏力，纳呆，食后痞满胀闷，大便或干或溏；甚则手足不温，舌质淡胖或有齿痕，舌苔薄白，脉细弱等。多见于慢性胃炎或伴胃下垂、胃肠功能减退，胃酸减低者，在发病的缓解期或中晚期。

治法：益气健脾，温中理气。

方药：黄芪建中汤加减。黄芪、山药各24g，茯苓、陈皮、白芍各15g，党参、白术、大枣、乌梅各10g，干姜、砂仁、甘草各6g。

用法：水煎服，每日1剂。

2）胃阴不足

主症：胃脘灼热不适，口干舌燥，喜凉饮，五心烦热，夜寐不安，大便干结，舌红少苔，脉弦细。常见于萎缩性胃炎，胃酸偏低。

治法：酸甘化阴，养胃生津。

方药：沙参麦冬汤化裁。沙参、麦冬、玉竹、石斛、枸杞子各10g，白芍、山药、太子参、佛手各15g，甘草6g。

用法：水煎服，每日1剂。

3）肝胃不和

主症：胃脘胀痛，涉及两胁，嗳气，反酸或恶心，口干苦，急躁易怒，情志不畅时诱发，舌红、苔薄白或黄燥，脉弦或弦数。慢性胃炎早期或活动期，胃泌酸功能较高，胃肠功能紊乱较明显时症状多见。

治法：疏肝健脾，缓急止痛。

方药：柴胡疏肝散加减。柴胡、枳壳、香附、白芍、延胡索各10g，白芍、当归、陈皮、云苓各 15g，甘草 6g。

加减：胀痛明显者，加郁金 15g，青皮、木香各 10g，以加强理气解郁；嗳气频繁者，须顺气降逆，加沉香、旋覆花各 10g。

用法：水煎服，每日 1 剂。

注意：用药时应掌握"疏肝不忘安胃，理气慎防伤阴"的原则，使肝气条达，胃不受侮，勿伤肝阴，勿耗胃液。

4）胃络瘀血

主症：胃脘刺痛，痛有定处，拒按，日久不愈，或有出血史，或粪便色黑，隐血阳性，舌质暗红或紫暗或有瘀斑，脉涩或弦涩。常见于慢性糜烂性胃炎，或炎症活动期，血液流变性异常及微循环障碍明显。

治法：祛瘀通络，活血理气。

方药：丹参饮化裁。丹参、赤芍各 30g，乳香、没药、川芎、莪术、枳壳各 10g，当归、延胡索、山楂各 15g。

加减：若呕血黑粪，血出不止者，加三七粉 3g，白及粉（冲服）15g，以化瘀止血；若失血日久，心悸少气，体倦，纳差，脉虚弱者，用归脾汤健脾养心，益气补血；兼气虚者，加党参、黄芪；兼阴虚者，加石斛、玉竹、白芍；兼肝胃不和者，加白芍、柴胡、陈皮、姜半夏等。

用法：水煎服，每日 1 剂。

5）脾胃湿热

主症：胃脘灼热胀痛，口苦口臭，尿黄或脘腹痞闷，渴不欲饮；苔黄腻或白腻，脉弦滑。慢性胃炎急性发作，胃肠功能紊乱时症状明显。

治法：清热利湿，运脾和胃。

方药：藿朴夏苓汤加减。藿香、厚朴、法半夏、陈皮、大黄各 10g，蒲公英、败酱草、云苓、薏苡仁各 15g，黄连、砂仁各 6g。

用法：水煎服，每日 1 剂。

（2）验方

1）益气活血汤：党参、炒白术、枸杞子、蒲黄、赤芍、白芍各 10g，丹参、黄芪、山药各 15g，三棱、莪术各 9g，蒲公英 30g。水煎服，每日 1 剂，30 日为 1 个疗程。用于慢性浅表性胃炎。

2）慢胃Ⅲ号方：三棱、莪术、草豆蔻、白术、附片各 15g，枳实、木香、黄连各 10g，玄参、白芍各 12g，党参 30g，炙甘草 6g。水煎服，每日 1 剂。用于高原地区慢性胃炎患者。

3）复方广木香Ⅲ号汤：广木香、川楝子、算盘子根各 15g，枯米（稻米炒至微黄）12g，丹参、莱菔子各 10g，陈皮、甘草各 6g。水煎服，每日 1 剂，连服 30 日。进软食，忌刺激性食物。用于慢性浅表性胃炎。

4）加味百合汤：百合 30g，乌药 15g，麦冬、神曲、茯苓各 12g，白术、陈皮各 10g，白豆蔻、甘草各 6g，水煎服，每日 1 剂，用于慢性胃炎胃脘痛明显者。

5）胃宁汤：柴胡、黄芩、半夏、海螵蛸、丹参各 12g，沙参、苍术、厚朴、陈皮、藿香各 9g，炙甘草、川贝母（另包冲）各 3g。水煎服，每日 1 剂。用于浅表性胃炎胃痛者。

6）乳没红及蜜鹿汤：制乳香、制没药各 12g，鹿角霜 10g，白及末 15g，红花 6g，白蜜 100g。水煎服，每日 1 剂。用于浅表性胃炎效果好。

7）胃安宁：珍珠母 30g，丹参 20g，黄芪、白及、白芍、蒲公英各 15g，炙甘草、乌药各 10g，制乳香、制没药、干姜各 6g。水煎服，每日 1 剂。用于浅表性胃炎胃脘痛者。

8）胃友汤：黄芪、丹参各 30g，肉桂、吴茱萸、枳壳、片姜黄、川芎、红花、桃仁、三棱、莪术各 10g，甘草 6g。伴肠化生者，加水蛭 10g；伴胃黏膜粗糙不平、隆起结节者，加王不留行、海藻各 15g，炮穿山甲 10g。水煎服，每日 1 剂，服药 2～4 个月。用于慢性萎缩性胃炎伴肠上皮化生者。

9）疏肝和胃汤：白花蛇舌草 30g，炒枳实 20g，醋炒柴胡、紫苏叶、厚朴、旋覆花、大腹皮、当归各 15g，半夏、生姜、白豆蔻各 10g。水煎服，每日 1 剂。胆汁反流明显者，加川楝子、乌梅；胃黏膜充血明显者，加红藤、蒲公英；胃黏膜水肿明显者，加薏苡仁、泽兰；合并溃疡者，加白及、贝母、大黄。水煎服，每日 1 剂，30 日为 1 个疗程。用于胆汁反流性胃炎。

10）加味小柴胡汤：柴胡 12g，黄芩、半夏、党参各 10g，生姜、甘草各 6g，大枣 4 枚。水煎服，每日 1 剂。久病夹瘀者，加丹参 15g；郁热甚者，加黄连 3g；腹胀满者，加枳壳 10g；合并溃疡者，加溃疡散（三七 1g，海螵蛸 1.5g，枯矾 0.5g）每次 3g，每日 3 次；粪便隐血阳性者，加止血散（白及 1.5g，大黄 1g，枯矾 0.5g）3g。用于胆汁反流性胃炎。

11）加味良附丸：黄芪、白芍各 25g，党参、香附、茯苓、郁金各 20g，柴胡、半夏、枳壳各 15g，高良姜、莪术、延胡索、甘草各 10g，吴茱萸 5g。水煎服，每日 1 剂。用于胆汁反流性胃炎。

12）胃舒散：白及、枳壳各等量。研末，每次 6～12g，每日 3 次；温开水调成糊状服，4～6 周为 1 个疗程。用于胆汁反流性胃炎。

13）柴黄汤：白芍 20g，柴胡、蒲公英各 15g，郁金、佛手各 12g，大黄、甘草各 8g，佩兰、浙贝母、枳壳、川厚朴各 10g，黄芩 6g。水煎服，每日 1 剂。用于胃大部切除术后胆汁反流性胃炎。

14）乌沉丸：乌药、当归、紫苏、山楂、青皮、陈皮、沉香各 30g，木瓜 24g，木香 12g。上药研为末，共为丸，每服 6g。用于慢性胃炎疗效好。

15）舒肝丸：当归、毛橘、青皮、厚朴、茯苓各 30g，枳实、柴胡、川芎、延胡索、乌药、芍药、枳壳各 24g，沉香、郁金、琥珀、木香、肉桂、白豆蔻、红花各 15g，香附 12g。制成蜜丸，朱砂为衣，每次 6g，每日 2 次，温开水送下。用于慢性胃炎属肝胃不和者。

16）姜附散：姜黄 18g，炒香附 15g。研细末，每次 2～3g，每日 2 次，口服。用于慢性胃炎胃脘气滞作痛者。

17）荜蔻散：荜澄茄、白豆蔻各等份。研末，每次1.5～3g，每日2次，口服。用于慢性胃炎胃寒疼痛者。

18）百参散：百合30g，丹参20g。每日1剂，水煎，空腹服。用于慢性胃炎虚寒疼痛者。

19）温养散结汤：太子参、生麦芽各30g，莪术15g，紫苏梗、九香虫、香椿花、鸡内金各10g，木香、三棱各6g。水煎服，每日1剂。用于慢性萎缩性胃炎。

20）清糜汤：白术、白芍各15g，干姜、厚朴、紫花地丁、柴胡、乌药各10g，半夏、黄芩各6g，生大黄5g，黄连、生地黄各4g，三七粉（冲服）4g。水煎服，每日1剂，连服2个月。用于糜烂性胃炎。

21）和胃降胆汤：柴胡、黄芩、姜半夏、枳实、姜竹茹各9g，酒大黄、青水香、黄连、九香虫各6g，吴茱萸3g。水煎服，每日1剂，30日为1个疗程。用于慢性胆汁反流性胃炎。

22）三黄汤：蒲公英30g，黄芪、白术、白花蛇舌草各20g，黄连、枳壳、清半夏各10g，砂仁、丹参各15g，甘草6g，三七（冲服）3g。水煎服，每日1剂。用于幽门螺杆菌相关性慢性胃炎。

23）生胃汤：蒲公英、薏苡仁、白芍各30g，黄芪、延胡索各15g，生栀子12g，半夏、陈皮、木香各10g，生姜8g，甘草6g。水煎服，每日1剂，40日为1个疗程。用于慢性胃炎。

24）芪连合剂：白芍24g，黄芪、蒲公英各15g，白术、薏苡仁、连翘、海螵蛸各12g，白茯苓、厚朴、白及、炙甘草各10g，丁香3g。上药水煎至200mL，每次50mL，每日2次，饭前温服，3个月为1个疗程。用于慢性浅表性胃炎。

25）胃窦散：白芍、香附、茯苓等各30g，枳壳、郁金各20g，紫苏梗、青皮、陈皮、桔梗、延胡索各15g，川楝子、柴胡、砂仁、半夏各12g，炙甘草6g，生姜3片，大枣5枚。研末为散，每次10g，每日4次，并随症配药煎汤送服。用于胃窦炎。

26）复方胃康灵：海螵蛸、蒲公英、半枝莲、鸡血藤各30g，代赭石20g，川楝子、延胡索、郁金、莱菔子各15g，酒大黄2g，甘草3g。共成粉压片，每日4次，每次4片，饭前1小时和睡前0.5小时口服。用于慢性胃炎。

27）开胃宣郁汤：炙枇杷叶、炙紫菀各12g，川郁金、炒枳壳各9g，桔梗6g，粉甘草3g。水煎服，每日1剂，20日为1个疗程。用于慢性胃炎肺胃不和者。

28）清胃通腑汤：海螵蛸15g，延胡索10g，黄连8g，大黄、甘草各6g。水煎服，每日1剂，20日为1个疗程。用于慢性胃炎胃热积滞者。

29）益胃解毒汤：黄芪100g，蒲公英、紫花地丁、白芍各30g，百合、代赭石、丹参各20g，乌药15g，甘草10g。水煎服，每日1剂，2个月为1个疗程。用于慢性胃炎黏膜异型增生及肠上皮化生。

30）清热祛湿汤：刘寄奴、麦芽各30g，栀子、郁金、连翘各10g，甘草6g。水煎服，每日1剂，30日为1个疗程。用于湿热型胃脘痛者。

31）肝胃百合汤：百合 15g，柴胡、郁金、台乌药、川楝子、黄芩、丹参各 10g，甘草 6g。水煎服，每日 1 剂，3 个月为 1 个疗程。用于萎缩性胃炎。

32）养胃消痛汤：天花粉、谷芽各 15g，北沙参、麦冬、当归、五灵脂、蒲黄、法半夏、黄连各 10g，玉竹、山楂各 12g，枸杞子 9g，川楝子 8g，吴茱萸 6g。水煎服，每日 1 剂。用于慢性胃炎胃脘痛。

33）黄白金仙汤：黄芪、金钱草各 30～60g，炒白术，白花蛇舌草、郁金各 15～30g，黄连、白豆蔻、鸡内金、淫羊藿、柴胡各 5～10g。水煎服，每日 1 剂，连续治疗 3～6 个月。用于萎缩性胃炎。

34）胃痛合剂：丹参 30g，白芍 15g，赤芍、川楝子、当归、木瓜、延胡索、玫瑰花、黄连各 12g，荜茇、檀香各 3g。水煎服，每日 1 剂，根据病情服 1～4 个月。用于萎缩性胃炎。

35）清化汤：云茯苓、神曲各 20g，藿香 15g，阳春砂仁、柴胡各 12g，广陈皮、清半夏、川厚朴、白豆蔻、黄芩各 10g，大枣 5 枚。随症加减，水煎服，每日 1 剂，10 日为 1 个疗程。用于慢性胃炎。

36）升降汤：杭芍 20g，炙甘草 18g，党参、生黄芪、白术、陈皮、厚朴、鸡内金、乌梅各 15g，柴胡 9g，桂枝、川芎各 6g。每日 1 剂，水煎服；亦可用散剂，每次 6g，每日 3 次，冲服。用于萎缩性胃炎。

37）萎必生：薏苡仁 30g，黄芪 15g，当归、山楂、百合、乌药、丹参、莪术、枳壳、青木香、蜂蜜（冲）各 10g，制附片、甘草各 6g，黄连 2g。水煎服，每日 1 剂。症状缓解后改为丸剂，每次 3～6g，每日 2 次，3 个月为 1 个疗程。用于萎缩性胃炎。

38）胃九散：党参 240g，黄芪 160g，鸡内金 120g，白术、丹参、甘草各 100g，郁金 80g，黄连 60g，麝香 2g。共研细末，每次 6g，每日 3 次，口服，2 个月为 1 个疗程。用于萎缩性胃炎。

3. 药物禁忌

（1）制酸药

1）忌牛奶：慢性浅表性胃炎、慢性肥厚性胃炎的治疗常需服氢氧化铝凝胶、枸橼酸铋钾等抗酸药物，若服用这类药物时再饮牛奶，常会出现恶心、呕吐、腹痛等症状，甚者导致钙盐沉积于肾实质，造成肾脏不可逆性损害。

2）忌饭后服用：常用的苦味健胃药、制酸解痉药、收敛吸附药等若在饭后服用，不利于药物保持有效浓度，不利于更好地发挥药物的治疗作用，故一般均宜在饭前 30 分钟服药。

3）忌酸性食物：因酸性食物（如醋、酸菜、咸肉、山楂、杨梅、果汁等）与制酸药（如碳酸氢钠、碳酸钙、氢氧化铝等）同服会降低制酸药的疗效。

4）忌辛辣作料、咖啡因及酒类：因这些食物都可促进胃酸分泌，不利于制酸药发挥作用。

5）忌酸性药物：可使胃酸增多，刺激胃黏膜，故应慎用维生素 C 等酸性药物。

（2）胃蛋白酶、多酶片

1）忌饮酒及含乙醇饮料：乙醇的量超过胃蛋白酶的20%时可以引起胃蛋白酶的凝固而降低疗效。

2）忌过食碱性食物：因为胃蛋白酶在pH值为1.5~2.5时活性较强，在pH值>5时全部失效，故过食碱性食物（如菠菜、胡萝卜、黄瓜、苏打饼干、茶叶）会降低本药疗效。

3）忌饮茶：慢性萎缩性胃炎由于胃酸分泌不足及消化液分泌不足常有消化不良，需配合服用多酶片、胃蛋白酶以助消化，而茶水中的鞣酸可与蛋白质发生化学作用，会使其活性减弱以至于消失而影响疗效。

4）忌过食酸性食物：因为多酶片在偏碱性环境中作用较强，若在服药期间过食酸性食物（醋、酸菜、咸肉、山楂、杨梅、果汁等）会使其疗效减弱。

5）不宜与含有鞣质的中成药同服：因与含有鞣质的中成药（四季青片、虎杖浸膏片、感冒宁片、复方千日红片、肠风槐角丸、肠连丸、紫金粉、舒痔丸、七厘散等）同服，可使胃蛋白酶灭活而影响其吸收，降低胃蛋白酶的疗效。

6）不宜与复方氢氧化铝等制酸药合用：因胃蛋白酶在pH值为1.5~2.5时活性强，在pH值>5时全部失效，而复方氢氧化铝能明显提高胃内pH值，故合用时其疗效降低。

7）不宜与胰酶片、淀粉酶片合用：因为胰酶在pH值为6.8~7.5时活性强，淀粉酶在pH值为6.8时作用最强，而胃蛋白酶在pH值为1.5~2.5时活性强，因此服胰酶片及淀粉酶片应配以碳酸氢钠，提高疗效，和胃蛋白酶同服将使疗效明显降低。

8）不宜与碱性药物碳酸氢钠、健胃片合用：因为合用使胃内pH值升高，当其pH>5时可导致胃蛋白酶失效。

9）忌与鞣酸、鞣酸蛋白、没食子酸、重金属类药物等合用：因合用可发生沉淀而使疗效降低。

10）不宜与颠茄合剂同服：因后者可抑制胃肠道消化腺体的分泌，并可中和胃酸，破坏胃蛋白酶的活性。

11）不宜与枸橼酸铋钾、碱式硝酸铋、药用炭、利福平、硫酸亚铁等合用：因合用会影响胃蛋白酶的疗效。

12）不宜与含大黄的中成药合用：本药与清宁片、解暑片、麻仁润肠丸、牛黄解毒丸等含大黄的中成药同服，大黄粉可通过吸附或结合的方式抑制胃蛋白酶的消化作用。

13）胃蛋白酶、多酶片忌与硫糖铝合用：因胃蛋白酶和多酶片均与硫糖铝的药理作用相拮抗，合用可彼此降低疗效。

（3）呋喃唑酮

1）忌饮酒或醇类制剂：因呋喃唑酮的代谢产物有抑制单胺氧化酶的作用，连服4~5日可阻碍酒类中所含酪胺的代谢灭活，服药同时饮酒可出现面部潮红、心动过速、腹痛、恶心、呕吐、头痛等症状。另外，此药还可抑制乙醇的氧化分解，使其代谢过程的中间产物乙醛降解受阻，因而易使乙醛聚积，引起中毒反应。

2）忌含酪胺食物：含酪胺的食物有乳酪、扁豆、香蕉、蚕豆、巧克力、腌鱼、鸡肉、肝等。正常情况下，食入的含酪胺类食物在酪胺到达全身循环前就已被单胺氧化酶代谢失活，而呋喃唑酮为单胺氧化酶抑制药，既可使酪胺的代谢受阻，又能使去甲肾上腺素蓄积，故同服易出现高血压危象。

3）忌与乳酶生合用：合用则乳酸杆菌被抑制，既使乳酶生的疗效降低，也使呋喃唑酮的有效浓度降低。

4）不宜与拟肾上腺素类药合用：由于呋喃唑酮为单胺氧化酶抑制药，能抑制儿茶酚胺而使血压增高，而麻黄碱、苯丙胺、间羟胺及酪胺等也有升压作用，两者合用升压作用相加易致高血压危象，故两者不宜合用。

5）不宜与其他单胺氧化酶抑制药合用：因为其他单胺氧化酶抑制药（如苯乙肼、异卡波肼、尼拉米、左旋多巴等）均能抑制去甲肾上腺素氧化脱氨，使神经递质增多，作用增强，与本药合用易出现高血压危象。

6）不宜与含有麻黄的中成药合用，呋喃唑酮可抑制体内单胺氧化酶的活性，使去甲肾上腺素、多巴胺、5-羟色胺等不被破坏，而贮存于神经末梢，与含有麻黄的中成药（如解肌宁嗽丸、保金丸、半夏露、气管炎片、气管炎糖浆、哮喘冲剂、风痛片、人参再造丸、大活络丸、九分散等）同服，易引起高血压危象和脑出血。

7）不宜与中成药羊肝丸、鸡肝散等同服：羊肝丸、鸡肝散均含有动物肝脏，而动物肝脏中含有丰富的酪胺，与本药同服易引起高血压反应。

8）不宜与利血平同服：因同服则去甲肾上腺素浓度急剧增加，致使血压迅速增高，甚至发生高血压危象，或伴发心律失常。如需联用可先服利血平，2小时后再服呋喃唑酮。

（4）卡尼汀不宜与碱性药物合用：卡尼汀与碱性药物（如氨茶碱、普鲁卡因、碳酸氢钠）合用，可使前者的疗效降低。

（5）乳酶生

1）不宜与含有鞣质的中成药同服：本药与四季青片、虎杖浸膏片、感冒宁片、复方千日红片、肠风槐角丸、肠连丸、紫金粉、舒痔丸、七厘散等含有鞣质的中成药同服，可使疗效降低或失效。

2）禁与抗菌药物合用：乳酶生是活的乳酸杆菌，能被抗菌药物抑制或杀灭，如与红霉素、氯霉素、磺胺类、小檗碱、呋喃唑酮等合用，会影响乳酸杆菌的生长和繁殖，降低疗效。必须合用，应间隔2~4小时服药。

3）忌与吸附剂合用：乳酶生与碱式碳酸铋、碱式硝酸铋、鞣酸蛋白、鞣酸、药用炭、白陶土等吸附剂合用，因为活的乳酸杆菌被吸附剂所吸附，将妨碍乳酸杆菌的生长和繁殖，降低乳酶生的疗效，同时也影响吸附剂的吸附能力。

4）不宜与乐得胃同服：因乐得胃含有碱式硝酸铋，碱式硝酸铋的收敛性可影响乳酸杆菌的活性，使之作用降低。如必须合用，可在服乳酶生2~3小时后，再服乐得胃。

（6）枸橼酸铋钾

1）禁与酸性药同服：酸性药物（如维生素 C）能增加铋剂的溶解，易使吸收过度而中毒，故不宜合用。

2）禁与四环素类合用：因四环素类药物（如四环素、美他环素、多西环素等）能与枸橼酸铋钾生成整合物，减少吸收，降低疗效。

（7）硫糖铝不宜与含胃蛋白酶的制剂合用：硫糖铝可与含胃蛋白酶制剂（如多酶片、胃蛋白酶合剂等）中的胃蛋白酶络合而降低后者的疗效，而后者中的胃蛋白酶又可拮抗硫糖铝的作用，影响硫糖铝疗效的发挥。

（8）对胃黏膜有刺激作用的药物：许多内服药如阿司匹林、保泰松、吲哚美辛、磺胺嘧啶、复方新诺明、先锋霉素、洋地黄、氨茶碱、泼尼松、可的松等均有刺激胃黏膜的作用，甚至会引起胃黏膜糜烂出血，故忌用。

（9）大量祛寒药：大剂量使用祛寒药物，如干姜、附子、吴茱萸等，可造成胃火上炎而加重病情。

三、消化性溃疡

【概述】

消化性溃疡是指见于胃肠道与胃液接触部位的慢性溃疡，因溃疡形成与胃酸/胃蛋白酶的消化作用有关而得名。因为溃疡主要发生在胃与十二指肠（98%~99%），故又称胃与十二指肠溃疡。本病为常见多发病，总发病率约占人口的 10%~12%。可发生于任何年龄，但以青壮年为多；男性多于女性，二者之比约为 3:1。临床上以慢性周期性发作并有节律的上腹部疼痛为主要特点。若防治不当可引起大出血、胃穿孔或幽门梗阻等严重并发症。

1. 病因

（1）保护因素减弱：尽管胃液中的盐酸与胃蛋白酶对胃黏膜有自身消化作用，但胃黏膜对这种自身消化却有极强的保护作用，称之胃黏膜屏障。因此，一般情况下不容易被消化而形成胃溃疡。但胃黏膜屏障的保护作用减弱时，即使在正常胃酸情况下也容易形成胃溃疡。此外，如前列腺素等胃肠道激素对胃黏膜也有保护作用，分泌减少时也容易形成胃溃疡。

（2）药物：如阿司匹林、吲哚美辛（消炎痛）、保泰松及糖皮质激素已被列为致溃疡的物质。其中阿司匹林是最主要的致溃疡药物，许多解热镇痛药及治疗感冒的药物中均含有阿司匹林，长期大量服用，可引起胃溃疡。

（3）幽门螺杆菌（HP）感染：研究表明，消化性溃疡病史者 HP 阳性率为 53%，活动性胃溃疡与十二指肠球部溃疡 HP 阳性率分别为大于 70% 与 90%。并且大多数消化性溃疡者有 HP 相关性胃炎，十二指肠溃疡发生在常有 HP 感染的胃化生区，而根除 HP 与十二指肠溃疡缓解期延长有关。故认为 HP 在消化性溃疡，特别是十二指肠溃疡的发病中起重要作用。

（4）饮食因素：食物对胃黏膜可产生物理性或化学性的损害。据报道，在日本有一种泡菜能引起严重的胃窦炎，可能是胃溃疡的致病因素之一。经常嗜酒者易患本病。营养不良、暴饮暴食都可诱发胃溃疡。

（5）情绪因素：持续强烈的精神紧张和忧虑、沮丧等情绪，长期过度的脑力劳动，缺乏应有的调节与休息，对胃溃疡的发病和病情加重有一定影响。

（6）吸烟：吸烟作为胃溃疡形成的一个条件，可使已有溃疡加重，已为大多数人所接受。吸烟可使血管收缩，胃的保护能力变差。同时，烟碱、尼古丁等毒物进入唾液，这些均可导致胃溃疡。

（7）乙醇：40%以上的高浓度乙醇可引起肉眼和镜下胃黏膜损伤，包括糜烂、溃疡和出血。纯乙醇常用作为动物实验中致溃疡药品。口服50%的乙醇引起口腔的苦味、烧灼样感觉，类似对胃黏膜的作用。纯乙醇导致胃黏膜损伤的机制之一是由于乙醇引起胃黏膜血管收缩，从而引起血液淤滞和黏膜缺血。

（8）应激状态：Curling发现，严重烧伤可引起十二指肠溃疡，并常发生严重并发症。中枢神经系统受到创伤，进行手术或患有严重疾病（特别是昏迷时），患十二指肠溃疡的危险增加。实际上，应激状态可引发从糜烂到溃疡的一系列急性黏膜损伤，损伤的程度与应激的强度成正比。此外，呼吸衰竭、凝血障碍、休克、肾移植术、肾衰竭、肝衰竭和多器官衰竭等应激情况也可诱发应激性溃疡。说明应激是急性溃疡病的一个重要原因。

（9）胆汁：胃溃疡患者常有胃排空延缓和幽门括约肌功能失常。幽门松弛易致十二指肠胆汁反流增加。胆汁对胃黏膜的损伤，主要是由胆汁酸（胆盐）所致。已知胆酸盐为去污剂，反流的胆汁不但可溶解黏着于黏膜上的黏液，高浓度的胆酸盐、溶血卵磷脂还可对细胞膜产生毒性，直接损伤胃黏膜屏障，其结果可导致胃溃疡形成。

（10）某些疾病：如肺气肿的患者由于局部黏膜的抗酸能力降低而引起胃溃疡；胃泌素瘤由于分泌大量胃泌素刺激壁细胞，引起大量胃酸分泌而损伤胃黏膜，导致胃溃疡形成。

（11）遗传因素：胃溃疡患者的后代患溃疡病是一般人群的3倍，提示可能与遗传有关。O型血的人患溃疡病较多，据认为因在血液中可检测出抗分泌型免疫球蛋白A抗体，而导致溃疡发病率高。在胃溃疡中，尤其是男性的亲属中，其发病率高于一般人，有时可见一些家族中的几代人都有消化性溃疡，分居两地的双生子同患本病的事例也偶有发现，揭示本病可能与遗传有关。

（12）气候变化因素：胃溃疡的发作与天气变化有直接关系。当凉、气候变化时，往往会使胃溃疡复发或使原有胃溃疡加重。据来自华北891例统计报道，冬季发病者占42.8%，春季占25.8%，秋季占23.4%，夏季发病很少。可见胃溃疡的发病以冬、春季节较为多见，特别是在气候变化比较明显的秋冬和冬春之交。

（13）其他少见损伤因素

1）病毒感染：Colr等发现，十二指肠溃疡病患者的工型单纯疱疹病毒的抗体水平增高，在其迷走神经节中可发现潜伏的Ⅰ型单纯疱疹病毒。在部分溃疡病患者的溃疡边缘可检测到Ⅰ型单纯疱疹病毒。因此Ⅰ型单纯疱疹病毒可能与某些溃疡病的发生有关。此外，有人认为巨细胞病毒也与某些溃疡病的发生有关。

2）放射线：腹部接受大量放射治疗后，肠道可发生溃疡。近端十二指肠对放射线比较敏感，溃疡常发生于降部。

3）化学治疗：Shike等发现，在进行肝动脉插管持续滴注氟尿嘧啶治疗结肠癌肝转移患者中，很多人有腹痛的主诉，对他们进行内镜检查发现十二指肠溃疡、胃溃疡和幽门管溃疡。可能有部分化学治疗药物进入供应胃和十二指肠的动脉，但化学治疗药物引起溃疡发生的机制尚不清楚。

2. 临床表现

（1）一般症状：部分患者无典型表现的疼痛，而仅表现为无规律性的上腹隐痛或不适。具或不具典型疼痛者均可伴有反酸、嗳气、上腹胀等症状，以致不为患者所注意，而以出血、穿孔等并发症为首发症状。典型的消化性溃疡有如下临床特点：慢性过程，病史可达数年至数十年；周期性发作，发作与自发缓解相交替，发作期可为数周或数月，缓解期亦长短不一，短者数周、长者数年；发作常有季节性，多在秋冬或冬春之交发病，可因精神情绪不良或过劳而诱发；发作时上腹痛呈节律性，表现为空腹痛，即餐后2～4小时或（及）午夜痛，腹痛多为进食或服用抗酸药所缓解，典型节律性表现在十二指肠溃疡多见。

（2）典型症状：上腹痛为主要症状，性质多为灼痛，亦可为钝痛、胀痛、剧痛或饥饿样不适感。多位于中上腹，可偏右或偏左。一般为轻至中度持续性痛。疼痛常有如上述的典型节律性。腹痛多在进食或服用抗酸药后缓解。

（3）体征：溃疡活动时上腹部可有局限性轻压痛，缓解期无明显体征。

（4）特殊类型的消化性溃疡

1）复合溃疡：指胃和十二指肠同时发生的溃疡。十二指肠溃疡往往先于胃溃疡出现。幽门梗阻发生率较高。

2）幽门管溃疡：幽门管位于胃远端，与十二指肠交界，长约2cm。幽门管溃疡与十二指肠溃疡相似，胃酸分泌一般较高。幽门管溃疡上腹痛的节律性不明显，对药物治疗反应较差，呕吐较多见，较易发生幽门梗阻、出血和穿孔等并发症。

3）球后溃疡：溃疡大多发生在十二指肠球部，发生在球部远端的溃疡称球后溃疡，多发生在十二指肠乳头的近端。具有十二指肠溃疡的临床特点，但午夜痛及背部放射痛多见，对药物治疗反应较差，较易并发出血。

4）巨大溃疡：指直径 >2cm 的溃疡。对药物治疗反应较差、愈合时间较慢，易发生慢性穿透或穿孔。胃的巨大溃疡注意与恶性溃疡鉴别。

5）老年性消化性溃疡：近年老年人消化性溃疡的报道增多。临床表现多不典型，胃溃疡多位于胃体上部甚至胃底部，溃疡常较大，易误诊为胃癌。

6）无症状性溃疡：约15%的消化性溃疡患者可无症状，而以出血、穿孔等并发症为首发症状。可见于任何年龄，以老年人较多见；非甾体抗炎药引起的溃疡近半数无症状。

（5）并发症

1）出血：溃疡侵蚀周围血管可引起出血。出血是消化性溃疡最常见的并发症，也是上消化道大出血最常见的病因（约占所有病因的50%）。

2）穿孔：溃疡病灶向深部发展穿透浆膜层则并发穿孔。溃疡穿孔临床上可分为急性、亚急性和慢性3种类型，以第1种常见。急性穿孔的溃疡常位于十二指肠前壁或胃前壁，发生穿孔后胃肠的内容物漏入腹腔而引起急性腹膜炎。十二指肠或胃后壁的溃疡深至浆膜层时已与邻近的组织或器官发生粘连，穿孔时胃肠内容物不流入腹腔，称为慢性穿孔，又称为穿透性溃疡。这种穿透性溃疡改变了腹痛规律，变得顽固而持续，疼痛常放射至背部。邻近后壁的穿孔或游离穿孔较小，只引起局限性腹膜炎时称亚急性穿孔，症状较急性穿孔轻而体征较局限，且易漏诊。

3）幽门梗阻：主要是由十二指肠溃疡或幽门管溃疡引起。溃疡急性发作时可因炎症水肿和幽门部痉挛而引起暂时性梗阻，可随炎症的好转而缓解；慢性梗阻主要由于瘢痕收缩而呈持久性幽门梗阻。临床表现为餐后上腹饱胀、上腹疼痛加重，伴有恶心、呕吐，大量呕吐后症状可以改善，呕吐物含发酵酸性宿食。严重呕吐可致失水和低氯、低钾性碱中毒。可发生营养不良和体重减轻。体检可见胃型和胃蠕动波，清晨空腹时检查胃内有振水声。进一步做胃镜或X线钡剂检查可确诊。

4）癌变：少数胃溃疡可发生癌变，十二指肠溃疡则否。胃溃疡癌变发生于溃疡边缘，据报道癌变率为1%左右。长期慢性胃溃疡病史、年龄在45岁以上、溃疡顽固不愈者应提高警惕。对可疑癌变者，在胃镜下取多点活组织做病理检查；在积极治疗后复查胃镜，直到溃疡完全愈合。必要时定期随访复查。

3. 辅助检查

（1）胃镜检查：是确诊消化性溃疡首选的检查方法。胃镜检查不仅可对胃、十二指肠黏膜直接观察摄像，还可在直视下取活组织做病理学检查及幽门螺杆菌检测，因此胃镜检查对消化性溃疡的诊断及胃良、恶性溃疡鉴别诊断的准确性高于X线钡剂检查。

胃镜下消化性溃疡多呈圆形或椭圆形，也有呈线形，边缘光整，底部覆有灰黄色或灰白色渗出物，周围黏膜可有充血、水肿，可见皱襞向溃疡集中。胃镜下溃疡可分为活动期（A）、愈合期（H）和瘢痕期（S）3个病期，其中每个病期又可分为1和2两个阶段。

（2）X线钡剂检查：适于对胃镜检查有禁忌或不愿接受胃镜检查者。溃疡的X线征象有直接和间接两种：龛影是直接征象，对溃疡有确诊价值；局部压痛、十二指肠球部激惹和球部畸形，胃大弯侧痉挛性切迹均为间接征象，仅提示可能有溃疡。

（3）幽门螺杆菌检查：幽门螺杆菌检测应列为消化性溃疡诊断的常规检查项目，因为有无幽门螺杆菌感染决定治疗方案的选择。检测方法分为侵入性和非侵入性两大类。前者需通过胃镜检查取胃黏膜活组织进行检测，主要包括快速尿素酶试验、组织学检查和幽门螺杆菌培养；后者主要有^{13}C或^{14}C–尿素呼气试验、粪便幽门螺杆菌抗原检测及血清学检查（定性检测血清抗幽门螺杆菌免疫球蛋白G抗体）。

（4）胃液分析

1）胃液的采集方法：正确采集胃液对胃酸分析及进行胃液的多种检查极为重要。

①第一步：监测前 72 小时停用一切对胃酸有影响的药物，如制酸药、止酸药及刺激胃液分泌的药物。

②第二步：患者宜空腹 12 小时以上，在清晨空腹状态下采集胃液，环境宜安静，避免各种引起食欲的气味及食品的刺激，解除患者的精神紧张及压抑感。

③第三步：已插胃管的患者可采取坐位或左侧卧位，即插胃管患者自鼻孔插入胃内后可改为左侧卧位。调整胃管长度，一般先进入 60cm（距鼻口），可来回调整胃管，以达到管头部位于胃内最低部位，确定所放位置是否合理时，可做注水回收试验，即先抽空胃液，再从胃管内注入温生理盐水 20mL，若能回收 80% 以上（16mL），表示胃管所处位置适中，用胶布固定胃管。

④第四步：抽取全部胃液，记录其总量，并将部分胃液送检。

⑤第五步：根据检查需要，可每 10 ~ 15 分钟抽取 1 次胃液，分管放置，分别计量。

⑥第六步：注射各种刺激胃酸分泌的药物，进行胃液分析。

⑦第七步：检查结束后，拔出胃管，患者可正常进食、用药。

2）胃液的一般检查

①一般状况：胃液为五色透明的液体，其颜色常因含有黏液或混有血液、胆汁及食物残渣的成分而改变，胃液有一定的黏稠度。

②气味：正常胃液略带酸味。有腐败臭味时，应考虑有食物发酵，可能存在幽门狭窄，胃运动弛缓。胃癌患者，胃液可有恶臭，溃疡病出血后，胃液有血腥味；伴有肠梗阻或大肠癌时，可出现粪臭味。

③黏液：正常胃液中含少量黏液。

④血液：正常胃液内不含血性成分。各种原因引起的胃内少量出血，经胃酸作用，多呈咖啡色，如果管内抽出大量的鲜红色或暗红色血性物质，则说明有病理性出血，宜立即治疗。

⑤胆汁：胃液呈微黄或黄色，表明有胆汁自幽门或吻合逆流入胃，少量的胆汁可能与插管引起的恶心有关，如色泽较深，则要注意幽门关闭不全或十二指肠以下有梗阻造成的。

⑥食物残渣：正常人经几小时禁食，胃内不应有食物残渣。若胃内混有食物残渣，则说明胃排空障碍，可见于溃疡引起的幽门水肿，痉挛及瘢痕狭窄，或其他原因引起的胃排空不畅，这是一种病理现象。

⑦胃液的 pH 值：正常情况下其 pH 值在 1.6 ~ 2.0。

⑧24 小时胃液量：正常人空腹胃液量为 50 ~ 70mL。胃液量 <10mL，见于萎缩性胃炎、胃蠕动亢进。胃液量 >100mL，为胃液增多，主要原因为胃酸分泌过多，如十二指肠溃疡、溃疡病伴胃泌素瘤等，各种原因引起的胃排空障碍，见于胃蠕动功能减退，或幽门梗阻等。

（5）血清胃泌素测定：一般仅在疑有胃泌素瘤时作鉴别诊断之用。

（6）血液检查

1）溃疡病患者人血白蛋白可稍低于正常，提示溃疡底部渗出，应列为常规测定。

2）单纯性消化性溃疡的血常规无改变，当有并发症如大出血及幽门梗阻时，则有不同程度的贫血。

（7）粪便隐血：粪便隐血检查是确定患者有无消化道出血的简单易行的方法。一般认为，出血量在 6mL 左右，粪便隐血即为阳性；如出血量在 50～60mL，粪便呈柏油样；如出血量大，肠蠕动快，或胃结肠短路，此时可表现为暗红色血性大便。

进行粪便隐血检查前，应停用铁、铜、叶绿素、碘化物、溴化物及其衍生物，同时限制食用肉、肝、血、马铃薯、萝卜等食物 3 日，以免引起假阳性反应。近期用特殊试剂可区别动物血及人血，对检查前食肉者有帮助。

由于检查方法不同，消化性溃疡粪便隐血试验的阳性率亦有不同。一般活动性消化性溃疡的阳性率为 50% 左右，经积极内科治疗后，1～2 周转为阴性；胃溃疡如持续阳性，要考虑溃疡恶变。除消化性溃疡外，其他原因所致的消化道出血，粪便隐血试验均可阳性，胃癌的阳性率高达 80% 以上。

【饮食宜忌】

1. 饮食宜进

（1）饮食原则

1）食物应用采用少粗纤维或无粗纤维的品种，食物要煮烂，以防止粗纤维等食物机械性地刺激溃疡面，而使病进行性加重。睡觉前一个半小时可适量地进些细软的食物，可减少饥饿性疼痛，有利于睡眠。

2）掌握好饮食的温度，不能太冷和太烫。温度过高的食物，进入胃肠道以后，可能烫伤胃肠黏膜，并使血管过分扩张，从而使病情加重或出血。进食的食亦不能太冷，太冷可使胃黏膜的血管收缩，发生缺氧缺血。同时还会促使胃肠蠕动或出现痉挛，而引起胃肠疼痛。

3）饮食中增加一些易于消化的蛋白质和脂肪，因为蛋白质能与胃酸和胃蛋白酶相结合，使之失去"自我消化"的能力。溃疡患者多数有胃酸和蛋白酶增高，这些多余的胃酸和胃蛋白酶可以破坏本身的胃肠黏膜而患病。蛋白质能中和和消耗这两种物质。脂肪也有抑制胃酸分泌的作用。另外应选择一些富含维生素 B_1、维生素 A、维生素 C 的食物。在选择增加维生素 C 的食物时，因其食物如蔬菜、水果等品种含的纤维素较多，为了避免饮食中粗纤维过多，可取果汁、蔬菜汁加食品中，必要时可以用药物维生素 C 代替。另外，溃疡患者多数贫血，这种贫血可能与维生素 B_{12} 缺乏有关，因此溃疡患者的饮食中，还应增加富有维生素 B_{12} 的食物品种。

4）定时定量，少吃多餐，细嚼慢咽。少吃可以减少对胃液分泌的刺激，减轻胃肠负担。多餐一是可以保证饮食的营养充分，二是可以保证不断地有食物进入胃腔与胃酸结合，不至于出现空胃自相摩擦和"自我消化"的情况。细嚼慢咽有利于消化吸收。

5）溃疡患者的食物必须切碎煮烂。可选用蒸、煮、余、软烧、熘、焖等烹调方法，不宜用油煎、炸、爆炒、醋熘、冷拌等方法加工。因为用后者方法加工成的食物不易消化，在胃内停留时间较长，增加胃肠负担。

6）急性发作期（活动期）

①少量多餐：每隔 2~3 小时进一次餐，每日 6~7 次，使胃内经常有食物与胃液混合，从而减轻胃酸对溃疡面的腐蚀和胃的消化负担，每次少量进食，亦可防止胃膨胀导致溃疡面牵拉扩大，使愈合变慢。

②营养丰富：给予比平时营养价值高的饮食；适量增加脂肪、蛋白质和各种维生素并控制糖量。脂肪能降低大脑皮质的兴奋性，减少胃液分泌，减轻疼痛；蛋白质可减轻胃肠道代谢负担；丰富的维生素可促进溃疡面愈合。而糖含量增加则使大脑皮质兴奋性增强，胃液分泌增加。

③流质清淡：每日饮食须选用对胃肠分泌作用微弱，不含植物纤维的食物，如牛奶、蒸蛋、米汤、藕粉、果汁等。每日食盐不能超过 3g，过多则刺激胃液分泌，影响溃疡愈合。

7）缓解期：急性发作 7~10 日后胃痛等症状减轻，进入缓解期。此时可吃些"过渡性饮食"。主食可增加煮细面条、面片汤、苏打饼干、面包干等。副食须增加蛋白质含量，如蒸肉末等。饮食仍须少食多餐。

8）恢复期：此期病情稳定，基本恢复正常饮食。凡不含粗糙植物纤维，和对胃液分泌刺激作用微弱的各种食物均可食用。如西红柿、冬瓜、茄子、胡萝卜等。烹调方法仅限于蒸、煮、烩、禁用炸、煎、炒，以减少对胃的机械刺激。患者基本可恢复正常饮食量但每日进餐 4~5 次为好。

（2）饮食选择

1）在制作溃疡病的饮食时，应根据各人的不同病情，参照各种食物的营养成分，并考虑患者的饮食习惯、口味、嗜好，来配制溃疡患者的饮食。如果溃疡病急性发作或者并发溃疡出血，则必须注意考虑进少量流质饮食。可给予冷米汤、冷牛奶等温凉的流质食物，以中和胃酸，抑制胃饥饿性收缩，对止血有利。如发作和出血停止，可每日 6~7 餐。每日可安排 2 次牛奶。若患者对牛奶不习惯，或饮牛奶腹部胀气，则可用豆浆代替，或加米汤稀释。其他可给予豆浆、米汤、蒸蛋羹、稀藕粉、豆腐花等。在牛奶及豆浆中加少许蔗糖，可减少胃酸分泌。并注意咸甜相间隔，改变口味，保持好胃口。每日多次的进食内容及食量可如下安排：

第一次（上午 8：00 时许）：富强粉 250g，鸡蛋 50g，豆油 5g，盐 1g。

第二次（上午 10：00 时许）：嫩豆腐 250g，豆油 6g，盐 1g。

第三次（上午 12：00 时许）：米粉 15g，鸡蛋 50g，盐 1g。

第四次（下午 3：00 时许）：牛奶 250g，白糖 15g。

第五次（下午 5：00 时许）：米粉 20g，青菜汁 150g，盐 1g。

第六次（晚 7：00 时许）：鸡蛋 40g，盐 1g。

第七次（晚 9：00 时许）：牛奶 250g，蔗糖 15g。

2）无消化道出血，疼痛减轻，自觉症状缓解，食欲尚好的患者宜进食流质饮食，或细软易消化的少渣半流质饮食，如鸡蛋粥、肉末碎面条等，每日 6 餐，每餐主食 50g，加餐可用牛奶、蛋花汤等。此期以极细软易消化的食物为主，并注意适当增加营养，以免发生营养不良，影响溃疡面愈合。具体饮食安排考虑如下：

第一次（上午 8：00 时许）：藕粉 50g，猪瘦肉 30g，盐 1g。

第二次（上午 10：00 时许）：牛奶 250g，鸡蛋 40g，白糖 20g。

第三次（上午 12：00 时许）：挂面 60g，猪瘦肉 35g，豆油 6g，盐 1g。

第四次（下午 3：00 时许）：鸡肉 25g，麦淀粉 6g，苏打饼干 15g，盐 1g。

第五次（下午 5：00 时许）：粳米 60g，带鱼 50g，盐 1g。

第六次（晚 7：00 时许）：鸡蛋 50g，盐 1g。

第七次（晚 9：00 时许）：牛奶 250g，蛋糕 25g，白糖 20g。

3）病情稳定，自觉症状明显减轻或基本消失的患者还应选择细软易消化的食物，禁食含粗纤维多的蔬菜，避免过饱，防止腹胀。此期，患者每日可安排 6 餐进食，举例如下：

第一次（上午 8：00 时许）：粳米 70g，馒头 70g，肉松 15g。

第二次（上午 10：00 时许）：豆腐花 250g，豆油 5g，咸饼干 15g。

第三次（中午 12：30 时许）：粳米 50g，馒头 70g，青菜 60g，鱼 90g，豆油 10g，盐 3g。

第四次（下午 3：30 时许）：牛奶 250g，白糖 20g。

第五次（下午 5.30 时许）：挂面 100g，猪瘦肉 75g，青菜 100g，盐 2g。

第六次（晚 8：30 时许）：牛奶 250g，白糖 20g，蛋糕 75g。

4）病情稳定，溃疡基本愈合并逐渐康复的患者，主食量慢慢增加，除三餐主食外另增加两餐点心。此时仍不能进食油炸煎的食物及含纤维多的食物。其饮食治疗可参考如下食谱：

第一次（上午 8：00 时许）：粳米 50g，馒头 70g，鸡蛋 50g，豆油 5g，盐 2g。

第二次（上午 10：30 时许）：蛋糕 25g，牛奶 250g，白糖 20g。

第三次（中午 12：30 时许）：馒头 100g，花菜 120g，猪肝 75g，胡萝卜 60g，青鱼 75g，豆油 10g。

第四次（下午 4：50 时许）：豆浆 300g，白糖 20g，蛋糕 75g。

第五次（下午 6：30 时许）：粳米 100g，猪瘦肉 60g，豆腐 120g，鸡蛋 50g，豆油 10g，盐 2g。

以上食谱为成人 1 日的食量，可根据患者的体重、活动量大小、肥瘦情况适当调整。

（3）适宜胃溃疡患者的饮料

1）橘皮大枣茶：橘皮 10g，大枣 15g。将橘皮切丝，大枣炒焦，以上 2 味一同放入茶杯中，加入沸水冲泡。代茶频饮。具有理气调中，燥湿化痰的功效。适于胃溃疡。

2）半夏姜枣茶：法半夏 6g，生姜、大枣各 3g。将法半夏、生姜、大枣洗净，一同放入沙锅中，加水煎汤。代茶饮。具有温补脾胃，散寒止痛的功效。适于胃溃疡。

3）二花砂仁茶：玫瑰花、合欢花各5g，砂仁2g。春末夏初玫瑰花将开放时分批采摘，及时低温干燥。合欢花在每年6~7月份采摘花朵及花蕾，小火烘干备用。砂仁打碎。将玫瑰花、合欢花、砂仁同入有盖杯中，用沸水冲泡，加盖焖3分钟即成。每日1剂，当茶频频饮用，一般冲泡3~5次。具有疏肝理气，和胃消食的功效。适于肝郁气滞之胃溃疡。

4）银花茶：金银花10g，绿茶3g。将金银花去杂质，洗净切碎，与绿茶同放入杯中，滚水冲泡，加盖，焖15分钟即成。当茶频频饮用，一般可冲泡3~5次。具有清热解毒，凉胃生津的功效。适于胃中郁热之胃溃疡。

5）番茄土豆汁：番茄200g，土豆150g。土豆切块，加水300g煮30分钟，滤出清汁。将番茄洗净，榨成汁液。将以上汁液混匀当饮料饮用。具有健脾养胃的功效。适于胃溃疡。

6）胡萝卜卷心菜苹果汁：胡萝卜、卷心菜、苹果各500g，蜂蜜少许，凉开水适量。胡萝卜洗干净，去头尾，去皮，切成细块；苹果去皮，去核心，切成小块；卷心菜洗干净，切块。把胡萝卜、苹果、卷心菜3种用料放入搅打机中，搅打后过滤取汁。往果菜汁中加入蜂蜜，即成。当饮料饮用。具有健脾养胃的功效。适于胃溃疡、高血压等。

7）卷心菜橘子汁：卷心菜250g，橘子200g，柠檬50g，冰块2~3块。将卷心菜洗净，叶剥下，剁碎。若不习惯饮用生蔬菜汁，可将卷心菜用开水烫一下，再剁碎。橘子剥皮，撕开内膜，去核。将卷心菜、橘子放入捣碎机内，捣碎出汁。再用纱布过滤，注入放有冰块的杯中。直接将整片柠檬放入搅匀的果蔬汁中饮用。在盛有果蔬汁的杯内加入2~3块冰块，即可饮用。如酸味过重，可适量加，些糖或蜂蜜。当饮料饮用。具有补肾健胃的功效。适于胃溃疡、肾脏病。

8）卷心菜李子汁：卷心菜250g，李子200g，柠檬50g，冰块2~3块。卷心菜洗净，将叶剥下，剁碎。若不习惯饮用生蔬菜汁，可将卷心菜用开水烫一下，再剁碎。李子洗净，切成两半，去核。在玻璃杯中加入冰块。将卷心菜、李子、柠檬（连皮）放入家用捣碎机内，捣碎出汁。用纱布过滤，注入盛有冰块的杯中。柠檬也可连皮放入两层纱布中，挤出汁，也可直接将整片的柠檬放入搅匀的果蔬汁中饮用。若再加数滴白兰地酒，则别有风味。当饮料饮用。具有健脾益胃润肠的功效。适于胃溃疡、便秘。

9）卷心菜苹果胡萝卜汁：卷心菜200g，胡萝卜100g，苹果80g，柠檬100g，凉开水适量。把卷心菜、苹果、胡萝卜洗净。胡萝卜去皮，切成片；柠檬切片，用榨汁机榨取其果汁；苹果削皮，去蒂及核芯部分，切成适当大小块状。将胡萝卜，苹果和卷心菜一起放入榨汁机内压榨取汁，最后加入柠檬汁搅匀，倒入玻璃杯内加冰块当饮料饮用。具有健脾益胃的功效。适于胃溃疡。

10）荠菜胡萝卜汁：荠菜250g，胡萝卜150g，蜂蜜适量。将荠菜洗净，切碎；胡萝卜洗净，切小块，加适量的凉开水，一起放入榨汁机中，搅打成泥，过滤压榨出汁，倒入杯中。将蜂蜜加入杯中，调匀即可。当饮料饮用。具有止血降压，健脾养胃的功效。适于胃溃疡、高血压。

11）甜咸小白菜汁：小白菜 250g，精盐、白糖各适量。将小白菜洗净，切碎，以精盐少许腌拌 10 分钟，用洁净纱布绞成汁液，加白糖适量。每日 3 次，空腹饮用。具有凉血止血的功效。适于胃溃疡出血。

12）芜青叶苹果汁：芜青叶 200g，胡萝卜 400g，芹菜 200g，苹果 300g，蜂蜜适量。以上前 4 味洗净沥干，切碎入果汁机内榨汁，如太浓可酌加凉开水，汁中纤维太多可滤汁，然后兑入适量蜂蜜。每日 1 剂，分 2～3 次代茶饮用。具有和胃消食，止痛的功效。适于胃溃疡。

13）卷心菜香蕉胡萝卜汁：卷心菜 200g，胡萝卜 100g，香蕉 40g，橘子 80g，柠檬 50g。胡萝卜洗净切片；卷心菜洗净，一片片掰开；香蕉去皮，切成小段；柠檬、橘子去皮、核。将卷心菜、胡萝卜、香蕉、橘子、柠檬一起放入榨汁机内压榨取汁，最后倒入玻璃杯内，加入少许冰块。当饮料饮用。具有健脾养胃的功效。适于胃溃疡。

14）西瓜藤荷花饮：西瓜藤 100g，荷花 30g。将西瓜藤、荷花洗净，放入沙锅中，加适量水，煎汤取汁。每日 2 次，代茶饮。具有润肠止血的功效。适于胃溃疡。

15）苹果汁芍甘饮：苹果 2 个，藕 200g，白芍 10g，甘草 3g。将藕、苹果洗净，切碎绞取汁液；白芍、甘草一同放沙锅中，加水煎取汁液，两汁合并混匀即成。每日 1 剂，分 2～3 次饮用。具有养阴益胃，抑肝止痛的功效。适于胃溃疡。

16）橘皮生姜饮：橘皮 20g，生姜 5g。将橘皮洗净，生姜去皮后洗净，切成薄片，同入锅中，加适量水，用小火煎煮 30 分钟，去渣取汁即成。上、下午分次服。具有化痰止吐的功效。适于胃溃疡。

（4）适宜胃溃疡患者的主食

1）党参焦米粥：党参 25g，粳米 50g。将粳米淘洗干净，沥干，炒至焦黄；然后与党参一同加水 1000mL，煎至 500mL 即成。隔日 1 剂，可连续食用。具有补中益气，除烦渴，止泄泻的功效。适于慢性胃炎、胃溃疡等。

2）莼菜粥：莼菜 200g，粳米 100g，冰糖 20g。将莼菜洗净，用沸水烫一下，沥干。再将粳米淘洗干净，放入锅中，加 1500mL 水，置大火上烧开，转用小火熬煮成粥。再加入冰糖、莼菜，稍煮片刻即成。每日 1 剂，分数次食用。脾胃虚寒者不宜多食。具有厚肠胃，清热毒，消水肿的功效。适于胃溃疡。

3）黄鱼肉粥：黄鱼肉 150g，胡椒粉 2g，葱花、生姜末、精盐各 5g，味精 2g，火腿末 10g，猪油 15g，莼菜 50g，糯米 100g。黄鱼肉切成小丁块，莼菜用开水烫透，捞出放入碗中。糯米淘洗干净放入锅中，加 1000mL 水，置火上烧开，待米粒煮至开花时，放入黄鱼肉丁、味精、葱姜末、火腿末、猪油煮成粥。调入味精、胡椒粉拌匀，盛入莼菜碗内即成。每日 1 剂，分数次食用。具有开胃益气，明目安神的功效。适于胃溃疡。疮疡肿毒者慎食。

4）卷心菜虾米粥：卷心菜 200g，小虾米 25g，猪肉末 50g，精盐 5g，味精 1g，猪油 25g，糯米 100g。将糯米淘洗干净，用水浸泡。再将卷心菜清洗干净，切成细丝。炒锅内下猪油、猪肉末、小虾米、卷心菜丝煸炒片刻，加入精盐、味精，炒至入味盛入碗中。再将糯米下锅加水煮成粥，倒入炒好的菜料，稍煮即成。每日 1 剂，分数次食用。具有益肾填髓，健身提神，通经活络，散结止痛的功效。适于胃溃疡。

5）鲜藕粥：鲜藕 200g，糯米 100g，红糖适量。将鲜藕洗净，切成小块，与红糖和淘洗干净的糯米一同入锅，加水用大火烧开，再转用小火熬煮成稀粥。每日早晚分次食，温热食用。具有健脾开胃，养血止泻的功效。适于贫血、胃溃疡、慢性腹泻。

6）香菇火腿麦片粥：新鲜香菇 20g，冬笋 15g，熟火腿肉 30g，大枣 20 枚，麦片 30g，糯米 100g，鲜汤、黄酒、葱、生姜、精盐、香油各适量。将熟火腿肉、洗净的冬笋切成小碎丁。大枣洗净，剖开去核，切成枣肉丁。香菇洗净，撕碎。将糯米淘洗净，放入锅中，加适量鲜汤，大火煮沸后，加入火腿丁、冬笋丁、枣肉丁、香菇丝、麦片、黄酒、葱、生姜，用小火熬煮成稠粥，调入精盐、香油即成。每日早晚分次食。具有益气健脾，消炎养胃的功效。适于慢性胃炎、胃溃疡。

7）猴头菇粥：猴头菇 150g，粳米 100g，葱花、生姜末、精盐、味精各适量。将猴头菇用温开水泡发，去柄蒂，洗净，切碎，剁成糜糊状。粳米淘净后入锅，加水适量，先用大火煮沸，加猴头菇糜糊，改以小火煨煮成黏稠粥，粥成时加葱花、生姜末、精盐、味精，拌和均匀即成。每日早晚分次食。具有调补脾胃，促进食欲，防癌抗癌的功效。适于慢性胃炎、胃溃疡、胃窦炎。

8）桂花栗子粥：桂花卤 25g，栗子 50g，白糖、糯米各 100g。将栗子煮熟去壳，切碎成碎米状；再将糯米淘洗干净，放入锅中，加清水 1000mL 置火上烧开。加入栗子米一同煮成粥，再调入白糖、桂花卤，调匀稍煮即成。每日 1 剂，分数次食用。具有生津化痰，散寒暖胃，止痛的功效。适于胃溃疡。

9）桂圆莲子粥：桂圆 10g，莲子肉 15g，粳米 100g。将粳米淘洗干净，与去心莲子肉、桂圆肉同置锅中，加适量的水，大火煮沸，用小火炖煮成粥。每日 1 剂，分 2 次食用。具有补血益气的功效。适于胃溃疡。

10）栗子白及粥：白及粉 15g，栗子肉 50g，糯米 100g，大枣 5 个，蜂蜜适量。将栗子肉、糯米、大枣分别洗净与蜂蜜一同入锅，加水煮至粥将熟时，将白及粉加入粥中，改小火稍煮片刻，待粥汤黏稠即成。每日 2 剂，温热食用，10 日为 1 个疗程。具有补肺止血，养胃生肌的功效。适于胃溃疡。

11）参桂米饭：党参 20g，肉桂 2g，粳米 200g。将党参片用凉水浸泡 20 分钟后，加水煎煮 30 分钟。去渣留汁，兑入淘洗干净的粳米，加适量的水煮成软米饭。肉桂研成极细粉，兑入米饭中调匀即成。当正餐食用。具有健脾温胃散寒的功效。适于脾胃虚寒之胃溃疡。

12）桂花赤豆糕：糖桂花 2g，糯米粉、粳米粉各 500g，赤豆、白糖各 100g。赤豆洗净煮熟备用。把糯米粉、粳米粉、白糖倒在缸里，拌和取出 500g 用作面料，随后分次倒入清水，用双手拌至水全部吃尽，再把煮酥的赤豆倒入拌匀。取底部有孔眼的圆形木蒸桶一只，下面垫上一块纱布，把拌匀的糕料倒入，开着盖用旺火沸水蒸约 20 分钟，见蒸汽直冒，面上蒸粉呈五色时，再把少许用作面料的糕粉均匀撒在上面，加盖略焖片刻，即熟。取一只有活动衬笼的长方形木框，把蒸熟的糕倒入，用手散平，再用一块木板，把木框连同糕倒覆在板上，取去衬笼、木框，在蒸糕上撒上糖桂花，用刀切成方块即成。佐餐食用。具有补脾消瘀，养身健体的功效。适于胃下垂、胃溃疡等。

13）芸豆桂花糕：桂花3g，芸豆500g，大枣250g，红糖50g。将芸豆用水泡发后，放在锅内，加水适量，煮至熟烂，待冷，放在洁净的笼布里揉搓成泥备用。大枣洗净，水泡后去核，煮熟烂，趁热加红糖、桂花，拌至成泥，待冷备用。把芸豆泥摊在案板上，用铲或菜刀抹为约1cm厚的长片，上面再摊抹一层枣泥，纵向卷起，再用刀与糕条成垂直方向切成"回"字形糕块，整齐地码在盘中即成。佐餐食用。具有补脾消肿的功效。适于胃下垂、胃溃疡等。

（5）适宜胃溃疡患者的菜肴

1）白糖拌山楂藕丝：山楂糕50g，嫩藕250g，白糖30g，醋、味精各适量。将嫩藕洗净，去皮，切成丝，入沸水锅烫一下，捞出沥干水分。山楂糕切成丝。取盘将藕丝放入，山楂糕丝堆在藕丝上。白糖、醋、味精加适量水调成汁，浇在盘中即成。佐餐食用。具有活血化瘀，开胃消食的功效。适于胃溃疡、口腔炎、牙龈出血、鼻出血、慢性结肠炎等。

2）白汁鲍鱼：罐头鲍鱼400g，火腿片、冬笋片各100g，白菜心300g，番茄1个，生姜、葱、猪油、精盐、味精、胡椒粉、黄酒、湿淀粉、鲜汤各适量。将鲍鱼片成薄片。白菜心去筋洗净，入沸水锅中煮至半熟，捞入冷汤中浸泡待用。炒锅上火，放油烧至五成热，下生姜、葱炒香，加入鲜汤，待煮沸时，即捞出生姜、葱，下白菜心、冬笋片、火腿片、番茄片，加精盐、胡椒粉、黄酒。烧入味后，将白菜心拣入盘中垫底，其他配料则镶在菜心周围。锅，内下鲍鱼片烧约3分钟捞起，盖于菜上。汤内下湿淀粉成薄芡，待收汁时加味精推转，淋于鲍鱼上即成；佐餐食用。具有滋肾柔肝，清热除烦的功效。适于胃溃疡等。

3）鲍鱼烩鸡片：罐头鲍鱼、鸡脯肉各200g，胡萝卜、黄瓜皮各50g，鸡蛋2个，精盐、味精、胡椒粉、黄酒、葱、生姜、猪油、干淀粉、湿淀粉、鸡油各适量。将罐头鲍鱼开听倒入碗内，去掉花边和杂质，片成薄片，仍放原汁中泡上。鸡脯片成3cm长的薄片，装碗中，加黄酒、精盐、胡椒粉码味。鸡蛋清加干淀粉调成糊，拌匀鸡片。胡萝卜、黄瓜皮切花刀小片，用沸水烫熟。炒锅上火，放油烧至四成热，下鸡片用筷子拨散，刚熟时即起锅入碗，倒去余油，下葱、生姜炒出香味。加汤稍煮，拣去葱、生姜，加精盐、味精、胡椒粉，下鸡片稍烫，捞入盘中。再放鲍鱼同一部分原汁，加入萝卜、黄瓜皮调好味，下湿淀粉勾薄芡，加入少量鸡油，倒在鸡片上即成。佐餐食用。具有温中益气，补精添髓的功效。适于胃溃疡等。

4）姜丝鳝鱼：大鳝鱼500g，芽生姜150g，鸡蛋10只（取蛋清），黄酒、精盐、味精、酱油、淀粉、香油各适量。将鳝鱼宰杀，去头、内脏、骨、皮洗净切丝，放入碗内，加入精盐、味精、黄酒、淀粉、鸡蛋清上浆。芽生姜洗净，去外皮，切细丝，放入漏勺内，入沸水锅烫一会儿，倒入盘中。锅放清水烧沸，下鳝鱼丝，用筷子轻轻拨动，烧沸后捞出沥水，倒入生姜盘，浇上酱油、香油，吃时拌匀即成。佐餐食用。

具有补中益血，健胃止呕的功效；适于胃溃疡等。

5）四色虾仁：菜花 500g，熟胡萝卜 15g，鸡蛋 2 个，青豆 15g，植物油、笋汤、精盐、味精、黄酒、面粉、湿淀粉、香油各适量。将菜花洗净，用沸水烫至六成熟时，捞出控净水，冷却，切成 1.5cm 见方的丁。将熟胡萝卜去皮，切成 1.8cm 见方的丁。取一碗，放入清水适量，加入面粉、鸡蛋清、味精、精盐搅匀。炒锅上中火，加油烧至六成热，将菜花放入拌好的蛋粉糊中，挂糊后分散放入锅中，用手勺翻动几次，呈白玉色时捞起控油，即成素虾仁。炒锅内留底油少许，烧热后放入胡萝卜煸炒一下，随即加入黄酒、精盐、笋汤烧沸，再放入青豆、味精。用湿淀粉勾稀芡，下入炸好的素虾仁，颠翻几次，淋上香油即成。佐餐食用。具有健脾开胃的功效。适于胃溃疡等。

6）乌贼骨猪肚：鲜猪肚 500g，乌贼骨 20g，浙贝母 15g，乳香 10g。用适量面粉与猪肚反复干揉，至猪肚上的黏液全被粘去，然后用水冲洗干净；把猪肚与药物放在一起，加少许盐和适量凉水，用小火煎煮猪肚熟透为宜，再滤去药渣，将猪肚切碎放容器内备用。每日 2 次，每次食 50g 左右。3～5 日为 1 个疗程。佐餐食用。具有养胃消胀，愈合溃疡面的功效。适于胃溃疡等。

7）糖熘橘瓣：鲜橘子 250g，白糖 100g，湿淀粉、山楂糕各适量。将鲜橘子洗净，剥去外皮，撕去筋络，掰成瓣。山楂糕切成小象眼片，锅上火，加入清水、白糖煮沸，撇去浮沫，下橘瓣，用湿淀粉勾芡，撒上山楂糕片即成。当点心食用。具有开胃健脾，生津润肺的功效。适于胃溃疡、慢性胃炎、慢性支气管炎等。

8）炸豆沙香蕉：香蕉 400g，豆沙 250g，植物油 500g（实耗油约 50g），鸡蛋清、淀粉、白糖各适量。将香蕉洗净去皮，切成斜厚片，放入淀粉中滚动一下，使其粘匀淀粉。取部分香蕉片，抹上一层豆沙。将另一部分香蕉片，放在豆沙上，用手轻按，并将四周抹平，蘸上淀粉即成豆沙香蕉，将鸡蛋清放入汤盆，用筷搅匀，加入淀粉，再用筷子搅匀。炒锅上火，放油烧热，将豆沙香蕉裹匀蛋糊，投入锅中炸透，用漏勺捞出，沥去油放入盘中，撒上白糖即成。佐餐食用。具有养胃生津，润肠通便的功效。适于胃溃疡。

9）香蘑炖豆腐：香蘑 250g，豆腐 500g，精盐、味精、葱花、蒜片、猪油适量。将香蘑去杂，洗净，撕成条；豆腐切块，入沸水锅烫一下，捞出。净锅置火上，加油烧热，放入葱花、蒜片煸香，放入豆腐、香蘑、精盐和水适量，烧沸改用小火，炖至香蘑入味，撒上味精，出锅即成。佐餐食用。具有益气和中，生津润燥，凉血止血的功效。适于胃溃疡出血等。

10）妙醋熘卷心菜：卷心菜 200g，植物油、花椒、湿淀粉、精盐、醋各适量。卷心菜用菜梗，洗净后拍松切块。炒锅加油烧热，投入花椒，炒出香味后捞出，倒入卷心菜煸炒约 2 分钟，烧开后放醋、精盐，湿淀粉勾芡即成。佐餐食用。具有补肾健胃，降脂减肥的功效。适于胃溃疡、单纯性肥胖症。

11）腐竹菠菜：水发腐竹 150g，菠菜 300g，水发海米 20g，水发粉丝 30g，植物油、花椒、精盐、味精、生姜丝各适量。将腐竹洗净，放入沸水锅内稍煮，晾凉后切成 3cm 长的段。菠菜择洗干净，切成 4cm 长的段，入沸水中略烫后捞出，入冷水中过凉，捞出挤去水分。大碗中放入腐竹段、菠菜、海米、粉丝，再加入精盐、味精拌匀，撒入生姜丝。炒锅上中火，放油，烧至四成热时，下花椒炸至褐色、出香味后，将花椒弃掉，起锅将油浇在碗内腐竹上，用筷子拌匀，盛入盘中即成。佐餐食用。具有健脾开胃，补益肝肾的功效。适于贫血、慢性胃炎、慢性肝炎、脂肪肝、胃溃疡、习惯性便秘等。

12）苦瓜鸡片：苦瓜300g，鸡脯肉250g，植物油、黄酒、精盐、淀粉各适量。将苦瓜洗净，划开，挖去籽、瓤，切成薄片，用精盐腌过后在沸水内烫一烫，可使其苦味大减。将鸡脯肉切成薄片，用精盐、黄酒、淀粉调和搅匀。炒锅上火，放油烧热，先下苦瓜急炒至快熟后搁锅边，随后下鸡片急炒至熟，与苦瓜合拌，装盘即成。佐餐食用。具有清热解毒，补脾开胃的功效。适于胃溃疡、慢性胃炎、糖尿病。

13）菜花香菇：菜花300g，香菇50g，酱油、植物油、鲜汤、湿淀粉、精盐、味精、葱花、白糖、黄酒、花椒油各适量。将香菇用开水泡开，洗净泥沙，去掉硬蒂，切成片。菜花洗净，掰成小朵，用开水烫一下，捞出用冷水过凉，控净水。炒锅上大火，放油烧热，下入葱花炝锅，加入鲜汤、酱油、白糖、精盐、菜花、香菇，至汤沸后撇去浮沫，烧至入味，加入味精，然后用湿淀粉勾稀芡，淋入花椒油搅匀，出锅装盘即成。佐餐食用。具有补气强身，健脾养胃，防癌抗癌的功效。适于免疫功能低下、胃溃疡及多种癌症的防治。

14）大葱炒平菇：平菇500g，大葱50g，植物油30g，黄酒、酱油、香油、精盐、鲜汤、味精、葱花、生姜末、湿淀粉各适量。将平菇去根蒂，洗净，切成长5cm、宽2cm的长条，放入沸水中烫一下，捞出用冷水过凉，挤干水备用。大葱洗净，切成马蹄形片。炒锅上火，放油烧至五成热，下葱花、生姜末炝锅，煸炒出香味，加入平菇翻炒片刻，加黄酒、酱油、精盐、鲜汤，炒至汤汁将干时，放味精，用湿淀粉勾芡，淋上香油，出锅装盘即成。佐餐食用。具有散寒温胃的功效。适于胃和十二指肠溃疡、慢性胃炎、肝炎、高血压、高脂血症等。

（6）适宜胃溃疡患者的汤羹

1）黄芪猴头汤：猴头菇250g，黄芪50g，鸡肉500g，胡椒粉、生姜、葱白、黄酒、精盐、味精各适量。将猴头菇洗净，用温水泡发好，捞出，洗净，切片，发猴头的水用纱布过滤待用；将鸡肉洗净，剁块；把黄芪揩净，切片；再把鸡块、黄芪、生姜片、葱结、黄酒、发猴头的水滗少量清汤放入锅内，用旺火烧沸，后改用小火烧炖90分钟。下猴头菇片，再煮45分钟，加入精盐、味精和胡椒粉，盛入汤盆即成。佐餐食用。具有助消化，利五脏，补中益气，养血生津的功效。适于胃溃疡。

2）甘蓝海鲜汤：甘蓝150g，虾仁6g，水发鱿鱼丝10g，水发海参丝6g，香菜末、精盐、黄酒、香油各适量。将甘蓝洗净后切细丝。炒锅加鲜汤、精盐、黄酒烧沸，下入虾仁、鱿鱼丝、海参丝、甘蓝丝煮沸约5分钟，淋入香油，撒上香菜末即成。佐餐食用。具有补肾健胃，降脂减肥的功效。适于胃溃疡。

3）海带猴菇汤：猴头菇、海带各30g，葱、蒜、植物油、精盐、味精各适量。将海带用清水浸泡，洗去咸味，切成条状。取猴头菇洗净，温水泡开，切成块。然后一起投入锅内加水适量煮汤，汤沸后加入植物油，精盐、蒜、葱少量，再煮片刻后即可食之。佐餐用之。喝汤吃猴菇及海带。具有健脾消食，益五脏，软坚化痰，散结消瘿的功效。适于胃溃疡等。

4）橘皮生姜苏叶汤：橘皮 10g，生姜 3 片，紫苏叶 6g，红糖 10g。将以上 3 味，同入锅，加水煎汤，取汁加红糖即成。早晚餐分次食。具有化痰饮，止呕吐的功效。适于胃溃疡。

5）猴头芙蓉蛋汤：鲜猴头菇 250g，鸡蛋 5 个（取蛋清），豌豆苗 25g，黄酒、精盐、味精、湿淀粉、鲜汤各适量。将猴头菇去根，入沸水中略烫捞出，挤干水，顺毛批成片，放入碗内，加黄酒、味精、鲜汤 250g，上笼蒸烂，取出，留出，原汁，用洁净纱布吸干猴头菇片。在一只碗内放鸡蛋清 2 个、湿淀粉搅匀成糊，放入猴头菇片逐一挂糊，放入沸水锅中烫熟，捞出。将鸡蛋清 3 个打成泡沫状，加入鲜汤，入笼蒸熟取出，蒸时笼盖要半虚掩，以免鸡蛋清胀溢出碗。汤锅上大火，倒入鲜汤 500mL 烧沸，倒入蒸猴头菇的原汁，放入豌豆苗、猴头菇片、精盐、味精，舀入蒸透的芙蓉蛋，出锅，倒入大汤碗内即成。佐餐食用。具有补气养胃的功效。适于消化不良、胃溃疡、慢性胃炎、高血压等。

6）卷心菜面片汤：卷心菜 50g，水发黑木耳 6g，鸡蛋 1 个，小馄饨皮 50g，精盐、味精、香油各适量。将鸡蛋打入碗内搅匀。卷心菜洗净后切丝。黑木耳拣杂洗净。馄饨皮一切为二。锅放水烧沸，下馄饨皮、卷心菜丝、黑木耳，煮 5 分钟后倒入鸡蛋液，加精盐、味精，煮沸后淋入香油即成。佐餐食用。具有补肾健胃，降脂减肥的功效。适于单纯性肥胖、胃溃疡。

7）旱莲草大枣汤：鲜旱莲草 50g，大枣 10 枚。将旱莲草和大枣洗净，一同放入锅中；加适量的水，煨汤，熟后去渣即成。饮汤吃枣。具有滋补肝肾，养血止血的功效。适于胃溃疡。

8）桂花大枣羹：桂花 5g，大枣 250g，白糖 30g。将大枣洗净，用开水泡 2 小时，捞出，控干水。锅内添水，放白糖，烧开，撇去浮沫，大枣下锅，用中火煨，翻搅，待糖炒黏时，入桂花，装盘晾凉食用。佐餐食用。具有补脾和胃的功效。适于胃下垂、胃溃疡等。

9）蛇舌草猴菇乌鱼羹：白花蛇舌草 50g，干猴头菇 100g，砂仁 3g，乌鱼 1 条（约500g），葱、生姜、精盐、湿淀粉、食用碱各适量。将乌鱼剖杀，弃去头、鳞、鳃、内脏等，洗净，斜切成片，备用。猴头菇用热水泡软，捞出挤干，去除根蒂，再换热水泡发，加入适量碱，反复数次，直至菌体完全酥软，捞出。再用清水反复洗去碱，切成薄片，备用。白花蛇舌草洗净，砂仁洗净、砸碎，与葱、生姜同装入纱布袋，扎紧口。将以上各料同入沙锅，加清水适量，大火煮沸后，改用小火煨煮 50 分钟，捞出纱布袋，加入湿淀粉勾芡，呈稠黏之羹，加精盐后，再煮沸即成。佐餐食用。具有养阴清热，益脾健胃，护膜解毒的功效。适于胃溃疡。

10）莲子桂花羹：莲子 60g，桂花 2g，白糖适量。将莲子用清水浸泡 2 小时，去心，入沙锅中，加水煮 1 小时，至莲肉酥烂，加入桂花和白糖，再炖 5 分钟即成。每日晨起空腹食用，20 日为 1 个疗程。具有补心益脾，温中散寒，暖胃止痛的功效。适于胃溃疡。

11）荸荠山楂羹：山楂糕 150g，荸荠 5 个，白糖 30g，湿淀粉适量。将山楂糕碾成细泥。荸荠洗净，去皮后拍松，剁碎，放入碗中，用清水和匀。锅上火，加入清水，倒入白糖煮至溶化，用手勺撇去浮沫，再用湿淀粉勾流水芡；加入山楂糕泥、荸荠末并搅匀，出锅盛入大碗中即成。每日早晚分次食。具有健脾消食，活血化瘀，生津止渴的功效。适于胃溃疡、慢性萎缩性胃炎等。

12）莼菜羹：莼菜 250g，冬笋 25g，香菇 20g，榨菜 15g，香油、精盐各适量。将莼菜去杂物，洗净切段；冬笋、香菇、榨菜分别切丝；锅中放入鲜汤，烧沸加入冬笋丝、香菇丝、榨菜丝，同煮至沸，再加入莼菜，汤沸后加盐，出锅后淋上香油即成。佐餐食用。具有止呕、止泻痢、消炎解毒的功效。适于胃溃疡、胃痛、呕吐、高血压。

13）山药赤小豆羹：新鲜山药 300g，赤小豆 100g，湿淀粉、白糖、糖桂花各适量。将山药洗净，煮熟去皮，切粒，烧酥待用。赤豆洗净，烧酥，同熟山药放在一起，加入白糖，用湿淀粉勾芡后，撒上少许糖桂花即成。当点心食用。具有健脾养胃，利尿消肿，补脾养血的功效。适于胃溃疡、贫血。

（7）适宜胃溃疡患者的果蔬

1）甘蓝：亦称圆白菜，含有能治疗胃及十二指肠溃疡的维生素 U 样物。日本人常用圆白菜的浓汁内服，治疗溃疡病。

2）香蕉：英国科研人员在研究中发现，多吃未成熟的青香蕉，具有防治胃溃疡的作用。

3）猴头菇：猴头菇有促进胃溃疡愈合的作用，在临床上已得到验证。

2. 饮食禁忌

忌辛辣、刺激性食物，因可直接刺激溃疡面，诱发疼痛。同时，还会刺激胃黏膜，增加胃液的酸度，加重溃疡的发作。

【药物宜忌】

1. 西医治疗

（1）西药治疗

1）抑酸药

①H_2受体阻滞剂：是常用的控制胃酸分泌的药物。因胃酸的分泌与组胺有关，因此常采用组胺受体（H_2受体）阻滞药以减少胃酸的分泌，促进溃疡的愈合。此类常用药物有西咪替丁、雷尼替丁、法莫替丁、尼扎替丁。

a. 西咪替丁：每片剂量 0.2g、0.8g，胶囊剂量为 0.8g。每次 0.2g，口服，每日 3 次，临睡前加服 0.4g，以增强抑酸的效果。

b. 雷尼替丁：片剂、胶囊剂量 0.15g。每次 0.15g，口服，每日 2 次。

c. 法莫替丁：每片剂量 10mg。每次 20mg，口服，每日 2 次。

d. 尼扎替丁：每片剂量 0.15g。每次 0.15g，口服，每日 2 次。

以上 4 种药物的抑酸效果：西咪替丁 < 雷尼替丁 < 尼扎替丁 < 法莫替丁。口服后均能很好地吸收，药物作用在 1～3 小时达高峰。服药后胃内 pH 值上升至 4 左右，能较好地促进溃疡的愈合。应用 H$_2$ 受体阻滞剂后，十二指肠溃疡在 4～6 周愈合，胃溃疡在 8～12 周愈合，大多数患者在用药 1～2 周后症状消失。

H$_2$ 受体阻滞剂停药后胃酸分泌很快恢复至原来水平，多数患者约在 1 年内溃疡复发，继续维持服药可防止复发。一般每晚服用雷尼替丁 0.15g，或法莫替丁 20mg，或尼扎替丁 0.15g，均可降低溃疡的复发率至 20% 左右。

H$_2$ 受体阻滞剂均经肝脏代谢，通过肾脏排出体外，对有严重肝肾功能不良者，如慢性肝炎、慢性肾炎、肝硬化、肾衰竭等，应适当降低用量，老年患者的肾脏清除肌酐能力下降，需酌情减少用量。

H$_2$ 受体阻滞剂的不良反应一般为乏力、头痛、嗜睡和腹泻。部分患者可导致丙氨酸氨基转移酶升高，肾脏排泄肌酐功能下降，但均可在停药后恢复正常；偶可引起心动过缓。西咪替丁因可拮抗雄激素，可导致男性乳房发育和阳痿，极少数老年人和肝肾功能不良者可导致精神错乱。

②质子泵阻滞药：质子泵阻滞药的作用机制是阻断胃酸分泌的最后环节，其抑酸作用远较 H$_2$ 受体阻滞剂强。此类常用药物有奥美拉唑、兰索拉唑、泮托拉唑及雷贝拉唑。此类药物抑酸作用强大，作用时间长，可在 1～3 日控制症状，并使溃疡很快愈合。服药 4 周后，溃疡的愈合率达 90% 以上，6～8 周几乎完全愈合。不良反应偶有轻度头痛、恶心、腹泻、便秘、胃肠胀气、皮疹等。对肝肾功能不良者要注意定期检查肝肾功能。

a. 奥美拉唑：每片剂量 10mg、20mg，胶囊剂量为 20mg。每次 20mg，口服，每日 2 次。

b. 兰索拉唑：每片剂量 15mg、30mg，胶囊剂量为 30mg。每次 30mg，口服，每日 2 次。

c. 泮托拉唑：每片剂量 30mg。每次 30mg，口服，每日 2 次。

d. 雷贝拉唑：每片剂量 10mg。每次 10mg，口服，每日 2 次。

2）制酸药：制酸药是以往应用较为广泛的治疗消化性溃疡的药物，但近 20 年来由于新的有效药物不断出现，应用已较以往有所减少。水溶性的碳酸氢钠、碳酸钙已废弃不用。

①胶体铝镁合剂：每次 15～30mL，口服，每日 3 次。

②氢氧化铝：每次 15～30mL，口服，每日 3 次。市售品种有氢氧化铝混悬液，长期便秘、肾功能不全者慎用。本品应避免与地高辛、华法林、双香豆素、奎宁、奎尼丁、普萘洛尔、异烟肼、巴比妥、维生素类、吲哚美辛等同时使用。

③铝碳酸镁：每片剂量 0.5g。每次 1.0g，口服，每日 3～4 次。此类药物偶见恶心、腹泻、便秘、舌苔厚及粪便变黑褐色等不良反应。其中铝、镁等的吸收量虽较少，但有蓄积作用，应避免长期服用造成中毒。对便秘、肾功能不全者慎用。本品能影响其他药物的吸收，因此如合并应用其他药物时，应在此药应用前后 1 小时服用。

3）胃黏膜保护药

①铋剂：此类药物能在酸性胃液中与溃疡面渗出的蛋白质结合，形成一层保护膜覆盖溃疡面，防止胃酸侵袭，同时也能促进溃疡面的修复，还具有杀灭幽门螺杆菌的作用。对便秘、肾功能不全者慎用。

a. 枸橼酸铋钾：片剂为 120mg，冲剂、胶囊为 110mg。每次 110～120mg，每日 4 次，餐前 30 分钟或睡前服用。

b. 果胶铋：每片剂量 50mg。每次 150mg，每日 4 次，餐前 30 分钟或睡前服用。

②硫糖铝：每片或胶囊或混悬液剂量为 0.5g。每次 1.0g，每日 3 次，饭前半小时服用。硫糖铝以便秘常见，偶可见口干、恶心等不良反应。对便秘、肾功能不全者慎用，避免与多酶片合用。

③前列腺素：此类药物能促进胃黏膜上皮修复，加强胃黏膜屏障，特别能减轻非甾体抗炎药对胃黏膜的损伤作用，但对溃疡的愈合率较 H_2 受体阻滞剂低。此类药物的不良反应为腹绞痛与腹泻。因可致子宫收缩，故孕妇禁用。

a. 米索前列醇：每片剂量为 200μg。每次 200μg，口服，每日 4 次。

b. 恩前列素：每片剂量为 35μg。每次 35μg，口服，每日 2 次。

④麦滋林–S：能直接作用于炎症表面，促进组织修复，加快溃疡愈合。每包剂量 0.67g。每次 0.67g，每日 3 次，餐后 2 小时服用。偶见恶心、腹泻、便秘等不良反应。

4）杀灭幽门螺杆菌药：幽门螺杆菌是十二指肠溃疡的主要病因，亦是胃溃疡的重要病因，两者的幽门螺杆菌感染率分别达 80%～100% 与 70%～80%。根除幽门螺杆菌的患者溃疡愈合率高，未根除者溃疡愈合率低。同时，根除幽门螺杆菌治疗后溃疡的复发率大大降低，未根除者复发率仍较高。根除幽门螺杆菌的方案一般分为两大类；一类为质子泵阻滞药，加 2 种抗生素的方法；另一类为铋剂，加 2 种抗生素的方法。治疗的疗程一般为 7～14 日。

①治疗幽门螺杆菌的抗生素

a. 克拉霉素：每片剂量为 0.125g、0.25g。每次 0.5g，口服，每日 2 次。不良反应为恶心、呕吐、食欲不振、头痛、眩晕等。

b. 阿莫西林：胶囊。每粒剂量为 0.25g。每次 1.0g，口服，每日 2 次。

c. 甲硝唑片：每片剂量为 0.2g。每次 0.4g，口服，每日 2 次。不良反应为恶心、呕吐、食欲不振、头痛、眩晕，偶有感觉异常、肢体麻木等。

d. 呋喃唑酮片：每片剂量为 0.1g。每次 0.1g，口服，每日 2 次。不良反应较多，常见恶心、呕吐、食欲不振，部分表现为周围神经炎。

②三联疗法举例：奥美拉唑 20mg + 阿莫西林 1.0g + 克拉霉素 0.5g，口服，每日 2 次，疗程 1 周；奥美拉唑 20mg + 阿莫西林 1.0g + 呋喃唑酮 0.1g，口服，每日 2 次，疗程 1 周；枸橼酸酸铋钾 240mg + 克拉霉素 0.5g + 呋喃唑酮 0.1g，口服，每日 2 次，疗程 1 周。

上述质子泵阻滞药或铋剂加 2 种抗生素根除幽门螺杆菌的三联疗法，根除成功率在 60%～90%。对初治失败的幽门螺杆菌感染者，应选用敏感抗生素治疗，必要时采

用质子泵阻滞药 + 铋剂 + 2 种抗生素的四联疗法进行治疗。

（2）并发症治疗

1）上消化道出血：消化性溃疡并发的出血，应视出血量的多少，积极采取相应的措施进行治疗。内科治疗的原则和方法主要以下几种。

①一般治疗：绝对卧床休息，保持安静，加强护理并严密监测生命体征，注意病情变化。有呕血时应禁食。出现烦躁不安时，可给予镇静药，如地西泮（安定）每次 5~10mg，口服；严重者每次 10mg，肌内注射。或苯巴比妥等。

②抗休克：出现出血性休克者应积极抗休克治疗。迅速建立静脉通道，补充血容量，尽早尽快输入足量全血。在无全血时，可用生理盐水、林格液、右旋糖酐或其他血浆代用品，开始宜快，必要时加压输注，输液量应为失血量的 3~4 倍。

③止血药物的应用：根据给药途径不同可分为口服或经胃管、内镜局部给药和经肌内、静脉全身给药两类。常用的局部给药措施有：去甲肾上腺素 8mg，加入 100mL 的冰盐水中，分次口服或经胃管注入，2~4 小时 1 次；1‰肾上腺素溶液或 5%~10% 的孟氏液 30~50mL，经内镜局部喷洒给药；凝血酶 2000~20 000U，溶于适量生理盐水，口服或经胃管注入，或经内镜局部喷洒；出血量不大时，可口服云南白药 0.25~0.5g，每日 4 次。全身给药的方法包括氨甲苯酸、酚磺乙胺、维生素 K_1、巴曲酶等肌内注射或静脉滴注。

④抗酸治疗：应用抑酸分泌的药物，可降低胃内酸度，降低胃蛋白酶活性，增强血小板的凝聚性，促进血液凝固，防止血块溶解，达到止血和防止再出血的目的。大出血时可用雷尼替丁 300mg，静脉滴注。奥美拉唑 40mg，静脉注射，每日 1~2 次；或首次 40mg，静脉注射，后以 40~80mg，静脉滴注，效果更佳；小量出血可常规剂量口服。

2）溃疡穿孔：急性、小的溃疡穿孔可内科治疗。

①禁食、监测生命体征、密切观察病情变化：诊断明确者，应尽快止痛，常用哌替啶 100mg，肌内注射；吗啡 10mg，皮下注射。

②持续胃肠减压及抗酸治疗，以减少胃、十二指肠分泌，阻止其继续流入腹腔。

③纠正水、电解质及酸碱失衡，防止中毒性休克。

④多采用广谱抗生素，以防止腹腔感染。大的穿孔或出现中毒性休克，在积极抗休克、扩充血容量的基础上，应尽快手术治疗；慢性穿孔多需外科手术治疗。

3）幽门梗阻：幽门梗阻的主要表现是胃潴留，内科治疗的原则和方法如下。

①胃肠减压和抗酸治疗：减少胃内潴留、抑制胃液分泌，促使溃疡迅速消肿、愈合，可使约 50% 以上的功能性梗阻解除。

②纠正水、电解质及酸碱平衡紊乱：每日补充的液体量应参考尿量、胃肠减压抽出的胃液量进行计算。

③营养支持：约 50% 的患者经上述治疗 3~7 日无效，这时应考虑内镜下气囊或水囊扩张术，或外科手术治疗。

（3）手术治疗：本病如果并发消化道出血、器质性幽门梗阻、穿孔、癌变时需行手术治疗。手术方式有多种，以胃部分切除术为主。近年来，用选择性迷走神经切除术是一进展。

（4）内镜介入治疗：主要用于顽固性消化性溃疡。治疗前胃溃疡患者均需做常规活检。治疗方法有：内镜下直接清创，内镜下直接喷药，内镜下局部药物注射，内镜下激光照射。

2. 中医治疗

（1）辨证治疗

1）肝胃不和型

主症：胃脘胀满，攻撑作痛，牵及两胁，嗳气频繁，每因恼怒或情绪波动而疼痛加重，舌苔薄白或薄黄，脉弦。

治法：疏肝理气，和胃止痛。

方药：柴胡疏肝散加减。柴胡 10g，白芍 15g，香附、广木香、陈皮、延胡索、川楝子、甘松、枳壳、甘草各 10g。

加减：胃部发凉，喜热饮者，加吴茱萸、干姜，以温中散寒；胃中灼热，苔黄者，加黄连、栀子，以轻降胃火；伴吐酸者加海螵蛸、浙贝母、煅瓦楞子，以制酸和胃；嗳气频繁者，加沉香、白豆蔻、紫苏子或代赭石，以顺气降逆；嗳腐、苔厚腻者，加神曲、麦芽、半夏、茯苓，以消食和胃，舌质偏红，有阴虚倾向者，去香附、木香，加石斛、麦冬、郁金等，以滋养胃阴、疏肝。

用法：水煎服，每日 1 剂。

2）脾胃虚寒型

主症：胃脘隐痛，喜暖喜按，绵绵不断，遇凉痛甚，每于受凉、劳累后疼痛发作，空腹痛甚，得食立减，反吐清水，纳差，神疲乏力，四肢不温，大便溏薄，舌淡苔白，脉细弱。

治法：温中健脾，和胃止痛。

方药：黄芪建中汤合良附丸加减。黄芪 30g，桂枝 10g，白芍 20g，高良姜 10g，香附 10g，党参 15g，白术 12g，茯苓 15g，广木香 10g，煅瓦楞子 30g，炙甘草 10g，生姜 10g，大枣 12g。

加减：泛吐清水者，加半夏、陈皮、干姜，温胃化饮；反酸者，加吴茱萸、海螵蛸、益智仁，温中制酸；大便隐血阳性者，加炮姜炭、白及、伏龙肝、仙鹤草，以温中止血。

用法：水煎服，每日 1 剂。

3）胃阴亏虚型

主症：胃脘隐痛或灼痛，午后尤甚，嘈杂心烦，口燥咽干，纳呆食少，大便干结或干涩不畅，舌质红，舌苔少或剥脱，或干而少津，脉细数。

治法：益胃养阴。

方药：一贯煎加味。沙参 15g，麦冬 12g，当归 10g，生地黄 18g，川楝子 10g，枸杞子 12g，白芍 15g，石斛 15g，玉竹 15g，佛手 10g，生麦芽 30g，甘草 6g。

加减：胃脘灼热疼痛，吞酸嘈杂者，可配用左金丸；舌质暗有瘀点者，加丹参、延胡索、赤芍、桃仁等，以化瘀止痛；气阴两虚，兼神疲乏力者，加黄芪、太子参、山药，以健脾益气；大便干结者，加重生地黄用量，并加瓜蒌、火麻仁、紫菀，以润肠通便。

用法：水煎服，每日1剂。

4）瘀血停滞型

主症：胃脘疼痛有定处，如针刺或刀割，痛而拒按，食后痛甚，或见呕血、黑粪，舌质紫暗，或见痕斑，脉弦或沉涩。

治法：活血化瘀，通络止痛。

方药：失笑散合丹参饮加味。丹参24g，檀香10g，砂仁6g，生蒲黄10g，五灵脂10g，当归12g，白芍12g，赤芍12g，党参15g，香附10g，延胡索10g，海螵蛸30g，三七粉（冲）6g，甘草6g。

加减：疼痛较剧者，加九香虫、大黄，以化瘀定痛；兼气滞者，加柴胡、枳壳，以疏肝理气止痛；血瘀日久，正气渐耗者，加黄芪、白术，以益气健脾；兼呕血、黑粪者，加白及粉、藕节、云南白药，以化瘀止血。

用法：水煎服，每日1剂。

5）湿热壅阻型

主症：胃脘热痛，胸腹痞满，口苦口黏，头痛重着，纳呆嘈杂，肛门灼热，大便不爽，小便不利，舌苔黄腻，脉滑数。

治法：清化湿热，理气和胃。

方药：连朴饮合半夏泻心汤加减。黄连6g，厚朴10g，栀子10g，清半夏10g，藿香15g，干姜3g，黄芩10g。

加减：热象较重，大便秘结者，加大黄，以清热泻火，通便导滞，偏湿者，加薏苡仁、佩兰、荷叶，以增强芳香化湿之力，湿热化燥；热迫血行者，加犀角粉、生地黄、牡丹皮、大黄、三七粉等，以清热养阴，凉血止血；若脘痞较重，伴嗳腐吞酸者，为湿热兼有食滞，宜加槟榔、焦山楂、焦神曲、焦麦芽，以消食化积，通降胃腑。

用法：水煎服，每日1剂。

6）肝胃郁热型

主症：胃脘灼热疼痛，痛窜两胁，每因恼怒加重，面红目赤，口干口苦，舌红苔黄而干，脉弦滑数。

治法：泻肝降火，和胃止痛。

方药：化肝煎加减。陈皮9g，青皮9g，牡丹皮12g，白芍18g，栀子12g，浙贝母9g，泽泻12g，黄连12g，吴茱萸6g。

加减：如两胁疼痛较重者，宜加川楝子，以利气止痛；大便秘结，心烦头痛者，加大黄以通腑泄热；如舌红少津，有热伤阴液趋向者，加生地黄、玄参、麦冬等。

用法：水煎服，每日1剂。

（2）验方

1）侧柏叶、白及各 12g。每日 1 剂，水煎分 2 次服。

2）海螵蛸、浙贝母各等量。共研末，每次 6g，开水冲服，每日 3 次。

3）蒲公英、海螵蛸各 30g，枯矾 9g。水煎服，每日 1 剂。

4）黄芪、党参各 15g，血竭 3g，乳香、没药各 10g，白及 20g，象皮粉（代、单煮成糊状）6g。水煎服，每日 1 剂。

5）砂仁、茯苓、党参各 12g，白术 10g，陈皮、甘草各 6g，制半夏 9g，海螵蛸 15g，蒲公英 20g，煅瓦楞子、煅牡蛎各 30g。每日 1 剂，水煎分 3 次服。

6）延胡索、海螵蛸、半夏各 100g，制香附 200g。共研为细末，每次 10g，沸水冲服，每日 3 次，10 日为 1 个疗程。

3. 药物禁忌

（1）碳酸氢钠（重碳酸钠，酸式碳酸钠，重曹，小苏打）

1）碳酸锂：摄入钠（碳酸氢钠或食盐）降低锂盐作用；限钠饮食可引起血清锂浓度升高，增加锂盐作用。

2）去甲肾上腺素：在碳酸氢钠溶液中降效。

3）胃蛋白酶合剂，维生素 C 等酸性药物：与碳酸氢钠联用，各自降低疗效。

4）水杨酸钠：碳酸氢钠可减轻水杨酸的胃刺激性，延缓吸收并增加排泄。

5）氨基比林：碳酸氢钠加速氨基比林变质反应，故不能联用于配制复方制剂。

6）本品与下列药物同瓶静脉滴注可能产生沉淀或分解反应：重酒石酸间羟胺、庆大霉素、四环素、肾上腺素、多巴酚丁胺、苯妥英钠，钙盐等。

7）四环素：碳酸氢钠可降低四环素溶解和减少口服吸收，但也有人认为不受影响。

8）氨基糖苷类抗生素：大部分经肾脏排出，肾功能减退时，血清半衰期延长，与碳酸氢钠联用时必须减少用量，否则易引起毒性反应。碳酸氢钠碱化尿液，可使链霉素排泄缓慢，抗菌作用增强。

9）青霉素类：服用碳酸氢钠，可使口服青霉素经消化道的吸收受阻，疗效降低。青霉素类抗生素在碳酸氢钠溶液中可失效。

10）氟喹诺酮类：抗酸剂能明显降低氟喹诺酮类药物的胃肠吸收，此作用以环丙沙星最明显，其生物活性可被抑制 91%。尽管临床报道有环丙沙星与抗酸剂联用治愈泌尿系统感染的例子，但目前多数学者主张两药尽量避免联用。

11）苯丙胺：碳酸氢钠碱化尿，可减少苯丙胺排泄（尿 pH8.0 时，苯丙胺在 24 小时仅排出 2.9%），增加毒副作用。

12）强心苷：大剂量应用碳酸氢钠，增加糖原沉积使血钾浓度降低，易诱发强心苷中毒；两药联用时应充分补钾。

13）酚磺乙胺：在碱性溶液中变色（氧化反应），并降低止血效力（如加入维生素 C，既可防止变色、又能保持止血效力）。

14）氨茶碱：碳酸氢钠碱化尿，可降低氨茶碱排泄，提高其血药浓度。

15）口服抗酸药可阻碍下列药物吸收，并延缓其药效出现时间：地高辛、巴比妥类、苯妥英钠、氯丙嗪、四环素类抗生素、异烟肼、氯氮䓬、吲哚美辛、呋喃妥因、磺胺药物、普萘洛尔、奎宁、奎尼丁、口服抗凝剂。

16）酸性中药及中成药：与碱性药同服可降低药效。

17）含铅中药及中成药：碱化尿可促进铅排泄，但两类药物不宜同时服用。

18）法莫替丁，西咪替丁：抗酸剂可降低西咪替丁生物利用度，降低血药浓度33.4%；亦降低法莫替丁的吸收，降低生物利用度和血药浓度。抗酸剂可保护胃黏膜屏障；机制不是中和胃酸，而主要是促进前列腺素生物合成，改变前列腺素代谢产物类型及其他机制。

19）丹参片：可与抗酸药形成螯合物，降低生物利用度和疗效。

20）保和丸，酸性中药：与抗酸剂合服降低疗效。

21）四季青片：可使碳酸氢钠分解失效。

22）食物：抗酸药不宜与咖啡、酒类或辛辣食物联用。

23）虎杖：与碳酸氢钠同服可降低疗效。

（2）氢氧化铝

1）四环素类抗生素：可与本品铝离子形成络合物而影响其吸收，故不宜联用。

2）本品可通过多种机制干扰地高辛、华法林、双香豆素、奎宁、氯丙嗪、普萘洛尔（心得安）、吲哚美辛、异烟肼、铁盐、维生素及巴比妥类的吸收或消除，使上述药物的疗效受到影响，故应尽量避免同时服用。可在服用其他药1~3小时后再服用氢氧化铝。

3）别嘌醇：透析患者服用别嘌醇和氢氧化铝（5~7g/d）血清尿酸急剧上升，这可能与铝制剂减少别嘌醇吸收有关。

4）枸橼酸盐：与铝制剂同服有特殊危险，可使血清中铝含量急剧上升。

（3）胶体次枸橼酸铋（枸橼酸铋钾，三钾二枸橼酸铋，铋诺，德诺）

1）乳酶生：铋剂可减低乳酸杆菌活力，降低乳酶生的疗效，两药不宜联用。

2）红管药片：所含槲皮素可与铋离子形成螯合物，降低铋剂的疗效。

3）香连丸：碱式碳酸铋可降低香连丸的抗菌作用。

4）抗酸剂：服药前和后半小时内不可喝牛奶、抗酸剂和其他碱性药物及含碳酸饮料如啤酒等。

（4）硫糖铝（胃溃宁）

1）苯妥英钠：硫糖铝可使苯妥英钠吸收减少7%~20%，服药相隔2小时可避免相互作用。

2）胃蛋白酶：硫糖铝可吸附蛋白酶，并抑制其活性。不宜与多酶片联用，因可降低疗效。

3）三环类抗抑郁药：硫糖铝可使阿米替林吸收明显减少。

4）强心苷：硫糖铝可使地高辛吸收略有减少。

5）华法林：硫糖铝可使其抗凝作用下降。

6）氨茶碱：硫糖铝可使茶碱缓释剂吸收降低 50%（减少吸收）。

7）喹诺酮类药物：硫糖铝可减少环丙沙星和诺氟沙星吸收，间隔 2 小时服药影响较小。

8）四环素类抗生素：硫糖铝可减少其吸收。

9）脂溶性维生素（A、D、E、K）：硫糖铝可干扰其吸收，长期用药可发生维生素缺乏症。

10）西咪替丁：可能降低硫糖铝的疗效。

（5）西咪替丁（甲氰咪胍，甲氰咪胺，泰胃美）

1）氢氧化铝凝胶：可使西咪替丁生物利用度从 82% 降至 55%，两药应间隔 1 小时以上服用。

2）氯霉素：与西咪替于联用加重骨髓抑制和铁利用障碍。

3）酮康唑：西咪替丁可使其血药浓度下降 20%，生物利用度下降 65%。同服一些酸性饮料，可避免此种相互作用。

4）氨茶碱：西咪替丁抑制其代谢和清除，降低清除率 20%~30%，升高其血药浓度，两药联用可导致严重毒副作用。

5）吗啡、哌替啶、美沙酮、利多卡因：西咪替丁可使其血药浓度升高，引起呼吸抑制、精神紊乱、定向力丧失等不良反应，联用时应减少阿片制剂用量。

6）咖啡因：西咪替丁可使其血药浓度升高 70%。

7）甲氧氯普胺（灭吐灵）：可使西咪替丁生物利用度由 80% 下降至 63%，联用时需增加西咪替丁用量。

8）乳酶生：可降低西咪替丁疗效（产酸作用减少吸收 20%~30%）。

9）β受体阻滞剂：与西咪替丁联用易致心动过缓或心力衰竭。西咪替丁可使普萘洛尔药浓度增加 3~6 倍。

10）钙拮抗剂：西咪替丁可使其消除率下降，联用时硝苯地平应减量 40%。地尔硫䓬应减 30%~35%。

11）抗高血压药：西咪替丁可抵消可乐亭、喷托铵、胍乙啶及米诺地尔等药物的降压作用。

12）多巴胺：与西咪替丁联用可致室上性心动过速。

13）卡托普利：与西咪替丁联用时中枢神经系统反应增强，有导致精神病的报道。

14）抗癫痫药：西咪替丁可抑制苯妥英钠、卡马西平等药物代谢，增加血药浓度；如需联用应减少抗癫痫药用量和监测血药浓度。

15）糖皮质激素：西咪替丁可降低激素排泄，使其血药浓度升高 75%，副作用增多。

16）三环类抗抑郁药：西咪替丁可使丙咪嗪和地昔帕明血药浓度升高；联用时，三环类抗抑郁药应减量。

17）苯二氮䓬类：西咪替丁可降低地西泮、去甲基安定和氯氮䓬等药物的肝代谢，使其血药浓度升高 1~2 倍，镇静作用增强；但对奥沙西泮和劳拉西泮无影响。地西泮与西咪替丁同服有引起心源性昏厥的报道。

18）铁剂：西咪替丁可减少铁吸收。

19）氯丙嗪：西咪替丁可使其清除率降低 60%，药效增强，催眠时间延长 1 倍以上，并可引起过度镇静和呼吸抑制。

20）普鲁卡因胺：西咪替丁可使其清除率降低，半衰期延长。

21）乙酰丙嗪：西咪替丁可使其清除率降低 1 倍，半衰期明显延长。

22）酰胺咪唑：西咪替丁可使其血药浓度升高。

23）胰岛素：西咪替丁可使血糖升高，联用时应酌情增加胰岛素用量。

24）口服避孕药：西咪替丁可使其作用增强，并增加液体潴留、致血栓及糖尿等副作用。

25）华法林：与西咪替丁联用时抗凝作用增强。

26）氨基糖苷类抗生素：与西咪替丁皆有神经肌肉接头阻断作用，联用可导致呼吸抑制或呼吸停止。这种作用不被新斯的明所对抗，只能被氯化钙所对抗。

27）美法仑：西咪替丁可使口服美法仑生物利用度降低约 30%。

28）苯巴比妥：可加速西咪替丁的代谢。

29）强心苷：西咪替丁可使强心苷血药浓度升高，联用时易发生强心苷中毒反应。

30）阿司匹林：西咪替丁可使阿司匹林对胃刺激作用减轻，增加吸收，药效和副作用均增加。

31）吲哚美辛：西咪替丁可防治吲哚美辛所致胃出血，但减少吸收和降低药效。

32）四环素类抗生素：西咪替丁可使其吸收降低，减低药效；但糖浆剂不受影响。

33）抗酸剂：可使西咪替丁生物利用度降低，血药浓度下降 33%，联用应间隔1~2 小时服用。

34）阿托品类：与西咪替丁联用可降低疗效，增加毒性反应；但可能有益于治疗十二指肠溃疡和卓 - 艾综合征。

35）异丙嗪：与西咪替丁联用可加重心绞痛、间歇性跛行等不良反应。

36）毒扁豆碱：可消除西咪替丁的神经毒性症状。

37）抗结核药：与西咪替丁联用有引起肝性脑病死亡的病例报道。

38）美托洛尔：西咪替丁可提高美托洛尔的血药浓度，有肝损害者须慎用。

39）胺碘酮：西咪替丁可使胺碘酮血药浓度升高 38%，但有时无改变，个体差异较大。

40）维拉帕米：西咪替丁可抑制维拉帕米代谢，使其生物利用度由 26.3% ±16.8% 提高到 49.3% ±23.6%，使血药浓度升高，两药联用时应谨慎。两药联用有引起左心功能不全的病例报道。

41）利多卡因：西咪替丁可使利多卡因血药浓度增加、半衰期延长、清除率降低。静脉注射西咪替丁时不会出现这种情况。

42）不可配伍药物：氨茶碱，巴比妥类药物。

43）富含酪胺食物：服用西咪替丁期间，进食富含酪胺食物可发生剧烈头痛和高血压反应。酪胺食物包括香蕉、鱼子酱、干酪、腊肠、腌青鱼、香肠、鸡肝、牛肝、橘子等。

（6）雷尼替丁（呋喃硝胺，甲硝呋胍，胃安太定，善胃得）

1）苯妥英钠：与雷尼替丁联用，苯妥英血药浓度升高，停用雷尼替丁后，则迅速下降。

2）普鲁卡因胺：雷尼替丁可降低普鲁卡因胺的清除率。

3）普萘洛尔，利多卡因：雷尼替丁可减少肝脏血流量，因而使受肝血流影响较大的药物普萘洛尔、利多卡因等代谢受影响，可延缓这些药物的作用。

4）雷尼替丁与其他药物间的相互作用与西咪替丁不同。雷尼替丁无酶促作用，对于依赖细胞色素氧化酶 P450 消除的药物，可使其清除率下降，如可使苯妥英的血药浓度上升。但与此不一致的是，雷尼替丁可使茶碱的清除率增加。

（7）奥美拉唑（洛赛克，渥米哌唑，奥克，沃必唑）

1）苯二氮䓬类药物：应用三唑仑、劳拉西泮或氟西泮期间，给予奥美拉唑（20mg/d）可致步态紊乱，停用一种药即可恢复正常。服用奥美拉唑 1 周后，可使单剂量静脉注射地西泮的清除率降低 54%（代谢酶抑制）。

2）苯妥英钠：奥美拉唑使其血药浓度、药峰浓度和清除半衰期略有增高和延长，大剂量奥美拉唑（40mg/d）可抑制苯妥英代谢，使其清除率明显下降（酶抑作用）。静脉注射苯妥英的清除率减少 15%，半衰期增加 45%。

3）钙拮抗剂：与奥美拉唑联用，两药体内消除率均有所减慢，但无临床意义。

4）泼尼松：奥美拉唑抑制其转化为活性形式，降低药效（雷尼替丁无此作用）。

5）环孢素：奥美拉唑可影响其血药浓度（升高或降低），机制不明。

6）戒酒硫：与奥美拉唑联用时可出现神志错乱、定向障碍、肌僵直和牙关紧闭等不良反应。

7）四环素、氨苄西林、酮康唑：奥美拉唑造成胃内碱性环境（pH8.0 左右），使四环素不易吸收，氨苄西林和酮康唑吸收亦减少，血药浓度下降。

8）铁剂：奥美拉唑的抑酸作用影响铁剂吸收。

9）中枢神经系统药物：奥美拉唑可显著延长戊巴比妥引起的催眠；但对氟哌啶醇引起的强直性昏厥和吗啡引起的镇痛作用均无影响。

10）华法林：奥美拉唑可增强其抗凝作用；两药联用后华法林的平均血浆浓度增加 9.5%，对其药效的影响不大。

11）吲哚美辛：可延缓溃疡愈合，抑制前列腺素合成；奥美拉唑可逆转吲哚美辛的这种作用。

12）地高辛：奥美拉唑可增加地高辛口服吸收，两药联用应注意地高辛的给药剂量并监测其血药浓度，以免导致地高辛发生毒副作用。机制：奥美拉唑显著抑制胃酸分泌改变胃内 pH，从而可能影响其他药物的吸收。

13）枸橼酸铋钾：铋的吸收依赖于胃内 pH 值，奥美拉唑可增加枸橼酸铋钾中铋的生物利用度。

14）地西泮：奥美拉唑可使白种人受试者的地西泮清除率降低38%±4.4%，而中国人受试者仅降低20.7%±7.3%。奥美拉唑对地西泮代谢的抑制程度取决于血药浓度的高低，也取决于种族差异。机制：奥美拉唑能诱导细胞色素P450-1A（CYPⅠA）。

15）茶碱：奥美拉唑可使茶碱的清除率增加11%，这与奥美拉唑血药浓度正相关。

16）咖啡因；奥美拉唑对咖啡因代谢的影响取决于其剂量和代谢的遗传特性。

17）口服抗凝药（双香豆素、华法林等）：奥美拉唑可延长其半衰期，增强其抗凝作用（抑酶作用）。

18）硝苯地平：受奥美拉唑抑酶作用影响，半衰期延长，药理作用增强，联用时应减量。

19）缓释制剂：受奥美拉唑影响改变胃内pH值，缓释及控释系统可受到破坏，药物溶出加快。

20）甲安定：与奥美拉唑联用，地西泮消除率下降50%，血药浓度升高。

21）奥美拉唑可降低下列药物吸收：氨苄西林、铁剂、维生素B_{12}。奥美拉唑可使地高辛吸收增加（胃内水解减慢），联用时应监测血药浓度。

22）奥美拉唑对肝微粒体细胞色素P450氧化酶活性具有不同程度的抑制作用，可降低香豆素类抗凝药、地西泮、苯妥英钠、氨基比林、安替比林等在肝脏的代谢，使其清除率降低、半衰期延长。

（8）胃蛋白酶

1）中性、碱性或强酸性溶液：胃蛋白酶活性较弱，在弱酸性介质中（含0.2%~0.4%盐酸）消化力最强。碱性药物可使胃蛋白酶灭活。

2）颠茄合剂：抑制胃酸分泌，可降低胃蛋白酶生物活性。

3）氯丙嗪：胃蛋白酶可降低氯丙嗪效应（吸附作用降低吸收）。

4）胃得乐：含碱性药物，可降低胃蛋白酶活力。

5）生大黄：可抑制胃蛋白活性。

6）含生物碱中药（麻黄、延胡索、槟榔、黄连、黄柏、川乌、附子等及其中成药）：可与消化酶（包括淀粉酶、胃蛋白酶、多酶片等）产生沉淀，降低酶活性。

7）含鞣质中药（虎杖、地榆、重楼、荆芥、牡丹皮、白芍、锁阳、五倍子、石榴皮、诃子、大黄等及其中成药）：可吸附或络合消化酶制剂，使其生物利用度降低。

8）含苷类中药（杏仁、桂枝、远志、白芥子、三七等及其中成药）：可使消化酶制剂分解失效。

9）炭类中药：可吸附消化酶制剂，降低其生物利用度。

10）含金属盐类中药（雄黄、六神丸、牛黄解毒丸、小儿神应丸、解毒消炎丸等）：均可影响消化酶活性。

11）小儿百寿丹：主要成分为朱砂、牛黄、木香、山楂、神曲等。朱砂主成分为硫化汞，可抑制胃蛋白酶活性，两药不宜联用。

（9）干酵母（食母生）

1）磺胺类药物：酵母含有对氨苯甲酸，可与磺胺类药物发生竞争性拮抗而影响疗效，故不宜同服。

2）呋喃唑酮（痢特灵）：酵母可减轻呋喃唑酮的胃肠道副作用。呋喃类抗菌药物及抗生素与酵母联用，一般不会降低制菌效应。但呋喃唑酮有单胺氧化酶抑制作用与酵母联用可致血压升高。

3）单胺氧化酶抑制剂：与酵母联用可发生酪胺蓄积反应，发生高血压危象等。

4）碱性中药：可中和胃酸及抑制胃酸分泌，联用时降低酵母的药效。

5）异烟肼：具有单胺氧化酶抑制作用，酵母内含有酪胺，两药联用可引起血压升高。

（10）乳酶生（表飞鸣）

1）氨基酸，干酵母：与乳酶生联用，可增强药效。

2）鞣酸蛋白，铋剂，活性炭，酊剂：可抑制、吸附或杀灭乳酸杆菌、降低乳酶生药效。

3）抗菌药物（磺胺类、小檗碱、呋喃唑酮、红霉素、氯霉素、吡哌酸类及广谱抗生素）：可使乳酶生失活降低药效，两药应间隔 2～3 小时分别服用。

4）含生物碱中药：包括黄芩、黄柏、金银花、大黄、连翘等广泛抗菌药，可降低乳酸菌活性。

5）十灰散：吸附作用可降低乳酶生活性。

6）乙醇、药酒：可杀灭乳酸菌，降低乳酶生药效。

（11）卡尼汀（康胃素、卡尼汀）匹美西林（匹美青霉素）：长期用药可发生肌无力等，给予卡尼汀可使症状消失。

（12）西沙必利（普瑞博思）

1）苯二氮䓬类、乙醇：与西沙必利联用时镇静作用可增加。西沙必利可增加地西泮和乙醇的吸收速率，可能暂时性加强镇静作用。

2）抗胆碱药：可阻断西沙必利对胃肠道动力的大部分效应。

3）对于服用排钾利尿剂及紧急使用胰岛素的患者，应禁用西沙必利，必须联用时可以从小剂量开始。

4）西咪替丁：可增加血清西沙必利峰浓度达 22%（可能是酶抑制作用），同时西咪替丁的生物利用度降低 17%。西沙必利增加雷尼替丁的吸收速率，但减少本身的吸收。

5）抗凝血药：西沙必利能轻度加强醋硝香豆素的抗凝作用。但是对华法林无影响。接受抗凝剂的患者，应检查凝血酶原时间，酌情调整抗凝剂用量。

6）强心苷：西沙必利可轻度降低地高辛吸收，使血药峰浓度降低 12%～13%，通常无临床意义。

7）西沙必利禁忌与某些抗心律失常药，抗抑郁药（包括阿米替林）、抗精神病药、抗组胺药阿司咪唑、抗菌药司帕沙星以及治疗尿失禁药特罗地林等联用。

8）西沙必利可影响下列药物的血药浓度：①吗啡：联用时吗啡的血药浓度升高，少数病例发生急性胰腺炎，停药多恢复正常；②对乙酰氨基酚（扑热息痛）：肌内注射西沙必利可逆转吗啡诱导的延缓对乙酰氨基酚吸收，直肠用药则无影响；③地西泮：静脉注射西沙必利增加胃液排空，使地西泮的吸收平均增加 17.6%；④环孢素：西沙必利使环孢素吸收增加，血药浓度升高。西沙必利与某些抗生素和蛋白酶抑制剂联用可诱发严重心血管不良反应，心律失常可致死；⑤左旋多巴：西沙必利增加左旋多巴峰浓度和降峰值时间；⑥丙吡胺：西沙必利可明显增加丙吡胺的血药浓度，但对半衰期无明显影响。

9）下列药物可改变西沙必利的药动学：①抗真菌药：酮康唑可抑制西沙必利代谢，使其血药浓度升高，伊康唑和咪康唑也可显著抑制西沙必利代谢，氟康唑的作用较弱，均不宜联用；②抗生素：醋竹桃霉素、红霉素和罗红霉素可抑制西沙必利代谢。

10）阿托品：可逆转西沙必利引起的原发性肠蠕动增加作用，西沙必利的胃肠促动力作用能被阿托品完全拮抗，故两药不宜联用。

（13）胃仙 – U、惠加强 – G、乐得胃：不宜食高脂肪、豆类及刺激性食物。高脂肪，如肥肉、油炸食物；豆类，如豆芽、豆腐及刺激性食物，如辣椒、咖啡、酒等。因可影响以上三药的疗效，增加其不良反应。

（14）甘珀酸：忌与螺内酯合用。合用影响甘珀酸的抗溃疡疗效。

（15）刺激胃黏膜的药物：阿司匹林、保泰松、利血平、降压灵、肾上腺皮质激素等对胃黏膜有刺激作用，服后可引起组胺释放，毛细血管扩张，局部瘀血，血清蛋白渗出，蛋白酶分泌增加而造成胃黏膜的损害。

（16）酸性药物：酸性药物可刺激胃黏膜而使胃溃疡不易恢复。

（17）保和丸等助消化的中成药：中成药保和丸等能使抗酸西药胃得乐、复方氢氧化铝等药效降低。同时，还能促进胃液分泌，使胃酸度增加，致溃疡病症状加重。

四、胃癌

【概述】

胃癌居我国恶性肿瘤之首位，占消化道肿瘤的 50% ~60%。我国是胃癌高发地区，发病率高于欧美，平均年死亡率 16/10 万，男女发病之比为 （1.5~4）∶1，70% 的病例发生于 40~60 岁。近年来，胃癌的发病率有增加的趋势。

1. 病因

目前病因尚未完全明了。环境因素、饮食结构、化学致癌物、幽门螺杆菌感染、胃癌癌前病变及遗传因素等，对胃癌的发病均有一定影响。

（1）环境因素：我国各地区胃癌发病有差异，高发区青海死亡率达 40.62/10 万，而低发区广西死亡率仅 5.16/10 万，相差 7.9 倍。高发区的土壤、地质及水文与胃癌发病有关，我国高发区以变质岩、火山岩为主；低发区以石灰岩为主。土壤中锌与铜的含量比例与胃癌的发病也有关，生活在低锌、低硒、高铜地区或第三系地层露出地区的居民，胃癌发病率较高。此外，火山岩中含有3，4－苯并芘，泥岩中含有机氮等亚硝酸胺类化合物前体，这可能是形成我国胃癌高发区的原因之一。另外，高发区的移民移居低发区，生活环境改变，其后代胃癌发病率降低，也说明环境因素与胃癌发病有关。

（2）化学因素：研究表明，亚硝酸胺类化合物与胃癌发病密切相关，我国胃癌高发区水源、粮食、蔬菜中硝酸盐含量及高发区居民胃液中的亚硝酸盐的含量明显高于低发区，慢性萎缩性胃炎患者胃液中亚硝酸盐含量及其还原菌的检出率明显增高。实验证明，亚硝酸胺在胃内不需要活化即可在接触部位诱发癌变。多环芳烃类化合物主要是3，4－苯并芘，是一种强致癌物，广泛存在于煤焦油、沥青、煤炭及烟熏食物（如熏羊肉、熏鱼等）中。

（3）食物因素：流行病学调查发现，常食咸鱼、咸菜者患胃癌的相对危险性比不吃者增高5~10倍。福建居民常吃的鱼露和甘肃居民常吃的酸菜中均找到了致癌的N－亚硝基胺。

（4）幽门螺杆菌感染：流行病学资料显示，幽门螺杆菌感染率与胃癌呈平行关系，幽门螺杆菌感染者发生胃癌的相对危险性升高2.8~6.0倍。临床病理学发现，幽门螺杆菌感染与非贲门部高分化腺癌关系密切，与弥漫性癌也有关系。国际癌症研究机构已将幽门螺杆菌列为Ⅰ类致癌因子。目前认为，慢性萎缩性胃炎可发展成异型增生，进而发生癌变，癌变的发生是随慢性胃炎进行性发展的一个多步骤、多因素过程，幽门螺杆菌是胃癌发生的一个重要危险因素。

（5）遗传因素：有家族肿瘤、家族胃癌史者胃癌发病率较高，胃癌患者亲属中胃癌发病率比正常人群高4倍，胃癌可发生于同卵孪生儿，说明胃癌与遗传有密切关系。

（6）胃癌癌前状态和癌前病变：胃癌很少直接从正常胃黏膜上皮发生，而多数发生于已有病理变化的黏膜上。1978年，世界卫生组织关于"胃癌前变化"的专家会议指出，它包括癌前状态和癌前病变两个方面，胃癌前状态即指胃癌前期疾病，如慢性萎缩性胃炎、胃溃疡、残胃炎及肥厚性胃炎等，这些良性胃病均有较多机会发生胃癌。

1）慢性萎缩性胃炎与胃癌发病率之间呈平行关系，慢性萎缩性胃炎发生胃癌的发病率最高可达10%，慢性萎缩性胃炎伴恶性贫血者约有10%发生胃癌，为正常人的5~10倍；慢性萎缩性胃炎常伴有肠上皮化生，发生率约为65.5%，随年龄增长肠上皮化生比例增加，其中不完全型结肠化生与肠型胃癌的发生有密切关系。胃癌前病变指萎缩性胃炎伴有胃黏膜不典型（异型）增生，而萎缩性胃炎伴有胃黏膜不典型增生的癌变率为4%~19%，重度不典型增生应作为手术指征。国际胃肠病理学家把不典型增生称为"一种明确的上皮肿瘤性增生变化"，指出真性的不典型增生已属于肿瘤性增生范畴。癌前病变的病理分型可分为腺瘤型、隐窝型、再生型、球样及囊状异型增生。

2）胃息肉分为增生型、炎性息肉及腺瘤性息肉。腺瘤性息肉占胃息肉的10%~25%，常伴有不典型增生，癌变率高，可达49%~77.1%，其中尤以乳头状腺瘤癌变率最高。

3）胃溃疡可发生癌变，癌变率为1%~5%。胃溃疡周边组织中慢性萎缩性胃炎，常伴有肠上皮化生及伴胃食管反流者，发生癌变的几率较多。

4）残胃癌变的发生率为 1%～5.5%。原因可能是术后低酸或无酸状态及胆汁、肠液及胰液反流，引起残胃萎缩性胃炎，胃黏膜进行性萎缩，并伴有幽门腺或肠上皮化生及不典型增生，构成癌变的基础；胃窦切除，胃酸减低，排空障碍，形成一个中性偏碱性的特殊环境，利于亚硝胺类化合和各种细菌过度生长，也是残胃癌变的重要原因。

5）胃黏膜巨大皱襞症，也称肥厚性胃炎，其特征是胃黏膜表面小凹上皮细胞增生，黏膜皱襞粗大而隆起，临床可出现贫血、水肿和低蛋白血症，此病可发生癌变。

2. 临床表现

（1）症状：早期胃癌多无症状，或者仅有一些非特异性消化道症状，因此仅凭临床症状，诊断早期胃癌十分困难。

进展期胃癌最早出现的症状是上腹痛，常同时伴有纳差，厌食，体重减轻。腹痛可急可缓，开始仅为上腹饱胀不适，餐后更甚，继之有隐痛不适，偶呈节律性溃疡样疼痛，但这种疼痛不能被进食或服用制酸药缓解。患者常有早饱感及软弱无力。早饱感是指患者虽有饥饿感，但稍一进食即感饱胀不适。早饱感或呕吐是胃壁受累的表现，皮革胃或部分梗阻时这种症状尤为突出。

胃癌发生并发症或转移时可出现一些特殊症状，贲门癌累及食管下段时可出现吞咽困难。并发幽门梗阻时可有恶心、呕吐，溃疡型胃癌出血时可引起呕血或黑粪，继之出现贫血。胃癌转移至肝脏可引起右上腹痛、黄疸和（或）发热，转移至肺可引起咳嗽、呃逆、咯血，累及胸膜可产生胸腔积液而发生呼吸困难；肿瘤侵及胰腺时，可出现背部放射性疼痛。

（2）体征：早期胃癌无明显体征，进展期在上腹部可扪及肿块，有压痛。肿块多位于上腹偏右相当于胃窦处。如肿瘤转移至肝脏可致肝大及出现黄疸，甚至出现腹水；腹膜有转移时也可发生腹水，移动性浊音阳性，侵犯门静脉或脾静脉时有脾脏增大；有远处淋巴结转移时可扪及魏尔啸（Virchow）淋巴结，质硬不活动。肛门指检在直肠膀胱凹陷可扪及一板样肿块。

一些胃癌患者可以出现副癌综合征，包括反复发作的表浅性血栓静脉炎及过度色素沉着、黑棘皮症，皮肤褶皱处有过度色素沉着，尤其是双腋下；皮肌炎、膜性肾病，以及累及感觉和运动通路的神经肌肉病变等。

3. 辅助检查

（1）血常规：常有红细胞及血红蛋白降低，呈小细胞低血红蛋白性贫血。白细胞一般正常，晚期常升高，甚至出现类白血病样反应。血沉增快。

（2）大便隐血试验：持续阳性对胃癌诊断有一定意义。胃癌患者 80%～90% 可出现阳性。

（3）胃液分析：55%～70% 的胃癌患者胃酸缺乏，其余病例胃酸正常或偏高。胃酸低的程度常与胃癌的体积大小及部位有关，体积越大，低酸或无酸倾向越大，息肉样型胃癌及胃底贲门癌比幽门部胃癌更低。

（4）肿瘤标志物：癌胚抗原、甲胎蛋白、CA19-9等肿瘤标志物在胃癌患者中均有不同程度表达，但特异性差。当血液或胃液中肿瘤标志物呈阳性，则多已为进展期，因此这些肿瘤标志物无助于早期胃癌的诊断。乙酰半乳糖胺转移酶3在高分化癌的表达率为76%，在低分化癌仅为8%，黏膜内癌和黏膜下癌的表达率分别为26%和48%，提示乙酰半乳糖胺转移酶3与胃癌的早期浸润和转移有关，可能成为新的早期胃癌标志物。γ-谷氨酸转肽酶在胃癌、大肠癌、胃黏膜不典型增生和肠上皮化生组织中可为阳性，故γ-谷氨酸转肽酶阳性可作为胃肠道恶性病变早期的怀疑指标。目前，还未发现针对早期胃癌的特异性肿瘤标志物。

（5）基因检测：现已发现与早期胃癌发生相关的基因有 ras、p53、c-myc、p16等。ras基因参与对细胞增殖的调控，ras基因活化编码的 P21 蛋白，为细胞生长传递组有丝分裂信号，导致细胞恶性增殖。c-myc基因调节细胞的有丝分裂，研究证实，在胃癌的癌前病变是c-myc基因表达从肠化生上皮、非典型增生到胃癌呈递增的趋势。p53基因是研究最广泛的抑癌基因，p53基因突变率依正常、肠化生、不典型增生及癌变的顺序递增。p16基因为细胞周期负调控基因，抑制细胞增殖，p16基因的甲基化突变与胃癌密切相关。然而，对于正常胃黏膜到癌前病变再到胃癌过程基因变化的研究刚刚起步，而且多限于单个基因变化的研究，系统化研究较少。目前主要应用荧光定量聚合酶链式反应，扩增基因，对胃癌的早期诊断和预测微小转移有一定意义。

（6）端粒酶：人端粒酶反转录酶是端粒酶活性的限制成分，与端粒酶活性密切相关。在胃癌早期诊断的研究中，端粒酶的作用近年受到重视。研究发现，胃癌早期即有人端粒酶反转录酶 mRNA 表达，且人端粒酶反转录酶在肠化生上皮即有表达，提示端粒酶的活性及其亚组分可作为胃癌早期诊断的标志物。

（7）幽门螺杆菌：幽门螺旋杆菌感染，释放空泡毒素 vacA 引起萎缩性胃炎伴肠上皮化生，长期作用会导致细胞发生异型增生和癌变，因此幽门螺杆菌阳性有助于及早发现胃黏膜的癌前病变和早期胃癌。

（8）钡剂造影：常规 X 线钡剂造影对早期胃癌的确诊率仅为 1/3，而双重对比钡剂造影可明显提高早期胃癌的诊断率。X 线钡剂是诊断胃癌常用的检查方法，可观察胃轮廓变化、蠕动情况、胃黏膜形态、排空时间，从而了解病变情况，对中晚期胃癌的诊断率达 90% 左右。高质量的低张气钡双重对比造影可以清楚显示胃黏膜精细结构（表面轻微隆起、凹陷和僵硬等细微改变），可以发现直径 1cm 的早期胃癌。高浓度钡剂造影较低浓度钡剂造影可以降低诊断的非特异性，提高准确率。

（9）CT 及螺旋 CT：普通 CT 对早期胃癌的诊断敏感性差，一般不作为首选方法；多层螺旋 CT 可快速容积扫描，避免呼吸运动产生的伪影，且可增强双期扫描，能反映胃癌与正常组织间的血供差异，提高了胃癌检出率；螺旋 CT 检测胃癌分期准确率可达 76.7%，对早期胃癌的诊断准确率与纤维内镜相当。普通 CT 对中晚期胃癌的诊断有以下特点：了解胃癌浸润的深度及范围，确定是否侵及邻近器官和有无大的淋巴结转移，确定有无脏器转移，为临床分期提供依据，结合胃镜或钡剂造影对确定手术方案有参考价值。

（10）仿真内镜：仿真内镜对于术前胃癌分期更准确，而且可以提高早期胃癌的检出率，便于指导手术治疗方案。

（11）内镜检查

1）普通胃内镜：是临床上胃癌诊断的首选，可以发现早期胃癌，鉴别良、恶性溃疡，确定胃癌的类型和病灶浸润的范围，并可对癌前病变进行随访检查。胃镜及胃脱落细胞的检查，确诊率可达 60% ~ 70%。内镜加黏膜染色、活体组织检查确诊率可达85% 以上。胃镜检查结合活体组织病理检查是诊断胃癌最可靠的特殊检查，可诊断早期胃癌，鉴别良、恶性溃疡，确定胃癌的类型和浸润范围，发现癌前期病变。

2）放大内镜：可将图像放大几十倍，便于观察黏膜细微结构，以判断病变的良恶性、组织学类型，以及病变的深度和范围。临床检查时将放大内镜与黏膜染色结合使用，更能提高对癌前病变及早期胃癌的诊断。

3）自体荧光内镜：正常黏膜表面呈亮绿色荧光，而不典型增生和癌变黏膜呈红色或紫色，特别是不典型增生和癌变的边缘相对于白色的背景更明显。自体荧光内镜的高敏感性对发现早期胃癌、指导活检很重要。

【饮食宜忌】

1. 饮食宜进

（1）饮食原则

1）防癌饮食应满足高蛋白、维生素丰富、热量充足的饮食要求。少量多餐，定时适量，进食应心情舒畅，细嚼慢咽。为保护消化道黏膜，食物宜精细，容易消化，少纤维素。食物应既保证足够的营养，又不增加胃肠负担。

2）蛋白、脂肪宜按常规补充。烹饪方式应以炖、煮、烧、烩、蒸为主，尽量少用或不用煎、炸、烟熏、腌腊等法。

3）根据不同病情，可采用软质、半流质、流质等进食方式。

4）多吃具抗癌作用和理气活血、调和胃脾的食物，以及新鲜蔬菜和水果。

5）进餐时间应避开化疗药物作用的高峰时间。如静脉用化疗药物，最好在空腹时进行，因为通过给予高浓度化疗药物后可能有恶心和呕吐，空腹可减轻恶心、呕吐等症状。口服化疗药物，以饭后服用为好，以减轻对胃的刺激。

6）食物要常换常新，既要注意营养，又要讲究色香味。荤素搭配，多吃蔬菜、水果，多吃菇类食物。食物性味与药物性味相一致，可增进疗效和食欲。服热性药物配热性食物，服平性药物配平性食物，服凉性药物配凉性食物。

7）手术前的营养补充原则：维持患者的良好营养，这是保证手术顺利进行、促进病体康复的必要条件。为此，对于非急症手术的患者，一般都要针对个人的具体情况采取相应措施，抓紧补充营养，尽早改善其营养状况，争取在手术前创造一个较好的营养条件。对消瘦患者应给予高热能、高蛋白饮食，使其体重增加。结合每个患者的病情，给予合理的饮食治疗。例如，糖尿病患者应当通过药物和饮食治疗控制病情，在病情稳定后再进行手术。消化吸收功能比较差、体质瘦弱的患者，要通过各种途径增加营养素的摄入，在改善患者的一般情况后再进行手术。饮食以低脂肪、低纤维、少食多餐为原则。对肝、胆、胰疾病患者要控制脂肪摄入量。

8）手术前的饮食处理：胃部手术前一日改吃流质饮食，从手术前一日晚上起不再进食，有利于手术操作。如果紧急手术，则需要放置胃管，做胃肠减压，必要时洗胃。手术前 4~6 小时开始禁水，以防止在麻醉和手术过程中发生呕吐而引起窒息或吸入性肺炎。

9）胃切除术后的饮食调养：胃切除术后消化道进行重建，饮食应注意从稀到稠、从量少到量多、从流食到普食逐渐过渡，并使糖类、蛋白质、脂肪的摄入逐渐与机体需要相匹配。具体应做到：少量多餐。开始每日 5~6 餐，食量以胃部无不适为原则。从流食开始（如米汤、蛋花汤、藕粉、牛奶、蛋羹等）到半流食（如稀饭、馄饨、面片、面条等），最后过渡到普通饮食。饮食过渡的时间由患者自行掌握。一般术后 2 周开始进半流食，术后半年即可恢复普通饮食，同时酌情增加食物数量，并减少餐次。细嚼慢咽，利于食物在口腔内充分嚼烂并与唾液充分混合，以替代部分胃的功能，减轻胃的负担。宜给予高蛋白、适量维生素、适量含纤维素的易消化食物，可食新鲜蔬菜和水果，少吃脂肪，少吃或不吃腌制品。少喝或不喝高浓度饮料。避免食用过分辛辣刺激性食物及过冷、过热饮食。正常体重的患者每日摄取的总热能以 6277~8370kJ（1500~2000kcal）为宜。饮酒害多利少，而且酒精直接损害肝细胞，最好不饮或少饮。吸烟影响消化液的分泌，因此必须戒烟。胃切除术后可致胃酸缺乏，影响铁的吸收，从而导致缺铁性贫血。因此，应坚持将铁锅作为主要炊具，并根据具体情况服用硫酸亚铁制剂，选食动物肝脏、豆类、菠菜、大枣等含铁多的食物。

（2）防癌抗癌食物

1）含维生素 C 丰富的食物：有各种新鲜蔬菜和水果，如芥菜、苤蓝、油菜、香菜、青蒜、荠菜、菜花、柿椒、柑橘、鲜枣、山楂、各种萝卜、圆白菜、草莓、绿豆芽、四季豆、番茄、冬笋、莴笋、香蕉、苹果、杏、猕猴桃等。

2）含维生素 A 丰富的食物：鸡肝、牛肝、鸭肝、猪肝、带鱼、蛋、胡萝卜、红薯、豌豆苗、油菜薹、柿椒、芹菜、莴笋叶等。

3）含大蒜素丰富的食物：已证实有明显的抗癌作用。主要有大蒜、葱。

4）含微量元素硒的食物：能防癌、抗癌。含量丰富的有肉、海产品、谷物、芦笋、蘑菇、大蒜、芝麻等。

5）提高免疫力的食物：有猕猴桃、无花果、苹果、沙丁鱼、蜂蜜、牛奶、猪肝、猴头菌、海参、牡蛎、乌贼、鲨鱼、海马、甲鱼、山药、乌龟、香菇等。

（3）饮食选择

1）胃癌患者多有胃脘部饱胀、疼痛等食积不消的症状，应适量多食酸、甜类食物，如山楂汁、姜糖水、新鲜小米粥、薏苡仁粥、鲜橘汁、果汁等，用以帮助消化和缓解疼痛。

2）胃癌患者常见恶心、呕吐、食欲不振等，应进食开胃降逆的清淡食物，可根据患者的口味，交替服食以下易于消化的食品，如红枣汤、莲子糊、甘蔗汁、山楂糕、金橘饼、玉米羹、小米粥、杏仁露、藕粉等。

3）在胃癌早期，一般多采用手术治疗。术后多因伤及气血而致全身乏力、四肢酸软、纳差，自汗，可食用鲫鱼、母鸡、人参、龙眼肉、银耳、甲鱼等，以益气养血，促进康复。

4）胃癌术后放疗、化疗期间，宜多选用具有防护作用，有助升白细胞、提高免疫力功能的食物，中医药中许多有上述功能的药食妙品也可在药膳、食疗中辨证施膳应用。常用的具有抗癌作用的食物有牛奶、蛋羹、鸡汤、鱼汤面、番茄、无花果、橘子、蔗汁、生姜、话梅、人参、红枣、猕猴桃、苹果、沙丁鱼、猴头菇、牡蛎、海参、鸽蛋、鹌鹑、猪肝、鲍鱼、海马、乌龟、甲鱼、鲨鱼、乌贼、山药、金针菜、淡菜、藕、卷心菜、荠菜、扁豆、薏苡仁、香菇、蘑菇、白木耳、葵花子等。

5）选食富含维生素 C、维生素 A、维生素 B、维生素 B_{12} 的食物。含维生素 C 丰富的食物有各种新鲜蔬菜和水果，如芥菜、苤菜、油菜、香菜、青蒜、荠菜、菜花、柿椒、柑橘、鲜枣、山楂、萝卜、圆白菜、草莓、绿豆芽、番茄、冬笋、莴笋、香蕉、苹果、杏、猕猴桃等。含维生素 A 丰富的食物有：鸡肝、鸭肝、牛肝、猪肝、带鱼、蛋、胡萝卜、红薯、豌豆苗、油菜薹、柿、芹菜、莴笋等。

6）大蒜、葱含大蒜素较丰富，有明显的抗癌作用。

7）含微量元素硒较多的食物具有防癌抗癌作用，如海产品、肉、谷物、芦笋、蘑菇、芝麻等。

8）放射治疗患者饮食参考食谱：第一次：蛋糕 50g，牛奶 200g，白糖 15g；第二次：鸡蛋 50g，盐 1g；第三次：挂面 100g，青鱼 80g，番茄 100g，冬瓜 150g，豆油 12g，盐 2g；第四次：藕粉 20g，白糖 15g；第五次：粳米 10g，虾仁 50g，豆腐 120g，菠菜 100g，同 12g，盐 2g。

（4）食疗药膳方

1）陈皮 5g，粳米 50g，猪瘦肉末 25g。陈皮、粳米同煮粥至熟，去除陈皮，加入猪瘦肉末，再煮至熟烂。食肉，喝粥，每日 1 剂。

2）玫瑰花瓣 5g，茉莉花 3g，云南抗癌保健茶 3g。同放入茶杯中，用沸水冲泡。代茶饮，消化道出血时不可饮。

3）茯苓粉 5g，面粉 100g，猪瘦肉 50g。做成发面包子，每日 1 次，食用。

4）西洋参 2g，生薏苡仁 20g，大枣适量。西洋参、生薏苡仁同煮至六成熟，加入大枣（去核后用温水浸泡）同煮至熟烂，打成匀浆。每日 1 次，食用。

5）干姜、熟附子各 9g，菱角、粳米各 60g，砂仁 6g。干姜、熟附子、菱角、砂仁煎汤去渣，入粳米煮粥。每日 1 剂，常食用。

6）香附子 9g，猴头菇 30g。香附子加水煎汤，去渣后加入猴头菇煮熟，食盐调味。每日 1 剂，常食用。

2. 饮食禁忌

（1）忌辛辣、烟酒类刺激性食物：因此类食物可增强胃肠部蠕动和痉挛，加重胃痛，甚至增加胃癌扩散和转移的可能性。过粗的纤维性食物也应避免，以防加重疼痛和出血。有呕吐者，暂时禁食；出血停止后，进食不宜太热，因热食有使血管扩张、加重出血的可能。生冷，特别是冰冻食物应避免。

（2）忌过咸及油炸食物：食盐过多与胃癌发生有一定关系。油炸食物可产生致癌的多环磷氢化合物。

（3）忌饮食不当：胃癌患者易合并出血，故饮食宜高营养且质地松软，易于消化，温度不宜过烫，以免引起出血。应经常注意大便颜色，必要时做大便隐血试验。

（4）忌高甜度食物：胃肠道肿瘤患者应少吃巧克力、麦乳精、炼乳等高甜度食物，因这些食物在体内发酵产酸，会引起不适。还应少喝或不喝刺激性强的甜饮料等。

（5）忌大量吃糖：因癌症患者的血液中含有相当多的乳酸，乳酸是糖酵解作用的产物，癌细胞的生存是靠糖酵解作用维持的，它不像正常细胞那样靠氧气呼吸，因此胃癌患者应少吃糖，以免造成癌细胞生存的条件。

（6）忌饮酒及咖啡：酒中含有乙醇，乙醇可以刺激垂体激素的分泌，从而影响恶性肿瘤的易感性。而咖啡因是对人体具有毒性的物质，它可使体内 B 族维生素被破坏，而缺乏 B 族维生素与癌的发生有密切的关系。

（7）忌腐烂的食物：几乎所有的物质腐烂时都会产生乙醛，致癌率相当高，故应禁食腐烂食物。

（8）忌腥膻发物：癌症患者应忌腥膻之品，如鳜鱼、黄鱼、蟹、公鸡、狗肉、老鹅、香椿头、茄子、荞麦、芫荽、雪里蕻等，这类发物可助时邪疫气，酿痰生湿，瘀阻心络，从而加重临床的症状，不利于疾病的及时治疗。

【药物宜忌】

1. 西医治疗

（1）手术治疗：手术治疗是胃癌的常用治疗方法，也是姑息性治疗的主要手段。手术治疗的主要方法包括远端胃大部切除术，近端胃大部切除术，全胃切除及全胃合并脾、胰体尾切除术，胃癌合并受累脏器联合切除术，以及姑息性手术。由于胃癌初期常无显著症状，缺乏临床特征，多数患者到检查发现时已是较晚期，超出了根治切除范围，而化疗往往使患者忍受不了其不良反应，甚至使患者的生存质量日趋恶化，因此手术切除后配合中医药扶正培本是提高胃癌患者长期生存率和生活质量的关键。

（2）内镜下治疗：早期胃癌可以内镜下行电凝切除或剥离切除术（EMR 或EPMR）。由于早期胃癌可能有淋巴结转移，故需对切除的癌变息肉进行病理检查，如癌变累及到根部或表浅型癌瘤浸润到黏膜下层，需追加手术治疗。

（3）放射治疗：放射治疗对不适合做切除的患者帮助不大，其原因是不能进行解剖定位。放射治疗可以缓解贲门癌梗阻症状和减轻不能切除病变的慢性出血，但会对患者的机体免疫能力造成极大的损害。

（4）化学治疗：由于目前手术的大部分是进展期胃癌，单纯手术的疗效甚差，作为综合治疗重要组成部分的化疗是当今治疗胃癌的重要手段之一。

1）常用的化疗药物

①氟尿嘧啶：为治疗胃癌首选药物，是嘧啶类抗代谢物，能抑制胸腺嘧啶合成酶，阻止癌细胞 DNA 合成。单用治疗中晚期胃癌，总有效率 23.6%；若手术加氟尿嘧啶治疗效果更好。一般用量 8~12g 为 1 个疗程。每次 300mg/m²，5% 葡萄糖注射液 500mL，静脉滴注 4 小时，每周连用 5 日，21 日为 1 个周期，共 4~6 个周期。

②替加氟：为氟尿嘧啶衍生物，疗效较氟尿嘧啶好，毒性较氟尿嘧啶小，用量可比氟尿嘧啶大数倍，对骨髓抑制也较轻，口服或直肠给药吸收良好。每日 15~30mg/kg，分次饭后服；或加入 5% 葡萄糖注射液 250mL，静脉滴注。总量 20~40g，间隔 2~3 个月，再进行下一个疗程。

③丝裂霉素：对胃癌有明显疗效，对腺癌效果较好，总有效率为 19%~40%。每次 4~10mg，每周 1~2 次，口服，总量 40mg 为 1 个疗程。毒性大，较少单独使用。

④替加氟/尿嘧啶：能特异性增加肿瘤组织中的抗癌活性代谢物质浓度，持续有效地抑制癌细胞，对胃癌有较好疗效。尤其对服用其他氟尿嘧啶类药无效者，用该药可收到明显效果，毒性亦较低。片剂，每片含替加氟 50mg，尿嘧啶 112mg；胶囊剂，每粒含替加氟 100mg，尿嘧啶 224mg。一般每次 2~4 片，每日 3 次，口服，6~8 周为 1 个疗程；与丝裂霉素联合效果为佳，总量 40mg 为 1 个疗程。

⑤卡培他滨：是一种新型氟尿嘧啶口服抗癌药，口服后吸收迅速，并能以完整药物经肠黏膜进入肝脏。卡培他滨能优先在肿瘤组织中转化为活化的氟尿嘧啶，因此可高选择性杀伤肿瘤细胞，而对正常组织影响小，有利于其发挥更强的抗癌作用。每日 2.5g/m²，分早晚 2 次饭后 30 分钟口服，连用 2 周后停用 1 周。卡培他滨是效果最好的口服制剂之一，单药治疗胃癌的有效率达 9%，如病情继续恶化或产生不能耐受的毒性应停止治疗。主要不良反应为黏膜炎、胃肠道反应、手足综合征、肝功能损害，较轻骨髓抑制。

⑥TS-1（S-1）：由替加氟、5-氯-2，4—二羟吡啶和 Qxo 三种药物组成。每日 80~100mg，分 2 次饭后口服，每 4 周连续用药，间隔 1~2 周。有效率达 27.3%~46.5%，是迄今为止单药治疗胃癌有效率最高的药物。不良反应主要有骨髓抑制、色素沉着、食欲减退、脱发等。有报道，每 2 周连续用药，间隔 1 周用药方案较每 4 周连续用药，间隔 2 周方案不良反应明显降低。

⑦奥沙利铂：是 20 世纪 90 年代以来广泛应用于临床的新型抗肿瘤药物，也是目前公认的对大肠恶性肿瘤唯一有效的铂类制剂。目前亦应用于胃癌临床治疗，为第三代铂类抗癌药，无肾脏毒性作用，但可出现可逆性、剂量累积性周围神经毒性，遇冷刺激加重，10%~15% 的患者在总量 800mg/m² 时，出现毒性反应，13 周左右恢复。

⑧多柔比星及表柔比星：主要作用机制为 AND 分子嵌入 DNA 双螺旋结构复制核酸合成，进而抑制肿瘤细胞生长，常与其他抗肿瘤药物组成联合化疗方案，大剂量对心肌有损害，严重时可出现心力衰竭。多柔比星是表柔比星的立体异构体，作用与多柔比星相似，但对心肌毒性作用较表柔比星轻。成人每次 70~90mg/m²，静脉注射，总剂量不宜超过 1000mg/m²。

⑨ZD9331：是一新的特异性胸嘧啶脱氧核苷酸合酶抑制药。剂量 $65mg/m^2$，每周 1 次，连用 2 周，3 周为 1 个疗程，主要不良反应为腹泻。

⑩伊立替康：常规剂量 $350mg/m^2$，2 周重复。由于血液毒性大，近年建议降低每次剂量，以每周 $125mg/m^2$ 给药，连用 4 周，每 6 周重复，有效率 15%。

2）常用的化疗方案

①FAM 方案：为第一代化疗方案的代表。FAM 方案在 20 世纪 80 年代问世，曾经广泛应用，被美国东部肿瘤协作组（ECOU）推荐为晚期胃癌的标准治疗方案。但因其有效率仅为 29%～42%，中位生存期 5.5～9 个月，而且其中的丝裂霉素存在的延迟性和累积性骨髓抑制显著而长久，故 FAM 及其改良方案目前已渐被淘汰。

②FM 方案：为改良的 FAM 方案，氟尿嘧啶 500～750mg + 5% 葡萄糖注射液 500mL，静脉滴注，每日 1 次，5 日 1 个疗程。同时给丝裂霉素 8mg 加 0.9% 生理盐水 20mL，第 1 日静脉注射，1 个月后重复。此方案疗程短，不良反应少，患者易接受，常用于中晚期胃癌术后辅助治疗。

③ECF 方案：主要有表柔比星、伊立替康、替加氟，为第二代化疗方案的代表。在 ECF 与 FAM 对照的Ⅲ期试验中，ECF 方案在缓解率、肿瘤进展时间，以及总生存率上有显著优势，从而取代了 FAM 方案成为晚期胃癌的常规方案。

④第三代联合化疗方案：初步看来疗效有明显提高，可使晚期胃癌患者的症状明显缓解、生存期延长、不良反应可以耐受。这主要与紫杉醇类药物（紫杉醇，多西紫杉醇）、奥沙利铂、伊立替康、卡培他滨等的引入有关。

第三代联合化疗方案中主要代表方案如下：

a. TCF 方案：即紫杉醇 + 顺铂 + 氟尿嘧啶，紫杉醇 135～175mg/m^2，加入 5% 葡萄糖液体中，静脉滴注，第 1 日；顺铂 30mg/m^2，加入生理盐水 250mL 中，静脉滴注，第 2～4 日，醛氢叶酸 200mg/m^2，加入生理盐水 250mL 中，静脉滴注，第 2～3 日；氟尿嘧啶 400mg/m^2，静脉滴注，第 2 日；600mg/m^2 泵入 22 小时，第 2～3 日。紫杉醇在应用前 12 小时、6 小时各口服地塞米松片 10mg，应用前 30 分钟静脉注射西咪替丁 300mg，肌内注射苯海拉明 50mg，预防过敏。化疗前后给予 5 – HT_3 受体拮抗药（如格雷司琼注射液或联合甲氧氯普胺注射液）预防恶心、呕吐。化疗过程中所有患者常规给予对症支持治疗。紫杉醇是一种有较大前途的抗胃癌药物，完全缓解加部分缓解率达 20%～30%，以紫杉醇为主的联合化疗开始用于晚期胃癌的临床试验表明，近期有效率为 40%～57.5%。

b. DCF 方案：即多烯紫杉醇 75～85mg/m^2，静脉滴注，第 1 日；顺铂 75mg/m^2，静脉滴注，第 1 日；氟尿嘧啶 750mg/m^2，静脉滴注 24 小时，第 1～5 日；21 日为 1 个疗程。

c. 奥沙利铂 + 卡培他滨：奥沙利铂 135mg/m^2，加入 5% 葡萄糖注射液 250mL 中，持续静脉滴注 3 小时，第 1 日；卡培他滨 1g/m^2，口服，每日 2 次，第 1～14 日。3 周为 1 个疗程，至少完成 2 个疗程。用药期间禁冷食、冷饮及接触冷水。此化疗方案治疗近期有效率达 46.1%，毒副作用较轻，患者大部分时间可以在家中口服治疗，减少了住院时间，提高了生活质量。

d. FOLFOX 方案：FOLFOX 方案最初是用来治疗晚期大肠癌，后来发现这一方案对胃癌颇具疗效，且与传统化疗或紫杉醇类药物不具交叉耐药性，可以作为晚期或转移性胃癌的二线方案或救援性治疗使用。奥沙利铂 $145mg/m^2$，5% 葡萄糖溶液 500mL，静脉滴注 2 小时，第 1 日；亚叶酸钙（CF）500mg，氟尿嘧啶 $3.5g/m^2$，分别置入微量泵内持续滴注 5 日，每隔 2 周为 1 个周期，共化疗 2 个周期。化疗前后常规使用止吐药（格雷司琼注射液联合甲氧氯普胺注射液），并予护肝、护胃治疗。总有效率为 62%。毒副作用主要为白细胞减少症、腹泻、恶心、呕吐、脱发、口腔炎。

⑤LFEP 方案：该方案以亚叶酸钙和小剂量顺铂作为氟尿嘧啶后生化调节剂，加用表柔比星有效率 40% 以上，不良反应少，是目前使用较广泛的一种方案。亚叶酸钙 $200mg/m^2$，静脉滴注 2 小时，第 1~3 日；氟尿嘧啶 $600mg/m^2$，持续静脉滴注 24 小时，第 1~3 日；表柔比星 $50mg/m^2$，静脉注射，第 1 日；顺铂 $20mg/m^2$，静脉滴注 4 小时，第 1~3 日。每 3 周重复 1 次。

⑥FLP 方案：该方案有效率 43%~51.8%，毒副作用轻。老年患者可将顺铂减少到 $35mg/m^2$。亚叶酸钙 $200mg/m^2$，静脉滴注 2 小时，第 1~5 日；氟尿嘧啶 $400mg/m^2$，持续静脉滴注 24 小时，第 1~5 日；顺铂 $100mg/m^2$，静脉滴注 4 小时，第 2 日。每 4 周重复 1 次。

⑦FDH 方案：赵永玲报道，以时间先后顺序给药：亚叶酸钙每日 200mg，30 分钟内静脉滴完；氟尿嘧啶每日 750mg，每次持续静脉滴注 8 小时，第 1~5 日；顺铂每日 30mg，静脉注射，第 1~5 日；羟喜树碱每日 10mg，静脉滴注 1 小时，第 1~5 日；28 日为 1 个疗程。治疗胃癌 20 例，完全缓解 2 例，部分缓解 9 例，稳定 5 例，进展 4 例；而 20 例对照组用 FAM 方案，有效率 35%。认为 FDH 治疗方案可提高对中晚期胃癌的疗效，减少其他化疗药物的剂量而降低毒副作用，值得推广应用。

（5）免疫治疗：胃癌患者在术前及手术去瘤后的创伤应激反应期内，机体免疫功能处于抑制状态，之后免疫功能会得到显著改善，部分患者甚至可达到正常人水平，而术后早期使用免疫调节药可以明显缩短术后的免疫抑制期，有助于减少胃癌术后复发和转移。

免疫治疗适于以下患者：

1）早期胃癌根治术后适合全身免疫刺激药，注射用香菇多糖 2mg，加入 5%~10% 葡萄糖溶液 250mL 中，静脉滴注，每周 2 次。

2）不能切除的或姑息切除的病例，可在残留癌内直接注射免疫刺激药，注射用香菇多糖 4~6mg。

3）胃癌晚期伴有腹水者，适于腹腔内注射免疫增强药物，注射香菇多糖 8~12mg。

2. 中医治疗

（1）辨证治疗

1）肝胃不和

主症：胃脘胀满，时时作痛，痛引两胁，口苦心烦，嗳腐反酸，呃逆呕吐，舌苔薄黄或薄白，脉弦细。

治法：疏肝和胃，降逆止痛。

方药：逍遥散加减。柴胡、当归、姜半夏、白术各10g，郁金、玫瑰花、青陈皮、旋覆花、代赭石、白芍、延胡索各15g，藤梨根30g。

加减：两胁痛者，加川楝子或香附；嗳腐者，加山楂、神曲、麦芽、谷芽；口干思饮、胃脘嘈杂者，去陈皮、广木香、姜半夏，以防香燥耗液，加用石斛、沙参、佛手，以养阴理气。

用法：水煎服，每日1剂。

2）脾胃虚寒

主症：胃脘隐痛，喜按喜温，朝食暮吐或食后良久复又吐出，时呕清水，面色无华，神疲肢冷，便溏水肿，舌质胖淡，舌苔白滑，脉沉缓或沉细。

治法：温中散寒，健脾和胃。

方药：理中汤加味。白术、干姜、炙甘草、陈皮、茯苓、娑罗子、法半夏各10g，人参、吴茱萸、紫菀各6g，生黄芪30g。

加减：兼畏寒肢冷，腰膝酸软者，加肉桂、补骨脂，以补益肾阳，温煦脾阳。

用法：水煎服，每日1剂。

3）瘀毒内阻

主症：胃脘刺痛，灼热灼痛，食后痛剧，口干欲饮，腹胀拒按，心下触块，呕血便血，肌肤甲错，舌质紫暗或有瘀斑，苔薄白或白腻，脉沉弦。

治法：活血止痛，祛瘀解毒。

方药：失笑散加味。生蒲黄、五灵脂、当归、赤芍、桃仁、三棱、延胡索、乌药、龙葵、藤梨根各10g，玉竹、仙鹤草、藕节各20g，露蜂房、蛇蜕各6g。

加减：胃脘痛甚者，加三七粉冲服，以化瘀止痛；呕吐者，加姜半夏、大黄，以降逆止呕；胃中灼热者，加蒲公英、牡丹皮。

用法：水煎服，每日1剂。

4）胃热伤阴

主症：胃脘灼热，嘈杂难忍，食后痛甚，便秘溲赤，舌红少苔，甚至舌绛无苔，脉细数。

治法：清热解毒，养阴和胃。

方药：玉女煎合增液汤加减。生地黄、玄参、王竹、天花粉、沙参、麦冬、知母各15g，藤梨根、白花蛇舌草各30g。

加减：便秘者，可加大黄，以清泻腑热。

用法：水煎服，每日1剂。

5）痰湿凝结

主症：胸闷脘痛，呕吐痰涎，腹胀便溏，痰核累累，舌苔滑腻，舌质暗淡，脉细而濡。

治法：温化中焦，化痰散结，调畅气机。

方药：开郁二陈汤加减。陈皮、法半夏、茯苓、白术、苍术、夏枯草、紫苏子、海藻各 10g，生牡蛎、薏苡仁、藤梨根各 30g。

加减：脘痞胀满甚者，加石菖蒲、厚朴，以理气化痰；便溏者，加干姜，温运脾阳。

用法：水煎服，每日 1 剂。

6）气血两虚

主症：面色无华，面目虚肿，畏寒身冷，全身乏力，心悸气短，头晕目眩，自汗盗汗，脉虚细无力，舌苔薄白，舌质胖淡，边有齿印。

治法：健脾和胃，气血双补。

方药：十全大补汤加减。当归、熟地黄、白芍、西洋参、茯苓、黄精、阿胶、淫羊藿、山楂各 15g，何首乌、黄芪各 30g，白术 10g，甘草 6g，紫河车 3g，谷芽、麦芽各 20g。

加减：伴手足心热，两颧发红，大便干结者，加沙参、墨旱莲，加强养阴之功；伴耳鸣、头晕者，加枸杞子、菊花、草决明，以平肝潜阳。

用法：水煎服，每日 1 剂。

（2）验方

1）喜树碱：存在于喜树果、皮中，已能提取其单体，用以抑制胃癌细胞的代谢和分裂增殖。每次 10～20mg，隔日 1 次，口服。总量 200mg 为 1 个疗程。

2）三根汤：藤梨根、水杨梅根、虎杖各 30g。煎汤服，或代茶饮。

3）藤虎糖浆：每 60mL 中含藤梨根 60g，虎杖 30g。每次 20～30mL，每日 3 次，口服。

4）肿节风片（草珊瑚）：1 片含生药量 1g。每次 3～5 片，每日 3 次，口服。

5）蜈蚣粉：蜈蚣晒干、研末，每日 2～3 条，分 3 次服。

6）蟾酥制剂：采用中华干蟾皮制成 50% 静脉注射液，每 mL 含干蟾皮 0.5g。每次 50% 干蟾皮注射液 10mL，10%～50% 葡萄糖液 40mL 中，缓慢静脉注射，每日 1 次，30 次为 1 个疗程。可用 1～2 个疗程。

7）七叶一枝花汤：七叶一枝花 50～100g。煎水饮服，10 日 1 个疗程，服 7～8 个疗程。

8）张氏经验方：赭石粉、海藻、昆布、制鳖甲各 15g，旋覆花（布包）、煨三棱、煨莪术、赤芍各 10g，夏枯草 60g，白茅根 30g，白花蛇舌草 120g。上药加水 2700mL，熬至 900mL，去渣，再加蜂蜜 60g 入药汁中，稍煎，2～3 日分 10 次服完。杀白鹅热血即服，量不计，5～7 日 1 次。

9）吴氏经验方：乌蛇粉 420g，土鳖虫、蜈蚣各 90g。研为细末，炼蜜为丸，每丸 3g。早晚各 1 丸，温开水送下。适于各型胃癌。

10）谢氏经验方：乌蛇、土鳖虫、炒穿山甲、山慈菇、紫草、功劳叶、黄柏各 10g，蜈蚣 2 条，丹参、生薏苡仁、党参各 30g，白术、青黛各 6g。水煎服，每日 1 剂。适于胃癌瘀毒内阻，痰湿凝结型。

（3）化疗时配方

1）健脾益肾冲剂：党参、枸杞子、菟丝子、女贞子各15g，白术、补骨脂各10g。制成冲剂。对晚期胃癌化疗不良反应有解毒增效作用。

2）益气补血健脾汤：生黄芪30g，党参、熟地黄、芡实各15g，白术、茯苓、枸杞子、何首乌、黄精、女贞子、山药各12g，沙参10g，鸡血藤20g。每日1剂，水煎分3次服。化疗时、化疗后均可服用。

3）胃癌术后脾胃调理汤：生黄芪30g，党参、陈皮、枳壳、半夏、川厚朴、鸡内金各10g，砂仁、甘草各6g，石斛15g。每日1剂，水煎服。自汗及虚汗者，加浮小麦、五味子、防风；阴虚者，加沙参、麦冬、生地黄；便秘者，加火麻仁；便溏者，加白术、茯苓等。

3. 药物禁忌

（1）氟尿嘧啶（5-氟尿嘧啶，5-FU）

1）新霉素：可延迟氟尿嘧啶胃肠吸收。

2）西咪替丁：与氟尿嘧啶联用1个月，使后者血药浓度升高75%。

3）米索硝唑：预先使用可减少5-FU清除率，导致半衰期延长，毒性增加。

4）维生素C，叶酸：可增强氟尿嘧啶毒性。

5）酸性药物（阿糖胞苷、地西泮、阿霉素、氨基酸、胰岛素以及多种维生素）：禁忌与阿糖胞苷、氟尿嘧啶注射液（碱性）混合应用。

（2）顺铂（顺氯氨铂，DDP）

1）氨基糖苷类抗生素：可加重顺铂毒性反应。顺铂联用庆大霉素或妥布霉素，可发生急性肾衰竭。

2）博来霉素：联用时顺铂减少肾排泄，而博来霉素增加肺毒性。

3）抗高血压药：与顺铂联用可引起肾衰竭。

4）依他尼酸（利尿酸）：可明显增加顺铂的听神经毒性。

5）抗惊厥药：顺铂可降低苯妥英钠、卡马西平和丙戊酸钠吸收，降低血药浓度。顺铂可提高苯妥英钠清除率，使清除半衰期缩短47%。

6）甲氨蝶呤：先用顺铂时甲氨蝶呤中毒危险性明显增加。

7）丙磺舒：对顺铂肾毒性影响尚不能肯定。

8）亚硫酸钠：可与顺铂发生化学反应使之失活，属于配伍禁忌。

9）呋塞米：可减轻顺铂引起的肾功能损害，但两药联用时增加耳毒性，因为2种药对听力均有损伤，故用药时应予注意。

10）氟尿嘧啶、长春新碱与顺铂等3种药物，其中任何两种药物联用，小剂量时产生协同作用，大剂量时产生拮抗作用，并且效应大小与两药浓度比例及给药时间次序有关。先给效应较高药物，后用效应较低药物，疗效可提高；相反则效果不佳。

（3）丝裂霉素（自力霉素，MMC）

1）他莫昔芬：可引起血小板血栓形成，而丝裂霉素可致血管内皮损害，两药联用时可加重或引起贫血、血小板减少症及溶血性尿毒症综合征。

2）氯脲菌素：与丝裂霉素联用可能有协同或相加作用，造成肺损害。应用泼尼松治疗可迅速见效。

3）长春碱类（长春碱、长春地辛）：可增加丝裂霉素肺毒性，发生严重支气管痉挛。

（4）替加氟：不宜与维生素 B_6 同服。因二者同服有可能降低替加氟的疗效。

（5）应用化疗药物时忌饮酒和含乙醇的中药：化疗药物大多有肝毒性，当与酒同服时会使肝毒性增加，转氨酶升高。因此，用药期间禁饮酒或药酒。

（6）胃癌患者脾胃虚弱，以"和"为贵，切忌用药过分滋腻及苦寒，禁用肆意攻伐。

（7）忌用对胃黏膜有刺激作用的药物：如非甾体抗炎药物（如水杨酸盐、保泰松等）、糖皮质激素、溴剂、磺胺药、抗癌药物。

（8）避免使用某些有严重胃肠反应的抗生素：如红霉素、甲硝唑等，若要服用，尽量放在饭后。

五、功能性消化不良

【概述】

功能性消化不良是指由胃和十二指肠功能紊乱引起的症状，经检查排除引起这些症状的器质性疾病的一组临床综合征。功能性消化不良是临床上最常见的一种功能性胃肠病。欧美的流行病学调查表明，普通人群中有消化不良症状者占 19%～41%。我国某市一份调查报道，功能性消化不良占该院胃肠病专科门诊患者的 50%。功能性消化不良不但影响患者的生活质量，而且造成相当高的医疗费用，因此已逐渐成为现代社会中一个主要的医疗保健问题。

1. 病因

病因和发病机制至今尚未清楚，可能与多种因素有关。已证明功能性消化不良主要具有以下病理生理学改变。

（1）动力障碍：包括胃排空延迟、胃十二指肠运动协调失常、消化间期Ⅲ相胃肠运动异常等。近年研究还发现，胃肠动力障碍常与胃电活动异常有关。

（2）内脏感觉过敏：研究发现，功能性消化不良患者胃的感觉容量明显低于正常人。内脏感觉过敏可能与外周感受器、传入神经、中枢整合等水平的异常有关。

（3）胃底对食物的容受性舒张功能下降：研究证明，部分功能性消化不良患者进食后胃底舒张容积明显低于正常人，这一改变最常见于有早饱症的患者。

（4）精神社会因素：一直被认为与功能性消化不良的发病有密切关系。调查表明，功能性消化不良患者存在个性异常，焦虑、抑郁积分显著高于正常人和十二指肠溃疡组。还有调查报道，在功能性消化不良患者生活中，特别是童年期应激事件的发生频率高于正常人和十二指肠溃疡患者。但精神因素的确切致病机制尚未阐明。

（5）其他因素：约半数功能性消化不良患者有幽门螺杆菌感染及由此引起的慢性

胃炎，但研究至今未发现幽门螺杆菌感染及慢性胃炎与功能性消化不良症状有明确的相关性；功能性消化不良患者中胃酸大多在正常范围内。但有研究发现，功能性消化不良患者的十二指肠对胃酸的敏感性增加，酸灌注十二指肠可引起症状，因此功能性消化不良发病与胃酸分泌的关系亦未明确。

2. 临床表现

主要症状包括上腹痛、上腹灼热感、餐后饱胀和早饱之一种或多种，可同时存在上腹胀、嗳气、食欲不振、恶心、呕吐等。常以某一个或某一组症状为主，在病程中症状也发生变化。起病多缓慢，病程经年累月，曾持续性或反复发作。不少患者有饮食、精神等诱发因素。

上腹痛常与进食有关，表现为餐后痛，亦有表现为饥饿痛，进食后缓解，亦可无规律性。部分患者表现为上腹灼热感。餐后胀饱和早饱是另一类常见症状，可单独或以一组症状出现，伴或不伴有上腹痛。这些症状发生与进食密切相关。餐后饱胀是指正常餐量即出现饱胀感。早饱是指有饥饿感但进食后不久即有饱感，致摄入食物明显减少。

上腹胀、嗳气、食欲不振、恶心、呕吐等症状可同时存在。不少患者同时伴有失眠、焦虑、抑郁、头痛、注意力不集中等精神症状。

根据临床特点，最新的罗马Ⅲ标准将本病分为两个临床亚型：上腹痛综合征，即上腹痛和（或）上腹灼热感；餐后不适综合征，即餐后饱胀和（或）早饱。两型可有重叠。

3. 辅助检查

（1）胃镜及活组织病理检查：胃和十二指肠仅见慢性非活动性炎症。

（2）消化道钡剂造影：未见明显异常。

（3）B超：未见肝、胆、胰、脾等脏器有异常改变。

（4）胃动力检查：约有50%的功能性消化不良患者存在胃动力过缓。

（5）不透X线标志物胃排空试验：在试餐中加入不透X线的小钡条20根，一定时间后腹部X线摄片观察胃内存留的钡条数。目前认为，胃排空率在50%以上为正常，50%以下为胃动力延缓。

（6）^{99m}锝－二乙基二酰替苯胺亚胺二醋胺（^{99m}Tc－EHIDA）胃闪烁显影：胃闪烁显影是无创诊断方法，符合胃肠生理过程，可很好地了解胃排空的状况，因费用较高，所以在临床上未能得到广泛的使用。检查的主要指标有：T1/2，即排出50%试餐所需要的时间；排出百分率，在某一时间占排出的百分比；排空曲线的形态和延迟相的时限。目前认为，T1/2 = 20~40分钟，胃排空正常；T1/2 > 40分钟，排空延迟；T1/2 < 20分钟，排空过快。

（7）胃腔内压力测定和胃频谱检查：可见到胃动力学障碍的波形，对本病诊断有一定辅助价值。

（8）幽门螺杆菌检查：约50%功能性消化不良的患者可检出幽门螺杆菌。

【饮食宜忌】

1. 饮食宜进

（1）饮食原则：功能性消化不良的患者宜进食健脾助消化的食物，如山楂及其制品、麦芽、鸡内金等，上述食物皆可烘干、炒黄，研粉，加糖制成点心食用。饮食宜以清淡为主，宜软、温、缓，烹调应用蒸、氽、煮、熬、烩等。多进食富含维生素和微量元素的食物及益气养胃的食物，如猪肉、牛肉、鸡、鸭、鸡蛋、山药、大枣等，皆宜炖汤，或煮粥食用。平时可常食酸牛奶，因它不仅保持原有营养，还含有丰富的乳酸菌、乳糖酶及乳酸，有助于消化，对功能性消化不良的患者十分适宜。

（2）食疗药膳方

1）白米饮：白米500g，舂头糠末50g。先将白米研碎，煮熟后，调入舂头糠末，再煮数沸。取汁空腹频频饮用。功能益脾生津，下气开胃。适于功能性消化不良，不思饮食、恶心呕吐、大便泻泄者。

2）糖醋红白萝卜：白萝卜150g，胡萝卜50g，红心萝卜50g，黄瓜100g，红辣椒2个，生姜、精盐、白糖、醋、植物油、麻油各适量。将白萝卜、胡萝卜、红心萝卜切成片，黄瓜切成段。将各种萝卜及黄瓜段放盆中，撒上精盐腌1小时左右，滗去汁水。红辣椒切碎，生姜切丝，放碗中，加白糖、醋，调成糖醋汁。炒锅上火，放油烧热，放入调好的糖醋汁，煮开后浇在萝卜、黄瓜上，淋上麻油，拌匀，放1小时即成。时常佐食。功能健脾开胃，生津化痰。适于功能性消化不良、伤食、不思饮食、食后腹胀者。

3）山楂山药羹：山楂100g，山药200g，湿淀粉、鲜汤、精盐、味精、麻油各适量。将山楂去核，洗净，切成薄片。山药去皮，洗净，剖开，斜切成薄片。锅内加鲜汤、山药片、山楂片烧开，撇去浮沫，放入味精；精盐调味，用湿淀粉勾芡，淋上麻油即成。功能健脾胃，助消化。适于功能性消化不良、饮食停滞、食欲不振、厌食、嗳腐、体倦乏力者。

4）八珍糕：党参、茯苓、生白术、白扁豆、莲子肉、生薏苡仁、生山药、芡实各60g，白米面、江米面各3000g，白糖2400g。以上各味共研为细粉，过箩，搅拌均匀，做成块状，每块30g，蒸熟，每次食一两块。功能为健脾益食。适于功能性消化不良脾胃虚弱者，见腹部胀满、饮食减少、面黄肌瘦、大便溏薄或干结。宜作保健食品，可长期食用。

5）草菇菜心煲：草菇250g，青菜心250g，松子仁50g，鲜汤150mL，黄酒、酱油、蚝油、白糖、精盐、味精、麻油、植物油、湿淀粉适量。将草菇、青菜心洗净，下沸水锅焯一下。松子仁温水浸泡至胀起，起油锅烧到四成热，放入泡过的松子仁，炸至浅黄色，捞入冷却。炒锅上火，放油烧热，投入青菜心煸炒至菜变色，放入鲜汤烧沸，把草菇入锅，加入黄酒、酱油、蚝油、白糖、精盐、味精，再沸时用湿淀粉勾成薄芡，把炸松脆的松子仁放入，立即起锅盛盘，淋上麻油即成。功能为补脾益气，清热，调理肠胃。适于功能性消化不良、腹满、不思饮食者。

6）竹荪鸡脯煲：鸡脯肉 300g，竹荪 50g，火腿肉片 20g，豌豆苗 50g，鸡蛋 1 个，鸡汤 250mL，精盐、白糖、黄酒、胡椒粉、淀粉、味精、麻油、植物油适量。将鸡脯肉洗净切成长方形薄片，放入碗中，加黄酒、精盐、味精、鸡蛋清、胡椒粉拌和，加淀粉拌匀，随后加一些油拌开。竹荪用水浸泡半小时，洗净，切成段。炒锅上火烧热，加油烧至五成热，将鸡脯肉片入锅，划散至断红，倒入漏勺沥油。炒锅上火，加鸡汤、精盐、白糖、竹荪、火腿肉片，烧至入味后放入鸡脯肉片拌开，加味精，淋湿淀粉勾成流芡。煲置火上，放油烧热，下洗净的豌豆苗，随即把烧好的竹荪鸡片倒入，淋上麻油，盖上盖即成。功能为温中益气，健脾开胃。适于功能性消化不良之脾胃虚弱、纳食减少、倦怠乏力者。

7）蘑菇笋片汤：鲜蘑菇 100g，熟笋片 50g，鹌鹑蛋 12 个，熟火腿肉片 25g，绿菜叶 25g，鲜汤、黄酒、味精、精盐、鸡油各适量。将鲜蘑菇洗净，入沸水锅中略焯捞出，切成厚片。汤锅上旺火，倒入鲜汤，放黄酒、火腿肉片、熟笋片、蘑菇片、绿菜叶烧沸，加精盐、味精，磕入鹌鹑蛋，淋上鸡油，出锅装入大汤碗中即成。宜常服食：功能为补气健脾，开胃。适于功能性消化不良、食欲不振、不思饮食者。

8）瘦肉皮蛋粥：猪瘦肉 50g，皮蛋 1 个，粳米 50g，精盐、味精、鲜汤各适量。将猪瘦肉洗净，放入锅中，用旺火煮沸，再转用小火煮 20 分钟，撇去浮沫，捞出猪肉切成小丁。皮蛋去壳切成末。粳米淘洗干净，放入锅中，加入鲜汤和水适量，用旺火烧开后转用小火熬煮成稀粥，粥稠后加入精盐、味精、猪肉丁和皮蛋末，稍煮即成。功能为除烦清热，滋阴清热。适于功能性消化不良、胃痛隐隐、口干舌燥、不思饮食者。

9）豌豆苗豆腐汤：豌豆苗 50g，豆腐 250g，酱油、芝麻酱、麻油、味精、白糖、精盐各适量。将豆腐掰成小块。豌豆苗洗净。芝麻酱用水调开，加酱油、味精、白糖、精盐、麻油拌匀成调味汁。锅内放水烧开，放入豆腐，用旺火煮至豆腐浮上汤面时倒入碗中，加入豌豆苗，蘸调味汁食用。功能为健脾开胃，生津润燥。适于功能性消化不良、口干食少、大便秘结者。

10）黄鱼豆腐煲：黄鱼 1 条（重约 500g），春笋片 25g，豆腐方块，水发香菇 10g，黄酒、酱油、精盐、白糖、味精、麻油、湿淀粉、青蒜段各适量，植物油 100mL，鲜汤 200mL。将黄鱼去鳞、鳃、内脏，洗净，切成 2 段，放在碗中，加酱油浸渍一下。豆腐切成小四方块。水发香菇切片。炒锅烧热，用油滑一下锅，加油烧至七成热，推入黄鱼，煎至两面结皮、色金黄，加酱油、黄酒、白糖、春笋片、鲜汤、味精，烧至沸放入豆腐，转小火，盖上盖炖至鱼眼球突出，豆腐起孔，汁液稠黏时，淋湿淀粉勾薄芡，淋麻油，放入青蒜段，盖上盖即成。功能为开胃益气。适于功能性消化不良、不思饮食、经常腹泻者。

2. 饮食禁忌

（1）忌易胀气食物：如牛奶、豆类及其制品等，功能性消化不良本多有腹胀，上述食物会加重腹胀，故应忌食。

（2）忌食过多甜品：如巧克力、糖块、甜饮料、果酱等，因糖分在肠内会引起发酵而加重腹胀，故应忌多食。

（3）忌生冷、刺激性食物：如冰糕、冰淇淋、各种冰冻饮料、辣椒、咖啡、浓茶、酒精饮品等，因其会刺激胃肠，影响消化，加重消化不良，故应忌食。

（4）忌高脂肪食品：如肥肉、全脂牛奶、蛋黄、奶油及动物内脏等，因其会造成脾胃呆滞，加重消化不良，故应忌食。

（5）避免食用能使食管下端括约肌松弛、刺激食管和增加胃酸分泌的食物：能够导致食管下端括约肌松弛的食物因人而异，一般包括以下几种：巧克力、脂肪或油炸食物，奶制品、奶油、坚果及薄荷。

（6）减少碳酸饮料的饮用量，进食时少饮水，同时细嚼慢咽，以减少呃逆的发生。

【药物宜忌】

1. 西医治疗

（1）一般治疗：养成良好的饮食习惯，避免烟、酒及服用非甾体抗炎药。无特殊食谱，避免个人生活已经历会诱发症状的食物。注意根据患者不同特点进行心理治疗。失眠、焦虑者可适当予以镇静药。

（2）药物治疗：无特效药，主要是经验性治疗。

1）抑制胃酸分泌药：一般适于以上腹痛、上腹灼热感为主要症状的患者。可选用 H_2 受体拮抗药（西咪替丁 0.4g，每日 3 次，口服）或质子泵抑制药（奥美拉唑 20mg，每日 2 次，口服）。

2）促胃肠动力药：一般用于以餐后饱胀、早饱为主要症状的患者。可选用以下口服药：多潘立酮每次 10mg，每日 3 次；莫沙必利每次 5mg，每日 3 次；或依托必利每次 50mg，每日 3 次。甲氧氯普胺因长期服用不良反应大，现已少用于功能性消化不良治疗。对疗效不佳者，抑制胃酸分泌药和促胃肠动力药可换用或合用。

3）根除幽门螺杆菌治疗：对少部分有幽门螺杆菌感染的功能性消化不良患者可能有效，可试用。

4）抗抑郁药：上述治疗疗效欠佳而伴随精神症状明显者可试用。常用的有三环类抗抑郁药（如阿米替林 25mg，每日 2 次，口服）、选择性抑制 5 - 羟色胺再摄取的抗抑郁药（如帕罗西汀）等。宜从小剂量开始，注意药物的不良反应。

2. 中医治疗

（1）辨证治疗：消化不良是临床常见病。本节中前四证多见于单纯性消化不良，后两证多见于中毒性消化不良。

1）寒湿内盛

主症：泄泻如水，腹胀尿少，纳呆食少，头眩肢困，烦恶欲吐，肢体倦怠，舌质淡，苔白腻，脉濡缓。

治法：芳香化湿，解表散寒。

方药：胃苓汤化裁。藿香 9g，姜半夏 9g，厚朴 6g，苍术、白术各 9g，陈皮 6g，猪苓 12g，茯苓 12g，泽泻 9g，桂枝 6g，生姜 6g。

用法：水煎服，每日 1 剂。

2）湿热蕴结

主症：泄泻不爽，粪色黄褐，其气臭恶，肛门灼热伴有后重，舌质偏红，苔腻黄，脉滑数。

治法：清热利湿，和中止泻。

方药：葛根黄连汤化裁。葛根 12g，黄芩 9g，黄连 6g，滑石粉 12g，白豆蔻 12g，茯苓 12g，猪苓 9g，甘草 6g。

用法：水煎服，每日 1 剂。

3）肝气乘脾

主症：腹痛腹泻，胸胁胀闷，嗳气频频，纳呆食少，情志郁怒病发或加重，舌质淡，苔白，脉弦。

治法：抑肝扶脾，调气助运。

方药：四逆散合痛泻要方化裁。柴胡 9g，枳壳 6g，白术 9g，白芍 9g，陈皮 6g，防风 6g，黄芩 9g，甘草 6g。

用法：水煎服，每日 1 剂。

4）脾肾阳虚

主症：黎明即泻，完谷不化，稍进油腻，便次增多，腹中冷痛，形寒肢冷，倦怠乏力，舌质淡，苔白滑，脉沉细。

治法：健脾益气，温肾固涩。

方药：四神理中汤化裁。人参 9g，白术 12g，干姜 9g，炮附子 6g，补骨脂 9g，吴茱萸 6g，肉豆蔻 9g，五味子 6g，赤石脂 12g，炙甘草 6g。

用法：水煎服，每日 1 剂。

5）阴阳俱虚

主症：多见于中毒性消化不良轻症。泄泻频下，身热汗出，倦怠嗜睡，面色苍白，手足逆冷，口干不欲饮，口唇青紫或躁动不安，舌红少津，苔薄腻，脉微细或沉伏。

治法：益阴扶阳，和中固脱。

方药：生脉散合四逆汤化裁。红参 15g，干姜 9g，当归 9g，白芍 9g，乌梅 90g，附子 6g，黄连 6g，甘草 6g，麦冬 9g，五味子 6g。

加减：如有高热、烦躁、神昏者，合服紫雪丹。

用法：水煎服，每日 1 剂。

6）脾肾两衰

主症：多见于中毒性消化不良重症。大便稀溏，四肢不温，精神萎靡，睡卧露睛，面色萎黄，时有搐搦，舌淡苔滑，脉微细。

治法：温运脾阳，滋补肾阴。

方药：理中地黄汤化裁。熟地黄 15g，山药 12g，山茱萸 9g，当归 6g，枸杞子 9g，白术 9g，炮姜 6g，人参 15g，附子 6g，肉桂 6g，炙甘草 9g。

加减：如见阳衰欲脱者，合用温灸关元、天枢穴，病情危急者需中西医结合抢救。

用法：先以灶心土 60g，煎汤代水，再入诸药浓煎服。

（2）中成药

1）扶阳正气丸：每次 0.3～1.5g，早午晚各服 1 次。适于寒湿内盛型单纯性消化不良。

2）红灵丹：每次 0.5g，每日 4 次，口服。适于湿热型单纯性消化不良。

3）辟瘟丹：每次 0.3～0.5g，每日 2 次，口服。适于中毒性消化不良症。

（3）验方

1）暖脐膏与药粉外用：肉桂粉、丁香粉各 1～3g，撒在暖脐膏内，贴神阙穴。适于消化不良，泄泻迁延不愈症。

2）脱水口服液：生姜 3g，食盐 6g，绿茶 6g，水煎 500mL，口服。适于消化不良症，腹泻水样便者。

3. 药物禁忌

（1）忌用对胃黏膜有刺激作用的药物：如非甾体抗炎药物（如水杨酸盐、保泰松等）、糖皮质激素、溴剂、磺胺药及异烟肼、氯化铵等药物，因其可导致恶心呕吐，加重症状。

（2）避免使用某些有严重胃肠反应的抗生素：如红霉素、甲硝唑、氨苄西林、头孢氨苄、四环素、妥布霉素、林可霉素等，若要服用，尽量放在饭后。

（3）多潘立酮（哌双咪酮，吗丁啉，胃得灵）

1）H_2受体拮抗剂（西咪替丁、雷尼替丁）：多潘立酮可使其生物利用度降低，影响疗效和加重副作用。

2）甲氧氯普胺（甲氧氯普胺）：多潘立酮止吐作用是甲氧氯普胺的 23 倍。两药均为多巴胺受体拮抗剂，作用基本相似，不宜联用。

3）氨茶碱：与多潘立酮同服时，氨茶碱血药浓度第一峰出现提前约 2 小时，第二峰出现却延后 2 小时。两药联用后，血药浓度峰值下降，维持有效血浓度时间却延长，类似缓释作用。两药联用需调整氨茶碱剂量和服药间隔时间。

4）助消化药：胃酶合剂、多酶等消化酶类制剂，在胃酸性环境中作用较强。多潘立酮加速胃排空，使助消化药迅速达肠腔，疗效减低，故两药不宜联用。

5）胃肠解痉药：阿托品、颠茄合剂、山莨菪碱、溴丙胺太林等抗胆碱药，与多潘立酮联用可发生药理拮抗作用，可消除多潘立酮的抗消化不良作用，故不宜联用。

6）胃黏膜保护剂：胃黏膜素具有抗胃蛋白酶分解作用，与氢氧化铝联用可使抗酸作用增强，在胃内形成保护膜。多潘立酮使胃黏膜素在胃内停留时间缩短，难以形成保护膜，故两药不宜联用。

7）普鲁卡因，链霉素：不宜与多潘立酮联用，降低疗效。

8）抗酸剂：多潘立酮增加胃肠蠕动，缩短抗酸药在胃内滞留时间，因而使疗效降低，故两药不宜同时服用。

9）硫糖铝：具有抗胃蛋白酶、抑制胃酸分泌以及胃黏膜保护作用，有利于改善溃疡症状和溃疡面修复；多潘立酮的胃动力作用可能降低硫糖铝的疗效。

（4）三环类抗抑郁药

1）含有乙醇的中成药：三环类抗抑郁药（如丙咪嗪、氯丙咪嗪、阿米替林等）与风湿骨痛酒、豹骨木瓜酒，虎骨酒、国公酒等含乙醇的中成药同服，易增加丙咪嗪的不良反应。

2）拟肾上腺素类药物：拟肾上腺素类药物（如麻黄素、苯丙胺、间羟胺等）能促使内源性去甲肾上腺素释放，而三环类抗抑郁药（如氯丙咪嗪、丙咪嗪、阿米替林）能使释放出的去甲肾上腺素延缓灭活，故二者合用可使血中去甲肾上腺素升高，从而引起高血压危象。

3）氯丙嗪：二者合用可使不良反应增强。

4）单胺氧化酶抑制剂：三环类抗抑郁药与单胺氧化酶抑制剂（如帕吉林、呋喃唑酮、苯异肼、异卡波肼等）合用，可互相增强毒性，出现高热、痉挛等毒副症状。故如必须合用，至少两药的服用时间宜间隔2周。

六、胃黏膜脱垂症

【概述】

胃黏膜脱垂症系指因某种原因使胃窦部黏膜迂曲冗长、肥大、松弛而脱入十二指肠所引起的一种疾病。临床多见于30~60岁的男性，发病率约为5%。

1. 病因

本病的主要病因是由于固有的或慢性炎症、水肿或恶性细胞浸润引起的胃窦部黏膜皱襞的肥大、冗长，而导致胃窦部黏膜松弛易动，在强有力的胃蠕动推动下，滑入幽门管。

2. 临床表现

本病的临床表现缺乏特异性，一般表现为上腹（胃脘）部发作性疼痛，有时进食可使疼痛加剧，一般在饭后1/2~1小时出现，疼痛性质可表现为钝痛、胀痛，有时呈绞痛。右侧卧位可使疼痛加剧，左侧卧位可使疼痛缓解或减轻。此外，本病还常伴有消化不良症状，如上腹部胀满，嗳气，反酸，嘈杂，食欲不振，饭后不易消化，反胃，恶心，呕吐等。在发生幽门梗阻的患者，或持续性脱垂黏膜发生嵌顿或绞窄时，则出现严重的恶心、呕吐或持续性上腹（胃脘）剧痛。如脱垂之黏膜发生糜烂或破溃，则可合并上消化道出血而见黑便、呕血，在出血前数日或数小时有恶心呕吐。

3. 辅助检查

（1）X线检查：①十二指肠底部可见到呈"伞状"或"蕈状"或"菜花样"，也可呈蜂窝状或分叶状。②条形胃黏膜皱襞边连续性通过幽门环进入球底部。

（2）胃镜检查：可明确诊断。

【饮食宜忌】

1. 饮食宜进

（1）饮食原则：该病患者应少食多餐，并发幽门梗阻时，患者应卧床休息，禁食，可输液以维持水、电解质和酸碱平衡。也可用抗胆碱药物以抑制胃液分泌和胃蠕动，延缓胃排空时间，有利于食物和抗酸药中和胃酸，缓解症状。定时洗胃，测定胃潴留量。待胃潴留量少于 250mL 时，则可开始进食清淡流质饮食。开始进食时，应给少量的无米汤汁、藕粉等清淡流质饮食。

（2）适宜胃黏膜脱垂症患者的饮料

1）参七袋泡茶：西洋参 2g，三七 1g。将西洋参、三七研成细粉，装入绵纸袋中，放入茶杯中，用沸水冲泡，加盖焖 10 分钟即可饮用。代茶频饮。一般每袋可冲泡 3～5 次。具有补气养阴，活血化瘀的功效。适于气虚型胃黏膜脱垂症，对气阴两虚兼夹瘀血者尤为适宜。

2）沉香曲砂仁袋泡茶：沉香曲 5g，砂仁 2g。将沉香曲、砂仁共研细末，装入绵纸袋中，放入杯中，用沸水冲泡，加盖焖 10 分钟即成。代茶频饮，一般可冲泡 3～5 次。具有疏肝和胃的功效。适于气滞型胃黏膜脱垂症。

3）参芪养胃甜饮：黄芪 20g，党参 10g，桂圆肉 20g，蔗糖 30g。将黄芪、党参、桂圆肉洗净，入锅加水适量，煎煮 2 次，每次 40 分钟，合并滤液，调入蔗糖，搅匀即成。上、下午分次服。具有益气升提的功效。适于气虚型胃黏膜脱垂症。

4）升胃除幽饮：升麻 10g，柴胡 10g，蒲公英 20g，甘蔗 50g。将甘蔗洗净榨汁备用。把升麻、柴胡、蒲公英洗净，放入锅中，加适量水，大火煮沸后，改中火煨 20 分钟，去渣留汁，兑入甘蔗汁即成。分 3～4 次饮用。具有益气升阳，舒肝和胃，清热养胃的功效。适于气滞不舒、湿热内蕴的胃黏膜脱垂症。

5）白参豆浆：白参 3g，豆浆 300g。将白参洗净，晒干或烘干，研成极细末，备用。再将豆浆放入锅中，煮沸后，将白参末拌入，搅匀，用小火煨煮 10 分钟即成。早、晚分次服。具有益气健脾，滋阴养胃的功效。适于久病体弱、气阴两虚的胃黏膜脱垂。

（3）适宜胃黏膜脱垂症患者的主食

1）黄芪升麻粥：黄芪 30g，升麻 10g，粳米 100g。将黄芪、升麻用凉水浸泡 30 分钟，浓煎 2 次，合并滤汁，加入淘洗干净的粳米，煮成稠粥即成。早晚分次食。具有补气升阳的功效。适于气虚型胃黏膜脱垂症。

2）灵芝血糯粥：灵芝 10g，砂仁 5g，血糯米 100g，红糖 20g。将灵芝洗净，晒干或烘干，研成细末。砂仁砸碎研粉。血糯米淘净，加适量水，煨煮成粥，加入灵芝末、砂仁粉、红糖，搅拌均匀，继续煮 10 分钟，即成。早晚分次食，每日 1 剂。具有温中益脾，养血和胃的功效。适于脾胃虚寒、气血两虚的胃黏膜脱垂症。

3）桂圆大枣莲子粥：桂圆肉 10g，大枣 10 枚，莲子 20 枚，糯米 100g。将莲子用温开水浸泡 4 小时，与桂圆肉、大枣及淘洗干净的糯米同入锅中，加水适量，煮成稠粥。早晚分次食。具有补中益气，升提中气的功效。适于气虚型胃黏膜脱垂症。

4）山药三米粥：山药、粳米、玉米、高粱米各 30g，白糖 20g。山药打成细粉，粳米、玉米、高粱米淘洗干净。粳米、玉米、高粱米放入铝锅内，加水适量。置大火烧沸，再用小火煮 50 分钟，加入山药粉、白糖搅匀，再烧沸即成。每次食用 100g，每日 1 次。具有益气健脾，和胃升提的功效。适于气虚型胃黏膜脱垂症。

5) 黄芪陈皮粥：生黄芪 40g，粳米 100g，红糖 10g，陈皮 5g。将黄芪洗净，放入铝锅内熬煎取汁，连续 3 次，将 3 次黄芪液混合，粳米淘净，放入铝锅内熬加适量清水，并加入黄芪汁，把铝锅置大火上烧沸，改用小火煮熬。待粥快熟时，加红糖、陈皮，继续煮熬，直至药粥熟透即成。早晚食用，常服有效。具有补气升提，健脾养胃的功效。适于气虚型胃黏膜脱垂症。

6) 荷叶饭：粳米 500kg，鲜荷叶 1 张。将米淘洗干净，置铝锅上加水适量，荷叶绿面朝下，盖于水面上。粳米煮熟时取去荷叶即成。早晚餐食用。具有益气健脾，开胃升阳的功效。适于气虚型胃黏膜脱垂症。

7) 荷叶猪肉饭：荷叶（选干净的嫩叶）1 张，糯米 100g，猪肉末 50g，香菇、虾米、芋头、五香粉、红葱头、太白粉各适量。荷叶洗净，在沸腾热水中烫过后，即刻捞起，使其软化，包米时才不会破裂。米洗净，浸泡 1 小时后，放入电锅中蒸煮。香菇在水中泡软后，切碎，加少许酱油、香油及太白粉搅匀，虾米洗净泡软，芋头削去外皮切丁，用油炸至变金黄色。红葱头切小片。炒锅中放油，热后放入红葱头炒香，将香菇放入锅中，再加入虾米炒香，然后加入炸好之小芋头丁，再加猪肉末、酱油、香菇水、五香粉等，盖上锅盖煮沸后熄灭，取出蒸好之糯米放入锅中，与材料搅拌均匀。将糯米饭用荷叶包好，用线捆好勿散开。放入电锅中约蒸 15 分钟，取出盛于盘中即可。早晚餐食用。具有补益气血，升阳和胃的功效。适于气虚型胃黏膜脱垂症。

8) 黄芪二麻糯米饭：黄芪 30g，黑芝麻 200g，升麻 10g，糯米 250g，白糖适量。黄芪、升麻洗净后煎浓汁。黑芝麻洗净，炒熟，研碎。糯米洗净。将黑芝麻和糯米放入蒸锅中，加入黄芪升麻浓汁及水适量。加白糖后拌匀，隔水蒸熟。早晚餐食用。具有补中益气，升提阳气，滋补肝肾的功效。适于中气下陷型胃黏膜脱垂症。

(4) 适宜胃黏膜脱垂症患者的菜肴

1) 大枣炖兔肉：大枣 15 枚，兔肉 400g，味精、生姜、葱、精盐、黄酒适量。将大枣洗净，兔肉洗净，切成长 2cm，宽 1cm 的块，共放入瓦锅内，加入葱、生姜、精盐、黄酒，清水适量。将瓦锅放入盛有水的铁锅内，隔水炖熟即成。食用时，加味精适量。佐餐食用。具有补中益气的功效。适于气虚型胃黏膜脱垂症。

2) 参芪鸭条：党参、黄芪各 15g，陈皮 10g，鸭子 1 只（约 1500g），猪夹心肉 100g，味精 3g，精盐 6g，黄酒 10g，酱油、生姜、葱段各 6g，植物油 1000g（耗油 75g），鲜汤 750g。将鸭子宰杀后，除去毛桩，剖腹去内脏，剁去脚，洗净血水，沥干水分，鸭皮上用酱油抹匀，下入八成热的油锅中，炸至皮色金黄捞出，用温水洗去油腻，盛入沙锅内（锅底垫上瓦碟）。将猪夹心肉切成块，放入沸水锅内烫一下捞起。洗净血污，放在鸭子腹内，再加入黄酒、生姜片、葱段、党参、黄芪、陈皮丝、精盐、味精、酱油、鲜汤。将沙锅放于炉上，用中火烧沸，置小火上焖到鸭烂时取出，滗出原汤，滤净待用。将鸭子剔去大骨，斩成手指条块，放入大汤碗内摆好，倾入原汤即成。佐餐食用。具有补中益气，健脾和胃的功效。适于气虚型胃黏膜脱垂症。

3) 黄芪鹌鹑：黄芪 10g，鹌鹑 2 只，生姜 2 片，葱白 1 节，胡椒粉、精盐各 1g，清汤 250g。将鹌鹑杀后，沥净血，除去毛桩，或在 75℃ 的热水中烫透后，除去毛桩然后洗净，由背部剖开，除去内脏，斩去爪，冲净，再入沸水中氽约 1 分钟，捞出待用。将黄芪用湿布擦净，切成薄片，再把黄芪片分别装入鹌鹑腹内，将其放在蒸碗内，注入清汤，用湿绵纸封口，上笼蒸约 30 分钟。取出鹌鹑，揭去绵纸，滗出汁，加精盐、胡椒粉调好味，再将鹌鹑扣入汤碗内，灌入原汁即成。佐餐食用。具有益气补中升提的功效。适于气虚型胃黏膜脱垂症。

4）黄精蒸鸡：黄精、党参、怀山药各 30g，母鸡 1 只，精盐适量。选择块大、色黄，切断面透明，质润泽的优质黄精切成薄片。把优质党参、怀山药各切成薄片。把当年新母鸡（重 1 ~ 1.5kg）如常法宰杀后，去毛及内脏，洗净，勿切。把黄精、党参、山药及精盐放入鸡肚内，用线扎好后，置于大搪瓷盆内，加水适量，隔水蒸熟即可。每日早晚空腹温热服食，2 ~ 3 日吃完。具有补中益气，健脾和胃的功效。适于气虚型胃黏膜脱垂症、胃下垂。

5）猴头菇黄芪鸡：猴头菇 50g，黄芪 20g，小仔鸡 1 只，葱结、生姜片、碱、精盐、味精各适量。将活鸡宰杀，去毛及内脏，洗净后切成块。将猴头菇用热水泡软，捞出挤干，去除根蒂。再换热水泡发，加入适量碱，反复数次，直至菌体完全酥软，捞出，用清水反复洗去碱性。切成薄片。黄芪洗净，与鸡肉、葱结、生姜片一起放入锅中，加适量清水，大火煮沸后，改小火炖 3 小时，除去黄芪。再将猴头菇片放入鲜汤内，继续煨煮至猴头菇熟烂，加入精盐、味精，再煮沸即成。当汤佐餐用，喝汤，吃鸡肉、猴头菇。具有益气升陷，补脾健胃，和中开胃的功效。适于脾气虚弱的胃黏膜脱垂症。

6）黄芪烧活鱼：黄芪 15g，党参 10g，水发香菇 20g，青笋 30g，白糖 15g，黄酒 15mL，精盐 3g，酱油 10mL，葱、姜各 10g，蒜 15g，味精 3g，湿淀粉 15g，植物油 50g，清汤适量，猪油 30g，鲤鱼 1 尾（重约 500g）。活鱼去鳞、鳃、鳍后，剖腹去内脏洗净，在鱼身上划十字花刀。水发香菇一切两半。姜、葱、蒜洗净，切好备用。炒锅置大火上烧热，放入植物油，烧至六成热，放入鲤鱼炸至金黄色，捞出沥去油。锅内放入猪油、白糖，炒至糖油成枣红色时，将鲤鱼、党参、黄芪片同时下锅。用大火烧沸，再用小火炖至汤浓鱼熟，将鱼捞入盘内，捡去黄芪片，再把青笋、香菇放入汤内，加精盐、味精，烧沸后，用生豆粉勾芡，淋上猪油，搅匀后，浇在鱼上即成。每日 1 次，每次吃鱼 50g，佐餐食用。具有益气健脾，升提护胃的功效。适于气虚型胃黏膜脱垂症。

7）参芪鲫鱼：黄芪、党参各 10g，活鲫鱼两条（约 500g），香菇 10g，植物油、白糖、葱、姜、黄酒、精盐、味精各适量。将鲫鱼除去鳞、鳃和内脏，洗净，在鱼腹上斜刀切成十字花刀。黄芪、党参洗净，切成厚片。香菇用水发开，切成对开。炒锅置大火上，放入油烧至六成热，下鲫鱼，煎至表皮呈金黄色，捞出，去油。将锅置火上，放入植物油、白糖，略炒，将煎好的鲫鱼放入，同时放入党参、黄芪，加适量水。用大火煮沸后，再用小火煨，待汤汁已浓，鱼熟透时，加入香菇，调入葱、生姜、黄酒、精盐、味精等。略煮片刻，捞起，除去黄芪、党参即成。佐餐食用。具有益气升提，健脾养胃，利水消肿的功效。适于中气不足、脾胃虚寒、水湿不化的胃黏膜脱垂症。

8）黄芪软炸里脊：猪里脊肉400g，黄芪50g，蛋黄1个，葱段、生姜片、味精、黄酒、酱油、精盐、植物油各适量。将黄芪切片，水煮取黄芪浓缩汁50g备用。将里脊肉去掉白筋，切片，两面用刀划成十字花，再切成条。放凉水碗内，淘净血沫。用净布吸干。放碗内，加入葱段、生姜片、味精、黄酒、酱油、精盐，调制10分钟，去掉葱姜，用净布吸干。将蛋黄、湿淀粉放碗内，用手搅成糊，将里脊肉放入糊内搅匀。将锅放火上加入植物油，至油热五成，将里脊肉逐块下锅。炸成金黄色，肉发起时，将油滗出，随将兑好的汁及黄芪浓缩汁洒在肉上，翻两三个身即成。佐餐食用。具有补中益气的功效。适于气虚型胃黏膜脱垂。

9）黄芪茉莉花鳝片：黄芪15g，茉莉花5g，黄鳝250g，植物油、葱花、姜末、黄酒、精盐、白糖、湿淀粉、香油各适量。将茉莉花洗净取瓣，放入清水中浸泡，控干水分备用。黄芪洗净后晒干或烘干，研成细末。黄鳝活剖，去内脏、脊骨、头，用少许精盐腌去黏液，放开水中烫一下，取出，斜切成片。锅上火，放少许油，烧至七成热，加葱花、姜末煸炒出香，放入鳝片翻炒，随后加入黄芪末、黄酒、精盐、白糖等，用湿淀粉迅速勾芡，撒上茉莉花瓣，炒匀，淋上香油即成。佐餐食用。具有益气补脾、理气和胃的功效。适于素体虚弱、肝胃失和的胃黏膜脱垂症。

10）香附陈皮炖鹌鹑：香附子10g，苍术20g，厚朴15g，生姜10g，陈皮15g，大枣6枚，甘草5g，砂仁2g，黄酒15g，精盐6g，葱10g，鹌鹑2只。鹌鹑宰杀，去毛、内脏及爪，香附子、苍术、厚朴、生姜、陈皮、大枣、甘草、砂仁洗净，放入炖锅内。再加入水、黄酒、葱段。炖锅置大火上烧沸，再用小火炖煮40分钟，加入精盐，拌匀即成。每日1次，每次吃鹌鹑1只，喝汤，既可当佐餐用，又可单食。具有和胃行气，补脾养血的功效。适于气滞型胃黏膜脱垂症。

（5）适宜胃黏膜脱垂症患者的汤羹

1）升胃豆腐汤：党参、升麻、枳壳各10g，豆腐400g，猪瘦肉100g，植物油、葱花、生姜末、精盐、黄酒、白糖、鲜汤、味精、湿淀粉、香油各适量。将党参、升麻、枳壳用水洗净，晒干或烘干，研为细粉备用。再将猪肉剔去筋膜，洗净，切成薄片。豆腐切成半寸见方的豆腐块，在滚水中烫一下，除去豆腥味。锅内放少许油，烧七成热后，下葱花、姜末，煸香，放入猪肉片翻炒片刻，加精盐、白糖、鲜汤，用旺火烧沸后，加入豆腐条与药粉，再用小火焖烧几分钟，待豆腐入味后调入味精，用湿淀粉勾芡，淋上香油，出锅装盘即成。佐餐食用。具有益气升阳，调气畅中，养胃和中的功效。适于中气不足，又兼气滞不和的胃黏膜脱垂症。

2）荷叶黄芪牛肉汤：鲜荷叶1张，黄芪30g，黄牛肉250g，植物油、生姜末、葱花、大茴香、茴香、桂皮、花椒、砂仁、陈皮、精盐、黄酒各适量。将鲜荷叶去老梗丝络，洗净切丝。黄牛肉洗净，剔去筋膜，切成小块。锅上火，加少许油，烧至六成热，下姜末、葱花煸香，再下牛肉块翻炒，加黄酒略焖烧5分钟。取沙锅，加清水适量，倒入牛肉和洗净的黄芪，以及大茴香、茴香、桂皮、花椒、砂仁、陈皮、精盐、黄酒，煨煮2小时，放入鲜荷叶丝，继续用小火煨煮至牛肉酥烂即成。佐餐食用。具有益中气，舒肝郁，健脾胃，固内脏，升阳举陷的功效。适于脾气虚弱偏寒、气机不畅的胃黏膜脱垂症。

3）黄芪鱼肚汤：黄芪 30g，鱼肚 50g，时蔬 100g，黄酒、胡椒粉、姜、葱各 5g，香菇 10g，精盐 3g，鸡汤 250g。将鱼肚发透切成 3cm 见方的块，黄芪切薄片用米炒黄，时蔬洗净，切 4cm 长的段，姜切片，葱切花，香菇切薄片，胡椒打成粉。将鱼肚、黄芪、黄酒、姜葱、胡椒粉、香菇放入炖杯内，加入鸡汤，置大火上烧沸，再用小火炖 40 分钟，加入盐、时蔬煮沸即成。每日 1 次，每次 1 杯，可佐餐或单食。具有补气升提，升阳护胃的功效。适于气虚型胃黏膜脱垂症。

2. 饮食禁忌

（1）应禁忌各种酒类、浓茶、咖啡和辛辣食品如辣椒、生姜、胡椒。盐腌过咸和含粗纤维素较多的食物以及糯米制作的食物，亦应尽量避免食用。

（2）禁食酸、生冷、油煎、油炸、烟熏食物。

（3）应细嚼慢咽，忌狼吞虎咽。按量就餐，忌暴饮暴食。

（4）忌吃酸梨、柠檬、杨梅、青梅、李子、黑枣和未成熟的柿子、柿饼等水果。

【药物宜忌】

1. 西医治疗

（1）本病无特效药物可供使用，可使用少量镇静和抗胆碱能药物缓解症状。如阿托品每次 0.3mg，每日 3 次，口服。服用碱性及止酸药物可能使疼痛缓解，如鼠李铋镁（乐得胃）每次 2 片，每日 3 次，口服；磷酸铝凝胶每次 12mL，每日 3 次，口服；铝镁加每次 1g，每日 3 次，口服；西咪替丁每次 200mg，每日 3 次，口服。

（2）幽门梗阻或消化道出血患者应予相应处理：胃黏膜脱垂引起幽门嵌顿或并发消化道大量出血时，常需考虑外科手术治疗。当出现下列情况时可考虑手术治疗：幽门梗阻症状严重者、经常反复大量出血者、剧烈腹痛服用解痉药治疗无效者，应采取手术治疗。

2. 中医治疗

（1）辨证治疗

1）脾胃虚寒

主症：胃痛拒按，食后尤甚，嗳气恶心，呕吐清涎，腹胀，纳差，大便溏薄。舌质淡，苔白薄，脉象沉弦。

治法：健脾益气，温中散寒。

方药：香砂六君汤化裁。党参 12g，白术 9g，茯苓 12g，制半夏 9g，陈皮 9g，木香 6g，砂仁 6g，厚朴 9g，干姜 6g，公丁香 6g，延胡索 12g，炙甘草 6g。

用法：水煎服，每日 1 剂。

2）肝郁气滞

主症：脘腹胀痛，胁下不适，痞满胀闷，进食尤甚，遇怒加重，嗳气泛酸，甚则呕吐，或吐血、便血。舌质红，苔薄黄，脉弦细或滑数。

治法：疏肝和胃，理气止痛。

方药：天台乌药散化裁。乌药 12g，木香 61g，炒小茴 9g，青皮 9g，槟榔 9g，丹参 9g，香附 9g，良姜 3g，百合 15g，制半夏 9g。

用法：水煎服，每日 1 剂。

3）胃络瘀阻

主症：胃脘疼痛，状如针刺，固定不移，按之尤甚，吐血暗红，便黑或干。舌质紫暗或有瘀斑，舌下络脉淡紫粗长，脉象沉涩。

治法：活血化瘀，理气止痛。

方药：血府逐瘀汤化裁。当归 12g，川芎 9g，赤芍 12g，生地黄 15g，党参 12g，丹参 15g，桃仁 9g，红花 6g，柴胡 6g，枳壳 9g，地榆炭 15g，白及 9g。

用法：水煎服，每日 1 剂。

（2）验方

1）加味芍药甘草汤：白芍、甘草各 15g，煅刺猬皮 6g，水煎或研末分次服，适于本病胃痛证。

2）黄芪建中汤合良附丸化裁：黄芪 30g，桂枝 9g，炒白芍 20g，香附 10g，良姜 6g，生麦芽 30g，炙甘草 10g，生姜 9g，大枣 5 枚，水煎服。适于本病脾胃虚寒证。

3）大半夏汤化裁：党参 15g，制半夏 12g，生姜 12g，水煎服。适于本病呕吐，反胃证。

4）参地煎：党参 30g，生地黄 15g，水煎服。适于本病吐血，便血证。

3. 药物禁忌

（1）卡尼汀

1）因卡尼汀与碱性药物（如氨茶碱、普鲁卡因、碳酸氢钠）合用可使本品的疗效降低。

2）因本品可减少肝脏血流量，因而与抗心律失常药普萘洛尔、利多卡因等代谢受肝血流量影响大的药物合用时，可延缓这些药物的作用。

（2）阿托品

1）中药乌头、黄连、贝母等：因含有一定量的生物碱，与西药生物碱类药物阿托品、氨茶碱、咖啡因等联合应用，会使药物毒性增加，容易造成药物中毒。

2）含鞣酸的中药及其制剂：因为含鞣酸的中药及其制剂如五倍子、虎杖片、四季青片、紫金锭等易使阿托品失去活性或产生沉淀，不易被吸收而降低疗效。

3）吩噻嗪类药物：因吩噻嗪类药物（如氯丙嗪、奋乃静、三氟拉明等）有阿托品样作用，与阿托品合用可加重口干、视物模糊、尿闭等症状，并有诱发青光眼的可能。

4）苯海拉明：因苯海拉明具有硫酸阿托品样作用，合用时不良反应增加。

5）维生素 C：因维生素 C 可加速阿托品的清除，从而减弱阿托品的作用。

6）抗酸药：阿托品与抗酸药（如氢氧化铝、西咪替丁等）联合应用有协同作用，但因抗酸药能干扰阿托品的吸收，所以二者联用时应分开应用。

7）甲氧氯普胺：因为甲氧氯普胺是中枢性止吐药，有促进胃肠道蠕动、排空及增进消化功能的作用，而阿托品、溴丙胺太林属于抗胆碱药，能抑制胃肠道蠕动及分泌，两药呈现拮抗作用，合用时两药的作用均减弱。

（3）使用解热镇痛药、激素、抗感染药物（如头孢菌素类、喹诺酮类）可加重胃黏膜损害。

七、胃下垂

【概述】

胃下垂是指人体站立时胃的下缘达盆腔，胃小弯弧线的最低点降到髂嵴连线水平以下的病变。本病多见于女性，尤其是经产妇生育较多者、瘦长体型者、消耗性疾病进行性消瘦者、卧床少动者。

1. 病因

在人体的腹腔内，内脏的位置取决于三方面的因素：横膈的位置和膈肌的活动度，腹肌的力量、腹壁脂肪层厚度，邻近脏器或相关韧带的固定作用。凡是影响以上三个因素的原因都可能导致胃下垂。引起胃下垂的病因很多，有先天性因素和后天性因素。先天体质原因，韧带松弛，钩形胃，腹壁脂肪薄弱，肌肉松弛无力，瘦长体型者；后天失于调养锻炼，腹肌松弛，胃韧带张力减弱，卧床少动者，罹患重病，消耗性疾病进行性消瘦者等，以及妇女生育较多者。也可见于暴饮暴食后运动者。

2. 临床表现

轻度胃下垂者，多无症状；下垂明显者，可见上腹部不适，多在餐后站立及劳累后加重，易饱胀、厌食、嗳气、恶心与便秘等；"循环无力症"的其他内脏下垂的表现：站立性昏厥，低血压、心悸、乏力、眩晕等。肋下角常 <90°；站立时腹主动脉搏动明显；胃内有振水声，以双手托扶下腹部坠胀可减轻；伴有肝、肾、结肠下垂的现象。采用 X 线上消化道钡剂检查、B 超检查可确诊。

胃下垂的程度是以胃小弯切迹为标志划定的。胃小弯切迹低于两侧髂嵴连线水平 5cm 以内为轻度，在 5~11cm 为中度，超过 11cm 为重度。

胃下垂的综合诊断依据，包括胃的位置明显低下，即站立位胃小弯切迹低于两侧髂嵴连线水平以下和（或）胃下界达盆腔；胃的张力极度低下；伴有明显的临床症状。

3. 辅助检查

（1）X 线检查：胃肠钡剂造影可发现胃呈"丁"字形，松弛无力，张力明显降低。胃小弯最低点在两侧髂嵴连线以下。胃的蠕动减慢，排空时间延长，胃内有钡剂残留，食钡后 6 小时胃内仍残存有 1/4~1/3 的钡剂。十二指肠球部向左侧偏移，同时在胃窦部常有并发炎症。胃黏膜皱襞紊乱、变形、变浅。

（2）B 超检查：饮水 B 超检查可发现胃下缘移入盆腔内。

【饮食宜忌】

1. 饮食宜进

（1）饮食原则

1）为使患者体质强壮，增加腹腔内脂肪，宜予以高蛋白、高热能、高糖饮食，并鼓励多吃脂肪，争取胖起来。

2）胃下垂患者的消化吸收功能大多较差，故食物加工应精细，所供食品要容易消化、吸收，不宜太粗糙。

3）患者宜进食细软易消化、富有营养的流质或半流质饮食，如牛奶、米汤、藕粉、鸡蛋汤、菜汁、水果汁、面条、馄饨、蒸蛋羹等。

4）宜食含维生素多的新鲜黄、绿色蔬菜，如西红柿、小白菜、黄瓜、甘蓝等。

5）宜食含有丰富蛋白质、B族维生素、维生素E及钙、铁，以及植物脂肪的食物，如花生、杏仁、腰果、核桃等，对恢复体力有神奇疗效。

6）多食富含蛋白质的食物，如豆腐、牛奶、瘦肉、鱼、蛋类等。

7）在症状改善前，避免进食过饱，宜少食多餐。

（2）适宜胃下垂患者的饮料

1）代代花茶：代代花8朵，绿茶3g。将代代花洗净，与绿茶一同放入茶杯中。加入沸水冲泡。代茶饮。具有理气化痰，健脾开胃的功效。适于胃下垂。

2）黄芪枳实蜜饮：炙黄芪30g，枳实20g，蜂蜜15g。将黄芪、枳实洗净，入锅，加水适量，用大火煮沸，改小火煎煮30分钟，去渣取汁，待药汁转温后兑入蜂蜜，搅匀即成。上、下午分次服。具有补中益气，升举消胀的功效。适于中气下陷型胃下垂。

3）枳术甜饮：枳实30g，白术40g，白糖20g。将枳实、白术洗净，入锅加水适量，煎煮2次，每次30分钟，合并滤液，调入白糖，搅匀即成。上、下午分次服。具有补气健脾，行气导滞的功效。适于中气下陷型胃下垂，对气虚兼气滞者尤为适宜。

4）枳壳黄芪山楂饮：枳壳、黄芪各15g，山楂9g。以上药水煎服。每日1剂，分2次服。具有行气导滞，补脾升阳的功效。适于胃下垂。

5）橙子葡萄酒：橙子4个，葡萄酒1000mL，白糖100g。将橙子洗净，去皮和核，切块。取容器，放入一层橙块，再放入一层白糖，存放4小时，再放入葡萄酒，密封即成。每日2次，每次1盅（约25mL）。具有润肺降逆，开胃健脾的功效。适于单纯性消瘦症、胃下垂等。

（3）适宜胃下垂患者的主食

1）大麦牛肉粥：大麦仁150g，熟牛肉、面粉各100g，精盐、味精、醋、胡椒粉、辣椒丝、葱花、生姜丝、香油、牛肉汤各适量。将牛肉切小块。大麦仁去杂，洗净。面粉加凉水调成稀糊。锅内放牛肉汤和适量水，下大麦仁煮至开花，将面粉稀糊细流下锅，烧沸成麦仁面糊。另一锅内放熟牛肉、精盐、醋，盛入大麦面粉粥，放入味精、胡椒粉、辣椒丝、葱花、生姜丝、香油，烧沸，搅匀即成。每日早晚分次食。具有益气强筋，和胃消积的功效。适于慢性胃炎、胃下垂、贫血、慢性前列腺炎、更年期综合征等。

2）狗肉小麦仁粥：狗肉（经疫检合格）300g，小麦仁（即去皮的小麦）100g。将狗肉洗净并切成小块，与淘净的小麦仁同入锅中，加水共煮成粥。每日早晚分次食。具有温肾助阳，补益脾胃的功效。适于慢性胃炎、胃下垂、慢性前列腺炎、泌尿系感染、勃起功能障碍、早泄等。

3）柿饼糯米蒸饭：柿饼 50g，糯米 250g，白糖 30g。将柿饼洗净，切成小方丁待用。糯米淘洗干净后与柿饼拌匀，置于饭盒内，加入清水适量，再上笼蒸约 40 分钟，取出后加糖食用。当主食食用。具有健脾益胃，降逆止呕的功效。适于慢性胃炎、胃下垂等。

4）糯米藕团：藕、糯米粉各 250g，白糖、植物油各适量。将藕用擦板擦成泥（保留藕汁），和糯米粉、白糖混合，以软而不粘手为度，做成粉团子，下油锅炸熟即成。当点心食用。具有补中益气，健脾止泻的功效。适于胃下垂及内脏下垂、肠结核、慢性肠炎等。

5）面盒酥：桂花 3g，面粉 500g，植物油 250mL，白糖 50g，大枣 400g，青红丝各适量。将大枣煮熟，去掉皮、核仁，加入白糖、桂花、青红丝，搓成泥状成馅。取面粉 200g，加植物油 100mL，用手搓成酥面。再将面粉 300g 用植物油 65g 搓匀，用凉水和匀，制成皮面，将两种面分别揪成 20 个剂子。用皮面剂子包住酥面剂子，按扁擀开，卷成卷，用手指在中间压一下，把两头的翘边向中间一折，再按扁擀成圆形饼，将枣泥包在中央，捏成 3cm 左右的圆馒头形状。用刀从正面划成六瓣，下油锅炸成黄色，捞出即成。佐餐食用。具有生津益气，补脾和胃，化痰消瘀的功效。适于胃下垂、胃及十二指肠溃疡等。

6）百果糯米甜饼：糯米 400g，粳米粉 100g，芝麻 25g，西瓜子仁、莲子、核桃肉各 15g，白糖 100g。将芝麻去掉杂质，洗净，炒熟后趁热研碎。核桃肉用热水浸泡 10 分钟，剥去外皮，炒熟，研碎。莲子用热水浸泡后，去皮、心，蒸烂，压碎。西瓜子仁放在炒锅内用小火炒熟。粳米粉放在炒锅内用小火炒熟备用。将熟芝麻末、核桃末、莲子泥、瓜子仁放入盆内，加入白糖，拌匀成馅。将糯米淘洗干净后，放入盆内，加水适量，放在蒸锅内用大火蒸熟，出锅后放在盘内，摊开晾凉。将晾凉后的糯米饭裹在干净的湿布内揉匀，搓成长条，切成 50g 1 个的剂子。将剂子搓圆捏成杯状，包入适量百果馅料，封口按扁，两面蘸上炒熟的粳米粉即可。当点心食用。具有补益肝肾，益气健脾的功效。适于食欲缺乏、慢性胃炎、单纯性消瘦症、慢性结肠炎、胃肠神经症、胃下垂等。

7）大麦黄豆煎饼：大麦仁 500g，黄豆 200g。将大麦仁、黄豆分别去杂，洗净，磨成稀糊后混匀。煎锅烧热，用勺盛稀糊入锅，摊成一张张很薄的煎饼即成。当点心食用。具有宽中化积，活血化瘀的功效。适于慢性胃炎、胃下垂、慢性肠炎等。

（4）适宜胃下垂患者的菜肴

1）糖醋酥豌豆：豌豆粒 500g，泡红辣椒、葱花、蒜蓉各 5g，精盐、白糖、醋、香油、植物油各适量。将豌豆粒放清水中泡发 2 小时后洗净，放在筛子或箩内，右手执刀，在每个豌豆粒上切一刀，刀刃即粘上豆粒，左手持一根筷子，将豆粒拨在碗内，将葱花、蒜蓉放入碗中，加入香油，开水拌匀，以免变色。泡红辣椒剁成碎末。炒锅上火，放油烧至六成热，放入豌豆炸酥，捞出沥油，放到盘内。将葱花、蒜蓉、辣椒末、精盐、白糖、醋兑成汁，浇在豌豆上面，拌匀即成。佐餐食用。具有健脾开胃，祛瘀解毒的功效。适于胃下垂。

2）橙子鸡块：橙汁100g，鸡块500g，橙子瓣75g，面粉、精盐、生姜末各适量。在煎盘里将黄油加热至起泡后，放入鸡块，煎至变色，取出，放入平盘中。煎盘余油放入面粉、精盐、生姜末、橙汁，边烧边拌，待汁稠浓后放入煎好的鸡块，烧沸后，用小火将鸡肉烧嫩后，再撒上橙子瓣即成。佐餐食用。具有清胃健脾的功效。适于胃下垂。

3）蛋黄橘：橘肉250g，鸡蛋黄1个，香油、青红丝、面粉、湿淀粉、白糖、苏打、植物油各适量。取碗1个，将湿淀粉、面粉、香油、鸡蛋黄、苏打放入，调糊。炒锅上火，放油烧热，下入挂糊的橘肉，炸至糊结壳取出。炒锅上火，放油及白糖，待白糖汁无小泡后，放入炸好的橘子，翻炒，然后离火，撒上青红丝即成。当点心食用。具有开胃理气的功效。适于慢性胃炎、胃下垂等。

4）麦芽山楂：山楂500g，炒麦芽150g，白糖50g。将山楂洗净，放入沸水锅中煮熟，捞出晾凉，除去外皮，剔去果核。锅上火，放入适量清水、炒麦芽、白糖及山楂，用大火烧沸后，改用小火将山楂煮烂，收浓汤汁，反复翻拌，待山楂呈泥状，且红中有亮时，起锅晾凉即成。当点心食用。具有健脾消食，活血化瘀的功效。适于疳积、慢性胃炎、慢性肝炎、脂肪肝、胃下垂等。

5）山楂肉条：山楂100g，猪瘦肉300g，砂仁2g，植物油、生姜片、葱段、花椒、黄酒、酱油、味精、白糖、香油各适量。将山楂洗净，去核，切成圆片。猪瘦肉剔去皮、筋，洗净。将山楂片、砂仁放入锅内，加水用大火烧沸，下猪瘦肉，煮至六成熟捞出晾凉，切成2.5cm长的粗条，放盆内用酱油腌入味。炒锅上中火，放油烧热，下肉条炸干水分，待肉色微黄时捞出。锅中留余油，投入生姜片、葱段略炒，再下山楂片、炸肉条，加入黄酒、花椒略炒，再加味精、白糖炒匀，淋上香油，出锅即成。佐餐食用。具有开胃消食，活血散瘀的功效。适于食欲缺乏、中暑、胃下垂、慢性胃炎、慢性结肠炎等。

6）樱桃肉丁：樱桃200g，猪里脊肉250g，酱油、精盐、白糖、植物油各适量。将樱桃洗净，除去果核。再将猪里脊肉洗净，先切成厚片，再切成丁。炒锅上火，放油烧热，下肉丁煸炒，加入酱油、白糖、精盐，翻炒均匀，再下樱桃翻炒几下，起锅装盘即成。佐餐食用。具有滋补养血的功效。适于慢性胃炎、胃下垂、胃肠功能减弱等。

7）粉蒸白菜：大白菜500g，猪肉50g，粗米粉100g，香油、酱油、味精、精盐、胡椒粉各适量。将大白菜用清水洗干净，斜刀切成小碎片。猪肉剁成末，加酱油、味精、精盐拌匀。将大白菜片、猪肉末、粗米粉放在一起拌匀，装盘上笼蒸熟。将酱油、香油、胡椒粉、味精放入碗内搅匀，洒在大白菜上即成。佐餐食用。具有健脾养胃，补气养血的功效。适于慢性胃炎、胃及十二指肠溃疡、胃下垂、贫血等。

8）烩白菜三丁：嫩白菜帮250g，猪肉50g，水发香菇100g，鸡蛋1个，植物油、酱油、黄酒、湿淀粉、鲜汤、香油、葱花、生姜片、精盐、味精各适量。将洗净的白菜帮、猪肉、香菇分别切成1.5cm见方的丁。将猪肉丁用精盐、鸡蛋清、湿淀粉浆好，用温油滑透，捞出。香菇丁在开水锅内烫一下。炒锅上火，放油烧热，下葱花、生姜片炝锅，下入白菜丁爆炒至七成熟，倒出。往锅内加鲜汤烧开，下入香菇丁、白菜丁、猪肉丁，再加入精盐、酱油、味精，煮沸后稍烩片刻，同时调好口味，用湿淀粉勾芡，淋上香油即成。佐餐食用。具有清热止渴，补中益气的功效。适于慢性胃炎、胃下垂等。

9）花生仁蒸蚕蛹：鲜蚕蛹 100g，花生仁 200g，植物油、酱油、黄酒、精盐、白糖、胡椒粉、味精、清汤、葱、生姜各适量。蚕蛹洗净，除去断丝头等杂质，装入白布袋内绞除水液，放入锅内烘炒干或晒干；葱白切段，生姜切片；花生仁洗净，浸泡过夜。锅烧热，放入油，烧至六成热时，下葱、生姜煸出香味，放入蚕蛹，黄酒煸炒，再加酱油、精盐略炒几下，盛入瓷碗内，放入花生仁、白糖，兑入清汤，上笼蒸约 30 分钟后取出，去除葱、生姜，加入味精、胡椒粉调味即成。佐餐食用。具有健脾补肾，强壮身躯的功效。适于元气不足所致胃下垂。

10）代代花冻羊羔：代代花 10 朵，带皮羊腿肉 500g，猪肉皮 250g，豌豆 50g，酱油 25g，胡萝卜、青蒜、红泡椒各 100g，黄酒 50g，白糖 25g，葱 50g，生姜 25g，芹菜 50g，胡椒粒 6 粒，味精 2g，精盐、胡椒粉各适量。将代代花取瓣洗净。羊肉去毛洗净，切成两大方块。猪肉皮去毛，刮净。胡萝卜洗净切块。青蒜切粗丝。红泡椒切丝。用开水锅烫透羊肉、猪肉皮，捞出控干，用清水漂去血沫。用煮锅放入羊肉、胡萝卜块、猪肉皮、葱段、生姜片、胡椒粒、黄酒、精盐、酱油、白糖、清水烧开，撇去浮沫，小火将羊肉烧烂酥后离火。取猪肉皮，剁细茸放碗内。羊肉揭下羊肉皮，单放，羊肉拆散另放。取一个长盘，撒上青蒜丝、红辣椒丝垫底，上面铺好羊肉皮，把拆散的羊肉摊在上面。肉汤过滤后，放入炒锅内，加入剁碎的猪肉皮，上火烧开，放味精、熟鸡蛋块、豌豆、鲜代代花瓣，汁浓时，浇在羊肉上，待冷却后，放冰箱内。食用时吃多少取出多少，切片即成。佐餐食用。具有散积消痞，温阳补肾的功效。适于胃下垂。

11）党参玫瑰鳜鱼：党参 15g，玫瑰花 5g，生姜 15g，鳜鱼 1 尾（约 800g），植物油、鲜汤、精盐、黄酒；葱花、白糖、湿淀粉各适量。将鳜鱼去皮骨，切成条状，用湿淀粉拌匀。再将党参洗净切薄片，鲜玫瑰花洗净取瓣，切成细丝。炒锅上火，放油烧至六成热，把浆好的鳜鱼肉汆入油中，稍煎至表皮微黄，捞出沥净油。锅中留少许植物油，将鳜鱼放入，加入鲜汤；党参片、姜片、精盐、黄酒、葱花、白糖，旺火煮沸至熟，迅速投入玫瑰花丝，收浓汤汁，盛盘即成。当菜佐餐食用。具有温中养胃，调气和中的功效。适于脾气虚寒、肝脾不和之胃下垂。

12）苹果牛肉：苹果 500g，牛脊肉 250g，鸡蛋 3 个（取蛋清），植物油 1000mL，白糖 50g，鲜汤、葱花、精盐、黄酒、小苏打粉、淀粉各适量。将苹果洗净，去皮切块，抹匀鸡蛋清。将牛肉洗净，切成片状，放入碗中，加入白糖、黄酒、精盐、鸡蛋清拌匀，腌至入味，放入小苏打。炒锅上火，放油烧热，下牛肉片稍炸，捞出控油。炒锅上火，留底油烧热，放入葱花煸香，加入鲜汤烧沸，用湿淀粉勾芡，速将苹果、牛肉倒入锅中颠炒几下，起锅倒入盘内即成。佐餐食用。具有健脾养胃，补益气血的功效。适于胃下垂、贫血等。

13）酸辣肚丝　熟猪肚 150g，鲜汤 500g，鲜蘑菇 15g，豌豆 10g，海米、火腿各

5g，精盐 3g，淀粉 15g，葱丝、生姜丝各 5g，味精 2g，胡椒粉 1g，香油 5mL，香菜末适量。熟猪肚切成火柴粗的丝，长约 5cm。鲜蘑菇、火腿切丝。炒锅上火，加入鲜汤，放入肚丝和鲜蘑菇丝、豌豆、海米、火腿丝，烧开后加精盐，再用淀粉勾芡，下葱丝、生姜丝、味精，出锅，装汤碗中，撒上胡椒粉和香菜末适量，淋上香油即成。佐餐食用。具有健脾开胃的功效。适于胃下垂。

14）烩白菜香菇丁：嫩白菜帮 250g，水发香菇 100g，猪肉 50g，鸡蛋 1 个，植物油、酱油、黄酒、湿淀粉、鲜汤、香油、葱花、生姜片、精盐、味精各适量。将洗净的白菜帮、猪肉、香菇分别切成 1.5cm 见方的丁。将猪肉丁用精盐、鸡蛋清、湿淀粉浆好，用温油滑透，捞出。香菇丁在开水锅内烫一下。炒锅上火，放油烧热，下葱花、生姜片炝锅，下入白菜丁爆炒至七成熟，倒出。往锅内加鲜汤烧开，下入香菇丁、白菜丁、猪肉丁，再加入精盐、酱油、味精，煮沸后稍烩片刻，同时调好口味，用湿淀粉勾芡，淋上香油即成。佐餐食用。具有清热止渴，补中益气，防癌抗癌的功效。适于慢性胃炎、胃下垂及胃肠癌等。

15）木耳炒猪肚：黑木耳 25g，猪肚 250g，青蒜 50g，植物油、精盐、白糖、陈醋、生姜末、味精、湿淀粉等各适量。将木耳切成小片。猪肚切成薄片。生姜末放入热油锅中，炸香后投入木耳、猪肚片和青蒜翻炒后，烹入黄酒，加白糖、精盐、酱油和适量清水，煮沸后，用湿淀粉勾芡，撒入味精，推匀起锅。佐餐食用。具有健脾和胃，补虚益气的功效。适于慢性胃炎、胃下垂等。

（5）适宜胃下垂患者的汤羹

1）蘑菇白萝卜汤：鲜蘑菇 100g，白萝卜 300g，冬笋 50g，植物油、精盐、葱花、味精、鲜汤、香油各适量。将鲜蘑菇、冬笋洗净，切丝。白萝卜洗净，切成片。炒锅上火，放油烧至五成热，将萝卜片倒入，煸炒片刻，加入鲜汤、蘑菇丝、笋丝，烧开后，改中火煨至白萝卜烂熟，调入精盐、葱花；味精等调料，淋上香油，装碗即成。佐餐食用。具有行气消胀，清胃消食的功效。适于慢性胃炎、胃下垂等。

2）鲫鱼黄芪汤：鲜鲫鱼 1 条（重约 250g），黄芪 25g，炒枳壳 10g，生姜、精盐适量。将黄芪、枳壳洗净，放入锅内，加入清水，煎煮 40 分钟，去渣取汁备用；再将鲫鱼去鳞、鳃及内脏，洗净后放入锅内，加入药汁，酌加生姜、精盐等调料，先用大火煮沸，再转用小火慢炖至鱼肉熟烂即成。饮汤吃鱼肉。具有补气升阳，健脾和中的功效。适于脾气下陷所致的胃下垂、脱肛、妇女子宫脱垂等病症。

3）代代花鱼头汤：代代花 10 朵，鳙鱼头 750g，青蒜 75g，洋葱丁 200g，胡萝卜 100g，番茄块 200g，大蒜头 3 瓣，鲜汤 1000mL，香油 25g，胡椒粒 5 粒，精盐、胡椒粉各适量。将鲜代代花择洗干净，泡在凉水内，待用。再把鲜鳙头去鳃、洗净，浸泡捞出，控干水。炒锅上火，放油烧热，放胡椒粒，然后，放鱼头块，略煎一下，放洋葱丁、青蒜段、胡萝卜片、番茄块，煸炒均匀，放入鲜汤，用旺火烧开，转用小火炖半小时，放入精盐、胡椒粉、大蒜茸，调好口味，烧开，撒入代代花瓣，略煮即成。佐餐食用。具有疏肝行气，健脑益智的功效。适于胃下垂。

4）牛肉豆腐羹：豆腐 400g，牛肉末 100g，草菇 50g，葱花、鸡蛋清、植物油、香油、精盐、味精、蚝油、胡椒粉、湿淀粉、鲜汤各适量。将豆腐切成小块。草菇也切成小粒。炒锅上火，放油烧热，下入葱花、牛肉末煸炒几下，然后放入鲜汤、豆腐小块、草菇粒及胡椒粉、蚝油、精盐和味精，再用湿淀粉勾芡，加入鸡蛋清，淋上香油即成。佐餐食用。具有清热祛瘀，健脾强筋的功效。适于胃下垂。

5）桂花大枣莲子羹：新鲜桂花 10g，大枣 20 枚，红糖 20g，干莲子 50g，碱适量。将新鲜桂花洗净装盘。煮锅内放入清水烧开，加碱溶化后，放入干莲子，不停搅拌，见莲子外皮脱落，水色发红后，即可倒出锅中水，控干。净锅放清水适量，烧开，放入莲子，边煮边搅拌，待莲子外皮全部脱落时捞出，放入清水中漂洗，除去莲心，控干，放入碗内，加水，上笼用旺火蒸 20 分钟，取出晾凉。将大枣洗净，用清水泡发，与莲子同入锅中，加适量水，大火煮沸后，改用小火炖煮至熟烂，加入红糖稍煮，汤快尽时撒入桂花即成。上下午分次食。具有温中益气，健脾开胃的功效。适于脾胃虚寒，乏力神倦，胃中作冷，食欲缺乏的胃下垂患者。

2. 饮食禁忌

（1）忌过多饮汤水和吃不易消化的食物：饮汤水过多和吃不消化、体积大的食物，可加重胃下垂的程度，不仅患者难以耐受，且会拖延病期，给治疗增加困难。

（2）忌过冷、过热食物：过冷、过热刺激会致胃痉挛，使疼痛加重。

（3）忌胀气食物：如豆类、红薯等，易致胀气而使胃扩张，加重疼痛。

（4）忌烟、酒，慎用辛辣刺激性食品。

【药物宜忌】

1. 西医治疗

（1）增强胃平滑肌张力药物

1）加兰他敏注射液：为抗胆碱酯酶药，能使 M 胆碱神经兴奋，从而引起胃肠蠕动增加，平滑肌张力增强。每次 1mg，每日 2 次，肌内注射。30 日为 1 个疗程，休息 7 日再行第 2 个疗程。癫痫、哮喘、心动过缓、心绞痛者应禁用。

2）三磷腺苷（ATP）注射液：当机体消化吸收、生化合成、肌肉收缩时，ATP 是一种辅酶释放出所需能量，分解成二磷腺苷及磷酸基。另外，ATP 还具有强烈的增强迷走神经的功能，表现出极强的乙酰胆碱样作用，适于心力衰竭、胃下垂、肾下垂等，能使平滑肌增强，肌细胞逐渐恢复，从而使胃下垂复位。三磷腺苷每次 20mg，分别于早、午餐前半小时肌内注射。25 日为 1 个疗程，间隔 5 日后再行第 2 个疗程。

3）解痉镇痛药：颠茄合剂每次 10mL，每日 3 次，口服；阿托品注射液每次 0.5mg，痛时肌内注射。

4）止泻药：碱式碳酸铋每次 0.3～0.9g，每日 3 次，口服；鞣酸蛋白每次 0.25～0.5g，每日 3 次，口服。

（2）助消化药物

1）胃蛋白酶合剂：有消化蛋白质，使凝固的蛋白质分解，而起到助消化的作用。每次 10mL，每日 3 次，口服。

2）多酶片：有消化淀粉、脂肪、蛋白质的作用。每次 1～2 片，每日 3 次，口服。

3）乳酸菌素片：有促进胃肠蠕动、胃液分泌助消化、增食欲的作用。每次 3～5 片，每日 3 次，嚼服。

（3）综合治疗：增加营养，并给予助消化药，必要时给予蛋白合成制剂及胰岛素等，以增加腹腔内脂肪，加强腹肌张力。甲苯磺丁脲 0.5g，每日 3 次，口服；胰岛素 4～8U，饭前 30 分钟皮下注射。

（4）对症处理

1）止吐药

①甲氧氯普胺片：有抑制催吐化学感受器，调整胃的活动作用。每次 5～10mg，每日 3 次，饭前 30 分钟口服；或每次 20～40mg，肌内注射。

②多潘立酮片：为强效外围多巴胺受体拮抗药，能使幽门舒张，促进胃排空，增强胃窦和十二指肠运动。每次 10～20mg，每日 3～4 次，口服。

2）泻药：比沙可啶（便塞停）片为接触性缓泻药。每次 5～10mg，每日 1 次，口服，大便通畅后即停药。

2. 中医治疗

（1）辨证治疗

1）脾虚气陷型

主症：面色萎黄，精神倦怠，言语低微，气短乏力，食少纳呆，脘腹重坠，胀满，嗳气不舒，食后加重，肌肉瘦弱，舌淡苔白，脉缓弱。

治法：补气升陷。

方药：补中益气汤合枳术丸。黄芪 15～20g，炙甘草 5g，橘皮 6g，升麻、柴胡各 3g，人参、当归、白术、枳实各 10g。

加减：食少纳呆者，可加鸡内金 6g，炒谷芽、炒麦芽各 12g；恶心呕吐者，可加半夏 10g 或合用旋覆代赭汤。

用法：水煎服，每日 1 剂。

2）虚寒夹饮型

主症：脘腹坠胀不适，食后尤甚，喜暖喜按，心下悸动，水走肠间辘辘有声，恶心，呕吐清水痰涎，便溏，舌淡、苔白滑，脉沉细小滑。

治法：温阳化饮，和胃降逆。

方药：苓桂术甘汤合附子理中汤加味。茯苓 12g，桂枝 9g，人参、白术、炮姜各 10g，炙甘草、炮附子各 6g，加半夏 10g，代赭石 15g 或黄连 3g，吴茱萸 6g。

用法：水煎服，每日 1 剂。

3）肝胃不和型

主症：两胁胀而不舒，脘腹胀满，呃逆，嗳气，嘈杂吞酸，善太息，苔薄腻，脉弦小。

治法：疏肝和胃。

方药：柴胡疏肝散合左金丸（川芎、香附、枳壳、山药各 9g，炙甘草 6g，黄连、陈皮、柴胡、吴茱萸各 10g）；或四逆散与逍遥散加减化裁（芍药 9g，柴胡、枳实、炙甘草各 6g，当归、白芍、白术、茯苓等各 10g）。

用法：水煎服，每日 1 剂。

4）胃阴不足型

主症：面色略红，唇红而干，脘腹胀满，灼热不适，口干苦，口渴思饮，嗳气，恶心呕吐，大便干，舌红少津，脉细数。

治法：濡养胃阴。

方药：益胃汤合一贯煎加味。北沙参、麦冬、玉竹、当归身各 10g，生地黄 30g，枸杞子 12g，川楝子 5g。如腹胀者，加鸡内金 6g，炒麦芽 15g，莱菔子 12g。

加减：如呕吐较著者，可养胃降逆，方用麦冬汤合竹茹汤：麦冬 60g，半夏 9g，甘草 4g，粳米 6g，大枣 3 枚，橘皮、竹茹各 12g，生姜 10g，人参 3g。

用法：水煎服，每日 1 剂。

5）瘀血停滞型

主症：胃脘疼痛有定处，如针刺或刀割，痛而拒按，食后痛甚，或见呕血、黑便，舌质紫暗，或见瘀斑，脉弦或沉涩。

治法：活血化瘀，通络止痛。

方药：失笑散合丹参饮加味。丹参 24g，檀香 10g，砂仁 6g，生蒲黄 10g，五灵脂 10g，当归 12g，白芍 12g，赤芍 12g，党参 15g，香附 10g，延胡索 10g，海螵蛸 30g，三七粉（冲）6g，甘草 6g。

加减：疼痛较剧者，加九香虫、大黄，以化瘀定痛；兼气滞者，加柴胡、枳壳，以疏肝理气止痛；血瘀日久，正气渐耗者，加黄芪、白术，以益气健脾；兼呕血、黑粪者，加白及粉、藕节、云南白药，以化瘀止血。

用法：水煎服，每日 1 剂。

6）湿热壅阻型

主症：胃脘热痛，胸脘痞满，口苦口黏，头痛重着，纳呆嘈杂，肛门灼热，大便不爽，小便不利，舌苔黄腻，脉滑数。

治法：清化湿热，理气和胃。

方药：连朴饮合半夏泻心汤加减。黄连 6g，厚朴 10g，栀子 10g，清半夏 10g，藿香 15g，干姜 3g，黄芩 10g。

加减：大便秘结者，加大黄，以清热泻火，通便导滞；偏湿者，加薏苡仁、佩兰、荷叶，以增强芳香化湿之力，若湿热化燥，热迫血行者，加犀角粉、生地黄、牡丹皮、大黄、三七粉等，以清热养阴，凉血止血；若脘痞较重，伴嗳腐吞酸者，为湿热兼有食滞，宜加槟榔、焦山楂、焦神曲、焦麦芽，以消食化积，通降胃腑。

用法：水煎服，每日 1 剂。

（2）验方

1）牡蛎 1.8g，茯苓 6g，白术 6g，吴茱萸 4.5g，生姜 1.8g，沙参 3g，枳实 6g。水煎，每日 3 次分服。适于重症胃下垂。

2）人参3g，生姜3g，苍术4.5g，茯苓3g，陈皮3g，枳实1.5g。水煎，每日3次分服。

3）炙黄芪20g，党参15g，白术10g，当归10g，陈皮6g，升麻6g，炒柴胡6g，炙甘草3g。饮食停滞，嗳气酸腐者，加山楂15g，神曲15g，炒麦芽20g；脾阳不振，喜温畏寒者，加干姜5g，桂枝6g；中虚气滞，腹胀较著者，去当归，加木香6g，枳壳10g。每日1剂，水煎分2次服。适于脾虚气陷，脘腹痞胀，食后作坠、隐痛，嗳气不舒，不思饮食，形体消瘦，面色萎黄，少气懒言，舌质淡、苔薄白，脉细弱。

4）炒柴胡6g，枳壳10g，制香附10g，陈皮6g，川芎10g，紫苏梗10g，甘草3g。气郁化火，嘈杂吞酸者，加黄连3g，吴茱萸1g；火郁伤阴者，加北沙参15g，麦冬15g；气滞血瘀，舌有瘀斑者，加莪术10g，丹参15g。每日1剂，水煎分2次服。适于肝胃不和，脘胀满疼痛，连及两胁，嗳气频作，嘈杂吞酸，纳差，烦躁易怒，或抑郁而喜叹息，苔薄，脉弦。

5）黄芪20g，白术15g，枳壳15g，防风10g。水煎服，每日1剂。适于脾胃气虚，中气下陷。

6）党参12g，白术10g，云苓10g，砂仁6g，白豆蔻6g，陈皮6g，枳壳6g，厚朴6g，麦芽6g，谷芽6g，神曲6g，山楂6g，木香6g，山药15g，鸡内金12g，甘草6g，大枣6枚。水煎服，每日1剂。适于中气下陷。

7）党参、白术、茯苓、山药、莲子肉、黄芪、白芍、麦冬各10g，炙甘草5g，五味子5g。上药加水500mL，煎取药汁250mL。每日1剂，分3次温服，连服1个月为1个疗程。气虚明显者，将党参、黄芪加至20g；中气下陷明显者，加升麻、柴胡各5g；阴虚明显者，将山药、白芍、麦冬加至20g；夹肝气郁滞者，加枳壳、川楝子各5g。具有益气养阴的功效。

8）黄芪、升麻各20g，云苓15g，麦芽15g，党参15g，山楂12g，鸡内金10g，白术10g，枳实10g，三棱10g，莪术10g，川芎10g，柴胡10g，红花9g。每日1剂，水煎分2次服。具有益气化瘀的功效。

9）生黄芪30g，煨葛根30g，党参15g，覆盆子15g，金樱子15g，山药15g，茯苓15g，莲子10g，升麻6g，鸡内金12g，芡实24g。每日1剂，水煎分2次服。兼阴虚症状者，加山茱萸15g，知母12g；兼血瘀症状者，加蒲黄10g，五灵脂12g，兼血虚症状者，加当归、桂圆肉各15g；兼阳虚者，加附子9g，肉桂6g；兼气滞者，加延胡索12g，川楝子15g。具有益肾健脾、益气升阳的功效。

10）黄芪20g，炙黄精、制何首乌、党参、焦白术各15g，当归、佛手、木香各10g，甘草3g，炙升麻6g。每日1剂，取药汁分3次温服，30剂为1个疗程。胃胀者，加玫瑰花（后下）6g，绿梅花9g；胃痛者，加延胡索9g，丹参30g；胃腹痛者，加制香附9g，乌药10g；胃溃疡者，加蒲公英15g，白及9g；吞酸者，加煅牡蛎、煅瓦楞子各30g；便溏者，加山药、扁豆衣各15g；胃寒者，加熟附子、高良姜各9g；失眠者，加合欢花9g，夜交藤30g；阴虚者，加玉竹15g，石斛10g。具有补气养胃、健脾温阳的功效。

11）太子参、黄芪各 10～30g，砂仁 4g，白术 10g，陈皮 10～15g，升麻 6～9g，柴胡 9～12g，枳壳 10～18g，大黄（后下）3～12g，炙甘草 5g。每日 1 剂，取药汁分 2 次服。具有升清阳、通胃浊的功效。

12）党参 15g，白术、枳实、山药、枳壳、半夏、柴胡各 10g，大黄 6g，陈皮 9g，炙甘草 3g。每日 1 剂，取药汁分 2 次服。脾虚泄泻者，加黄芪、苍术各 15g，减大黄；腑实便秘者，重用大黄至 10g，加厚朴 6g。具有健脾祛浊的功效。

13）枳实 50g，白术 50g。上药加水 500mL，煎取药汁 200mL。每日 1 剂，分 3 次服，2 周为 1 个疗程。具有益气健脾、燥湿和中、消痞除胀的功效。

14）黄芪 30g，党参 15g，炒白术 12g，煨葛根 12g，炒白芍 12g，炒枳壳 12g，柴胡 9g，陈皮 10g，紫苏梗各 10g，炙甘草 4g。上药加水 500mL，煎取药汁 250mL。每日 1 剂，分 3 次服，连续服药 30 剂。具有疏肝健脾和胃的功效。

15）木香、厚朴、大腹皮、槟榔片、枳壳、莱菔子各 20g，乌药 10g。每日 1 剂，取药汁分 2 次服，24 日为 1 个疗程。便秘者，加芒硝（冲入药汁内）6g。具有和胃健脾的功效。

16）黄芪、茯苓、党参、升麻、柴胡、白芍、鸡内金、郁金各 10g，枳壳 9g，山药 12g。上药加水 500mL，煎取药汁 250mL。每日 1 剂，分 3 次服，2 周为 1 个疗程。具有益气健脾升阳的功效。

（3）敷贴治疗

1）蓖麻子仁 10g，五倍子末 2g。将五倍子壳内外杂屑刷净，晒干或烘干，研成细末过筛；选用饱满而洁白的蓖麻子仁，拍碎，捣烂成糊状，与五倍子细末充分拌和均匀。制成直径约 1.5cm、厚 1cm 的药饼备用。将选定敷贴百会穴处头发剃去药饼大一块，将药饼紧贴百会穴，用洁净纱布、绷带固定。取仰卧位，以盐水瓶或盐开水置于药饼上热敷 15 分钟左右，贴后每日早中晚各 1 次，2 日更换 1 次药饼。孕妇及呕血者忌用。

2）蓖麻子仁 10g，五倍子 5g。将蓖麻仁、五倍子分别拣杂，洗净，晾干后即共捣为泥糊状，敷于神阙穴内。每日早中晚各热敷 1 次，隔 4 日换药 1 次。孕妇及呕血者忌用。

3）蓖麻子仁 10g，升麻粉 2g。将蓖麻子仁拣杂，捣烂如泥，调拌入升麻粉，制成直径 2cm、厚 1cm 的圆饼备用。将选定敷贴腧穴百会处头发剃去药饼大一块，将药饼置于百会穴，每日热熨药饼 3 次，每次 30 分钟，5 日后更换药饼。

4）黄芪、党参、升麻各 15g，白术、白芍、枳壳、生姜末各 10g，柴胡 6g。将生姜末拣杂，晒干，备用。将黄芪、党参、升麻、柴胡、枳壳、白术、白芍分别拣杂，洗净，晒干或烘干，共研为极细末。然后与生姜末充分混合均匀，过筛后，瓶装备用。用时取药末 10g 左右填入神阙穴内，铺平呈圆形，直径为 2～3cm，再用 8cm×8cm 胶布贴紧。每隔 3 日换药末 1 次，每日隔药艾条灸 1 次（药与艾之间放一圆形金属盖），连灸 3 壮，1 个月为 1 个疗程。

（4）兜肚治疗：兜肚疗法是指将保暖御寒制品制成兜肚，或将药物研为细末，置于密封的布袋中，做成兜肚，挂吊在胃脘及腹部，直接紧贴皮肤的一种治疗方法。兜肚疗法在胃及十二指肠溃疡、慢性胃炎、胃下垂、胃神经症等病的治疗中有较好的辅助治疗效果，特别对胃寒疼痛的治疗及预防有显效。其作用机制与脐疗法相似。

兜肚疗法制作简单，也易于掌握，对中老年，尤其老年人胃寒型胃脘痛患者十分适宜。特别是在秋冬季节及至初春，胃病患者十分乐意接受这种治疗方法。兜肚分为普通兜肚、中药兜肚两种。普通兜肚可选用棉花、丝绵、狗皮等材料制成大小适宜的兜肚。中药兜肚可根据胃病的性质，根据辨证选药的原则来选择药物，将所选药物粉碎成细末缝制成兜肚，使药物能直接作用于胃脘（上腹）部。兜肚中药物每 15 日更换 1 次。

1）温胃兜肚：川椒、公丁香、细辛、艾叶、高良姜、白芷各 10g。将上药分别拣杂，洗净，晒干或烘干，共研成极细末，过筛。收取其过筛细末，充分拌和均匀，同放入可密封的布袋中，做成 10cm×10cm 可吊挂在颈部并围腰束结的兜肚。将兜肚的药袋面敷于脐部，用可吊挂在颈部并围腰束结的系带扎好，10～15 日换药 1 次。于秋冬开始应用，至次年 3～4 月间去掉。适于胃寒型胃病。

2）散寒兜肚：细辛、荜茇各 15g，陈皮 20g，吴茱萸、山柰、官桂各 10g。将上药分别拣杂，洗净，晒干或烘干，与拣杂后晒干的甘松 10g，共研为极细末，过筛。将药末同放入可密封的布袋中，做成 10cm×10cm 可围腰束结的兜肚。将兜肚的药袋面敷于脐部，用可围腰束结的系带扎好，每日换药 1 次。适于寒凝气滞引起的胃病。

3）行气活血兜肚：生香附 20g，炒五灵脂 30g，生黑丑 15g，炒白丑 15g，木香 10g。将生香附、炒五灵脂、生黑丑、炒白丑、木香分别拣杂，洗净，晒干或烘干，与拣杂后晒干的甘松 10g，共研为极细末，过筛。将药末同放入可密封的布袋中，做成 10cm×10cm 可围腰束结的兜肚。将兜肚的药袋面敷于脐部，用可围腰束结的系带扎好，每周换药 1 次。适于气滞血瘀引起的胃病。

4）健胃兜肚：陈皮 15g，艾叶 30g，肉豆蔻 10g，白檀香 6g。将陈皮、艾叶、肉豆蔻、白檀香分别拣杂，洗净，晒干或烘干，与拣杂后晒干的甘松 10g，共研为极细末，过筛。将药末同放入可密封的布袋中，做成 10cm×10cm 可围腰束结的兜肚。将兜肚的药袋面敷于脐部，用可围腰束结的系带扎好，每日换药 1 次。适于脾胃虚寒引起的胃病。

5）止痛兜肚：延胡索 30g，高良姜 20g，青木香 15g，广木香 15g，徐长卿 15g。将延胡索、高良姜、青木香、广木香、徐长卿分别拣杂，洗净，晒干或烘干，与拣杂后晒干的甘松 15g，共研为极细末，过筛。将药末同放入可密封的布袋中，做成 10cm×10cm 可围腰束结的兜肚。将兜肚的药袋面敷于脐部，用可围腰束结的系带扎好，每日换药 1 次。适于寒凝气滞引起的慢性胃脘疼痛。

3. 药物禁忌

（1）多潘立酮（哌双咪酮，吗丁啉，胃得灵）

1）H_2 受体拮抗剂（西咪替丁、雷尼替丁）：多潘立酮可使其生物利用度降低，影响疗效和加重副作用。

2）甲氧氯普胺（甲氧氯普胺）：多潘立酮止吐作用是甲氧氯普胺的 2 ~ 3 倍。两药均为多巴胺受体拮抗剂，作用基本相似，不宜联用。

3）氨茶碱：与多潘立酮同服时，氨茶碱血药浓度第一峰出现提前约 2 小时，第二峰出现却延后 2 小时。两药联用后，血药浓度峰值下降，维持有效血浓度时间却延长，类似缓释作用。两药联用需调整氨茶碱剂量和服药间隔时间。

4）助消化药：胃酶合剂、多酶等消化酶类制剂，在胃酸性环境中作用较强。多潘立酮加速胃排空，使助消化药迅速达肠腔，疗效减低，故两药不宜联用。

5）胃肠解痉药：阿托品、颠茄合剂、山莨菪碱、溴丙胺太林等抗胆碱药，与多潘立酮联用可发生，药理拮抗作用，可消除多潘立酮的抗消化不良作用，故不宜联用。

6）胃黏膜保护剂：胃黏膜素具有抗胃蛋白酶分解作用，与氢氧化铝联用可使抗酸作用增强，在胃内形成保护膜。多潘立酮使胃黏膜素在胃内停留时间缩短，难以形成保护膜，故两药不宜联用。

7）普鲁卡因，链霉素：不宜与多潘立酮联用，降低疗效。

8）抗酸剂：多潘立酮增加胃肠蠕动，缩短抗酸药在胃内滞留时间，因而使疗效降低，故两药不宜同时服用。

9）硫糖铝：具有抗胃蛋白酶、抑制胃酸分泌以及胃黏膜保护作用，有利于改善溃疡症状和溃疡面修复；多潘立酮的胃动力作用可能降低硫糖铝的疗效。

（2）甲氧氯普胺（胃复安，灭吐灵）

1）抗胆碱药：与甲氧氯普胺呈拮抗作用，不宜联用。阿托品、溴丙胺太林、颠茄等能减弱甲氧氯普胺增强胃肠运动功能的效应。

2）氨甲酰胆碱：可增强甲氧氯普胺药理作用。

3）左旋多巴：可阻断甲氧氯普胺作用。

4）西咪替丁：甲氧氯普胺可降低西咪替丁的吸收和疗效。两药若必须联用，服药时间应间隔 1 小时以上。

5）单胺氧化酶抑制剂，三环抗抑郁剂，拟交感胺类药物：均不宜与甲氧氯普胺联用。

6）甲氧氯普胺可加速下列药物吸收：四环素类抗生素、氨苄西林、左旋多巴、利福平、对乙酰氨基酚、锂盐、乙醇及地西泮等。

7）地高辛：甲氧氯普胺可减少其吸收。

8）耳毒性药物（氨基糖苷类抗生素等）：禁忌与甲氧氯普胺联用。

9）中枢神经系统抑制剂：一般不宜与甲氧氯普胺联用，以避免加重中枢抑制。吩噻嗪类能加强甲氧氯普胺不良反应。

10）华山参片：可使甲氧氯普胺降效。

11）藿香正气丸：可使甲氧氯普胺疗效降低。藿香正气丸对抗肠痉挛作用与阿托品相似，与胃得安产生药理性拮抗作用，联用时两药均可减弱药效。

12）洋金花、莨菪、颠茄：拮抗胆碱能神经、延缓胃排空，与甲氧氯普胺有拮抗作用。

13）罂粟壳：延缓胃排空，在药理上与甲氧氯普胺有拮抗作用。

14）硫喷妥钠：与甲氧氯普胺联用抑制胆碱酯酶活性，硫喷妥钠应减量 1/4～1/3。甲氧氯普胺与琥珀胆碱或酯类局麻药联用时应慎重。

（3）刺激胃黏膜的药物：当服用阿司匹林、保泰松、利血平、降压灵、糖皮质激素等对胃黏膜有刺激作用的药物时，胃液中的氢离子即可回渗入黏膜层，引起组胺释放，毛细血管扩张，局部瘀血，血清蛋白渗出，蛋白酶分泌增加而造成黏膜损害，在短期内可引起胃黏膜糜烂，长期可致病情加重。

（4）有严重胃肠反应的抗生素：如红霉素、甲硝唑、氨苄西林、头孢氨苄、四环素、妥布霉素、林可霉素等。

八、急性胃扩张

【概述】

急性胃扩张是指短期内胃及十二指肠内积聚大量液体及气体，不能自行排出，导致胃及十二指肠上段高度扩张，进而可引起胃壁变薄穿孔，严重者可引起死亡。

1. 病因

（1）机械性梗阻：①幽门急性梗阻。②体位过分固定于后伸位，使脊柱前凸压迫十二指肠横部而导致梗阻。

（2）胃及十二指肠壁神经肌肉麻痹：主要原因有：①腹部手术时的组织创伤及胃肠牵拉，麻醉时过多的空气或氧气吸入。②腹腔及腹膜后的严重感染。③各种原因引起的毒血症，低钾血症为主的水电解质紊乱。④自主神经功能紊乱。⑤暴饮暴食致胃壁肌肉突然受到过度牵伸而发生反射性麻痹。

在上述病变的基础上，短时间内大量进食，胃壁肌肉过度牵拉，张力减退而引起胃扩张。

2. 临床表现

（1）症状：主要症状有腹胀，上腹或脐周隐痛，恶心和持续性呕吐。呕吐物为混浊的棕绿色或咖啡色液体，呕吐后症状并不减轻。早期可有排便、排气，后期大多停止排便。随着病情的加重，全身情况进行性恶化，严重者可出现脱水、碱中毒，并表现为烦躁不安、呼吸急促、手足抽搐、血压下降和休克。

（2）体征：突出的体征为上腹膨胀，可见毫无蠕动的胃轮廓，局部有压痛，有振水声。脐右偏上出现局限性包块。外观隆起，触之光滑而有弹性、轻压痛，其右下边界较清，此为极度扩张的胃窦，称"巨胃窦症"，乃是急性胃扩张特有的重要体征，如腹痛突然加剧，全腹压痛、反跳痛，腹部移动性浊音阳性，提示胃穿孔。

3. 辅助检查

（1）血常规：如发生胃穿孔白细胞可升高。因失水血液浓缩，红细胞和血红蛋白增高。

（2）尿常规：严重失水、休克时可有蛋白尿，尿有形成分增加，尿比重升高。

（3）血生化检查：可有电解质代谢紊乱，低血钾，低血钠，低血氯，酸中毒或碱中毒。尿素氮可升高。

（4）X线检查：腹透或平片可见巨大的胃泡有液平。

【饮食宜忌】

1. 禁食、禁水。

2. 持续胃肠减压、吸出积液，并用温盐水洗胃，去除胃肠减压后，逐渐进少量水、流质，无滞留可渐增加食量及改半流质、普通饭食。

3. 补液。每日 3000～4000mL，注意能量、营养及电解质平衡，可用全胃肠外营养。

4. 经常变换体位，避免十二指肠水平部受压，防止胃液潴留。

【药物宜忌】

1. 西医治疗

本病治疗关键在于迅速消除胃潴留、恢复胃功能，治疗和预防并发症。清除胃内容物主要是有效的胃肠减压，必要时手术，同时注意解除输出端的梗阻，如变换体位解除肠系膜上动脉压迫等。恢复胃功能，近年使用促胃肠动力药，在清除胃内容物同时使用，可获良好效果。目前常用的有以下 5 类：①多巴胺受体阻断剂：如甲氧氯普胺、多潘立酮（吗叮啉），每次 10～20mg，每日 3 次。重症可加至 30mg，每日 3 次。呕吐严重者可用 60～90mg 肛内栓入，每日 3 次。②西沙必利：5～10mg，每日 3 次，作用强而安全。③胃动素受体激动剂——红霉素和红霉素类似物：上药无效时可以应用。静脉滴注红霉素 200～1000mg 或餐前 30 分钟口服 250mg（62.5mg 亦有效），每日 3 次，可收满意效果。但不宜长期应用。④拟胆碱能药物：卡巴胆碱，可增强胃肠道收缩，但副作用较多。⑤其他：胆囊收缩素（CCK）受体拮抗剂如 L－364718，可增强胃排空，但能抑制胆囊收缩，促进结石形成，慎用。

在胃内治疗操作时，应尽量减少对胃壁的刺激，下胃管应轻放，灌入冲洗液时量出为入，尽量减少胃张力。注入水柱压力勿过大，以免引起胃穿孔或糜烂性出血等。

在必要手术时，应在纠正脱水、电解质紊乱及维持良好循环状态及控制感染等情况下进行，以利安全。

暴饮暴食所致急性胃扩张，胃内大量的食物及黏稠液体，难以通过胃管冲洗抽出时，可考虑手术治疗。切开胃壁，清除胃内容物。若胃壁坏死、穿孔者，可修补胃壁或作胃部分切除或做胃造口术。术后继续胃肠减压，至胃肠功能恢复为止。

2. 中医治疗

（1）辨证治疗

1）食积滞胃

主症：脘腹胀满，泛恶欲吐，纳呆恶食，烦闷不安，大便不调。舌质红，苔黄腻，脉象沉弱。

治法：消食导滞，和胃调中。

方药：枳实导滞丸化裁。枳实 12g，大黄 9g，黄连 6g，黄芩 9g，姜半夏 9g，神曲 12g，焦山楂 9g，槟榔 9g，白术 9g，泽泻 9g。

用法：水煎服，每日 1 剂。

2）胃失和降

主症：呕吐不食，心烦口渴，胃中痞塞，腹满便结，矢气不通，或有寒热，肢体酸楚。舌质红，苔黄腻，脉象滑数。

治法：通腑泄热，和胃降逆。

方药：调胃承气汤化裁。大黄 12g，枳实 9g，厚朴 15g，芒硝 9g，甘草 10g，姜半夏 9g，生姜 6g。

用法：水煎服，每日 1 剂。

病情严重者应先胃肠减压，然后服药徐徐饮下，得泄下，病情缓解止服。

（2）验方。

1）四消饮：槟榔 15g，焦山楂 10g，炒麦芽 20g，神曲 15g，水煎服。适于本病初起食滞积胃证。

2）大半夏汤加味：姜半夏 15g，人参 10g，生姜 10g，茯苓 12g，水煎服。适于本病痰湿内阻呕吐频繁胃失和降证。

3. 药物禁忌

（1）西沙必利（普瑞博思）

1）苯二氮䓬类、乙醇：与西沙必利联用时镇静作用可增加。西沙必利可增加地西泮和乙醇的吸收速率，可能暂时性加强镇静作用。

2）抗胆碱药：可阻断西沙必利对胃肠道动力的大部分效应。

3）服用排钾利尿剂及紧急使用胰岛素的患者：应禁用西沙必利，必须联用时可以从小剂量开始。

4）西咪替丁：可增加血清西沙必利峰浓度达 22%（可能是酶抑制作用），同时西咪替丁的生物利用度降低 17%。西沙必利增加雷尼替丁的吸收速率，但减少本身的吸收。

5）抗凝血药：西沙必利能轻度加强醋硝香豆素的抗凝作用。但是对华法林无影响。接受抗凝剂的患者，应检查凝血酶原时间，酌情调整抗凝剂用量。

6）强心苷：西沙必利可轻度降低地高辛吸收，使血药峰浓度降低 12%～13%，通常无临床意义。

7）禁忌药：西沙必利禁忌与某些抗心律失常药、抗抑郁药（包括阿米替林）、抗精神病药、抗组胺药阿司咪唑、抗菌药司帕沙星以及治疗尿失禁药特罗地林等联用。

8）西沙必利可影响下列药物的血药浓度：①吗啡：联用时吗啡的血药浓度升高，少数病例发生急性胰腺炎，停药多恢复正常。②对乙酰氨基酚（扑热息痛）：肌内注射西沙必利可逆转吗啡诱导的延缓对乙酰氨基酚吸收。直肠用药则无影响。③地西泮：静脉注射西沙必利增加胃液排空，使地西泮的吸收平均增加 17.6%。④环孢素：西沙必利使环孢素吸收增加，血药浓度升高。西沙必利与某些抗生素和蛋白酶抑制剂联用可诱发严重心血管不良反应，心律失常可致死。⑤左旋多巴：西沙必利增加左旋多巴峰浓度和降峰值时间。⑥丙吡胺：西沙必利可明显增加丙吡胺的血药浓度，但对半衰期明显影响。

9）下列药物可改变西沙必利的药动学：①抗真菌药：酮康唑可抑制西沙必利代谢，使其血药浓度升高，伊康唑和咪康唑也可显著抑制西沙必利代谢，氟康唑的作用较弱，均不宜联用；②抗生素：醋竹桃霉素、红霉素和罗红霉素可抑制西沙必利代谢。

10）阿托品：可逆转西沙必利引起的原发性肠蠕动增加作用，西沙必利的胃肠促动力作用能被阿托品完全拮抗，故两药不宜联用。

（2）多潘立酮（哌双咪酮，吗丁啉，胃得灵）

1）H$_2$受体拮抗剂（西咪替丁、雷尼替丁）：多潘立酮可使其生物利用度降低，影响疗效和加重副作用。

2）甲氧氯普胺（甲氧氯普胺）：多潘立酮止吐作用是甲氧氯普胺的2~3倍。两药均为多巴胺受体拮抗剂，作用基本相似，不宜联用。

3）氨茶碱：与多潘立酮同服时，氨茶碱血药浓度第一峰出现提前约2小时，第二峰出现却延后2小时。两药联用后，血药浓度峰值下降，维持有效血浓度时间却延长，类似缓释作用。两药联用需调整氨茶碱剂量和服药间隔时间。

4）助消化药：胃酶合剂、多酶等消化酶类制剂，在胃酸性环境中作用较强。多潘立酮能加速胃排空，使助消化药迅速达肠腔，疗效减低，故两药不宜联用。

5）胃肠解痉药：阿托品、颠茄合剂、山莨菪碱、溴丙胺太林等抗胆碱药，与多潘立酮联用可发生药理拮抗作用，可消除多潘立酮的抗消化不良作用，故不宜联用。

6）胃黏膜保护剂：胃黏膜素具有抗胃蛋白酶分解作用，与氢氧化铝联用可使抗酸作用增强，在胃内形成保护膜。多潘立酮使胃黏膜素在胃内停留时间缩短，难以形成保护膜，故两药不宜联用。

7）普鲁卡因，链霉素：不宜与多潘立酮联用，降低疗效。

8）抗酸剂：多潘立酮增加胃肠蠕动，缩短抗酸药在胃内滞留时间，因而使疗效降低，故两药不宜同时服用。

9）硫糖铝：具有抗胃蛋白酶、抑制胃酸分泌以及胃黏膜保护作用，有利于改善溃疡症状和溃疡面修复；多潘立酮的胃动力作用可能降低硫糖铝的疗效。

（3）甲氧氯普胺（胃复安，灭吐灵）

1）抗胆碱药：与甲氧氯普胺呈拮抗作用，不宜联用。阿托品、溴丙胺太林、颠茄等能减弱甲氧氯普胺增强胃肠运动功能的效应。

2）氨甲酰胆碱：可增强甲氧氯普胺药理作用。

3）左旋多巴：可阻断甲氧氯普胺作用。

4）西咪替丁：甲氧氯普胺可降低西咪替丁的吸收和疗效。两药若必须联用，服药时间应间隔1小时以上。

5）单胺氧化酶抑制剂，三环抗抑郁剂，拟交感胺类药物：均不宜与甲氧氯普胺联用。

6）甲氧氯普胺可加速下列药物吸收：四环素类抗生素、氨苄西林、左旋多巴、利福平、对乙酰氨基酚、锂盐、乙醇及地西泮等。

7）地高辛：甲氧氯普胺可减少其吸收。

8）耳毒性药物（氨基糖苷类抗生素等）：禁忌与甲氧氯普胺联用。

9）中枢神经系统抑制剂：一般不宜与甲氧氯普胺联用，以避免加重中枢抑制。吩噻嗪类能加强甲氧氯普胺不良反应。

10）华山参片：可使甲氧氯普胺降效。

11）藿香正气丸：可使甲氧氯普胺疗效降低。藿香正气丸对抗肠痉挛作用与阿托品相似，与胃得安产生药理性拮抗作用，联用时两药均可减弱药效。

12）洋金花、莨菪、颠茄：拮抗胆碱能神经、延缓胃排空，与甲氧氯普胺有拮抗作用。

13）罂粟壳：延缓胃排空，在药理上与甲氧氯普胺有拮抗作用。

14）硫喷妥钠：与甲氧氯普胺联用抑制胆碱酯酶活性，硫喷妥钠应减量 1/4～1/3。甲氧氯普胺与琥珀胆碱或酯类局麻药联用时应慎重。

（4）红霉素

1）果汁及酸性饮料，维生素 C：可使红霉素在胃内破坏，并产生不良臭味。

2）无机盐溶液：红霉素针剂忌用氯化钠、氯化钾或其他无机盐溶液作为溶媒，以免沉淀。

3）酸性溶液：红霉素在酸性溶液（包括葡萄糖液）中不稳定；液体 pH 值越低，经过时间越长，对红霉素的效价影响越大，在 pH6～7 时比较稳定，经 8 小时仅降低效价 2%。

4）青霉素：与乳糖酸红霉素针剂配伍可出现溶液混浊，沉淀或变色。两药的抗菌作用相互拮抗。必须联用时，青霉素应先于红霉素 2～3 小时使用。氨苄西林与红霉素针剂配伍，室温下 1 小时出现混浊沉淀。

5）林可霉素：红霉素可降低其抗菌作用（竞争血浆蛋白结合部位），两药并有部分交叉耐药现象，故不宜联用或交替使用。

6）吉他霉素：与红霉素竞争结合部位，使抗菌效力减弱，并易引起细菌耐药性。

7）四环素：与红霉素针剂配伍后，溶液效价降低，并有混浊沉淀，两药联用尚可加剧肝功能损害。

8）溴丙胺太林：可延长红霉素在胃内的停留时间，使药效降低。

9）阿司匹林：可使红霉素的抗菌作用降低，两药不宜同服。

10）卡马西平：红霉素可减少其清除率 20%。两药联用时可导致卡马西平中毒。

11）强心苷：应用红霉素患者约有 10% 出现地高辛血药浓度加倍，可发生洋地黄中毒。

12）维生素 B_6：与红霉素联合静脉用药，可使红霉素效价降低。

13）华法林：与红霉素联用时，少数患者可发生华法林作用加强和出血。

14）氯霉素：与红霉素可产生相加的抗菌作用，但在一些感染中联用可能出现拮抗作用，并加重肝损害。氯霉素与红霉素联用须间隔两个半衰期（3~4小时），以免发生拮抗。

15）氨茶碱：红霉素可降低其消除率，联用时可发生氨茶碱中毒。

16）麦迪霉素，螺旋霉素：与红霉素呈拮抗作用。

17）β受体阻滞剂：红霉素可使其中一些制剂的血药浓度增加2倍，联用时易发生不良反应。

18）维拉帕米（异搏定）：红霉素可作为促动力药用于胃排空迟缓性疾病（对下段肠管疗效差），维拉帕米可拮抗红霉素的胃肠平滑肌收缩作用。

19）口服避孕药：红霉素可使其避孕效力降低。

20）白喉抗毒素：与红霉素有协同作用。

21）糖皮质激素：与红霉素有协同性免疫抑制作用。

22）含有机酸中药（乌梅、五味子、山楂等）：与红霉素同服易使其失去抗菌活性。

23）丙磺舒：可降低红霉素血药浓度。

24）非洛地平：红霉素抑制非洛地平代谢（抑制肝微粒体酶P450系统），可使后者血液浓度升高。西咪替丁与二氢吡啶类钙通道阻滞药（硝苯地平、尼群地平、伊拉地平及非洛地平等）也有类似作用。

25）莨菪碱类药物（天仙子、洋金花、颠茄、华山参等）：可抑制胃肠蠕动和排空，延长口服红霉素在胃内停留时间，药物被胃酸破坏增加，减少吸收，降低疗效。

26）穿心莲：红霉素和庆大霉素可抑制穿心莲促进白细胞吞噬功能作用，降低穿心莲药效。

27）千里光：其所含鞣质可与红霉素结合，形成不溶性沉淀物，降低红霉素的口服吸收和抗菌活性。含鞣质中药（虎杖、石榴皮、金钱草及地锦草等）均不宜与红霉素同服。

28）炭类中药：可吸附红霉素，影响吸收，降低生物利用度。

29）巴豆、牵牛子（黑白丑）、瓜蒌、何首乌：可加速肠蠕动，降低口服红霉素吸收。

30）丙吡胺：红霉素可干扰丙吡胺在肝脏进行N-脱羟基作用，使丙吡胺血药浓度增加。两药并用时丙吡胺应减量，并防止滴速过快。国外有两药相互作用致死的报道。

31）不可配伍液体：不可用生理盐水直接溶解。pH5.5以下或8以上的液体，需用适当缓冲剂调节至pH7左右才可配伍。

32）不可与乳糖酸红霉素配伍的药物：氨苄西林，头孢噻吩钠，多黏菌素E，肝素，酸性药物如间羟胺，庆大霉素，四环素，含维生素C的复合维生素B，氯唑西林，氨茶碱，羧苄西林，维生素C。

33）不可与葡庚糖酸红霉素配伍的药物：阿米卡星，头孢拉啶，头孢噻吩钠，头孢唑啉钠，氯霉素，苯巴比妥钠，苯妥英钠，链霉素，四环素，羧苄西林，多黏菌素 E，硫喷妥钠，含维生素 C 的复合维生素，氨茶碱。

（5）禁用阿托品、山莨菪碱等胆碱能阻滞剂。

九、十二指肠壅积症

【概述】

十二指肠壅积症是指由各种原因引起的十二指肠远端或十二指肠、空肠交界部分狭窄、梗阻，以致十二指肠内容物，经常或间歇性的壅积，最后造成十二指肠近端扩张而产生的一种临床综合征。本病可发生于任何年龄，以 40 岁左右为多见，女性多于男性。

1. 病因

（1）肠道

1）活动和倒置的右位十二指肠。

2）巨十二指肠。

3）严重的十二指肠下垂（十二指肠与空肠交角变小）。

4）十二指肠空肠区的先天性囊肿。

5）远端十二指肠或近端空肠的炎症、憩室、溃疡、良性和恶性肿瘤。

6）远端十二指肠或近端空肠的结石、寄生虫、异物。

7）远端十二指肠闭锁。

8）近端空肠的间发性活瓣。

（2）胃

1）胃部的炎症粘连。

2）胃部的肿瘤。

（3）胆囊的炎症粘连

（4）胰腺

1）环状胰腺。

2）胰腺炎症粘连。

3）胰腺囊肿或肿瘤。

（5）肾脏巨大囊肿

（6）腹腔内肿大淋巴结

（7）腹膜和腹腔内韧带

1）先天性腹膜带。

2）屈氏韧带过短或其他异常。

（8）血管

1）腹主动脉瘤。

2）肠系膜上动脉压迫。

（9）胃空肠吻合术后发生的粘连、溃疡或狭窄

（10）腹膜后肿瘤

上述原因中有先天的变异，亦有后天的病变，病变有良性亦有恶性，梗阻可为完全性亦可为不完全性。半数以上的十二指肠壅积系由于肠系膜上动脉压迫十二指肠而发生，即所谓肠系膜上动脉综合征。

2. 临床表现

上腹部疼痛胀满是本病的主要症状，有时可表现为脐附近痛，可放射至右上腹、剑突下或背部。多在餐后1~4小时出现或加重，具有间歇发作的特点；有时患者可呈急性剧痛，类似胆绞痛，也有的其绞痛可与十二指肠溃疡相似，也有时仅为轻度不适感。改变体位，取俯卧位、膝胸卧位，可使疼痛明显减轻或缓解。

发病常伴有呕吐，进食后呕吐往往为最早发现的症状，呕吐时间可在餐后即发生，或在餐后数小时发生，呕吐内容物一般较多，为带有胆汁的胃内滞留食物残渣。

此外，尚可有嗳气、泛酸、恶心、腹胀、消化不良，甚至呕血、便血等症状。发作间歇期十二指肠梗阻体征不明显，可见患者呈现无力体型，腹壁松弛，消瘦，贫血，有时可触及下垂的右肾、肝脏等。症状发作时可见上腹部膨胀，压痛明显，沿十二指肠可有压痛，压迫下腹部使肠系膜上升，或令患者取俯卧位或胸膝位，可使疼痛缓解。有时尚可见到胃型蠕动波。

3. 辅助检查

（1）X线检查站立位，钡剂通过十二指肠水平段受阻，受阻上段肠管呈显著扩张，可见较缓的顺向蠕动及逆蠕动（钟摆样运动）。卧位检查可见逆蠕动消失，钡剂顺利到达空肠。

（2）腹主动脉和肠系膜上动脉同时插管同时动脉造影，侧位显示二者之间的角度变小（夹角 < 20°），有助于诊断。

【饮食宜忌】

1. 饮食宜进

发作时应卧床休息，禁食，洗胃，补液以纠正水与电解质平衡紊乱，以后根据梗阻解除，潴留减少或消失情况逐步进食稀软易消化食物，少食多餐，以不引起潴留为原则。余参见"消化性溃疡"。

2. 饮食禁忌

参见"消化性溃疡"。

【药物宜忌】

1. 西医治疗

一般主张先采用内科治疗：卧床休息，禁食，胃肠减压，洗胃，补充血容量和纠正水电解质失常，抗痉挛药物，静脉补充营养，待症状缓解胃潴留减轻后，可予少量多次流质饮食，食后采取左侧卧位、伏卧位或膝胸位，并将床脚抬高。如无症状复发，可逐渐改进饮食，减少餐数，并给以健胃消食及胃肠动力药物。下床活动时可用腰围

或腹带防止内脏下垂，并改善营养，加强腹部肌肉锻炼，矫正脊柱畸形等。

如上述内科治疗效果不显著，可考虑手术治疗，行十二指肠空肠吻合术，或屈氏韧带松解术，或胃空肠吻合术。

2. 中医治疗

（1）辨证治疗

1）肝气犯胃

主症：胃脘胀满，攻撑疼痛，涉及两胁，嗳气吞酸，恶心呕吐，心烦易怒，纳食减少，常因情绪不畅诱发或加重。舌质红，苔薄白，脉象弦。

治法：疏肝和胃，理气降逆。

方药：柴胡疏肝散化裁。柴胡 12g，白芍 15g，枳实 9g，香附 12g，青陈皮（各）9g，郁金 12g，半夏 9g，旋覆花 9g，佛手 9g，甘草 9g。

用法：水煎服，每日 1 剂。

2）湿邪阻胃

主症：胃脘痞满或胀满而痛，食后加重，泛恶呕吐，纳呆，口黏，口干不欲饮，大便或溏或秘。舌质淡红，舌苔厚腻，脉濡或滑。

治法：燥湿健脾，和胃降逆。

方药：二陈平胃散化裁。苍术 9g，厚朴 9g，陈皮 6g，半夏 9g，茯苓 12g，泽泻 9g，枳实 9g，藿香 9g，白蔻仁 6g，薏苡仁 15g，苏梗 9g，甘草 3g。

用法：水煎服，每日 1 剂。

3）脾胃虚寒

主症：脘腹隐痛或兼冷痛，拘急掣痛，喜暖喜按，形怯神倦，纳呆食少，四肢不温，大便溏薄。舌质淡嫩，苔白滑，脉象沉细而弦。

治法：温中健脾，和胃降逆。

方药：理中汤合香砂六君汤化裁。党参 15g，白术 12g，干姜 9g，木香 9g，吴茱萸 9g，陈皮 9g，半夏 9g，砂仁 6g，枳壳 9g，炙甘草 6g，草豆蔻 9g。

用法：水煎服，每日 1 剂。

4）瘀血阻络

主症：胃脘刺痛，状如刀割，固定拒按，食后尤甚，胁腹胀满，甚或吐血便血。舌质紫暗，边有瘀点紫气，舌下络脉淡紫粗长怒张，脉象细涩。

治法：活血化瘀，理气通络。

方药：手拈散化裁。延胡索 12g，五灵脂 12g，香附 9g，没药 6g，郁金 9g，川楝子 9g，白及 9g，三七粉 6g（冲），地榆炭 12g，甘草 6g。

用法：水煎服，每日 1 剂。

（2）验方

1）大柴胡汤化裁：柴胡 12g，姜半夏 9g，黄芩 9g，大黄 9g，郁金 9g，延胡索 9g，川楝子 6g，水煎服。适于本病寒热夹杂证。

2）黄连温胆汤加减：黄连 6g，制半夏 9g，枳实 9g，竹茹 9g，橘皮 9g，大黄 9g，瓜蒌9g，茯苓9g，生姜6g，甘草6g，水煎服。适于本病湿浊蕴久化热证。

3）调胃承气汤加减：大黄9g，黄连6g，制半夏9g，延胡索9g，芒硝9g（分冲），甘草6g，水煎服。适于本病食滞难消证。

4）温胆汤合桃核承气汤化裁：大黄12g，桂枝9g，炮附子9g，芒硝9g（分冲），干姜9g，半夏9g，当归9g，党参9g，桃仁9g，甘草6g，水煎服。适于本病脾肾阳虚，肠腑壅积证。

3. 药物禁忌

参见"消化性溃疡"。

十、消化性溃疡大出血

【概述】

消化性溃疡指胃肠道黏膜被胃酸和胃蛋白酶消化而发生的溃疡，好发于胃和十二指肠，也可发生在食管下段、小肠、胃肠吻合口，以及异位的胃黏膜，如位于肠道的边克尔（Meckel）憩室。溃疡的黏膜缺损超过黏膜肌层，不同于糜烂。胃溃疡和十二指肠溃疡是最常见的消化性溃疡。

上消化道出血是消化性溃疡的最常见并发症，发生率20%～25%，也是上消化道出血的最常见病因，十二指肠溃疡多于胃溃疡，而其中消化道大出血是胃十二指肠溃疡严重并发症。起病急、病情重、变化快，若诊治不当可危及生命。胃十二指肠溃疡患者有大量呕血、柏油样黑便，引起红细胞、血红蛋白和血细胞比容明显下降，脉率加快，血压下降，出现休克前期症状或休克状态，称为溃疡大出血。

1. 病因

（1）胃酸和胃蛋白酶：胃酸和胃蛋白酶自身消化是形成消化性溃疡的原因之一。十二指肠溃疡者胃酸分泌量明显增高，而胃溃疡发病过程中除幽门前区溃疡者外胃酸分泌量大多正常甚至低于正常。

（2）幽门螺杆菌（Hp）：大量的研究已证明Hp感染是引起消化性溃疡的重要病因。

（3）非甾体抗炎药：非甾体抗炎药是引起消化性溃疡另一个重要的因素。非甾体抗炎药常见的药物有阿司匹林、吲哚美辛、对乙酰氨基酚（扑热息痛）和保泰松等。尤其是引起胃溃疡的重要因素。

（4）胃黏膜防御机制受损：正常胃黏膜具有保护功能，各种食物、理化因素和酸性胃液均不能损伤胃黏膜致溃疡形成。

（5）胃十二指肠运动异常：胃排空加快，使十二指肠中酸负荷量增加，黏膜易受损，诱发十二指肠溃疡。部分胃溃疡者存在胃排空延迟和十二指肠－胃反流，胃窦收缩功能异常，影响食糜的向前推进速度，刺激胃酸的分泌。

（6）环境因素：长期的吸烟、咖啡、浓茶、烈酒等，以及偏食、饮食过快等不良饮食习惯、均可能是本病发生的有关因素。

溃疡基底的血管壁被侵蚀而导致破裂出血，大多数为动脉出血。引起大出血的十二指肠溃疡通常位于球部后壁，可侵蚀胃十二指肠动脉或胰十二指肠动脉及其分支引起大出血，胃溃疡大出血多数发生在胃小弯，出血源自胃左、右动脉及其分支。十二指肠前壁附近无大血管，故此处的溃疡常无大出血。

2. 临床表现

胃十二指肠溃疡大出血的临床表现取决于出血量及出血速度，患者的主要症状是呕血和柏油样黑便，多数患者只有黑便而无呕血，迅猛的出血则为大量呕血与紫黑血便。呕血前常有恶心，便血前后可有心悸、眼前发黑、乏力、全身疲软，甚至出现晕厥。患者过去多有典型溃疡病史，近期可有服用阿司匹林或非甾体抗炎药物等情况。如出血速度缓慢则血压、脉搏改变不明显。短期内失血量超过 800mL，可出现休克症状。患者焦虑不安、四肢湿冷、脉搏细速、呼吸急促、血压下降。如血细胞比容在 30% 以下，出血量已超过 1000mL。大出血通常指的是每分钟出血量超过 1mL 且速度较快的出血，患者可呈贫血貌、面色苍白、脉搏增快；腹部体征不明显，腹部稍胀，上腹部可有轻度压痛，肠鸣音亢进。腹痛严重的患者应注意有无伴发溃疡穿孔。大量出血早期，由于血液浓缩，血象变化不大，之后红细胞计数、血红蛋白值、血细胞比容均呈进行性下降。

出血量的估计：一般每日上消化道出血大于 5 ~ 10mL，粪便潜血实验出现阳性，每日出血大于 50 ~ 100mL 可出现黑便，胃内积血达 250 ~ 300mL 可引起呕血。当出血量大于 400mL 时，可出现头昏、心悸、乏力，突然起立时出现心悸、血压偏低。如由平卧位改为半卧位出现头晕、出汗等全身症状。如短期内出血超过 800mL 可出现烦躁不安、面色苍白、四肢湿冷、口唇发绀、呼吸急促、血压下降、收缩压 < 10.6kPa（80mmHg）脉压 < 3.3 ~ 4.0kPa（25 ~ 30mmHg）心率 > 100 次/分、少尿等周围循环衰竭的表现。动态观察血红蛋白、红细胞计数及血细胞比容，也有利于失血程度的估计。一般血红蛋白每下降 10g/L，提示失血约 400mL，出血量的估计在急性期受多种因素的影响，临床上应综合分析。

3. 辅助检查

（1）急诊胃镜检查：在出血后 24 ~ 48 小时进行胃镜检查称为急诊胃镜检查，是上消化道出血的首选诊断方法。24 小时内进行胃镜检查，诊断准确率可达 95% 以上。可以明确出血部位。病变性质，并可进行内镜下止血治疗，为预后提供依据

（2）X 线钡餐检查：不宜用于活动性出血，多用于不适用或不愿内镜检查，出血停止病情稳定的患者。

【饮食宜忌】

1. 饮食宜进

（1）饮食原则

1）出血严重时，应禁食。少量出血或出血刚止的患者，病情稳定后酌情进全流质饮食，每日 6 ~ 8 餐，以无糖牛奶、米汤牛奶为宜。待出血停止后再进半流食。

2）宜少渣、少食、多餐：上消化道出血患者常合并腹水，腹压增高，为减低腹压

和增加营养，应增加进餐次数，每日进食 4~6 次，而每次进食量要少一些。选用含粗纤维少的食物。

3）宜补血、凝血食物：上消化道出血患者肝功能减退，凝血酶原生成减少，同时脾功能亢进，所以很容易发生出血、贫血倾向。在病情稳定后，应适当多吃一些可纠正贫血及凝血的食物，如肉类、鱼类、大豆、肉皮冻、蹄筋等。

4）大量出血或虽非大量，但有呕吐时，应予禁食，所需营养由静脉补给。出血停止后可逐步恢复饮食，先流质，后半流质，直至软食、普通饮食等。

5）仅少量黑粪，或累计出血量虽大，但出血速度不快，特别是患者仍有饥饿感时，可不必禁食，而给少量多餐的流质饮食。强制禁食，可因胃的饥饿收缩，或胃酸得不到食物中和，反而对止血不利。但所进流质不宜过甜、过烫，过甜会刺激胃酸分泌，过烫不利于血管收缩和血痂的形成。

6）根据不同出血原因和原发疾病的程度，采取不同的饮食原则。溃疡病出血，一旦允许进食，即可采用高蛋白、高热能和高维生素的流质，如牛奶、豆浆、麦乳精等均可选用，只是不宜太甜。但肝硬化所致的食管、胃底静脉破裂出血，就不宜采用高蛋白，因为消化道出血后的肝硬化患者，容易并发肝性脑病，以采用低蛋白、高糖饮食为宜。

7）血停止后的恢复期，除多给优质蛋白，以利于病灶修复外，还应多吃含铁质丰富的食物，如海带、木耳、芝麻、口蘑、黄豆、蛋黄、猪肝、动物血等，以促进造血，尽快纠正贫血。

（2）饮食搭配

1）黄花菜、藕节与生地黄：将黄花菜 50g，鲜藕节 30g，生地黄 20g，洗净，加适量水一起煎煮，去渣，取汁饮服。有滋阴降火、止血之功效。

2）槐花与白及：将槐花 15g 炒焦，研成粉末，白及 10g 研成粉，两者混匀，用温开水冲服。有凉血止血的功效。适于上消化道出血，症见大便干硬。

（3）食疗药膳方

1）饴糖豆浆：饴糖 15g，豆浆 1 碗。混合煮沸后空腹饮用。具有补虚缓痛功效。

2）土豆汁：新鲜土豆 250g，洗净，切碎，加开水，捣烂，用洁净纱布包扎挤汁，餐前每服 1 匙，酌加蜂蜜，连服 2~3 周。有凉血止血的功效。

3）西瓜水：取西瓜瓤，挤汁饮用。具有消烦止渴、解暑清热的功效。对上消化道出血具有良好的止血作用。

4）糯米大枣粥：糯米和大枣各适量，同煮粥食用。具有健脾和滋养胃的功效。

5）猪肚粥：猪肚 500g，洗净，加水煮七成熟，捞出，切成细丝备用。以粳米、猪肚丝各 100g、猪肚汤适量，煮成粥，可加葱、姜等调料。具有补虚损、健脾胃的功效。

2. 饮食禁忌

（1）忌进食过早：患者出血严重期间，应根据病情禁食或给予流质食物，病情好转后亦不宜过早进食质地硬、多粗纤维及辛辣刺激性食物。因这些食物能损伤刚刚愈合的出血部位黏膜，引起再次出血。

（2）忌鸡汤：鸡汤可促进胃酸分泌，加重胃壁的损伤，可能导致刚刚停止的胃出血复发。

【药物宜忌】

1. 西医治疗

消化性溃疡大出血病情急、变化快、严重者可危及生命，应把迅速补充血容量、抗休克、维持生命体征放在首位。

（1）一般治疗：平卧位，保持呼吸道通畅，避免呕吐物引起窒息，活动性出血时应禁食，必要时吸氧、镇静。严密观察并记录心率、血压、呼吸、尿量、神志、血细胞比容及血尿素氮情况。

1）积极补充血容量：尽快建立静脉输液通道，积极补充血容量以维持血压，保证有效循环，可先输平衡液、葡萄糖盐水或血浆代用品（706 代血浆、右旋糖酐 40）。起初速度应快，早期补液量比质更重要。输液过程中注意维持水电解质平衡和酸碱平衡。

2）输血：指征有：①血红蛋白 $<70g/L$ 或血细胞比容 $<25\%$。②收缩压 $<12.0kPa$（90mmHg）或较基础压下降 25%。③心率 >110 次/分，补液过程中应注意避免输血或输液过快、过多，引起肺水肿、心功能不全。

（2）止血措施

1）抑制胃酸分泌的药物：血小板聚集及血浆凝血功能所诱导的止血作用需在 $pH>6.0$ 时才能有效发挥，而且新形成的凝血块在 $pH<5.0$ 的胃液中会迅速被消化。因此，抑制胃酸分泌，提高胃内 pH 值具有止血作用。常用药物有法莫替丁 20mg，静脉滴注，每日 2 次；奥美拉唑 40mg，静脉滴注，每日 2 次；泮托拉唑 40mg，静脉滴注，每日 2 次；兰索拉唑 30mg，静脉滴注，每日 2 次。

2）内镜治疗：消化性溃疡出血约 80% 不经特殊处理可自行止血，其余部分患者则会持续出血或再出血。内镜如见有活动性出血或暴露血管的溃疡应进行内镜止血。证明有效的方法包括热探头、高频电灼、激光、微波、注射疗法或上止血夹等。

3）手术治疗：内科积极治疗仍大量出血不止危及患者生命，须不失时机行手术治疗。

4）介入治疗：患者严重消化道大出血在少数特殊情况下，既无法进行内镜治疗，又不能耐受手术，可考虑在选择性肠系膜动脉造影找到出血灶的同时进行血管栓塞治疗。

2. 中医治疗

（1）辨证治疗：本病危急者，可给予生脉注射液或参附注射液 10～20mL，加入 50% 葡萄糖注射液 40mL 中，静脉注射，可连续使用，并配合补液、输血等措施。待病情稳定后辨证施治。

1）**胃中积热**

主症：胃脘胀满，甚或作痛，胃部灼热，口干口臭，渴喜饮冷，呕血紫暗，或呈咖啡色，混有食物残渣，大便黑如柏油样，舌质红，苔黄或燥，脉滑数。

治法：清胃泻火，化瘀止血。

方药：泻心汤合十灰散化裁。大黄9g，黄芩9g，黄连6g，炒栀子9g，牡丹皮9g，炒侧柏叶15g，地榆炭15g，仙鹤草30g，茜草9g。

用法：水煎服，每日1剂。

2）肝火犯胃

主症：呕血鲜红或紫暗，大便色黑如漆，口苦口干，头痛昏胀，心烦易怒，胁痛脘胀，失眠多梦或有黄疸，右上腹绞痛，或见蜘蛛痣，肝脾大，舌质红，苔黄，脉弦数。

治法：泻肝清胃，凉血止血。

方药：龙胆泻肝汤化裁。龙胆草9g，炒栀子9g，黄芩9g，当归6g，生地黄18g，牡丹皮9g，生白芍15g，白茅根18g，藕节15g，墨旱莲18g，生大黄粉（分冲）6g，三七粉（分冲）3g。

用法：水煎服，每日1剂。

3）脾失统摄

主症：呕血绵绵不止，时断时续，血色暗淡，大便漆黑稀溏，面色㿠白，唇甲淡红，神疲乏力，心悸失眠，纳后腹胀，舌质淡，苔白薄，脉细弱。

治法：益气健脾，温中摄血。

方药：归脾汤化裁。人参12g，黄芪15g，当归6g，白术9g，茯苓9g，仙鹤草18g，海螵蛸15g，炮姜6g，白及9g，炙甘草6g，三七粉（冲）6g。

用法：水煎服，每日1剂。

4）气随血脱

主症：突然发病，呕血量多，大便溏黑，甚则紫红，面色苍白，心悸眩晕，烦躁口干，肢冷神昏，舌质淡，脉微细欲绝。

治法：益气摄血，回阳固脱。

方药：参附生脉散化裁。人参9g，附子9g，干姜9g，麦冬12g，五味子9g，三七粉（冲）3g，生龙骨15g，生牡蛎15g，炙甘草9g。

用法：水煎服，每日1剂。

（2）验方

1）海螵蛸粉10g，三七粉3g，茜草15g。以茜草煎冲服海螵蛸粉、三七粉（混匀）。上为1次量，每日3次，连服3日。适于上消化道出血，脘腹胀痛，拒按，大便呈柏油样者。

2）海螵蛸3份，白及2份，三七1份。按比例共研极细末，每次5~10g，每日2~3次，温开水送下。适于消化性溃疡所致虚多实少之上消化道出血。

3）黄连330g，大黄100g，黄芩500g。制成冲剂100包，每包含生药18.3g。每次1包，每日3~4次，口服。适于上消化道出血。

3. 药物禁忌

（1）制酸药

1）不宜饭后服：制酸药饭后服，不利于药物保持有效浓度。

2）不宜饮果汁或清凉饮料、咖啡和酒类：因会增加胃液的酸度，不利于制酸药发挥疗效。

3）不宜食酸性食物：因会发生酸碱中和反应，降低疗效。

4）不宜喝牛奶：制酸药与牛奶同服，常会出现恶心、呕吐、腹痛等症状，甚至会造成肾脏不可逆性损害。

（2）维生素 K_3

1）不宜与维生素 E 合用：维生素 E 能降低维生素 K_3 的疗效。

2）不宜与考来烯胺合用：合用时，维生素 K_3 吸收减少。

3）不宜与四环素合用：合用，维生素 K_3 的抗凝效价会降低。

4）不宜与链霉素合用：链霉素能增强抗凝血剂的抗凝血作用。

5）不宜食黑木耳：黑木耳中有妨碍血液凝固之成分，可使维生素 K_3 凝血作用减弱，甚至完全丧失。

（3）卡巴克洛：不宜与抗组胺、抗胆碱药合用。因能扩张小血管，减弱卡巴克洛对毛细血管断端的收缩作用。

（4）阿司匹林：剂量较大时，可破坏胃黏膜屏障引起胃出血，还有导致全身出血倾向。余参见消化性溃疡。

十一、胃、十二指肠溃疡急性穿孔

【概述】

胃、十二指肠溃疡合并急性穿孔（peptic ulcer perforation）的发病率为 10%，在男性，十二指肠溃疡合并急性穿孔较多。胃十二指肠溃疡穿孔为消化性溃疡最严重的并发症。多发生于冬春两季，男女比例约 6∶1～15∶1，可发生于任何年龄，以 30～50 岁多见。十二指肠溃疡比胃溃疡发生穿孔者高 3～10 倍，前者平均年龄 33 岁，后者平均年龄 46 岁。

1. 病因

胃、十二指肠溃疡在活动期逐渐向深部侵蚀，由黏膜至肌层，终致穿破浆膜而发生穿孔，当胃、十二指肠内容物自由进入腹腔，引起弥漫性腹膜炎。当漏出物被邻近器官形成的隔离区阻挡或量较少时，多为局限性腹膜炎。十二指肠穿孔中约 90% 发生于前壁，胃穿孔约 60% 发生在胃小弯。老年人群中服用非类固醇类抗炎药物与穿孔关系密切。

2. 临床表现

（1）病史：多数患者有多年溃疡病史，约 10% 无溃疡病史。在穿孔前常有症状加重，或有暴饮暴食、劳累、精神刺激等因素。

（2）临床症状：无论胃还是十二指肠穿孔，主要症状均为突发性中上腹剧痛，呈刀割样、持续性并迅速延及全腹，伴有出冷汗、面色苍白，四肢发冷和脉搏细速等早期休克症状，经数小时后由于大量渗出液稀释而症状减轻。随着时间推移，腹腔中细菌繁殖，由化学性腹膜炎发展为细菌性腹膜炎，有发热、中毒症状等全身感染症状。

（3）体格检查：患者屈曲卧位，不敢翻身，腹式呼吸受限或消失，伴有压痛、反跳痛并以上腹部明显，腹肌紧张呈"木板样"等腹膜刺激征。75% 的患者有肝浊音界缩小或消失。肠鸣音减弱或消失、也可由于肠内容物沿右结肠旁沟流入右下腹，可引起转移性右下腹痛。

3. 辅助检查

80% 左右的病例 X 线见膈下半月形的游离气体影。如腹透膈下无游离气体，并不能否定溃疡穿孔的诊断。

【饮食宜忌】

1. 饮食宜进

（1）饮食原则

1）一旦发生穿孔，应绝对禁食。中止胃肠内容物漏入腹腔。

2）少量多餐：胃切除后，胃容量减少，要求一次进餐量不能太多，而要依靠增加餐次来保证患者机体的所需热量和营养素。

3）干稀分开：由于正常的胃排空机制在手术后已不复存在，流质食物在胃内停留时间极短，如干稀同食，食物过快进入小肠，会加重肠道负担，引起消化不良，使患者产生不适、腹痛、腹泻。为此，应让患者在饭前或两餐之间单独进食汤水。

4）饭后平卧：让患者餐后立即平卧或平卧进食，这样可减缓食物重力作用所造成的食物入肠过快，或食物重量对肠的压力过大而带来的不适。

5）限制糖量：胃切除后初期，由于过多的糖分在肠内可引起肠液的大量分泌，使血容量急剧改变而产生一系列临床症状。所以，每餐糖类食物应适当限制，最好将单糖、双糖与多糖食物混合食入，延长吸收时间，防止"倾倒综合征"的发生。

6）逐步扩大膳食选择范围：在胃切除手术后恢复期中，有些体重不增加，甚至下降，主要原因是患者有惧怕心理，不敢多食。因此营养素摄入量不够，不能恢复到术前标准。所以应鼓励患者吃细软易消化食物，不断增加膳食中的食物选择，使胃肠道逐步适应，从而过渡到接近正常膳食。

（2）饮食选择

一般手术后开始几天用输液解决患者饮食，4 天以后少量进食，可分三个阶段来安排患者食谱，而每一阶段使用的时间，可根据病情灵活掌握。

1）第一阶段：为流质饮食，每日 6 餐，开始每餐 40mL，以后逐渐增加。具体食物有鸡汤、鱼汤、排骨汤、牛肉汤、大米汤或小米汤冲蛋、蒸蛋、菜泥等；接下来可采用适量白米粥、肉汁粥、小薄面片等。

2）第二阶段：为半流质饮食，每日 6 餐。饮食尽量做到糊状，不稀不干。当患者感到不满足，可再增加一些稠的食物，如稠米粥、细切面、面包、馒头、软面饼、饼干等主食；副食可用煮蛋、煎蛋、卧蛋、松花蛋；煮烂或做软的鱼、虾、鸡、猪肉。豆腐、豆腐脑、嫩菜叶、瓜茄类，以及熟透、质透、蒸煮烤的水果。

3）第三阶段：仍为半流质饮食，每日仍安排 6 餐，但数量不限，除油炸和带甜的食物外，其他都可采用。任何烹调方法的蛋类和肉类，各种豆制品、蔬菜瓜茄类、熟透的水果等。进餐时避免用汤与饮料流质饮料，在餐前喝或餐后 30 分钟再食用。

（3）食谱配制

1）第一阶段食谱举例：第一次：米汤冲蛋、米粥、酱豆腐；第二次：豆浆冲蛋、豆腐脑、鸡蛋；第三次：鸡汤冲蛋、鸡汤碎面片、鸡蛋；第四次：菜汤、菜泥羹；第五次：蒸嫩蛋、蛋花粥、肉松；第六次：浓米汤、牛肉汤。

2）第二阶段食谱举例：第一次：米粥、煮蛋、饼干；第二次：蒸蛋羹、饼干；第三次：馄饨；第四次：牛奶、面包；第五次：小米粥、鸡蛋饼、肉松；第六次：肉丝碎青菜叶细面条汤。

3）第三阶段食谱举例：第一次：米粥、茶蛋、丰糕、酱豆腐；第二次：鸡蛋汤、咸饼干；第三次：软米饭、蒸鱼、豆腐羹；第四次：牛奶、面包干；第五次：小米粥、肉包子；第六次：麦乳精、饼干。

以上餐次的间隔时间可根据休息的具体情况合理掌握。

2. 饮食禁忌

（1）忌食过凉过热，过咸过甜。

（2）禁生冷、辛辣食物：禁胡椒、咖啡、浓茶、汽水等。

（3）忌易胀气食物：如豆类及豆制品、土豆、红薯等。

（4）禁食煎炸、熏烤食品。

【药物宜忌】

1. 西医治疗

对胃、十二指肠溃疡急性穿孔的治疗原则首先是中止胃肠内容物漏入腹腔，使急性腹膜炎好转以挽救患者生命。

（1）手术治疗：90% 的胃或十二指肠穿孔需要急诊手术，手术包括三项主要任务，即关闭穿孔、冲洗腹腔和确切的溃疡手术。对餐后穿孔、顽固性溃疡穿孔伴幽门梗阻、大出血或癌变者、有类固醇应用史者，应及早手术。

1）单纯穿孔修补术：适于穿孔时间超出 8 小时，腹膜炎症状严重，患者情况差，腹腔严重污染及胃、十二指肠水肿明显者。对胃溃疡穿孔的患者应行活检排除胃癌；术中修补应以平行于胃十二指肠轴方向间断缝合，可防止狭窄。如穿孔修补困难，可在穿孔内填入带蒂大网膜，腹腔冲洗要彻底，注意膈下、结肠旁沟和髂窝。由于手术对溃疡本身未做任何处理，因此，康复后仍应继续药物治疗。

2）治愈性手术：穿孔时间小于 8 小时，患者一般情况良好，无其他重要脏器功能损害的，可选择胃次全切除术。对于十二指肠溃疡穿孔，还可做迷走神经切断术加幽门成形术，或高选择性迷走神经切断术。有以下病情时应考虑争取做根治性手术：①长期溃疡病史，反复发作，症状较重。②以往曾有穿孔或出血史。③急性穿孔并发出血。④手术时见溃疡周围瘢痕多，为胼胝状溃疡。⑤已有幽门瘢痕狭窄；或穿孔大缝合后易造成幽门狭窄，特别是疑有癌可能时。⑥较大的胃溃疡穿孔，特别是疑有癌可能时。⑦多发性溃疡。患者应具备以下条件才可能考虑在治疗穿孔的同时进行根治性手术：①患者一般情况较好，无心肺等重要器官并存症。②根据穿孔大小、胃肠内容物漏出多少、发病后就医的早晚，以及术中所见腹腔渗出液的性质等因素，进行综合判断，认为腹腔内感染较轻者。

3）腹腔镜治疗：近年来腹腔镜手术已用来治疗胃或十二指肠穿孔，腹腔镜清洗腹腔较为容易，溃疡穿孔亦可用腹腔镜完成穿孔修补术，尤其是十二指肠前壁穿孔。还可用腹腔镜完成高选择性迷走神经切断术。

（2）非手术疗法：适应证：①患者无明显中毒症状，急性腹膜炎体征较轻或范围较局限或已趋向好转，表明漏出的胃肠内容物较少，穿孔已趋于自行闭合。②穿孔是在空腹情况下发生，估计漏至腹腔的胃肠内容物有限。③溃疡病本身无根治性治疗的适应证。④有较重的心肺等重要脏器并存病，致使麻醉及手术有较大风险。

通过禁食、胃肠减压、抑制胃液分泌药物应用（如泮托拉唑 40mg 静脉滴注，每日 2 次，或奥美拉唑 40mg 静脉滴注，每日 2 次）、纠正水电解质紊乱和使用抗生素（如头孢呋辛 1.5g 静脉滴注，每日 2 次，如严重感染，剂量加倍，一次 1.5g，每日 3 次，静脉滴注 20~30 分钟。或头孢曲松 2g 静脉滴注，每日 1 次，严重感染时可给予 3~4g 静脉滴注，每日 1 次）等治疗并严密观察，如治疗 6~8 小时后症状仍加重应立即手术。

2. 中医治疗

（1）辨证治疗

1）气滞血瘀期（闭孔期）：起病急骤，剧疼难忍；发自胃脘，迅及全腹，腹肌硬紧，拒按拒动。痛则不通，此为气血瘀闭之象。食物不循常道，穿胃肠壁而出，郁积腹内，气血瘀闭，气机壅塞而致腹痛。甚者出现面色苍白，四肢厥冷，冷汗气短，脉弦紧或细数之厥证。本期持续 1~2 日。凡具手术适应证者，应早行手术。不具备手术适应证者，宜采用非手术疗法。在禁食、持续胃肠吸引、输液之同时采取中药等方法治疗。

对胃腑血瘀者宜膈下逐瘀汤加减。桃仁 10g，枳壳 10g，红花 4.5g，当归 10g，川芎 5g，赤芍 10g，牡丹皮 10g，五灵脂 10g，延胡索 10g，乌药 10g，甘草 3g，香附 3g，川楝子 10g。呕血便黑者加三七粉、侧柏炭、仙鹤草，以化瘀止血。

气滞者用柴胡疏肝散加减。柴胡 6g，香附 10g，白芍 10g，川芎 10g，枳壳 10g，甘草 5g，陈皮 6g，川楝子 10g，延胡索 10g，木香 3g，苏梗 10g。胃脘发凉者加吴茱萸、淡干姜，以温中散寒；胃中灼热者加黄连、栀子，以清降温热。对有郁热耗津者宜用一贯煎合左金丸：沙参 10g，麦冬 10g，地黄 10g，白芍 10g，川楝子 10g，左金丸 3g（包煎），炒栀子 10g。若吐酸嘈杂者加吴茱萸、黄连，以柔肝缓脾、清热和胃。

2）毒热炽盛期（瘀闭化热期）：起病 3～5 小时腹痛持续、由胃脘渐及脐周、右下腹、下腹，乃至全腹。发热，腹紧如板，便秘或便闭，恶心呕吐，尿短赤，苔黄，脉洪数，此乃病邪与食物互结于阳明胃腑，郁闭化热，毒陷脏腑之证（肠麻痹）；或热邪炽盛，灼津为痰；或热聚成脓（化脓性腹膜炎）；或湿热下注，聚而成形（右下腹或盆腔脓肿）；或热深致厥（中毒性休克）。热邪耗津，传导失司，故便秘，烦渴引饮。热迫津液外溢故自汗出。便赤、苔黄、脉数均为实热之象。

当急腹痛减轻并局限于胃脘或右下腹，腹鸣恢复或排便、排气，或于胃肠吸引后，开始中药治疗；选用疏肝理气、清热解毒、通里攻下之大柴胡汤（《伤寒论》）加减。黄芩 12g，枳壳 12g，半夏 10g，柴胡 12g，白芍 12g，大黄 10g，生姜 10g，大枣 10g。腹痛加川楝子，延胡索，木香；腹腔感染重者加蒲公英，连翘，金银花；大便燥结不下者加芒硝，番泻叶；有瘀血者加桃仁，红花，赤芍；气滞重者加郁金，香附；湿热蕴结中焦者加黄连，栀子，龙胆草。每日 1 剂，水煎后分多次服。或用大承气汤：大黄 12g，厚朴 12g，枳实 10g，芒硝 12g，煎剂 500mL 经肛管滴入，每分 40 滴。对于湿热下注在右下腹，下腹形成脓肿者，宜通里攻下、清肠排毒，方用：大黄 10g（后下），牡丹皮 10g，败酱草 30g，红藤 30g，桃仁 10g，生薏苡仁 10g，蒲公英 30g，白花蛇舌草 30g，地锦草 30g，川朴 10g，元明粉 18g（分冲），水煎，每日 1 剂。

3）亢涌期（恢复期）：热毒炽盛期经过适当治疗，邪热渐退，腹痛大减或消失，气机复和，食欲增进，大便通调，实热平息即转入恢复期。多数患者有气血亏耗、脾胃虚弱的表现，或显原来胃脘痛各型之证候。

脾胃虚寒者用理中汤，合黄芪建中汤加减。人参 12g，白术 15g，干姜 9g，黄芪 15g，白芍 12g，桂枝 12g，炙甘草 9g，生姜 9g，大枣 9g，饴糖 9g，木香 3g，茯苓 10g。水煎分次服，每日 1 剂。症见脘腹胀闷，纳少苔腻者，加陈皮、砂仁以理气宽中；若吐酸者，加海螵蛸、煅瓦楞以制酸；呕吐清涎者，加丁香、半夏以温中降逆。

（2）验方

1）乌贝散：乌贼骨 20 份，象贝母 6 份，二味同研细末，每服 3～6g，餐前温开水送服，适于恢复期。

2）甘草流浸膏，每次 10mL，每日 3～4 次，对溃疡活动期止痛及溃疡愈合有较好疗效。但有高血压及水肿者不宜服用。

3）蛋黄粉：鸡蛋壳 6 份焙黄，蒲公英 4 份，同研成极细粉，每次 3～6g，每日 2～3 次，食前温开水送服，适于胃脘痛之有热者。

4）溃疡粉：白及、乌贼骨、煅瓦楞、生甘草，同研末过筛混匀，调成糊状。适于毒热痛期或恢复期。每日 3 次，每次 8g，吞服或经胃管注入。

5）大黄白及胶囊：每囊含大黄粉 0.15g，白及粉 0.3g，每次 6 粒，每日 3 次。适于胃脘痛期。

6）枳实薤白桂枝汤：凡胃脘痛兼有口干，口黏，呕吐，胸满气粗，便秘，时结时溏者可用本方：枳实 10g，姜川朴 12g，薤白 15g，桂枝 9g，栝楼实 12g（捣），水煎服，一般 3 剂可愈。

3. 药物禁忌

参见"消化性溃疡"。

十二、幽门梗阻

【概述】

幽门直径1.5cm，是消化道最狭窄的部分，当局部发生病灶时易导致梗阻。

1. 病因

（1）胃、十二指肠溃疡：幽门梗阻是消化道溃疡的常见并发症之一，发生率为5%～10%；幽门附近溃疡（幽门溃疡、幽门管溃疡、十二指肠溃疡）是造成幽门梗阻的主要原因，尤以十二指肠溃疡引起者多见，约占80%。溃疡引起的梗阻分为三种：痉挛性、炎症水肿性、瘢痕性。溃疡活动期受炎症刺激幽门括约肌痉挛或局部组织炎症水肿可引起幽门梗阻，此类梗阻为暂时性的，多能自行缓解或随溃疡好转而消失，故又称为功能性幽门梗阻。瘢痕性幽门梗阻是由于溃疡反复发作愈合，局部组织纤维化形成的瘢痕收缩所致，此类病变为永久性的，非手术不能解决，故又称为器质性梗阻。多数情况幽门梗阻是以上因素共同作用的结果，长期溃疡形成瘢痕造成幽门管狭窄，在此基础上痉挛、水肿性因素又使梗阻加重，并由部分趋向完全。

（2）肿瘤：幽门附近的各种良、恶性肿瘤均可引起梗阻，原因可为恶性肿瘤细胞浸润生长所致；幽门部较大的胃息肉或带蒂息肉及外部肿瘤压迫幽门同样可造成梗阻。

（3）先天性肥厚性幽门狭窄：为新生儿常见疾病，病因不明。

（4）其他：如胃内异物、胃黏膜脱垂、急性胃扭转等，但临床少见。

2. 临床表现

（1）症状：幽门梗阻的主要临床症状是腹痛和呕吐。腹痛初为上腹部闷胀及沉重感，继而转为阵发性绞痛，随即出现嗳气、恶心及呕吐，部分患者无明显的腹痛症状，只是单纯的腹胀。梗阻初期由于胃张力尚可，呕吐较为频繁，呕吐物也多为新近进食的食物。随着梗阻的加重，胃张力下降、呕吐次数减少，但呕吐量明显增加，每次可达1～2L，呕吐多发生在下午及晚间，呕吐物多为隔餐食物或宿食，味酸臭，不含胆汁，呕吐后患者自觉胃部舒适。部分患者因害怕呕吐而不愿进食，甚至主动诱发呕吐以缓解不适。当有严重的水、电解质及酸碱平衡紊乱时，可出现口渴、少尿、烦躁不安、呼吸急促、手脚抽搐，甚至惊厥、昏迷。

（2）体征：患者上腹膨隆。可见胃形，有时可见自左向右的胃蠕动波，偶尔可见胃的逆蠕动波；并可闻震水音。梗阻时间长者，可出现消瘦，皮肤干燥，失去弹性，还可出现维生素缺乏症。低钙血症时，神经肌肉激惹性增高，表现为Chvostedk征（轻叩腮腺区的面神经时可引起面肌痉挛）和Trousseau征（压迫支配某肌肉的神经时引起该肌肉痉挛性收缩）阳性。

3. 辅助检查

（1）实验室检查：血常规检查可发现轻度贫血，失水严重时血红蛋白或血细胞比容可升高；溃疡活动期大便隐血为阳性；尿比重增高，尿钠、尿钾减少；血尿素氮、肌酐升高；严重的幽门梗阻常出 pH 升高，血钠、血钾、血氯降低。

（2）X 线钡餐检查：见胃影扩大，张力减低，钡剂入胃后下沉出现气、液平、钡三层现象；钡餐后 6 小时钡剂存留超过 25% 提示有胃潴留，24 小时后仍有钡剂残留者提示有瘢痕性幽门梗阻存在；如为幽门痉挛则胃扩大不明显，胃蠕动增强，较长时间的观察可见幽门口松弛，胃内容物暂时排空现象。

（3）胃镜检查：胃镜可为幽门梗阻提供病因诊断。通过胃镜可直接看幽门部狭窄、水肿、肿瘤。黏膜脱垂、溃疡及溃疡瘢痕等，对可疑病灶还可进行活检以明确性质。

（4）生理盐水负荷实验：用 Levin 管吸尽胃液后，在 3～5 分钟注入 750mL 生理盐水，30 分钟后吸出，正常应小于 300mL，如大于 300mL，则提示有幽门梗阻。

（5）放射性核素闪烁显像检查：以放射性核素标记试餐，测定食物自入胃到排出幽门所需时间，有助于诊断。

【饮食宜忌】

1. 饮食宜进

（1）饮食原则：幽门梗阻时，患者应卧床休息，禁食，可输液以维持水、电解质和酸碱平衡。也可用抗胆碱药物以抑制胃液分泌和胃蠕动，延缓胃排空时间，有利于食物和抗酸药中和胃酸，缓解症状。定时洗胃，测定胃潴留量。待胃潴留量少于250mL 时，则可开始进食清淡流质饮食。开始进食时，应给少量的无米汤汁、藕粉等清淡流质饮食。

（2）食疗药膳方

1）麦冬牛肚汤：麦冬 10g，牛肚 500g，调味品适量。将牛肚洗净，切片。麦冬布包，与牛肚同放入锅中，加水炖至牛肚熟后，去麦冬，放入调味品，再煮一两沸即成。吃牛肚，每周 2～3 次，连续 3～5 周。适于胃脘隐痛，口燥咽干，大便干结，小便黄短，手足心热等。

2）丹参瘦肉汤：丹参 10g，猪瘦肉 100g，调料适量。将猪瘦肉洗净，切丝，用黄酒、姜汁、白糖、食盐、生粉等调料拌匀上浆。将丹参择净，放入锅中，加清水适量，浸泡 5～10 分钟后，水煎取汁，加瘦肉煮熟，加入调料即成。每日 1 剂，吃肉喝汤，连续 5～7 日。适于胃脘疼痛，固定不移，口干口苦，大便秘结，小便短黄，心胸烦闷等。

3）大麦甘草粥：大麦 100g，甘草、粳米各 50g。先将大麦、甘草择净，放入锅中，加清水适量浸泡 5～10 分钟后水煎取汁，加入粳米煮为稀粥即成。每日 1 剂，佐餐食用，5 日为 1 个疗程，连续 2～3 个疗程。适于脘腹痛等。

2. 饮食禁忌

（1）本病各期均不可暴饮暴食及一次性过量进食及过饥、过饱。

（2）不宜进过冷、过热、过咸、过甜、过酸、辛辣及油煎、熏炸、腌腊、生拌饮食。少进粗纤维（如粗粮、蚕豆、竹笋、泡菜等）或坚硬难消化食物。严格限制酸辣调料（如食醋、辣粉、芥末、咖喱等）、味精、过浓肉汁、浓茶、咖啡等。

（3）忌进易产气饮食，如葱、蒜、芹菜、韭菜等。

（4）戒烟酒。

（5）并发较多出血时即应禁食，当予静脉补液，24 小时后方可进少量流质饮食。完全性幽门梗阻者当禁食，给予静脉补液，梗阻解除后方可逐步进食流质、半流质、软食。并发急性穿孔者应绝对禁食。

【药物宜忌】

1. 西医治疗

针对不同的病因采取不同的治疗措施：

（1）先天性肥厚性幽门狭窄：可在积极支持治疗下行胃幽门环肌切开术。

（2）带蒂胃息肉：可在胃镜下摘除。较大的广基胃息肉可行胃部分切除；恶性肿瘤可行根治性手术，如肿瘤不能切除则行胃空肠吻合术。

（3）胃、十二指肠溃疡炎症水肿：宜采取保守治疗措施。主要包括胃肠减压，纠正脱水及电解质紊乱、代谢性碱中毒以及营养支持。此外，加强对溃疡的药物治疗也必不可少，如可静脉给 H_2 受体阻滞剂。补液量包括已丢失、每日丢失及正常每日需要量，并根据生化检查结果补充电解质，尤其是注意钾的补充；轻度碱中毒一般不需特殊处理，只需纠正低钾及补充足够的生理盐水即可纠正；如碱中毒严重，除补充足够的生理盐水外。可给予稀盐酸、盐酸精氨酸等治疗。对病程较长，伴有明显营养不良，估计胃管留置时间较长的患者，应考虑给予肠外营养支持治疗。胃肠减压可先用较粗的胃管吸尽食物残渣，再用普通胃管连续吸引 3~5 日，并每日以生理盐水或高渗盐水洗胃，当白天累积吸引量少于 250mL，提示胃排空功能已基本恢复，可拔除胃管，少量进食流质，并逐渐增加进食量。此时可口服 H_2 受体阻滞剂（西咪替丁 0.2g，餐前及睡前各服用 1 次，4~6 周为 1 个疗程）或质子泵抑制剂（奥美拉唑 20mg，口服。每日 2 次），以促进溃疡愈合，减轻幽门炎症水肿，解除梗阻。

（4）溃疡瘢痕：以手术治疗为主。术前必须经充分的准备，包括禁食、洗胃、纠正水、电解质及酸碱失衡，改善患者的营养状况；对青壮年、胃酸过多者以胃大部切除或高选择性迷走神经切断加幽门成形术为宜；老年人，胃酸低，全身情况极差，不能耐受较大手术或合并其他严重内科疾病者，可行胃空肠吻合加迷走神经干切断术；有条件者，也可考虑先行内镜下气囊扩张术，待全身情况好转后再进一步处理。

2. 中医治疗

（1）辨证治疗

1）脾胃虚寒

主症：上腹（胃脘）部饱满，食后较甚，朝食暮吐，暮食朝吐，吐出物为宿食残渣及清稀黏液，吐后则舒，大便溏少，畏寒喜热，神疲乏力，舌质淡红，苔白或滑，脉沉弱。

治法：温中健脾，化积降逆。

方药：丁香透膈散化裁。公丁香 6g，广木香 6g，香附 10g，砂仁 9g，白蔻仁 6g，党参 20g，白术 10g，麦芽 15g，神曲 10g，炙甘草 6g。

用法：水煎服，每日 1 剂。

2）痰浊阻胃

主症：脘腹胀满，食后加重，胸膈满闷，朝食暮吐，暮食朝吐，吐出物多为食物残渣及痰涎白沫，伴有眩晕、心悸，舌质淡红，苔白厚腻或白滑，脉弦滑。

治法：涤痰化浊，和胃降逆。

方药：导痰汤化裁。姜半夏 10g，茯苓 15g，橘红 10g，甘草 5g，竹茹 10g，枳实 15g，厚朴 10g。

用法：水煎服，每日 1 剂。

3）胃中积热

主症：脘腹胀满，餐后加重，朝食暮吐，暮食朝吐，吐出物为食物残渣及秽浊酸臭之黏脓，心烦口渴，欲进冷饮，大便秘结，小便短黄，舌质红少津，苔黄燥或黄厚腻，脉滑数。

治法：清泄胃热，和中降逆。

方药：大黄黄连泻心汤化裁。大黄 6g，黄连 5g，黄芩 10g，姜半夏 10g，竹茹 10g，生赭石 15g，旋覆花 9g。

用法：水煎服，每日 1 剂。

4）瘀血阻结

主症：脘腹胀满不减，痛处不移，食后尤甚，上腹或有积块，按之则痛甚，早食晚吐，晚食早吐，吐出宿食残渣或褐色浊液，或混有血液，大便灰黑色成形，舌质暗红，兼有瘀点，舌下络脉淡紫粗张，苔白薄，脉沉涩。

治法：活血化瘀，消积和胃。

方药：膈下逐瘀汤化裁。当归 15g，赤芍 15g，川芎 6g，桃仁 10g，红花 6g，牡丹皮 10g，五灵脂 10g，延胡索 10g，乌药 6g，香附 10g，枳壳 10g，焦山楂 10g，竹茹 10g，甘草 6g。

用法：水煎服，每日 1 剂。

5）气阴两虚

主症：病程日久，反复呕吐，形体消瘦，唇干口燥，神疲乏力，大便干燥，小便短少，舌红少津，脉细弱。

治法：益气养阴，降逆止呕。

方药：麦门冬汤化裁。麦冬 15g，半夏 10g，太子参 15g，甘草 6g，山药 25g，玉竹 20g，大枣 12 枚。

用法：水煎服，每日 1 剂。

按：本病反胃呕吐严重，体液消耗过甚，或由实质肿块压迫，不能缓解完全梗阻者，应采取中西医结合或施以手术治疗。

（2）验方

1）旋覆代赭汤化裁：旋覆花 9g，生赭石 15g，党参 12g，制半夏 9g，公丁香 6g，降香 9g，沉香 6g，甘草 6g，生姜 6g，水煎服。适于本病呕吐频频者，徐徐饮下。

2）通幽汤化裁：全当归 12g，桃仁 9g，郁李仁 9g，生地黄 12g，柏子仁 12g，火麻仁 12g，水煎服。适于本病不全梗阻，大便秘结者。

3）韭菜汁少许，牛乳 250mL，煮沸趁温缓缓饮下，适于本病脘腹胀满，朝食暮吐，暮食朝吐者。

3. 药物禁忌

参见"消化性溃疡"及"胃扩张"。

十三、倾倒综合征

【概述】

倾倒综合征（亦称餐后综合征，餐后早发综合征），由于幽门的控制，胃内食糜得以适量适时地向小肠输送，以保证消化时无不良感觉。在胃切除与胃肠吻合术后，失去幽门或其正常功能，胃内食物骤然倾倒至十二指肠或空肠，可引起一系列症状而称为倾倒综合征。

1. 病因

尚未完全清楚，一般认为缺乏幽门的正常控制时，大量高渗性食糜容易倾入肠腔，使肠腔膨胀。经过神经反射机制，肠黏膜立即渗出大量液体，以稀释为等渗性食糜便于同化，于是引起急剧的血浆容量下降而发生一系列症状。此外，有人认为肾上腺活动增加，和迅速造成的长时间食饵性高血糖症也与症状有关。

2. 临床表现

典型症状多数于术后第 1～3 星期当患者开始正式用餐时发生。患者常在食后，尤其是进食大量碳水化合物食物后 20～30 分钟感上腹温热和饱胀不适，恶心有时伴呕吐，嗳气，腹鸣胀气，极度软弱，颤抖，眩晕偶至晕厥，大量出汗伴面色发红或苍白及心悸，有时有排便急迫感及腹泻。症状可能在进餐中发生，以致不得不立即停止进食。一般在 1 小时内，症状全部消失。患者常自己发现在餐后躺卧些时，可迅速解除症状或避免发作。

【饮食宜忌】

1. 饮食宜进

（1）饮食原则

1）以低碳水化合物、高蛋白、中等脂肪量摄入为原则，碳水化合物应以多糖类的精细谷类为主。

2）少食多餐，避免胃肠中蓄积过多，增加胃肠负担。每餐的饮食量应从少向多循序渐进，细嚼慢咽。

3）饮食应以干样食物为主，餐后 0.5～1 小时后再进液体类食物。

4）凡合并心血管疾病、肾病、高脂血症及尿毒症患者，其膳食中蛋白质、脂肪含量及质量的选择更要慎重。手术后应注意避免含高胆固醇、高饱和脂肪酸的食物，如长期食用易导致血脂升高。

5）餐后平卧 20～30 分钟以减轻症状。出现低血糖时应立即进少许食物。

6）症状早期及时调整膳食内容，这对控制病情的发展有好处。可选择的食物有：乳类、蛋类、细软肉类、新鲜软水果类、切碎软蔬菜类、各种油脂类、适量精细谷类。

（2）饮食配制：倾倒综合征的饮食可根据病情不同分两个阶段来考虑，合理安排。第一阶段是流质饮食阶段，也就是手术后的一段时间，一般不超过 10 日。此阶段只能进流质饮食。进食时和进食后要平卧，餐后至少要平躺 20～30 分钟，以尽量控制食物进入肠道的速度。

流质饮食内容中应尽量减少碳水化合物食品，禁食浓缩甜食。参见下例食谱举例：第一次：蒸鸡蛋羹（鸡蛋 1 个）加香油少许；第二次：不加糖牛奶；第三次：西红柿汁，蛋花汤；第四次：浓米汤；第五次：浓鸡汤加鸡泥，土豆泥；第六次：肉汤冲鸡蛋。

倾倒综合征饮食第二阶段则以干样食物为主，三餐主餐中避免液体类食物，加餐可适当摄入汤汁类食品。进食时及进餐后平卧数分钟。手术使得分解代谢增高，因此应补充优质蛋白质和热能的摄入，此后随着病情好转逐渐增加膳食中的碳水化合物含量。具体配餐参见下例食谱举例：第一次：蒸嫩鸡蛋（1 个）加香油少许，咸面包，芝麻酱；第二次（加餐）：豆腐脑 1 小碗，咸饼干数片；第三次：猪肉小包，莴笋鸡丝；第四次：稠米粥，烤面包干；第五次：烂饭，烩肉丸，鲜嫩青菜；第六次：冲鸡蛋，软面饼。

2. 饮食禁忌

（1）忌用浓缩甜食，如精制糖果、甜点心、甜饮料等。

（2）忌用浓缩果汁饮料、酒类。

（3）手术后应注意避免含胆固醇、高饱和脂肪酸的食物，以免导致血脂升高。

（4）忌辛辣等刺激性强的食物。

【药物宜忌】

1. 治疗

治疗方法主要是少量多餐，少进汤类，进食后躺卧半小时左右，养成在餐间或空腹时饮水的习惯。餐前 20～30 分钟服抗胆碱能药物可阻止过度的胃肠蠕动，口服甲苯磺酰丁尿（D_{860}）0.5～1.0g 可控制高血糖症的延长。绝大多数轻度或中度倾倒综合征病例经过上述处理，可在数月或数年内减轻症状或痊愈。重做手术以缩小吻合口的疗效并不一致，有时反致吻合口梗阻，因此除非经久不愈的严重病例（约占 1%），一般不考虑手术治疗。

2. 药物禁忌

（1）溴丙胺太林（普鲁本辛）

1）甲氧氯普胺（胃复安）：与溴丙胺太林有药理性拮抗作用，联用时两药疗效均受影响。

2）红霉素：溴丙胺太林可延长胃排空时间，红霉素可因在胃内停留过久受到胃酸影响而分解，降低疗效。

3）对乙酰氨基酚（扑热息痛）：溴丙胺太林可使对乙酰氨基酚的吸收被延迟，血浆峰浓度降低。

4）地高辛：溴丙胺太林可使地高辛的血浆浓度增加33%～50%，两药同服时应注意减少地高辛用量，以免中毒。

5）呋喃妥因：与溴丙胺太林联用可增加吸收。

（2）甲苯磺丁脲（甲磺丁脲，甲糖宁，D-860）

1）阿司匹林：小剂量和中等剂量具有降糖作用，与口服降糖药联用易致低血糖反应，联用时降糖药宜减量。

2）β受体阻滞剂：普萘洛尔等可致血糖下降，并可掩盖低血糖症状，与口服降糖药联用宜慎重。

3）利尿药：噻嗪类利尿药常引起低血钾和血糖升高，可拮抗口服降糖药作用。依他尼酸与口服降糖药可发生致命性不良反应，禁止联用。

4）磺胺类药物：可抑制口服降糖药代谢，两药联用降糖作用增强，甚至发生低血糖危象。

5）乙醇：可使口服降糖药效果和毒性作用均增加。糖尿病患者应尽量少用或不用乙醇及含乙醇饮料。

6）食物：可延缓口服降糖药吸收，并降低口服降糖药效果，故不可与食物同服。

7）甘草及其中成药：其皮质激素样作用，可降低口服降糖药的作用。

8）利福平：可使甲苯磺丁脲、格列嘧啶和氯磺丙脲的血清浓度降低，降糖作用下降。

9）三环类抗抑郁药：与磺酰脲类降血糖药联用，个别患者出现低血糖反应。

10）尿碱化药：可使氯磺丙脲的作用降低。

11）卡托普利，依那普利：与降血糖药联用个别患者出现低血糖反应。

12）别嘌醇：可使氯磺丙脲的半衰期延长，使甲苯磺丁脲的半衰期缩短，但对疗效无明显影响。

13）阿米洛利：可使糖尿病患者发生高钾血症。

14）促蛋白合成甾体类药：苯丙酸诺龙、美雄酮、睾丸素和司坦唑等均能增加降糖作用，联用时应减少降糖药用量。

15）抗凝血药：双香豆素与甲苯磺丁脲联用，可加重低血糖导致昏迷，并增强抗凝作用可导致出血；亦可增加氯磺丙脲的降血糖作用。

16）阿扎丙宗：可增强甲苯磺丁脲作用，联用可引发严重低血糖。

17）钙通道阻滞药：地尔硫䓬、硝苯地平等可使糖尿病加重，联用时应增加降糖药用量。

18）氯霉素：可增强甲苯磺丁脲和氯磺丙脲的降糖作用，联用可导致急性低血糖。

19）氯丙嗪：可升高血糖，特别是剂量＞100mg/d，严重影响糖尿病控制，联用需增加降糖药剂量。

20）口服避孕药：可能需要少量调整降糖药用量，但不严重影响病情。

21）皮质激素：具有升高血糖作用，可减弱降糖药作用，联用需增加降糖药剂量。

22）异烟肼：可使血糖升高或降低，联用应调整降糖药剂量。

23）碳酸锂：可升高血糖，有时导致糖尿病，一般对糖尿病控制无明显影响。

24）保泰松：可增强甲苯磺丁脲、醋磺己脲、氨磺丁脲、格列嘧啶和格列本脲的降糖作用，个别患者发生严重低血糖。

25）咪康唑：与口服降糖药联用可能出现低血糖。

26）去氧肾上腺素眼液：可使 2 型糖尿病患者血糖升高。

27）丙磺舒：可使氯磺丙脲从体内清除的时间延长。

28）奎宁，奎尼丁：治疗疟疾时可能出现严重的低血糖。

29）小檗碱：使血糖下降缓慢，与格列本脲联用治疗非胰岛素依赖型糖尿病疗效优于单独用药。

30）贝那普利：血管紧张素转化酶抑制剂可增加糖尿病患者对胰岛素的敏感性，使低血糖发生的危险性增加 3～4 倍。

第三章　肠道疾病

一、肠易激综合征

【概述】

肠易激综合征是一种以腹痛或腹部不适伴排便习惯改变为特征的功能性肠病，经检查排除可引起这些症状的器质性疾病。本病是最常见的一种功能性肠道疾病，在普通人群中进行问卷调查，有肠易激综合征症状者欧美报道为 10%～20%，我国北京和广州的报道分别为 7.3% 和 5.6%。患者以中青年居多。50 岁以后首次发病少见，男女比例约为 1:2。

1. 病因

本病病因和发病机制尚不清楚，与多种因素有关。目前认为，肠易激综合征的病理生理学基础主要是胃肠动力学异常和内脏感觉异常，而造成这些变化的机制则尚未阐明。据认为，肠道感染后和精神心理障碍是肠易激综合征发病的重要因素。

（1）胃肠动力学异常：在生理状况下，结肠的基础电节律为慢波频率 6 次/分，而 3 次/分的慢波频率则与分节收缩有关。肠易激综合征以便秘、腹痛为主者，3 次/分的慢波频率明显增加。正常人结肠高幅收缩波主要出现在进食或排便前后，与肠内容物长距离推进性运动有关，腹泻型肠易激综合征高幅收缩波明显增加。使用放射性核素显像技术显示腹泻型肠易激综合征口 - 盲肠通过时间较正常人明显增快，而便秘型正好相反。

（2）内脏感觉异常：直肠气囊充气试验表明，肠易激综合征患者充气疼痛阈值明显低于对照组。回肠运动研究发现，回肠推进性蠕动增加可使 60% 的肠易激综合征患者产生腹痛，而在健康对照组仅为 17%。

（3）精神因素：心理应激对胃肠运动有明显影响。大量调查表明，肠易激综合征患者存在个性异常，焦虑、抑郁积分显著高于正常人，应激事件发生频率亦高于正常人。但研究还发现，因症状而求医与有症状而不求医者相比，有更多的精神心理障碍，对应激反应更敏感和强烈。因此，有关精神因素在肠易激综合征发病学上有两种观点：一种认为肠易激综合征是机体对各种应激的超常反应；另一种认为精神因素并非直接病因，但可诱发和加重症状，而使患者就医。

（4）感染：研究提示，部分患者肠易激综合征症状发生于肠道感染治愈之后，其发病与感染的严重性及应用抗生素时间均有一定相关性。

（5）其他因素：约 1/3 的患者对某些食物不耐受而诱发症状加重。近年研究还发现，某些肽类激素如缩胆囊素等可能与肠易激综合征症状有关，有助于解释精神、内脏敏感性，以及胃肠动力异常之间的内在联系。

2. 临床表现

起病隐匿，症状反复发作或慢性迁延，病程可长达数年至数十年，但全身健康状况却不受影响。精神、饮食等因素常诱使症状复发或加重。最主要的临床表现是腹痛与排便习惯和粪便性状的改变。

（1）腹痛：几乎所有肠易激综合征患者都有不同程度的腹痛，部位不定，以下腹和左下腹多见。多于排便或排气后缓解。睡眠中痛醒者极少。

（2）腹泻：一般每日 3~5 次，少数严重发作期可达十数次。大便多呈稀糊状，也可为成形软便或稀水样。多带有黏液，部分患者粪质少而黏液量很多，但绝无脓血，排便不干扰睡眠。部分患者腹泻与便秘交替发生。

（3）便秘：排便困难，粪便干结、量少，呈羊粪状或细杆状，表面可附黏液。

（4）其他消化道症状：多伴腹胀感，可有排便不尽感、排便窘迫感，部分患者同时有消化不良症状。

（5）全身症状：相当部分患者可有失眠、焦虑、抑郁、头晕、头痛等精神症状。

（6）体征：无明显体征，可在相应部位有轻压痛，部分患者可触及腊肠样肠管，直肠指检可感到肛门痉挛、张力较高，可有触痛。

（7）分型：根据临床特点可分为腹泻型、便秘型和腹泻便秘交替型。

3. 辅助检查

（1）X 线钡剂灌肠检查：无阳性发现，或有结肠激惹征象。

（2）结肠镜检查：部分患者肠运动亢进，肠黏膜无异常，组织学检查正常。

【饮食宜忌】

1. 饮食宜进

（1）饮食原则

1）增加饮食中高纤维素食物（如糙米、粗粮、豆类及蔬菜），有助于预防便秘与水样腹泻。增加纤维素应当小心而谨慎地进行，突然增加大量不习惯的食物，可引起病情恶化。如有腹胀，不要吃豆类、卷心菜等可引起胀气的食物。另外，一定要多饮水，因为纤维素在肠道内需要吸收水分。

2）许多患肠易激综合征的患者对某种特定的食物很敏感，如果能找到这种食物，应将其从食谱中去除。

3）吃低脂食物，特别是少吃油炸食品及红色肉食（猪、羊、牛肉），对改善症状有帮助。

4）吃易消化的食物，如米饭、蒸过的蔬菜、麦片、烤土豆，蒸过或烤制的鱼及其他易消化的食物。

5）少量多餐，尽量在温馨的环境中进餐，并尽量细嚼慢咽。

（2）食疗药膳方

1）韭菜 250g，生姜 25g，牛奶 250mL。韭菜、生姜洗净，切碎，捣烂，用纱布绞汁，放锅内加牛奶煮沸。趁热一次饮完，每日 1 次，连饮数日。

2）红花 200g，鲜姜汁和白糖各少许。红花加水适量煎煮，每 20 分钟取煎液 1 次，加水再煮，3 次煎液合并，再用小火浓缩至将要干锅时加入鲜姜汁，加热至稠黏停火待温，拌入白糖，晒干，压碎，装瓶备用。每次 10g，用沸水冲服，每日 1 次，连服 7～8 日。

3）乌梅 500g，蜂蜜 1000g。乌梅用冷水泡发，去核，入锅，加水适量煎煮，每 20 分钟取汁 1 次，加水再煮，共取煎液 3 次，合并煎液，再用小火煎至稠膏状时，加入蜂蜜，煮沸，停火，待冷后装瓶备用。每次 1 汤匙，沸水冲服，每日 2～3 次。

4）土豆 100g，生姜 10g，橘子（去皮、核）1 个。土豆、生姜洗净，切碎，与橘子混合用纱布绞汁，每次饭前服 1 汤匙，每日 1 剂，连服数剂。

5）生姜、红糖、米醋各适量。生姜洗净，切片，用米醋腌浸 24 小时后即可。用时取姜 3 片，加红糖，以沸水冲泡，代茶饮用。

6）猪腰子 1 对，补骨脂 10g，葱、姜、花椒、食盐各适量。猪腰子去筋膜、臊腺，切块，划细花，与补骨脂加水适量煎煮 1 小时，加葱、姜、花椒、食盐调味。分 2～3 次食用，隔日 1 次，连吃数日。

2. 饮食禁忌

（1）忌饮食不当：本病患者饮食当以少渣、易消化食物为主，避免刺激性饮食及食用味道浓烈的调味品。神经性厌食患者须逐步培养正常进食习惯。凡严重营养不良，消化与吸收功能减弱，进食即易引起腹泻的患者，常需静脉输入营养。以便秘为主的肠道激惹综合征患者，进食多纤维的蔬菜往往有治疗效果。

（2）忌食生冷之品：以肠激惹综合征表现为腹痛腹泻的患者，多属中医学的脾虚或胃阳虚，过食生冷易损伤脾胃，加重本病的发作。

（3）少饮或不饮酒、咖啡、茶及某些饮料，不食辛辣食物。避免食用玉米、小麦、含食品添加剂谷氨酸钠的食物及人工甜味剂，如山梨醇等。避免食用水果、果汁、糖果、糕点、巧克力等。

【药物宜忌】

1. 西医治疗

（1）钙通道阻滞药：选择性肠道钙通道阻滞药应用于临床取得了较好的疗效，是目前治疗肠易激综合征的主流药物。国内常用匹维溴铵（得舒特），进餐时服用。该药 95%～98% 与蛋白结合后作用于胃肠道，无心血管不良反应及抗胆碱能药的不良反应。根据国内多家医院的观察，该药不仅对肠易激综合征患者的腹痛有明显的疗效，而且对腹泻和便秘也有一定效果，明显优于安慰剂，不良反应少见且轻。

1）硝苯地平（心痛定）：每片剂量 10mg。每次 10～20mg，口服，每日 2～3 次。

2）匹维溴铵（得舒特）：匹维溴铵阻滞平滑肌表面电位依赖性钙离子通道，减少峰电位频率而松弛平滑肌痉挛，抑制餐后结肠运动，使进餐后即欲排便的症状得到缓解，此药对腹泻和便秘也有作用。孕妇、儿童以不用为妥，进餐时用水送服，勿掰碎、咀嚼或含化。每片剂量50mg，每次50mg，口服，每日2～3次。

（2）5-羟色胺受体激动药：本品激活5-羟色胺受体可触发其他神经递质如降钙素相关基因肽的释放。5-羟色胺受体的激活可刺激肠蠕动反射及肠道腺体分泌，并抑制内脏高敏感性状态。

替加色罗（泽马可）每片剂量2mg。每次6mg，口服，每日3次，6周为1个疗程。体内试验还表明，替加色罗可增强肠基础运动活性，并可改善受损的胃肠道黏膜。口服后吸收迅速，血药浓度1小时后达到峰值，血浆蛋白结合率约为98%（主要与α_1-酸性糖蛋白结合）；在各种组织中均有广泛分布。静脉给药时，半衰期为（11±5）小时；口服给药时，约2/3以原形药物经粪便排泄，另1/3的代谢产物经尿液排泄。

（3）胃肠动力双向调节药：能全面治疗兼有高动力和低动力为特征的肠易激综合征，以曲美布汀为代表。它通过作用于外周阿片受体，直接作用于胃肠道平滑肌，影响胃肠肽类释放的3种途径调节胃肠动力紊乱。曲美布汀20余年来的国外应用，证实能有效治疗各型肠易激综合征、腹部术后及慢性胃炎或胃溃疡引起的胃肠动力紊乱，显著改善各种腹部不适，无明显不良反应。

曲美布汀（舒丽启能）每片剂量100mg。每次100～200mg，口服，每日3次。

（4）导泻药

1）促动力药：近年来，功能性胃肠病已受到广泛的关注，症状大部分与胃肠动力障碍有关，表现为胃排空延缓、胃窦、幽门和十二指肠协调异常或肠通过过慢，患者可有腹胀、恶心、便秘等，为解决胃肠动力障碍，需要促动力药以增强胃肠收缩力和加速胃肠运转及减少胃肠内容物通过时间。目前临床上常用的促动力药已发展到第三代。

a. 西沙必利：每片剂量5mg、10mg。每次5mg，每日3次，餐前15分钟及睡前口服。

b. 莫沙必利：每片剂量5mg。每次5mg，口服，每日3次。

2）高渗性泻药

a. 乳果糖：每包剂量15mL。15～30mL，每日2～3次，睡前服。

b. 聚乙二醇：每包剂量10g。每次1～2包，每日1～2次，口服，不主张用刺激性泻药（如大黄、番泻叶等），因刺激肠道运动可加重便前腹痛，久用则肠道自主运动功能减弱，反而使便秘加重。高渗性泻药（如山梨醇、乳果糖）可加重腹胀。

（5）止泻药：能控制腹泻、便急，甚至大便失禁。此药作用于肠壁的阿片受体，阻止乙酰胆碱和前列腺素的释放，不仅减缓肠蠕动，减少小肠的分泌，还增强肛门括约肌的张力，抑制大便失禁的便急，且不透过血-脑屏障。

1）洛哌丁胺：胶囊剂量1mg、2mg。成人每次2mg，每日3次，空腹或餐前30分钟服用可提高疗效，5岁以上儿童每次1粒，每日3次，口服。以后调节维持量至每日服1～2次即可，若连服5日无效则停服。此药不宜用于5岁以下的儿童。一旦发生便秘、腹胀，甚至不完全性肠梗阻，应立即停药。

2）双八面体蒙脱石：有广阔的吸附面，可以吸附水分及致病菌、病毒毒素，并能提高肠道黏膜保护力，促进其修复，还能调整结肠运动功能，降低其敏感性。每包剂量3g。每次3g，口服，每日3次。本品无任何禁忌证，老年人、新生儿、孕妇、肝肾功能不全者同样适用。

（6）抗抑郁药：对有抑郁、精神紧张、焦虑等精神因素患者，可给予三环类抗抑郁药。此类药物可能通过中枢途径影响患者对疼痛的感知，常常只要小剂量即可奏效。严重心脏病、高血压、前列腺增生、青光眼患者慎用。

1）阿米替林：每片剂量25mg。每次25mg，每日睡前服1次。

2）盐酸氟西汀：每片剂量20mg。每次20mg，每日睡前服1次，1个疗程8周以上。

（7）微生态制剂：部分患者可能存在菌群失调，可应用调整肠道菌群的药物，对腹泻和便秘均有治疗作用，如米雅BM、双歧三联活菌（培菲康）、丽珠肠乐、整肠生等。每日3次，大多要求不与抗生素合用。

（8）其他药物：还有许多药物能有效调节胃肠道的运动，如5-羟色胺拮抗药（奥得泰龙）、K型阿片受体激动药（非多托嗪）、生长抑素及其类似物（奥曲肽等）、罂粟碱衍生物（甲苯凡林）等。

2. 中医治疗

（1）辨证治疗

1）肝气乘脾

主症：腹胀腹痛，肠鸣泄泻，大便清稀，水气并下，泻后痛缓，或有后重，舌质淡，苔白薄，脉弦。

治法：抑肝扶脾，理气燥湿。

方药：痛泻要方化裁。炒白术15g，白芍15g，陈皮9g，防风6g，柴胡9g，厚朴9g，木香6g，苍术12g，川楝子9g，延胡索12g。

用法：水煎服；每日1剂。

2）肝郁化火

主症：顽固便秘，3～4日一行，硬结难下，便如羊粪，小腹疼痛，泻秘交替，失眠梦多，烦闷头痛，嘈杂吞酸，舌质红，苔白而燥，脉弦滑。

治法：清郁降火，滋阴生阴。

方药：沙参麦冬汤化裁。沙参30g，麦冬15g，当归9g，生地黄15g，川楝子9g，玫瑰花9g，草决明15g，玄参15g，何首乌12g。

用法：水煎服，每日1剂。

3）脾胃虚弱

主症：大便溏泄，食油腻更甚，腹胀不适，纳差，食少，面色萎黄，身倦肢困，舌质淡胖，苔薄白，脉细弱。

治法：健脾益胃，温中理气。

方药：理中汤化裁。党参15g，白术15g，干姜9g，桂枝6g，炒山药15g，半夏9g，砂仁 9g，炒扁豆 12g，炙甘草 6g。

用法：水煎服，每日 1 剂。

4）寒湿困脾

主症：便溏或泻，粪质清稀，或下黏液，里急后重，或下水泻，腹胀肠鸣，困倦乏力，四肢不温，舌质暗淡，苔薄白，脉沉细或濡滑。

治法：温中散寒，健脾燥湿。

方药：胃苓汤化裁。苍术 12g，白术 12g，厚朴 9g，陈皮 9g，茯苓 12g，猪苓 9g，桂枝 9g，藿香 9g，车前子 9g。

用法：水煎服，每日 1 剂。

（2）验方

1）久泻断下汤：炙椿根皮、土茯苓、炙罂粟壳各 9g，炮姜、黄连各 6g，石榴皮 4~6g，防风、广木香、延胡索各 4g。水煎服，每日 1 剂。适于肠易激综合征，过敏性结肠炎，慢性特异性结肠炎，久泻不止症。

2）益肠通便汤：黄芪 24g，淫羊藿、赤芍、白芍各 15g，桃仁、杏仁、生枇杷叶、香附、荷梗、酒黄芩各 10g，鲜石斛、生瓦楞子、刀豆子各 30g，生姜 3g，黄连 4.5g，木瓜、保和丸各 12g（包煎）。水煎服，每日 1 剂。适于肠易激综合征，便秘或腹泻便秘交替症。

（3）中成药

1）良附丸：每次 15g，每日 2 次，口服。适于脘腹寒痛。

2）附子理中丸：每次 5g，每日 2 次，口服。适于虚寒腹痛。

3）香砂六君子丸：每次 5g，每日 2 次，口服。适于脾胃虚弱所致腹泻。

4）健脾丸：每次 6g，每日 2 次，口服。适于脾胃虚弱、消化不良者。

（4）脐疗法

1）硫黄、吴茱萸各等量。研细末，每次 3~5g，水调敷神阙穴，24 小时换药 1 次，皮肤过敏者隔日 1 次。适于久泻腹痛症。

2）大蒜 1~2 瓣，胡椒 10~15 粒。共捣如泥，敷于脐上，1 小时后取下。适于寒性泄泻。

3）白胡椒粉适量，置脐内（神阙穴）纱布覆盖，隔日更换 1 次。适于虚寒腹泻。

4）公丁香、焦山楂各等量。研末，每次 3~5g，置脐内，用纱布覆盖，24 小时更换 1 次。适于本病纳呆食少症。

3. 药物禁忌

（1）硝苯地平（硝苯吡啶，心痛定，利心平）

1）镁盐：与硝苯地平联用，个别患者发生肌无力和瘫痪。

2）万古霉素：已用硝苯地平扩张血管者，快速输注万古霉素可发生低血压。

3）胺碘酮：硝苯地平可反射地引起心动过速和心肌收缩加强，可对抗胺碘酮的交感神经阻滞作用，抑制胺碘酮所致心动过缓，防止心率减慢，故对缓慢性心律失常疗效较好。但是，两药联用可引起心律失常。

4）哌唑嗪：与硝苯地平可能作用于不同的血管平滑肌受体，两药联用时可引起血压急剧下降；但有人认为两药联用可降低硝苯地平的副作用。一般主张两药尽量不联用。但哌唑嗪与小剂量硝苯地平联用，对顽固变异型心绞痛可有效。

5）硫氮䓬酮：与硝苯地平联用可产生协同作用，发挥不同的抗心绞痛特点，减少单独大剂量应用时的不良反应。在治疗冠状动脉痉挛所致心绞痛时，联用最佳平均剂量为硝苯地平 61（30~90）mg/d、硫氮䓬酮 206（90~360）mg/d，但不良反应极为多见且较严重。两药联用均应尽可能使用小剂量，以减少不良反应的发生。

6）奎尼丁：与硝苯地平联用后，若停用硝苯地平，则奎尼丁血药浓度明显升高，第 4 日可以达高峰，10 日后可恢复正常水平。两药联用时应谨慎观察。硝苯地平使奎尼丁血药浓度降低，而后者则提高硝苯地平血药浓度，联用时需要调整用量。

7）普萘洛尔：与硝苯地平联用时降压作用增强，但应防止心脏过度抑制及低血压发生。普萘洛尔阻滞心衰时神经体液因素，常表现为两药的负性肌力作用相加，使心力衰竭加重，因此，心力衰竭或心衰合并高血压患者不宜两药联用。β 受体阻滞剂与硝苯地平联用可致严重副作用（心力衰竭，严重低血压）。

8）阿替洛尔：与硝苯地平联用可增强降压作用。但有报道，两药联用可引起严重的低血压和心力衰竭，停用阿替洛尔后患者发生不稳定型心绞痛。

9）西咪替丁：可减少肝血流量，抑制肝药酶，使硝苯地平清除率降低、代谢减慢、血药浓度增加，导致窦性心动过缓、低血压。两药联用时，硝苯地平用量应减少 40%。

10）雷尼替丁：可抑制肝酶降低硝苯地平代谢，两药联用可致硝苯地平中毒。

11）氨茶碱：与硝苯地平联用可提高平喘疗效。硝苯地平能缓解支气管平滑肌痉挛，抑制过敏物质的合成及释放，减少黏液腺分泌。但是，硝苯地平能明显升高氨茶碱的血药浓度，两药联用时应注意监测氨茶碱的血药水平。硝苯地平可使氨茶碱血药浓度升高，可引起茶碱中毒。降低肺动脉高压作用的强度是：硝苯地平 > 桂利嗪 > 氨茶碱。

12）硝酸酯：硝苯地平与硝酸甘油舌下含片或长效硝酸酯类药物联用，可产生相加的抗心绞痛作用。另有报道，硝酸甘油与硝苯地平联用可引起头痛、面赤、血压下降和心率增加等副作用。

13）抗癫痫药：硝苯地平可使苯妥英钠、苯巴比妥的血药浓度升高；而后者增加硝苯地平代谢（清除率增加 3 倍）。联用时苯巴比妥和苯妥英钠毒性增加，而硝苯地平作用锐减（卡马西平不引起毒性增加）。

14）降血糖药：与硝苯地平联用，需根据血糖反应调整用量。

15）麻醉药：硝苯地平在氟烷或芬太尼、泮库溴铵麻醉中对心脏有负性肌力作用，可发生严重心动过缓（可用阿托品治疗）。异氟烷能降低硝苯地平清除率，从而加强或延长其作用。

16）环孢素：可增加硝苯地平致潮红、药疹等副作用。硝苯地平可对抗环孢素肾毒性。

17）利福平：可加快硝苯地平代谢，降低或缩短其作用。

（2）西沙必利（普瑞博思）

1）苯二氮䓬类，乙醇：与西沙必利联用时镇静作用可增加。西沙必利可增加地西泮和乙醇的吸收速率，可能暂时性加强镇静作用。

2）抗胆碱药：可阻断西沙必利对胃肠道动力的大部分效应。

3）服用排钾利尿剂及紧急使用胰岛素的患者：应禁用西沙必利，必须联用时可以从小剂量开始。

4）西咪替丁：可增加血清西沙必利峰浓度达22%（可能是酶抑制作用），同时西咪替丁的生物利用度降低17%。西沙必利增加雷尼替丁的吸收速率，但减少本身的吸收。

5）抗凝血药：西沙必利能轻度加强醋硝香豆素的抗凝作用。但是对华法林无影响。接受抗凝剂的患者，应检查凝血酶原时间，酌情调整抗凝剂用量。

6）强心苷：西沙必利可轻度降低地高辛吸收，使血药峰浓度降低12%～13%，通常无临床意义。

7）禁忌药：西沙必利禁忌与某些抗心律失常药，抗抑郁药（包括阿米替林）、抗精神病药、抗组胺药阿司咪唑、抗菌药司帕沙星以及治疗尿失禁药特罗地林等联用。

8）西沙必利可影响下列药物的血药浓度：①吗啡：联用时吗啡的血药浓度升高，少数病例发生急性胰腺炎，停药多恢复正常；②对乙酰氨基酚（扑热息痛）：肌内注射西沙必利可逆转吗啡诱导的延缓对乙酰氨基酚吸收，直肠用药则无影响；③地西泮：静脉注射西沙必利增加胃液排空，使地西泮的吸收平均增加17.6%；④环孢素：西沙必利使环孢素吸收增加，血药浓度升高，西沙必利与某些抗生素和蛋白酶抑制剂联用可诱发严重心血管不良反应、心律失常可致死；⑤左旋多巴：西沙必利增加左旋多巴峰浓度和降峰值时间；⑥丙吡胺：西沙必利可明显增加丙吡胺的血药浓度，但对半衰期无明显影响。

9）下列药物可改变西沙必利的药动学：①抗真菌药：酮康唑可抑制西沙必利代谢，使其血药浓度升高，伊康唑和咪康唑也可显著抑制西沙必利代谢，氟康唑的作用较弱，均不宜联用；②抗生素：醋竹桃霉素、红霉素和罗红霉素可抑制西沙必利代谢。

10）阿托品：可逆转西沙必利引起的原发性肠蠕动增加作用，西沙必利的胃肠促动力作用能被阿托品完全拮抗，故两药不宜联用。

余参见"功能性消化不良"。

二、溃疡性结肠炎

【概述】

溃疡性结肠炎（又称非特异性溃疡性结肠炎）是一种主要发生在结肠黏膜层的炎症性病变，以溃疡糜烂性病变为主，多累及远端结肠，也可累及全结肠。各个年龄段均可发病，但以青、中年多见。男女发病率无明显差异。

1. 病因

该病病因学说有多种。一般认为与免疫因素和遗传因素有关，而精神因素、微生物感染只是诱发因素。现有资料表明，与疾病发生和发展有关的因素有：①遗传因素，家庭成员中发病，与某些 HLA 相关联等；②免疫因素，患者检查常出现各种抗体，免疫复合体及细胞免疫的异常现象；③外源性因素，如食物过敏，细菌、病毒（CE 细胞病毒等）、衣原体等感染；④其他因素，如精神应激，饮食因素等。经研究证明，上述因素中的任何一种单独存在都不足以致病，大多数人认为本病的发生是受到免疫遗传影响的宿主反应与外源性刺激交互作用的结果。还有人认为，本病与结肠癌的发病有关，且病程长，病变程度轻重各异，病情经常反复发作而治愈难度大，被世界卫生组织列为现代难治病之一。近年来国外学者的研究认为，吸烟、哺乳方式、口服避孕药、饮食习惯等与溃疡性结肠炎的发病有关。

2. 临床表现

多数人起病缓慢，病程可持续或呈活动期与缓解期交替出现的慢性过程，少数起病急骤，偶有呈爆发性者。该病初期有腹泻、腹部隐痛，逐渐出现血便或脓血便，可伴有发热、乏力、纳差、消瘦等。腹泻、便血、腹痛、体重减轻、发热为溃疡性结肠炎的五大常见症状。症状的轻重与病变范围、程度有关。

（1）肠道表现：腹痛、腹泻、黏液血便和里急后重是溃疡性结肠炎患者的常见表现，每日腹泻数次至 20 余次，粪便可呈黏液血便、脓血便、黏液便等，严重患者可出现纯血便。腹痛常局限于左下腹或下腹，轻症或缓解期患者可无腹痛。里急后重是直肠受累的表现。腹部体征较少，轻者仅有左下腹部压痛，重者有腹部压痛、反跳痛、肌紧张，有些患者可触到乙状结肠和降结肠。重症患者，可出现腹胀、恶心、呕吐、纳差等症状。病变侵犯结肠浆膜层时，可出现持续性腹痛、压痛、反跳痛、肠鸣音减弱，为中毒性巨结肠的先兆，应高度重视。

（2）肠外表现：除发热、乏力、消瘦外，还常有皮肤、黏膜、肝、肾、眼、关节、口腔等系统表现，如口腔溃疡、皮肤结节性红斑、肝大、肾结石、骨关节炎、巩膜炎等。我国住院溃疡性结肠炎患者的肠外表现发生率低（7.10%），主要表现为关节、口腔、皮肤和眼部病变，常见于活动期、中重度和病变范围较广泛的患者。有时上述症状出现在肠道症状之前，这会给诊断造成困难，有些肠外表现可严重到如不及时治疗可危及患者生命的程度。这些症状出现可能与免疫因素参与有关。

（3）并发症：可见中毒性巨结肠、大出血、穿孔、癌变等。

（4）临床类型：分为初发型、急性爆发型、慢性复发型、慢性持续型。初发型指无既往史而首次发作；爆发型症状严重，伴全身中毒性症状，可伴中毒性巨结肠、肠穿孔、脓毒血症等并发症。除爆发型外，各型可相互转化。

（5）严重程度分级

1）轻度：患者腹泻每日 4 次以下，便血轻或无，无发热、脉搏加快或贫血，血沉正常。

2）重度：腹泻每日 6 次以上，明显黏液血便，体温在 37.5℃以上，脉搏在 90 次/分以上，血红蛋白 $<100g/L$，血沉 $>30mm/h$。

3）中度：介于轻度和重度之间。

（6）病变范围：可为直肠、直乙结肠、左半结肠、全结肠、区域性结肠受累。

（7）病情分期：分为活动期、缓解期。

3. 辅助检查

（1）粪便检查：镜下可见大量红、白细胞和黏液，隐血试验呈阳性结果，在急性发作期粪便涂片中常见有大量多核的巨噬细胞。溶组织阿米巴滋养体、包囊、血吸虫卵及大便孵化、细菌培养（沙门菌、痢疾杆菌、空肠弯曲杆菌、需氧菌及厌氧菌）及真菌培养阴性。

（2）血细胞计数：50%～60%的患者可有不同程度的低色素性贫血，血红蛋白和血细胞比容可以反映疾病的严重程度。白细胞计数在急性活动期伴有发热者多见增高，有时可见中性粒细胞中有中毒颗粒。

（3）红细胞沉降率：较重患者可见轻度和中度增快。在病情演变中，常把红细胞沉降率作为观察指标，但受贫血、血浆白蛋白下降的影响，也不能区分疾病的严重程度。

（4）C反应蛋白：活动期患者C反应蛋白明显增高，可以及时而敏感地反映炎症活动度或急性状态，可作为溃疡性结肠炎活动的指标。

（5）X线检查：气钡双重灌肠造影检查是诊断该病的重要手段之一。轻型病例可以正常。早期可见病变黏膜皱襞紊乱，有糜烂和大小不等、深浅不一的溃疡，肠壁边缘呈锯齿状或毛刷状，结肠袋消失，肠管可变硬、变窄、缩短，呈铅管状，有假息肉形成时，肠腔有多发的充盈缺损。

（6）结肠镜检查：结肠镜检查对确定本病诊断最有价值。可见病变呈连续性、弥漫性分布，病变初期黏膜弥漫性充血、水肿、脆性增加、易出血，严重者可见多处糜烂及大小不等、形态各异的溃疡。慢性修复期可见假性息肉或桥形黏膜增生，肠壁变厚、僵直，结肠袋消失。

急性期或活动期的病理学变化：固有膜内弥漫性炎细胞浸润，腺体破坏和增生，隐窝脓肿形成，隐窝上皮增生，杯状细胞减少等。缓解期的病理学改变：中性粒细胞消失，慢性炎细胞减少，隐窝大小形态不规则，排列紊乱，腺上皮与黏膜肌层间隙增大；潘氏细胞化生。

病理学改变对溃疡性结肠炎的诊断及鉴别有一定意义，但不具特异性，因为这些病理变化也可出现在克罗恩病和其他活动性肠炎的肠黏膜中。因此，内镜活检的病理学改变须结合内镜所见及临床表现，方可确认溃疡性结肠炎的诊断。

【饮食宜忌】

1. 饮食宜进

（1）饮食原则：保持正常饮食习惯，以柔软、易消化、富营养、有足够热量为原则，对活动发作期尚应注意电解质补充。选用高蛋白、高热量、高维生素半流质或软食，可少量多餐。

1）高蛋白高热量：由于慢性溃疡性结肠炎病程长。影响食物的消化与营养素的吸收，体内储存的能量大量被消耗，因此，应采用高蛋白、高热量膳食以供需要。但需注意到，如果膳食用量超过患者肠道的承受能力，反而导致病情加重。因此，必须根据患者的具体情况及症状轻重灵活掌握，以逐渐增加蛋白质和热量的供给量为宜。

2）高维生素：少渣膳食往往缺乏维生素 C，可用些过滤菜汤、果汁、番茄汁等，必要时补充维生素 C 制剂。

3）饮水充足：供水量每日 1200 ~ 1600mL，若腹泻失水过多，应辅以输液治疗。

4）急性发作期宜进食无渣腌制或半流质饮食：如鸡蛋、鱼（过敏者除外）、豆浆、豆腐脑、嫩豆腐、面片、面条等。以少量多餐为宜。

5）静脉营养：①病变长期活动，明显消瘦，且需要肠管休息者；②病情严重，伴低蛋白血症及毒血症者；③肠梗阻；④肠瘘；⑤手术前后；⑥大面积肠切除所致的短肠综合征。可采用股静脉或颈静脉插管输注高渗葡萄糖溶液、血浆、白蛋白、氨基酸和脂肪乳糜等。

（2）饮食搭配

1）葛花与扁豆花：葛花20g，扁豆花20g。加适量水煎煮，弃渣取汁，加入粳米同煮成粥后食用。有清热祛湿之功效。适于溃疡性结肠炎之大肠湿热。

2）饭锅巴与莲子肉：饭锅巴、莲子肉、白糖各120g。混合，共研成粉末，冲服，每次15g，每日3次。有温胃、健脾、止泻之功效。适于溃疡性结肠炎之脾胃虚寒。

（3）食疗药膳方

1）韭菜250g，生姜25g，牛奶250g。将韭菜、生姜洗净。切碎后捣烂，绞汁，去渣取汁，加牛奶共煮沸，热服1次，每日2次，连服数日。对过敏患者不宜使用此方，常用于肝郁脾虚型患者。

2）鲜石榴皮1000g（或干品500g），洗净切碎，加水适量久煎取汁，加蜂蜜300g，共煮沸，冷却后以小口瓶封存。每日服2次，每服1汤匙，用沸水冲服，连服数日。常用于肝郁脾虚型患者。

3）红茶200g，鲜生姜汁200g，白糖500g。将红茶加水适量煎煮，每20分钟取煎液1次，加水再煮，共取煎液3次，合并煎液，再以小火煎熬浓缩，将干熟地黄加鲜姜汁，加热至黏稠停火，待温，拌入干燥白糖粉，把煎液吸净，混匀，晒干，压碎装瓶备用。每日3次，每次10g，以沸水冲服，连服7 ~ 8日。用于脾胃虚弱患者。

4）补虚正气粥：炙黄芪30 ~ 60g，人参3 ~ 5g（或党参15 ~ 30g），切片加水煎汁，以汁与粳米、白糖煮粥。常服。用于脾胃虚弱患者。

5）猪肚洗净切片，与粳米和怀山药共煮粥，加盐和生姜调汁，煮熟后食用。用于脾胃虚弱者。

6）参苓粥：人参3 ~ 5g或党参15 ~ 20g，白茯苓15 ~ 20g，切片煎水取汁，生姜3 ~ 5g，捣烂，与粳米100g共煮粥。用于脾胃虚弱者。

2. 饮食禁忌

（1）忌牛奶及海鲜：牛奶、炼乳、虾、海鱼等，对人体是一种异体蛋白，为致敏原，本病患者食用后易发生结肠过敏，导致腹泻加重，故应忌食。

（2）忌多脂肪食物：溃疡性结肠炎患者的消化功能较差，尤其是对脂肪的消化能力很弱，而消化不完全的高脂肪食物会引起"滑肠"加重腹泻。久之，因脂肪的堆积还会诱发脂肪肝等并发症，故猪油、羊油、奶油、牛油、胡桃仁、田螺、鸭蛋、花生、向日葵子、杏仁等多脂肪食物，应禁食。

（3）忌产气食物：本病由于反复发作，在结肠黏膜中，溃疡、瘢痕纤维交替产生，而使结肠内壁的弹性降低，如果多食了大豆及其制品、红薯等胀气食物，则可能会因肠内气体充盈而导致急性肠扩张或溃疡穿孔等并发症，故应忌食。

（4）忌含粗纤维的蔬菜：蔬菜中的纤维有吸附肠中水分而起到通便作用，可加重腹泻，故含粗纤维的食物，如芹菜、茼蒿、白菜、菠菜等要忌多食。

（5）忌生冷滑肠之品：如冷饮、冰镇食物、梨、西瓜、橙、柑、香蕉、荸荠、西红柿、柿子、蚌肉、田螺、蛏子、海参、百合汤、绿豆汤、毛笋、绿豆芽、丝瓜、苦瓜、茄子、柠檬、甜瓜、桑椹、猕猴桃、藕、海蜇、蜂蜜。

（6）忌含粗纤维的蔬菜：含粗纤维的食物有通便作用，并可机械性刺激肠壁而加重腹泻。

（7）忌燕麦：食用会加重病情。

（8）忌葛粉：食用会加重病情。

（9）忌毛笋：《本草纲目》说："笋虽甘美，而滑利大肠，无益于脾，俗谓之刮肠蓖。"食用后容易加重泄泻。

（10）忌绿豆芽：绿豆芽性寒、凉，容易滑肠致泻。

（11）忌丝瓜：丝瓜寒、凉，滑肠，食后可加重病情。

（12）忌苦瓜：苦瓜味苦、寒，伤阳，损脾败胃。《镇南本草》说："脾胃虚寒者食之令人吐泻腹痛。"

（13）忌茄子：茄子性寒、凉，有清泄作用，多食可加重病情。

（14）忌田螺：田螺富含油脂，可滑肠导泻。

（15）忌鸭蛋：鸭蛋性凉，富含油脂，既可伤脾胃，又容易滑肠致泻，食用会加重病情。

（16）忌柠檬：柠檬性寒、凉，伤胃伐脾损肠，可影响胃肠的消化、吸收及传输功能。

（17）忌桑椹：桑椹性寒、凉，润肠通便，多食可加重病情。

（18）忌猕猴桃：猕猴桃味甘、酸，生痰助湿致满，性寒，伤阳。《开宝本草》说，猕猴桃"冷脾胃，动泄僻"。食后能加重病情。

（19）忌向日葵子：向日葵子多脂肪，润肠通便。

（20）忌杏仁：杏仁富含油脂，可润肠导泻。

（21）忌藕：藕性寒、凉，生食过多，易生中寒。《本草汇言》说，藕"生食过多，不免有动冷气，不无腹痛肠滑之虞耳"。

（22）忌茼蒿：茼蒿含有一定的纤维素，可刺激肠壁，食用则会加重病情。

（23）忌黑木耳：《本草纲目》说，木耳"乃朽木所生，有衰精冷肾之害"，食用可加重病情。

（24）忌银耳：银耳性寒、凉，易伤阳气，食用会加重泄泻。

（25）忌鸭肉：鸭肉味甘、咸，滑利下趋，又富含油脂。

（26）忌甲鱼：甲鱼性平，偏凉，《本草从新》说，甲鱼"脾虚者大忌"。

（27）忌海蜇：海蜇平而偏凉，伤阳助寒，食用后会加重病情。

（28）忌花生仁：花生仁含有大量油脂，能滑利肠道，导致腹泻。

【药物宜忌】

1. 西医治疗

（1）对症治疗：腹泻严重，出现夜间腹泻者，可用阿托品等抗胆碱药或复方地芬诺酯，忌用阿片类药物或复方樟脑酊，以免诱发急性结肠扩张。腹痛严重者，可给小剂量阿托品类药物，大剂量可能导致急性结肠扩张。

（2）药物治疗

1）氨基水杨酸类：可能出现胃肠道反应（如食欲减退、恶心、呕吐、腹泻、腹痛）和过敏反应，少数可出现血常规异常、丙氨酸氨基转移酶升高、肌痛、关节痛、胰腺炎、心包炎和间质性肾炎。直肠给药可以出现直肠疼痛、痔等局部刺激症状。用药前和用药期间应测定血细胞计数和肝功能。

①柳氮磺胺吡啶：在肠道中分解成磺胺吡啶和 5－氨基水杨酸，后者是有效成分，故对磺胺过敏者，禁用本药。口服适于轻、中度活动期患者，对于病变分布于远端结肠者可以使用栓剂。如存在反应性关节炎者，使用柳氮磺胺吡啶可能有益。每日 3～4g，分次口服。可以采用起始剂量每次 0.5g，每日 2～4 次，然后逐渐增加剂量，以减少不良反应。栓剂，每次 0.5～1.0g，每日 2 次，塞肛。维持治疗用片剂，每日 2g，分次口服。

药效与剂量相关，给予大剂量治疗，有 80% 的患者在 4 周内临床症状缓解或有显著改善。局部用制剂通常比口服药物显效快，且给药间隔时间较长。采用何种制剂取决于患者的喜好和远端病变的范围：栓剂能达到约 10cm 的范围；泡沫剂可达到 15～20cm 范围；灌肠剂型能达到结肠脾曲。

②美沙拉秦：能直接作用于肠道炎症黏膜，抑制前列腺素及炎性介质白三烯的合成，从而对肠壁发挥显著的抗炎作用，对发炎的肠壁结缔组织效果尤佳。试验表明，本品对维持溃疡性结肠炎的缓解与柳氮磺胺吡啶同样有效，但不良反应发生率和严重程度比柳氮磺胺吡啶要明显低，尤其不发生通常引起的像骨髓抑制和男性不育的不良反应。口服与局部使用的美沙拉秦合用是有效的一线治疗。需 2～4 周产生疗效，40%～80% 的患者口服有效，可以治愈或减轻病情。

活动期：片剂，每日 1.5～4.8g，分次口服。灌肠剂，每次 1～4g，每日 1 次，睡前保留灌肠。栓剂，每次 0.25 ~ 0.5g，每日 2 ~ 3 次，或每次 1.0g，每日 1 ~ 2 次塞肛。

缓解期：片剂，每日 1.5 ~ 2.0g，分 3 ~ 4 次口服；栓剂 0.5 ~ 1.0g，每日 1 次，塞肛。

③奥沙拉秦：在胃和小肠不吸收也不分解，到达结肠后在细菌作用下分解成 2 分子的 5 - 氨基水杨酸并作用于结肠炎症黏膜，所以 5 - 氨基水杨酸在结肠部位的浓度大于血清中药物浓度的 1000 倍，也无明显严重的不良反应。

轻度至严重活动性溃疡性结肠炎患者，每日口服 1 ~ 3g，疗程 3 个月，54% ~ 66% 的患者临床症状获得改善，28% 的患者病情缓解。每日 1g，分 2 次口服，可在 7 日以上的时间内逐渐增加到最大剂量每日 3g，分 3 次口服。维持治疗为每日 1g，分 3 次口服。

④巴柳氮：用于左半结肠病变或对其他氨基水杨酸不耐受者。在全结肠炎患者中，腹泻发生率较高。巴柳氮用于控制夜间腹泻症状效果较好。每次 ≤ 2.25g，每日 3 次。维持治疗，每次 1.5g，每日 2 次，最大剂量可增加到每日 6g。

2）糖皮质激素：是中、重度患者和活动期患者的主要用药。长期使用可能出现肾上腺皮质功能减退，骨质疏松，肌肉萎缩、无力或疼痛，体重增加，血糖升高，青光眼，白内障，皮纹，痤疮等不良反应。最好在进餐时服用。产生满意疗效后逐渐减少到最低有效量，隔日服用。

①泼尼松龙/泼尼松：中至重度患者，每日 30 ~ 60mg，口服，直到病情明显缓解，用药 8 ~ 12 周后，逐渐减量（每周减少 5 ~ 10mg），直至每日 20mg；然后减量速度降低为每周 2.5mg。活动性轻至中度患者，每次 20mg，每日 1 ~ 2 次灌肠，疗程 1 ~ 3 个月。

②甲泼尼龙：重度患者，每日 48 ~ 60mg，静脉滴注，每日 1 次。

③氢化可的松：重度患者，每日 300 ~ 400mg，静脉滴注，每日 1 次；活动性轻至中度患者，100 ~ 200mg，每日 1 次，睡前保留灌肠，疗程 1 ~ 3 个月。

3）免疫抑制药：该类药物主要通过干扰嘌呤的生物合成或作用于免疫反应的某一点而发挥免疫抑制作用。早期用于治疗溃疡性结肠炎的免疫抑制药有硫唑嘌呤、6 - 巯基嘌呤及甲氨蝶呤（MTX）等。用于对激素依赖型溃疡性结肠炎患者，但由于该类药物起效较慢，毒性较大，特别是对骨髓造血功能有影响，因此其应用受到限制。

①硫唑嘌呤或 6 - 巯基嘌呤：可能出现胃肠道反应，流感样症状（如肌痛、头痛、腹泻等），骨髓抑制，增加对真菌和细菌感染的易感性。少见肝毒性和胰腺炎。用药期间要监测血细胞计数。应告知患者出现感染表现、不明原因的青紫或出血需及时就医。

适于重度或顽固性病例和激素依赖性的病例。硫唑嘌呤每日每千克体重 1.5 ~ 3mg，口服。6 - 巯基嘌呤每日每千克体重 0.75 ~ 1.5mg，口服。

②甲氨蝶呤：可能出现骨髓抑制、胃肠道反应、脱发及其他皮肤黏膜改变、肝肾功能损害、肺毒性和神经毒性反应、生殖功能减退。治疗时，如出现肺部症状（如干咳、呼吸困难）考虑是肺毒性所致，应停药。定期检查血常规、肝肾功能。

适于重度或顽固性病例，治疗慢性活动性疾病有效，在糖皮质激素耐受者中使用，可以减少激素的用量。每日 15 ~ 25mg，每周肌内注射 1 次。

③环孢素：主要用于糖皮质激素治疗无效的重症患者，使其度过危险期，是糖皮质激素安全、有效的替代治疗药物。与其他免疫抑制药不同，它抑制细胞但不影响其他造血细胞，故不会导致骨髓抑制，但长期使用应重视其不良反应（如肾毒性、二重感染），还可能出现多毛症、震颤、高血压、肝功能损伤、疲劳、牙龈增生、胃肠道反应和手足灼热感等。避免高钾食物、含钾药物和保钾利尿药。

重症患者经静脉糖皮质激素治疗 3 日无改善者，需考虑静脉使用环孢素。每日每千克体重 2～4mg，静脉滴注，连续用 5～7 日，根据血药浓度和临床症状调整剂量，最好维持血药浓度在 200μg/mL。大量使用可致中毒，以肾脏毒性为明显。建议在有条件进行血药浓度监测的医院使用。

4）其他药物

①促生态制剂：益生菌可直接补充肠道正常菌群，有益于恢复肠腔的内环境稳定、促进肠黏膜屏障的修复、减少抗原刺激及下调黏膜免疫反应。不少学者倾向于多种益生菌联合使用。有报道柳氮磺吡啶或美沙拉秦配合双歧杆菌、嗜乳酸杆菌、肠球菌三联活菌，或美沙拉秦配合枯草杆菌、肠球菌二联活菌治疗，疗效好于单纯用氨基水杨酸类药物。

a. 双歧杆菌三联活菌胶囊：每次 0.21～0.84g，每日 2～3 次，餐后服用。

b. 枯草杆菌、肠球菌二联活菌：每次 0.25～0.5g，每日 2～3 次，口服。

c. 地衣芽孢杆菌胶囊：每次 0.5，每日 3 次，口服。

②单克隆抗体制剂：如英利昔单抗等，主要针对糖皮质激素治疗不敏感的重症患者。据报道有较好的疗效，但尚缺乏大宗病例的报道。

5）重度溃疡性结肠炎的处理

①患者尚未用过口服糖皮质激素，先可口服泼尼松龙，每日 40～60mg，观察 7～10 日，亦可直接静脉给药。已使用者，应静脉滴注氢化可的松每日 200～300mg，或甲泼尼龙每日 48mg，疗程一般 10～14 日，未用过糖皮质激素者也可用 ACTH，每日 120mg，静脉滴注。

②肠外应用广谱抗生素，控制肠道继发感染，如氨苄西林、硝基咪唑及喹诺酮类制剂。

③患者卧床休息，适当输液，补充电解质，以防水、盐平衡紊乱。

④便血量大，血红蛋白在 90g/L 以下和持续出血不止者，应考虑输血。

⑤营养不良、病情较重者，可用要素饮食；病情严重者，应予肠外高营养。

⑥糖皮质激素静脉使用 7～10 日无效者，可考虑环孢素每日 2～4mg/kg，静脉滴注。

⑦由于药物的免疫抑制作用、肾脏毒性及其他不良反应，应严格监测血药浓度。亦可考虑用免抑制剂 6 - 巯基嘌呤治疗。口服 6 - 巯基嘌呤的剂量每日用 2.5mg/kg，3 个月后减至每千克体重 1.5～2.0mg。若与激素或柳氮磺吡啶联合用则应适当减量。特别注意，每 3 个月复查 1 次血常规和肝功能，以监测不良反应。

⑧慎用解痉药及止泻药，以避免诱发中毒性巨结肠。

⑨密切监测患者生命体征及腹部体征变化，及早发现和处理并发症。

6）缓解期的处理

①一旦急性期病情控制，通常需要终身维持治疗，尤其对于病变广泛或复发病例，糖皮质激素在症状缓解后逐渐减量，应尽可能过渡到用柳氮磺吡啶维持治疗 1~2 年，或用中药治疗。

②对于远端病变患者，如缓解 2 年并且不愿意接受药物治疗，可以考虑停药。有证据显示，维持治疗可降低患结肠癌和直肠癌的风险。

③柳氮磺吡啶的维持治疗剂量一般为每日 1~3g，每日 1 次，口服；美沙拉秦栓剂每次 1000mg，直肠给药，每日 1~2 次；或者口服美沙拉秦每日 1.6g。

（3）手术治疗

1）绝对指征：大出血，穿孔；明确的或高度怀疑癌瘤及组织学检查重度异型增生，或肿块性损害轻、中度异型增生。

2）相对指征：重度溃疡性结肠炎伴中毒性巨结肠，静脉用药无效者；内科治疗，症状顽固，体能下降，对糖皮质激素耐药或依赖者；溃疡性结肠炎合并坏疽性脓皮病、溶血性贫血等肠外并发症者。

3）癌变的监测：病程 8~10 年的广泛性结肠炎及全结肠炎，病程 30~40 年的左半结肠炎、直乙结肠炎，应行监测性结肠镜检查，至少每 2 年 1 次。组织学检查如发现有异型增生者，更应密切随访。如为重度异型增生，一经确认应即行手术治疗。

2. 中医治疗

（1）辨证治疗

1）湿热内蕴

主症：腹泻黏液脓血便，里急后重，舌苔黄腻，脉滑数或濡数。可伴见肛门灼热，身热，下腹坠痛或灼痛；口苦，口臭，小便短赤，肠黏膜充血、糜烂及出血明显，肠黏膜溃疡周边红肿，表面布满脓性物。

治法：清化湿热，导滞解毒。

方药：白头翁汤加味。白头翁 15~30g，黄柏、秦皮、木香各 10g，川连 5g，薏苡仁 30g，茯苓 12g，甘草 6g。

加减：便血较多者，加槐花，生地榆、黄芩炭、侧柏炭、赤石脂等药；腹痛较甚者，加白芍、延胡索；舌苔厚腻影响食纳者，加藿香、佩兰、焦三仙适量。

用法：水煎服，每日 1 剂。

2）脾胃虚弱

主症：腹泻便溏，粪有黏液及少量脓血，食少，纳差，食后腹胀，舌质淡、胖或有齿痕，苔薄白，脉细弱或濡缓；或伴见腹胀肠鸣，腹部隐痛喜按，肢体倦怠，神疲懒动，面色萎黄；肠黏膜水肿较为明显，肠黏膜溃疡表浅，周边红肿不明显，表面为白色分泌物；肠黏膜粗糙，呈颗粒状，D-木糖排泄率明显下降。

治法：补脾健胃，益气化湿。

方药：参苓白术散为基本方。莲肉、砂仁、桔梗、白扁豆各 10g，薏苡仁 30g，白茯苓20g，人参或党参10g，甘草、白术、山药各20g，黄芪30g，再配伍1~2味清热燥湿药（白头翁、川连）。

加减：偏寒者，可加干姜1.5~3g，肉桂3g；偏湿热余邪未尽者，可加重清热燥湿药，并加用赤芍、地榆、木香等；兼脾虚下陷者，可合用补中益气汤随症加减。

用法：水煎服，每日1剂。

3）脾肾阳虚

主症：久泻不愈，大便清稀或伴有完谷不化，腰膝酸软，食少，纳差，舌质淡、胖或有齿痕，苔白润，脉沉细或迟弱；或伴见五更泄或黎明前泻，脐中腹痛，喜温喜按，形寒肢冷，腹胀肠鸣，少气懒言，面色㿠白；肠黏膜水肿较充血明显，肠黏膜溃疡表浅，周边红肿不明显，表面为白色分泌物；D-木糖排泄率降低，尿-17羟、尿-17酮降低。

治法：温补脾肾。

方药：四神丸加味。药用肉豆蔻、补骨脂、五味子、吴茱萸、附片、肉桂、炒党参、白术、干姜、炙甘草等。

加减：对久泄滑脱不禁者，可合用桃花汤以固脱收涩。

用法：水煎服，每日1剂。

4）肝郁脾虚

主症：腹痛则泻，泻后痛减，大便稀烂或黏液便，腹泻前有情绪紧张或抑郁恼怒等诱因，脚胁胀闷，舌质淡红，苔薄白，脉弦或弦细或伴见喜长叹息，嗳气不爽，食少腹胀。矢气较频；结肠镜检查肠黏膜轻度充血、水肿，或有少许黏液，D-木糖排泄率正常或偏低。

治法：疏肝解郁，健脾益气。

方药：痛泻要方合四逆散。药用白术、白芍、陈皮、防风、柴胡、枳实、炙甘草等。

用法：水煎服，每日1剂。

5）阴血亏虚

主症：大便秘结或粪带少许脓血，排便困难，午后低热，失眠盗汗，舌红少苔，脉细数；或伴心烦易怒，头晕目眩，腹中隐隐灼痛，神疲乏力；肠黏膜无光泽，血管显露，肠黏膜粗糙呈细颗粒状。

治法：滋阴养血，清热化湿。

方药：驻车丸加减。药用黄连、当归、阿胶、干姜。并可加白芍、甘草以酸甘化阴、和营止痛。

用法：水煎服，每日1剂。

6）气滞血瘀

主症：腹痛泻下脓血，血色紫暗或黑便，腹痛拒按，嗳气食少，胸胁胀满，腹内有包块；肠黏膜粗糙呈颗粒状或有息肉，肠腔内有肿物或发现癌肿，D-木糖排泄率正常或偏低。

治法：行气活血兼以健脾益气。

方药：以膈下逐瘀汤加味。药用当归、川芎，桃仁、红花、赤芍、五灵脂、牡丹皮、玄胡、香附、乌药、枳壳、甘草。并可加陈皮、云苓、薏苡仁等。

用法：水煎服，每日1剂。

（2）验方

1）扶脾抑肝清肠煎：党参、白术、焦山楂、焦神曲、秦皮各12g，茯苓、白芍各15g，炒防风、陈皮各9g，炙甘草6g。水煎服，每日1剂。症状改善后用上方10倍量，研细末，水泛为90丸。每日1丸，每日3次，口服。适于慢性溃疡性结肠炎。

2）调中理肠汤：党参、白术、秦皮、炒山药、炒扁豆各15g，炮姜、乌梅各7.5g，酒大黄炭2g，苦参10g。水煎服，每日1剂。病久迁延难愈者，配合灌肠法（马齿苋25g，白及20g，苦参15g，水煎成100mL，加锡类散2g，保留灌肠，10日为1个疗程）。适于溃疡性结肠炎迁延不愈症。

3）止痢汤：怀山药30g，谷芽15g，炮姜、乌药各10g，黄连、甘草各6g，白芍12g，地榆炭18g，合欢皮20g。腹痛严重者，加木香3g。水煎服，每日1剂。适于慢性溃疡性结肠炎。

4）内服、灌肠方：适于溃疡性结肠炎。

①内服方：党参、焦白术、赤芍、白芍、补骨脂各10g，怀山药15g，黄连2g，煨木香、苦参、桔梗各6g，仙鹤草24g。水煎服，每日1剂。

②灌肠方：地榆30g，石菖蒲15g，白及10g。水煎成150mL，加锡类散0.9g，保留灌肠。

3. 药物禁忌

（1）柳氮磺吡啶（水杨酰偶氮磺胺吡啶，SASP）

1）抗生素：抑制肠道菌群的药物，可抑制本品在肠道中分解，因而影响5-氨基水杨酸的游离，可使本品降效；尤其是各种广谱抗菌药物，不宜与本品联用。

2）硫酸亚铁：由于络合作用可能干扰本品在体内的吸收。但临床不需要本品在体内大量吸收，故此药物相互作用临床意义不大。

3）地高辛：本品能减少地高辛的血药浓度，影响其疗效。

（2）肾上腺皮质激素类

1）抗凝剂：皮质激素可降低抗凝效应。

2）降血糖药：小剂量皮质激素可诱发高血糖反应，大量激素则可使糖尿病恶化，需加大降糖药用量。但是，少数抗胰岛素患者，加用激素后可减少胰岛素用量，可能是由于激素改变免疫状态。

3）强心苷：皮质激素可提高强心效应，但激素的水钠潴留和排钾作用易诱发强心苷中毒反应，故两药联用时应适当补钾。

4）咖啡因：大量摄入后，"地塞米松抑制试验"结果将出现错误。

5）葡萄糖酸钙：与地塞米松联用可诱发Kitamura综合征。

6）琥珀胆碱：米库氯铵前处理能基本消除琥珀胆碱引起的肌震颤，但使琥珀胆碱（1mg/kg）的起效时间延长、阻滞程度降低、肌松时间明显缩短。

7）吡喹酮：连续应用地塞米松可使吡喹酮的血药浓度降低50%。

8）甲硝唑：泼尼松能加速甲硝唑从体内排出，联用时需加大甲硝唑剂量。

9）利福平：可降低皮质激素生物效应，两药联用时泼尼松龙用量甚至需加倍（药酶诱导作用）。

10）氯霉素：可使皮质激素效力增强（抑制药酶）。

11）青霉素：近期大量使用皮质激素，可影响青霉素皮试结果（假阴性）。

12）苯妥英钠，苯巴比妥：可加速皮质激素的代谢灭活（酶诱导作用），降低药效。

13）奎宁：与皮质激素有拮抗作用，联用时可降低奎宁抗疟效力。

14）抗癫痫药：与皮质激素联用需加大抗癫痫药物用量，方能控制发作。

15）含多价金属离子抗酸药：可降低泼尼松龙生物利用度，两药不宜同时联用。

16）疫苗：皮质激素使灭活疫苗抗体形成减少，降低免疫效价，故接种疫苗前后2周内禁用皮质激素类药物。

17）异丙肾上腺素：与皮质激素联用，可增强异丙肾上腺素的心脏毒副作用。

18）单胺氧化酶抑制剂：用药期间加用皮质激素可能促发高血压危象。

19）非甾体抗炎药：与皮质激素联用可增强抗炎效应，并可减少各药用量，但可能加剧某些副作用，如水钠潴留、出血性并发症等。个例报道，地塞米松与吲哚美辛联用致上消化道出血死亡。

20）卡马西平：可增加地塞米松、甲泼尼龙和泼尼松的体内消除，联用时需加大皮质激素剂量。"地塞米松抑制试验"结果可能无效。

21）卡比马唑（甲亢平），甲巯咪唑：可增加泼尼松龙体内清除，联用时需增加皮质激素用量。

22）口服避孕药：可显著增加皮质激素血药浓度，使其治疗作用和毒副作用均可增加。

23）麻黄碱：可增加地塞米松体内清除。

24）硫唑嘌呤：与泼尼松联用可改善毛细血管功能及减轻免疫抑制剂副作用，使慢性血小板减少性紫癜症改善，但易致消化道出血。

（3）甲氨蝶呤（氨甲蝶呤，MTX）

1）萘普生：可使MTX血药浓度提高达2倍，联用时发生MTX中毒反应。

2）水杨酸钠，保泰松，苯妥英钠，磺胺类，丙磺舒，双氯芬酸，布洛芬，四环素类，氯霉素：可降低甲氨蝶呤排泄或置换蛋白结合位置，使血药浓度升高达1~3倍，易发生甲氨蝶呤中毒。

3）依曲替酯：与甲氨蝶呤联用可治疗银屑病，但易发生严重中毒性肝炎。

4）氨苯砜：与甲氨蝶呤联用易发生严重中毒反应。

5）口服不吸收抗生素（如新霉素等）：可减少甲氨蝶呤口服吸收达30%，降低生物利用度。

6）糖皮质激素：可使甲氨蝶呤血药水平升高，加重毒性反应；两药联用应减少甲氨蝶呤用量。两药长期联用可引起膀胱移行细胞癌，应定期尿检查。

7）骨髓抑制剂（金制剂、青霉胺，保泰松等）：与甲氨蝶呤联用可加重骨髓抑制。

8）甲氨蝶呤与下列药物注射剂存在配伍禁忌：阿糖胞苷、氟尿嘧啶、泼尼松龙磷酸钠。

9）巴比妥类：可能加重甲氨蝶呤引起的脱发。

10）氧化亚氮：可加重甲氨蝶呤引起的口腔炎和其他毒性作用。

11）青霉素：可使甲氨蝶呤的肾脏排出量明显减少，有发生甲氨蝶呤中毒的危险。

12）先锋霉素，氢化可的松：在正常血药浓度下均能使细胞内摄入甲氨蝶呤量减少，降低疗效。

13）博来霉素，卡那霉素，羟基脲，甲泼尼龙，青霉素 G，6 - 巯基嘌呤：均可减少靶细胞对甲氨蝶呤的摄取，降低疗效。

14）阿糖胞苷：与甲氨蝶呤联用可降低疗效。先用甲氨蝶呤后用阿糖胞苷能使甲氨蝶呤吸收光谱发生变化，而产生拮抗作用。

15）乙醇：可增强甲氨蝶呤对肝脏的毒性，诱发肝硬化，并抑制中枢神经易导致昏迷。机制：两药联用可干扰胆碱合成。

16）华法林：甲氨蝶呤可减少凝血酶原在肝内的合成，故可加强华法林的抗凝作用。

17）吲哚美辛，布洛芬：抑制肾内前列腺素合成，使肾内血流量减少，甲氨蝶呤排出率降低，增强毒性反应；两药联用可引起致命性急性肾衰竭。

18）泼尼松龙磷酸钠：与甲氨蝶呤配伍可使两药的吸收光谱均发生变化，属于物理性配伍禁忌。

19）保泰松，水杨酸类药物：可增强甲氨蝶呤的毒性。机制：保泰松置换与血浆蛋白结合的甲氨蝶呤，并抑制其经肾脏的排泄。

20）顺铂：是肾毒性药物，可降低甲氨蝶呤清除率；该作用与顺铂的累积剂量有关。

21）骨髓毒性药物：与甲氨蝶呤联用可进一步抑制骨髓。大剂量使用甲氨蝶呤在 4～24 小时静脉注射或口服亚叶酸钙，可防止发生严重骨髓抑制。

22）食物：可减少甲氨蝶呤和美法仑的吸收。

23）胺碘酮：可能加重甲氨蝶呤的毒性反应。

24）考来烯胺：可使静脉输注的甲氨蝶呤血药浓度降低。

25）利尿药：与甲氨蝶呤联用可加重骨髓抑制。

26）氟尿嘧啶：与甲氨蝶呤联用可降低细胞毒作用。

（4）硫唑嘌呤（依木兰，AZP）

1）复方新诺明：对于肾移植患者，与硫唑嘌呤联用可增加血液学毒性。增效磺胺甲噁唑具有抗叶酸作用，联用时增强硫嘌呤的骨髓抑制作用。

2）多柔比星：可增强硫唑嘌呤的肝毒性。联用时易导致多柔比星排泄延迟，可造成严重骨髓抑制。

3）甲氨蝶呤：可提高硫唑嘌呤血浆峰浓度（抑制代谢酶），增加毒性。

4）氯霉素，氯喹：与硫唑嘌呤联用可使骨髓毒性加重。

5）华法林：硫唑嘌呤可阻碍华法林的抗凝血作用。

6）卡托普利：与硫唑嘌呤联用可引起血液学异常变化。

7）别嘌醇：竞争性抑制硫唑嘌呤代谢，两药联用可预防硫唑嘌呤代谢物 6 - 硫尿酸形成高尿酸血症；但硫唑嘌呤的疗效与毒性均增强，因此须减至常用量的 1/4 ~ 1/2。

（5）环孢素（环孢霉素 A，环孢灵，山地明，赛斯平）

1）红霉素：可使环孢素（CsA）代谢和排泄降低，升高 CsA 血药浓度 2.4 倍，并增加肾毒性和肝毒性。两药联用时应减少环孢素剂量。克拉霉素和红霉素均可通过抑制环孢素的代谢及改变胃肠道蠕动，而影响其生物利用度。

2）交沙霉素：可使 CsA 浓度升高 2 倍以上；停用交沙霉素 5 日后 CsA 血药水平降至正常范围。

3）利福平：可引起全血 CsA 浓度下降；停用利福平 2 周，CsA 血药浓度可增至毒性范围。利福平是一种强力的肝酶诱导剂，可增加环孢素代谢。利福平家族的其他成员，也能降低环孢素的代谢。

4）苯唑西林：可使 CsA 血药浓度降低 1 倍以上。

5）两性霉素 B：可增加 CsA 肾毒性。临床中，如若使用脂质体形式的两性霉素 B，可减少毒性而不降低其抗真菌效果。

6）酮康唑（600mg/d）：可降低 CsA 用量 75% ~ 80%，停用酮康唑数周后，血清 CsA 和肌酐可恢复到原来水平。硫康唑和氟康唑也能增加 CsA 血药浓度（抑制肝酶活性，降低代谢）。酮康唑具有抑制肝细胞色素 P450 酶系统的作用，可减少环孢素在肝脏的分解代谢速度，导致环孢素血药浓度升高，从而增加环孢素的免疫抑制作用和肾毒性。环孢素与酮康唑联用 2 日后，环孢素血药浓度增高 1 倍，联用 4 日后增高 3 倍；而联用 2 日后血清肌酐浓度上升约 30%，联用 4 日后血清肌酐浓度上升约 43%。

7）地高辛：环孢素可使地高辛的血浆清除率和体内分布容积减少，肌酐清除率降低，血药浓度升高，易出现毒性反应。

8）麻醉药：CsA 可能引起麻醉药效应改变。单次剂量 CsA 可使芬太尼镇痛作用增强。

9）糖皮质激素：可竞争性抑制 CsA 代谢，使其清除率降低，血药浓度升高，但长期联用时 CsA 清除率增加，半衰期缩短。

10）性激素（达那唑、炔诺酮、睾酮）：可抑制 CsA 代谢，使其血药浓度增高和肾毒性增强。

11）苯妥英钠，苯巴比妥，卡马西平：可促进 CsA 代谢，降低血药浓度；联用时需增加 CsA 用量 2 ~ 3 倍。

12）庆大霉素，林可霉素：与环孢素联用可增加肾毒性的发生率，使其由 5% 增至 67%；两药应避免联用或谨慎使用。氨基糖苷类抗生素都具有肾毒性，与环孢素联用在肾毒性方面可能具有协同作用。

13）卡马西平：可降低环孢素的血药浓度，两药联用需增加环孢素剂量 2~3 倍，方能维持足够的免疫抑制作用。机制：卡马西平诱导肝微粒体酶活性，增加对环孢素的代谢。

14）甲睾酮：可抑制环孢素代谢，增加环孢素的毒性作用。

15）多柔比星：环孢素可干扰正常组织的 P－糖蛋白，并选择性地抑制肝脏 P450 细胞色素酶，可明显增加多柔比星的毒性及降低多柔比星的消除率。

16）头孢菌素：头孢呋辛、头孢曲松在与环孢素合并用药时，对患者的肾功能无不良影响，且不改变环孢素的血药浓度。头孢他啶不改变环孢素血药浓度，但两药联用时有一定的肾毒性，血清肌酐、尿素氮水平较联用前增加 2.6%、27.1%、较停药后增加 6.6%、29.9%。

17）辛伐他汀：可延缓环孢素的代谢。

18）异烟肼：加速 CsA 代谢，并加强肝毒性。

19）复方新诺明：可加重 CsA 肾损害。

20）西咪替丁，雷尼替丁：可增加 CsA 肾损害和肝损害（抑制代谢）。

21）地高辛：CsA 可使地高辛血药浓度增高，并出现中毒症状。

22）呋塞米：可增加 CsA 肾毒性。

23）吲哚美辛：可增加 CsA 肾毒性。

24）考来烯胺，食物：可增加 CsA 吸收。

25）美法仑（米尔法兰）：可增加 CsA 肾毒性。

26）甲氧氯普胺：可增加 CsA 吸收，升高血药浓度达 29%。

27）普罗布考：可降低 CsA 血药浓度。

28）疫苗：CsA 可降低机体对流感疫苗产生免疫力的能力。

29）依托泊苷：与环孢素联用可有效地治疗白血病，但其副作用也很严重。

30）氟康唑：可迅速显著增加环孢素血药浓度达 5~10 倍，由于肾毒性的危险，应尽可能避免两药联用。酮康唑对 CYP3A（催化环孢素转化成其主要代谢产物的酶）的抑制作用比其他吡咯类药物如氟康唑、依曲康唑、咪康唑强得多，但四种药均可使环孢素血药浓度升高。

31）奥曲肽：可明显降低环孢素的血药浓度。

32）口服避孕药：可使环孢素血药浓度升高约 2 倍，并出现肝毒性。

33）华法林：可降低环孢素的血药浓度，联用时两药均需调整剂量。

34）甘露醇：环孢素与大剂量甘露醇联用，可加重中毒性肾小管病，合并空泡形成，进而使肾自发破裂。

35）格列吡嗪：可抑制环孢素代谢，升高血药浓度，可减少用药剂量。

36）可使环孢素的血药浓度升高的药物：红霉素、皮质激素、炔诺酮、达那唑、口服避孕药（以上药物抑制肝药酶系统）；多西环素、呋塞米、噻嗪类利尿药、头孢菌素、华法林、钙拮抗剂、交沙霉素、H_2 受体拮抗剂等。

37）可引起环孢素的肾毒性加重的药物：两性霉素、氨基糖苷类抗生素，非甾体抗炎药。

38）环孢素（CsA）、硫唑嘌呤（AZP）、泼尼松（Pred）的联合应用：有的学者认为 3 种药物联用可减少肾毒性及降低费用，但是增加后期排斥反应发生率。三联法的远期疗效尚待进一步评价。

（6）止泻药：慢性结肠炎是肠道受到细菌的毒素刺激而做出的腹泻反应，它可排出一些毒物及细菌毒素，有保护作用，故不能滥用止泻药，如活性炭等。

（7）广谱抗生素：较长时间应用广谱抗生素，能引起体内菌群失调，导致二重感染，引起腹泻，B 族维生素缺乏，出现胃肠道症状。

（8）大量应用抗胆碱能类药物：溃疡性结肠炎常有腹痛、腹泻症状，适量应用抗胆碱能药物，如阿托品、654-2 等，有利于减轻症状。但大剂量使用，有引起急性结肠扩张和中毒性巨结肠的危险。

（9）糖皮质激素

1）长期大量应用：糖皮质激素有较好的抗炎作用，但长期大量应用会导致肾上腺皮质功能减退，还会引起肥胖、高血压、血糖升高、骨质疏松、胃及十二指肠溃疡等疾病。

2）单独应用：糖皮质激素只能改善症状并不能杀灭细菌，还可抑制机体免疫系统对细菌的杀灭作用，所以本病患者在应用糖皮质激素时，应同时应用抗菌药物，否则会使细菌大量繁殖，一旦停用激素病情便会迅速加重。

3）突然停用：突然停药会出现肾上腺皮质功能不足症状，并使本病病情出现反复。

三、克罗恩病

【概述】

克罗恩病是一种病因尚不十分清楚的胃肠道慢性炎性肉芽性疾病。病变多见于末段回肠和邻近结肠，但从口腔至肛门各段消化道均可受累，呈节段性或跳跃式分布。发病年龄多在 15～30 岁，但首次发作可出现在任何年龄组，男女患病率近似。本病在欧美多见，且有增多趋势，我国本病发病率不高，但并非罕见。

1. 病因

克罗恩病的病因和发病机制尚未完全明确。已知肠道黏膜免疫系统异常反应所导致的炎症应在克罗恩病发病中起重要作用。目前认为这是由多因素相互作用所致，主要包括环境、遗传、感染和免疫因素等。

2. 临床表现

起病大多隐匿、缓渐，从发病早期症状出现（如腹部隐痛或间歇性腹泻）至确诊往往需数月至数年。病程呈慢性，长短不等的活动期与缓解期交替，有终身复发倾向。少数急性起病，可表现为急腹症，酷似急性阑尾炎或急性肠梗阻。腹痛、腹泻和体重下降三大症状是本病的主要临床表现。但本病的临床表现复杂多变，这与临床类型、病变部位、病期及并发症有关。

（1）消化系统表现

1）腹痛：为最常见症状。多位于右下腹或脐周，间歇性发作，常为痉挛性阵痛伴肠鸣，常于进餐后加重，排便或肛门排气后缓解。腹痛的发生可能与进餐引起胃肠反射或肠内容物通过炎症、狭窄肠段引起局部肠痉挛有关。体检常有腹部压痛，部位多在右下腹。腹痛亦可由部分或完全性肠梗阻引起，此时伴有肠梗阻症状。出现持续腹痛和明显压痛，提示炎症波及腹膜或腹腔内脓肿形成。全腹剧痛和腹肌紧张，提示病变肠段急性穿孔。

2）腹泻：亦为本病常见症状。主要由病变肠段炎症渗出、蠕动增加及继发性吸收不良引起。腹泻先是间歇发作，病程后期可转为持续性。粪便多为糊状，一般无脓血和黏液。病变涉及下段结肠或肛门直肠者，可有黏液血便及里急后重。

3）腹部包块：见于10%～20%的患者，由于肠粘连、肠壁增厚、肠系膜淋巴结肿大、内瘘或局部脓肿形成所致。多位于右下腹与脐周，固定的腹块提示有粘连，多已有内瘘形成。

4）瘘管形成：是克罗恩病的特征性临床表现，因透壁性炎性病变穿透肠壁全层至肠外组织或器官而成。瘘分内瘘和外瘘，前者可通向其他肠段、肠系膜、膀胱、输尿管、阴道、腹膜后等处，后者通向腹壁或肛周皮肤。肠段之间内瘘形成可致腹泻加重及营养不良。肠瘘通向的组织与器官因粪便污染可致继发性感染。外瘘，或通向膀胱、阴道的内瘘可见粪便与气体排出。

5）肛门周围病变：包括肛门周围瘘管、脓肿形成及肛裂等病变，见于部分患者，有结肠受累者较多见。有时这些病变可为本病的首发或突出的临床表现。

（2）全身表现

1）发热：为常见的全身表现之一，与肠道炎症活动及继发感染有关。间歇性低热或中度热常见，少数呈弛张高热伴毒血症。少数患者以发热为主要症状，甚至较长时间不明原因发热之后才出现消化道症状。

2）营养障碍：由慢性腹泻、食欲减退及慢性消耗等因素所致。主要表现为体重下降，可有贫血、低蛋白血症和维生素缺乏等表现。青春期前患者常有生长发育迟滞。

（3）肠外表现：本病肠外表现与溃疡性结肠炎的肠外表现相似，但发生率较高。据我国大宗统计报道，以口腔黏膜溃疡、皮肤结节性红斑、关节炎及眼病为常见。

（4）临床分型：依疾病行为分型，可分为狭窄型（以肠腔狭窄所致的临床表现为主）、穿通型（有瘘管形成）和非狭窄非穿通型（炎症型）。各型可有交叉或互相转化。参考影像和内镜结果确定，可分为小肠型、结肠型、回结肠型。如消化道其他部分受累亦应注明。根据主要临床表现的程度及并发症计算克罗恩病活动指数，用于疾病活动期与缓解期区分、病情严重程度估计（轻、中、重度）和疗效评定。

（5）并发症：肠梗阻最常见，其次是腹腔内脓肿，偶可并发急性穿孔或大量便血。直肠或结肠黏膜受累者可发生癌变。

3. 辅助检查

（1）实验室检查：贫血常见且常与疾病严重程度平行；活动期血沉加快，C 反应蛋白升高；周围血白细胞计数轻度增高见于活动期，但明显增高常提示合并感染。粪便隐血试验常呈阳性。人血白蛋白常有降低。

（2）影像学检查：小肠病变做胃肠钡剂造影，结肠病变做钡剂灌肠检查。X 线表现为肠道炎性病变，可见黏膜皱襞粗乱、纵行性溃疡或裂沟、鹅卵石征、假息肉、多发性狭窄或肠壁僵硬、瘘管形成等 X 线征象，病变呈节段性分布。由于肠壁增厚，可见填充钡剂的肠袢分离。腹部超声、CT、MRI 可显示肠壁增厚、腹腔或盆腔脓肿、包块等。

（3）结肠镜检查：全结肠及回肠末段检查，病变呈节段性、非对称性分布，见阿弗他溃疡或纵行溃疡、鹅卵石样改变，肠腔狭窄或肠壁僵硬，炎性息肉，病变之间黏膜外观正常。

因为克罗恩病病变累及范围广、为肠壁全层性炎症，故其诊断往往需要 X 线与结肠镜检查的相互配合。结肠镜检查直视下观察病变，对该病的早期识别、病变特征的判断、病变范围及严重程度的估计较为准确，且可取活检，但只能观察至回肠末段，遇肠腔狭窄或肠粘连时观察范围会进一步受限。X 线检查可观察全胃肠道，显示肠壁及肠壁外病变，故可与结肠镜互补，特别是在小肠病变的性质、部位和范围的确定上仍然是目前最为常用的方法。近年发明的胶囊内镜、双气囊小肠镜等技术提高了对小肠病变诊断的准确性，有助于提高克罗恩病的诊断水平。

（4）活组织检查：对诊断和鉴别诊断有重要价值。本病的典型病理组织学改变是非干酪性肉芽肿，还可呈裂隙状溃疡、固有膜底部和黏膜下层淋巴细胞聚集、黏膜下层增宽、淋巴管扩张及神经节炎等。

【饮食宜忌】

1. 饮食宜进

（1）饮食原则

1）应供给高热量、优质蛋白质及多种维生素。患者因病程长，病变范围广，又伴高热、瘘管、贫血、腹泻等病症，各种营养素消耗较多，因此营养素供给应全面充足。热能每日在 2600kcal 以上，蛋白质在 100g 左右，此外应补充维生素 A、维生素 C、维生素 D、维生素 K 及复合维生素 B 等，以促进各种营养物质的代谢。

2）注意补充无机盐，以纠正电解质的紊乱。

3）采用低脂、少渣饮食。由于腹泻及脂肪吸收不良，脂肪应限制在每日 40g 以下。膳食中应尽可能避免机械性刺激，采用少渣饮食，以使肠道得到适当休息。

4）少量多餐，每日分 4~6 次进食。以减轻肠道负担，补充营养时，应循序渐进，少量多餐。切不可操之过急。必要时短期可使用要素膳或肠外营养。

（2）饮食选择

1）选用富强粉、上等好大米等为主食。禁用粗制粮食，如玉米面、小米、全麦粉制成的食品。

2）副食可选用瘦肉、鱼、鸡、肝、蛋等作为提供蛋白质的主要来源，活动期要限制牛乳。不吃胀气食物，如黄豆、葱头等，蔬菜可选用土豆、山药、胡萝卜等含粗纤维少的块根类食物。

3）可供给各种菜汁、果汁、去油肉汤、枣汤、肝汤等，以补充维生素 B、维生素 C 及无机盐钾、铁等，纠正体内缺钾及贫血状况。

4）选择单位量营养价值较高的食品，如饮料代替饮水。亦可用两种以上原料合制一份饮食，如肝汤菜汁蒸鸡蛋、煮鸡汤挂面、果汁冲藕粉、鸡蛋和面制成面条、馄饨皮等。

5）食物要易于消化，各种食品均应切碎制软，禁用油煎炸食品，烹调多以烩、蒸、煮、炖为宜。禁用各种浓烈刺激的调味品，如辣椒、胡椒、酒类等，避免对肠黏膜的刺激。

（3）饮食配制

1）活动期食谱举例：第一次：浓米汤，蒸嫩鸡蛋，酱豆腐；第二次（加餐）：红枣汤；第三次：菜汁碎软面片甩鸡蛋，蒸土豆泥；第四次（加餐）：冲藕粉，饼干；第五次：浓米汤，肉汤蒸蛋羹。

2）缓解期食谱举例：第一次：白糖发糕，煮鸡蛋；第二次（加餐）：鲜果汁，蛋糕；第三次：大米稠粥，豆腐羹，蒸丸子；第四次（加餐）：杏仁霜，饼干；第五次：稠米粥，蒸鱼；第六次（加餐）：藕粉。

（4）食疗药膳方

1）白术 500g，山药 100g，冰糖适量。先将山药烘干，研成细粉备用。白术切小片，加清水 1000mL，水煎 1～2 小时，取药液，再加入清水续煎，共 3 次。将 3 次药液合在一起，再煎至黏稠时加入山药粉、冰糖，煎熬成膏，冷却后贮于玻璃瓶中备用。每次 2 汤匙，每日 3 次食用。

2）乌梅 500g，蜂蜜 1000mL。先将乌梅用冷水泡发，去核，入锅，加适量水煎煮至稠膏状，加入蜂蜜，煮沸后停火，冷却后贮于玻璃瓶中备用。每次 10～20mL，温开水送服，每日 2 次，连用 10 日。

3）肥鹅肉（切块）750g，干姜 6g，吴茱萸、肉豆蔻、肉桂各 3g，丁香 1g，酱油、黄酒、白糖、味精各适量。将 5 味药共研细末，涂于鹅肉上，放入酱油、黄酒、白糖、味精浸渍 2 小时，将鹅肉放入烤箱内，小火烤 15 分钟，翻过来再烤 15 分钟，熟后即可佐餐食用。

2. 饮食禁忌

（1）禁用油煎炸食品；禁用各种浓烈刺激的调味品，如辣椒、酒类等。

（2）少吃或不吃胀气食物，如黄豆、葱头等。

（3）避免粗纤维食物，以免使肠道受机械性刺激。

（4）某些特定的食物可以诱发克罗恩病患者的症状加重，如小麦、玉米、土豆、柑橘、鸡蛋、油炸食品、酒精及辛辣食物都是常见的诱因。应少吃或不吃。

【药物宜忌】

1. 西医治疗

克罗恩病的治疗原则及药物应用与溃疡性结肠炎相似，但具体实施有所不同。氨基水杨酸类药物应视病变部位选择，对克罗恩病的疗效逊于对溃疡性结肠炎。对糖皮质激素无效或依赖的患者在克罗思病中多见，因此免疫抑制药、抗生素和生物制剂在克罗恩病使用较为普遍。相当部分克罗恩病患者在疾病过程中最终因并发症而需手术治疗，但术后复发率高，至今尚无预防术后复发的有效措施。

（1）一般治疗：必须戒烟。强调营养支持，一般给高营养低渣饮食，适当给予叶酸、维生素 B$_{12}$ 等多种微量维生素。重症患者应用要素饮食或全胃肠外营养，除营养支持外还有助诱导缓解。腹痛、腹泻，必要时可酌情使用抗胆碱能药物或止泻药；合并感染者，静脉途径给予广谱抗生素。

（2）药物治疗

1）活动期治疗

①氨基水杨酸制剂：柳氮磺吡啶仅适于病变局限在结肠的轻、中度患者。美沙拉秦能在回肠末段、结肠定位释放，适于轻度回结肠型及轻、中度结肠型患者。

②糖皮质激素：对控制病情活动有较好疗效，适于各型中至重度患者，以及上述对氨基水杨酸制剂无效的轻至中度患者。应注意，有相当部分患者表现为激素无效或依赖（减量或停药短期复发），对这类患者应考虑加用免疫抑制药。布地奈德全身不良反应较少，有条件可用于轻、中度小肠型或回结肠型患者。每次 3mg，每日 3 次，口服。

③免疫抑制药：硫唑嘌呤或巯嘌呤适于对激素治疗无效或对激素依赖的患者，加用这类药物后可逐渐减少激素用量乃至停用。剂量为硫唑嘌呤每日 1.5～2.5mg/kg 或巯嘌呤每日 0.75～1.5mg/kg。该类药显效时间需 3～6 个月，维持用药可至 3 年或以上。现在认为，上述剂量硫唑嘌呤或巯嘌呤的安全性是可以接受的，严重不良反应主要是白细胞减少等骨髓抑制表现，应用时应严密监测。对硫唑嘌呤或巯嘌呤不耐受者可试换用甲氨蝶呤。

④抗菌药物：某些抗菌药物（如硝基咪唑类、喹诺酮类药物）应用于本病有一定疗效。甲硝唑每次 0.4～0.6g，每日 3 次，口服，对肛周病变有效；环丙沙星每次 0.25g，每日 2 次，口服，对瘘有效。上述药物长期应用不良反应多，故临床上一般与其他药物联合短期应用，以增强疗效。

⑤生物制剂：英利昔单抗是一种抗肿瘤坏死因子的人鼠嵌合体单克隆抗体，为促炎细胞因子的拮抗剂。试用剂量为 5mg/kg，静脉注射，每日 1 次，连用 2～3 周。临床试验证明，对传统治疗无效的活动性克罗恩病有效，重复治疗可取得长期缓解，近年已逐步在临床推广使用。其他一些新的生物制剂也已上市或在临床研究之中。

2）缓解期治疗：用氨基水杨酸制剂或糖皮质激素取得缓解者，可用氨基水杨酸制剂维持缓解，剂量与诱导缓解的剂量相同。因糖皮质激素无效或依赖而加用硫唑嘌呤或巯嘌呤取得缓解者，继续以相同剂量硫唑嘌呤或巯嘌呤维持缓解；使用英利昔单抗取得缓解者，推荐继续定期使用以维持缓解。维持缓解治疗用药时间可至 3 年以上。

（3）手术治疗：因手术后复发率高，故手术适应证主要是针对并发症，包括完全性肠梗阻、瘘管与腹腔脓肿，急性穿孔或不能控制的大量出血。应注意，对肠梗阻要区分炎症活动引起的功能性痉挛与纤维狭窄引起的机械梗阻，前者经禁食、积极内科治疗多可缓解而不需手术，对没有合并脓肿形成的瘘管，积极内科保守治疗有时亦可闭合，合并脓肿形成或内科治疗失败的瘘管才是手术指征。手术方式主要是病变肠段切除。术后复发的预防至今仍是难题。一般选用美沙拉秦；甲硝唑可能有效，但长期使用不良反应多；硫唑嘌呤或巯嘌呤在易于复发的高危患者可考虑使用，预防用药推荐在术后 2 周开始，持续时间不少于 3 年。

2. 中医治疗

（1）辨证治疗

1）湿热蕴结

主症：腹痛剧烈，腹痛拒按，右少腹部压痛明显，或可扪及肿块，发热不恶寒，自汗，大便秘结，小溲短赤，舌质红，苔黄糙，脉弦数。

治法：清热解毒，化瘀散结。

方药：化瘀清肠汤化裁。金银花 60g，当归 9g，枳实 9g，生地榆 18g，生薏苡仁 24g，牡丹皮 9g，败酱草 30g，桃仁 12g，大黄 9g，蒲公英 15g。

用法：水煎服，每日 1 剂。

2）脾虚湿困

主症：大便时溏时泻，完谷不化，纳差，食少，腹痛喜按，形体消瘦，神疲乏力，面色萎黄，舌质淡胖，舌苔薄腻，脉细弱。

治法：健脾助运，化湿止泻。

方药：参苓白术散化裁。党参 12g，白术 9g，茯苓 9g，山药 15g，炒扁豆 12g，陈皮 6g，薏苡仁 15g，桔梗 6g，砂仁 6g，桂枝 6g。

用法：水煎服，每日 1 剂。

3）肝郁脾虚

主症：少腹或脐周胀痛，痛则欲便，便后痛减，大便稀溏，胸胁胀闷，嗳气纳呆，腹胀肠鸣，情绪不畅发病或加重，舌淡苔薄白，脉弦缓。

治法：疏肝理气，健脾化湿。

方药：痛泻要方化裁。焦白术 15g，白芍 20g，防风 9g，陈皮 6g，茯苓 12g，乌药 9g，木瓜 9g，薏苡仁 5g，枳壳 6g，山药 12g。

用法：水煎服，每日 1 剂。

4）气滞血瘀

主症：腹部积块固定不移，腹部胀痛或刺痛，大便溏泄，食纳不振，形体消瘦，倦怠无力，舌质紫暗或有瘀点，舌质白薄，舌下络脉淡紫粗长，脉细涩。

治法：理气化瘀，通络消积。

方药：膈下逐瘀汤化裁。当归 12g，川芎 6g，赤芍 9g，桃仁 9g，红花 6g，香附 9g，乌药 9g，延胡索 9g，五灵脂 9g，莪术 9g。

用法：水煎服，每日 1 剂。

（2）验方

1）附子薏苡败酱汤化裁：炮附子 9g，薏苡仁 24g，败酱草 18g，延胡索 9g，生地榆 12g，当归 12g。水煎服，每日 1 剂。适于本病日久，腹部有包块，泄泻，腹痛。

2）活络效灵丹化裁：当归 15g，丹参 15g，制没药 9g，炮穿山甲 6g，土鳖虫 9g，酒大黄 6g，乌药 9g。水煎服，每日 1 剂。适于本病气滞血瘀证。

（3）中成药

1）补脾益肠丸：每次 6~9g，每日 3 次，口服。30 日为 1 个疗程，连服 2~3 个疗程。

2）健脾理肠丸：每次 4~6 丸，每日 3 次，饭后 1 小时温开水送服；腹泻症状控制后，每次减为 2~4 丸，20 日为 1 个疗程。

3）结肠宁：取药膏 50~80mL，溶于 50~80mL 温开水中，放置 37℃时保留灌肠，每日 1 次，4 周为 1 个疗程。

3. 药物禁忌

（1）喹诺酮类

1）拮抗作用：①与含铅、镁、钙、铁制剂联用，可减少喹诺酮类药物吸收；②与阿片全碱联用，可使喹诺酮类血药峰浓度降低；③与蛋白合成抑制剂利福平、氯霉素等联用，可产生拮抗作用，使其抗菌作用下降或抵消，以诺氟沙星最为明显；④喹诺酮类药物可拮抗两性霉素 B、美帕曲星的作用，部分拮抗 5-氟胞嘧啶的作用。

2）不良反应增加：①与磺胺类药物或碱性药物同服可增加肾脏损害；②与非甾体抗炎药（如布洛芬）联用，易诱发癫痫或痉挛；③与茶碱联用，可抑制茶碱代谢而引起茶碱中毒；④与咖啡因联用，可延缓咖啡因代谢，引起咖啡因过量的中枢神经系统症状和体征；⑤喹诺酮类药物可增强多柔比星、呋喃妥因、华法林的毒性和不良反应。与氨基糖苷类抗生素、磺胺类、多柔比星、呋喃唑酮联用，或碱化尿液可引起喹诺酮类药物自肾小管析出，导致急性肾衰竭或阻塞性肾病，以环丙沙星最为明显。

3）非甾体抗炎药（NSAIDs）：与喹诺酮类药物联用可增加神经系统毒性，诱发惊厥或痉挛表现。惊厥表现的机制为：氟喹诺酮类药物抑制 GABA（氨酪酸，原称氨基丁酸）与受体的结合，而 NSAIDs 及其代谢产物能显著增加氟喹诺酮类药物抑制 GABA 受体的作用。喹诺酮类药物在体外可减少 GABA50% 结合剂量为 300mg/dL，而在 NSAID 存在时将减少到 1/1000，故癫痫或有既往史的患者，以及急性脑血管障碍患者应当避免联用这两类药物（阿司匹林除外）。安替比林：可使喹诺酮类药物总清除率下降，半衰期延长；在严重肝功能损害患者中，抑制作用更加明显。

4）口服避孕药：长期用药的妇女如需服抗菌药时，选用环丙沙星比较安全。

5）尿碱化剂：降低某些喹诺酮类的抗菌作用。

6）氨茶碱：喹诺酮类抗菌药能抑制茶碱代谢，其中依诺沙星是最强的茶碱抑制剂，可使茶碱清除率下降 40%～75%，环丙沙星、诺氟沙星可使茶碱清除率下降 20%～30%。依诺沙星可使茶碱的血药浓度升高近 2 倍，可导致出现毒副作用。环丙沙星、诺氟沙星可增加茶碱血药浓度 1～2 倍，联用时应检测茶碱浓度，调整剂量。氧氟沙星对于茶碱血药浓度几乎无影响。机制：甲基黄嘌呤生物碱（咖啡因、茶碱、可可碱等）主要以肝细胞色素 P450 酶系为介导，通过脱甲基、羟化等代谢，故凡是抑制 P450 系同工酶的药物均可影响茶碱的代谢。

7）咖啡因：其体内的代谢可被氟诺酮类抑制，联用时应减少剂量。依诺沙星、环丙沙星可使咖啡因半衰期延长，总清除率降低 33%。这种抑制作用随剂量而增大。诺氟沙星和氧氟沙星无明显影响。可产生神经兴奋症状（焦虑、失眠、头痛等），还可致心律失常和恶心。

8）钙剂，铁剂，抗胆碱药，H_2 受体阻滞剂，碳酸氢钠等抗酸剂：均可降低氟喹诺酮类药物的吸收，应避免同时服用。

9）其他抗菌药物：①氨基糖苷类：与喹诺酮类均有肾毒性，联用时应监测肾功能并注意掌握剂量；②两性霉素 B，美帕曲星：其抗菌作用可被环丙沙星所拮抗；氨基糖苷类或两性霉素与喹诺酮类药物联用，可发生急性肾衰竭，因前两药能损害肾小管；③万古霉素：与环丙沙星联用可增强肾毒性；④利福平：可加速环丙沙星代谢，使其血药浓度下降；⑤氯霉素，多西环素，克林霉素，大环内酯类抗生素：与环丙沙星联用时导致抗菌活性降低，增加造血系统、神经系统不良反应；⑥阿洛西林：可延长和提高环丙沙星血药浓度，使毒副作用发生率增加。两药联用时应减少环丙沙星剂量和延长给药间歇时间。

10）磷酸盐结合剂：可降低血清和透析液中环丙沙星浓度达 76%～92%。避免联用。

11）抗酸剂，碳酸钙，硫糖铝：氟喹诺酮类药物可与镁、铝、锌、铜、铁、钙等多价阳离子发生螯合反应，影响吸收，应避免同时服用。某些抗酸药可减少氟喹诺酮类药物的吸收。氢氧化铝、氢氧化镁、硫酸铁、硫酸锌等药物可使尿中诺氟沙星的排泄量减少 50%～90%。其中与诺氟沙星的相互作用最强，与氧氟沙星作用最弱。环丙沙星与含铝、镁的抗酸药联用时，可使血浆中环丙沙星几乎完全丧失活性。碳酸钙抗酸药可使环丙沙星的吸收平均减少 40%。硫糖铝可使诺氟沙星、环丙沙星及依诺沙星的生物利用度降低。机制：镁、铝、钙、铁、锌等多价离子与氟喹诺酮类分子中的 4 - 氧基和邻近羧基发生螯合作用，降低吸收和药物活性。两类药物联用时应间隔 2～6 小时服用。可以对吸收无明显影响。

12）丙磺舒：可降低肾清除率，使氟喹诺酮类血药浓度升高。诺氟沙星可降低格列本脲的生物利用度。

13）布洛芬：与诺氟沙星联用有诱发惊厥的危险。

14）免疫抑制剂：①环孢素：与喹诺酮类联用，可引起急性肾功能不全，应注意肾功能监测。喹诺酮类可通过抑制环孢素的代谢，使其血药浓度升高，肾毒性增高；②卡莫司汀：诺氟沙星、氧氟沙星可使卡莫司汀的细胞毒性加重。氧氟沙星可抑制卡莫司汀的代谢，使其血药浓度增高，联用时可增强卡莫司汀对 mRNA 的损害，使细胞毒性增大。

15）呋喃妥因，多柔比星：环丙沙星可增加呋喃妥因和多柔比星的毒性。呋喃妥因、多柔比星也可使环丙沙星毒性增加，对于肾功能不全者损害更大。

16）牛奶，酸奶：可使环丙沙星吸收减少、血药浓度降低。

17）苯妥英钠，卡马西平：环丙沙星具有酶抑制作用，可使抗癫痫药代谢受阻，作用加强，肝毒性增加，导致中毒反应。联用时宜进行药物监测。

18）配伍禁忌：环丙沙星与克林霉素配伍立即产生沉淀；与氨茶碱配伍 24 小时内产生沉淀；与呋塞米、肝素、苯妥英钠配伍产生沉淀；与碳酸氢钠、氢化可的松产生反应。

19）华法林：喹诺酮类可影响华法林等抗凝剂的代谢，联用可使凝血酶原时间延长，故联用时应注意监测并调整抗凝剂用量。

（2）甲硝唑（甲硝基羟乙唑，灭滴灵，灭滴唑）

1）氯霉素：可使甲硝唑的半衰期明显延长，消除速度常数及清除率降低。机制：氯霉素抑制肝药酶活性，使甲硝唑代谢延缓。临床上两药长期联用时应予注意，停药 2 周后方可恢复正常。

2）氨苄西林钠：不宜直接与甲硝唑针剂配伍（混浊、变黄）。

3）蜂蜜，蜂胶：与甲硝唑有协同性抗菌和抗原虫作用。

4）乙醇：甲硝唑抑制乙醛脱氢酶阻滞乙醇代谢，服药期间饮酒可发生胃肠功能紊乱、腹痛、恶心、呕吐、颜面潮红及头痛等不良反应，即戒酒硫样反应。

5）双硫醒（戒酒硫）：与甲硝唑联用可显著加剧饮酒后的乙醛蓄积反应，部分人尚可发生精神障碍及幻觉等不良反应。

6）华法林：甲硝唑抑制华法林代谢，使抗凝作用增强。两药联用时应监测凝血酶原时间，调整华法林剂量，可降低用量 1/3～1/2。

7）苯妥英钠：与甲硝唑联用时，少数人血清苯妥英可达到中毒水平。

8）氯喹：与甲硝唑联用可出现肌张力障碍。两药交替应用，可治疗阿米巴肝脓肿。

9）西咪替丁：可减少甲硝唑从体内排泄，使总清除率下降约 30%。使血药浓度提高，增加神经毒性。但有人认为，西咪替丁等肝酶诱导剂可使甲硝唑加速消除而降效。

10）氢氧化铝，考来烯胺：可略降低甲硝唑的胃肠吸收，降低生物利用度 14.5%。

11）庆大霉素：与甲硝唑针剂配伍后 4 小时药物浓度降至 70%，建议在 2 小时内用完。输液稀释后才能与甲硝唑配伍的注射剂有庆大霉素、维生素 C、乳酸红霉素。

12）糖皮质激素：加速甲硝唑从体内排泄，可使血药浓度降低 31%，联用时需加大甲硝唑用量。

（3）替硝唑

1）西咪替丁：可减少替硝唑从体内的排泄，使血药浓度升高 40%，半衰期延长 47%。机制：西咪替丁抑制肝脏对替硝唑的代谢和从体内的清除。两药联用时替硝唑的疗效及毒性均可能增高，其临床意义尚不清楚。

2）利福平：可加快替硝唑从体内的排泄，降低其血药浓度达30%，半衰期缩短27%。机制：可能是由于利福平增加肝脏对替硝唑的代谢，并加快从体内的排泄。两药联用时替硝唑的疗效可能降低，临床意义未明。

3）含乙醇饮料：与替硝唑同服可引起腹部痉挛、灼热感及呕吐等不良反应，因此用药期间避免饮酒。

4）抗凝剂：替硝唑可增强抗凝药作用，两药联用时应注意观察凝血酶原时间，并调整抗凝药剂量。

余参见"溃疡性结肠炎"。

四、急性出血性坏死性肠炎

【概述】

急性出血性坏死性肠炎是以小肠的广泛出血、坏死为特征的肠道急性蜂窝织炎。病变主要累及空肠和回肠。还可侵犯十二指肠和结肠等。

1. 病因

急性出血坏死性肠炎的病因仍不十分清楚，可能是感染、免疫等诸多因素共同作用，互相影响的结果。产气荚膜梭状芽孢杆菌感染在本病的发生中可能起重要作用。

2. 临床表现

（1）病史：发病前多有不洁饮食史，如摄入变质肉类、腐烂水果等，或有暴饮暴食史。可有受冷、劳累、肠道蛔虫感染及营养不良等诱发因素。

（2）腹痛：突然出现的腹痛，既是首发症状也是主要症状。初起时多在脐周或在中上腹，呈阵发性，或呈持续性伴阵发性加剧，可逐渐转变为全腹性或在右下腹持续性剧痛。压痛和疼痛部位常一致。一般在起病1~3日后加重，在血便消失后减轻。

（3）腹泻，便血：腹泻和便血为本病的重要特征。腹痛发生后即可有腹泻。粪便初为糊状而带粪质，其后渐为黄水样，继而出现血便。出血量少者粪便呈棕褐色，稍多者呈洗肉水样，多者呈赤豆汤样或果酱样，甚至可呈鲜血状或暗红色血块，严重者每日出血量可达数百毫升。粪便无黏液和脓液，有特殊的腥臭味。一般每日腹泻2~10次不等，无明显里急后重感。少数腹泻严重者可出现脱水和代谢性酸中毒等。

（4）呕吐：在疾病早期发生，呕出物有胆汁，重症者呕吐出咖啡色液体。

（5）发热：起病即可有发热，一般在38℃~39℃，少数可达40℃~41℃，多于4~7日后渐退。伴有休克者的体温可正常或下降。

3. 临床分型

（1）胃肠炎型：见于疾病的早期，有腹痛、水样便、低热，可伴恶心呕吐。

（2）中毒性休克：出现高热、寒战、神志淡漠、嗜睡、谵语、休克等表现，常在发病后1~5日发生。

（3）腹膜炎型：有明显腹痛、恶心呕吐、腹胀及急性腹膜炎征象，受累肠壁坏死或穿孔，腹腔内有血性渗出液。

（4）肠梗阻型：有腹胀、腹痛、呕吐频繁，排便排气停止，肠鸣音消失。出现鼓肠。

（5）肠出血型：以血水样或暗红色血便为主，量可多达 1~2L，有明显贫血和脱水。

4. 辅助检查

（1）血常规：白细胞明显增多，可达 $40 \times 10^9/L$，以中性粒细胞为主，可有明显左移。红细胞及血红蛋白常降低。

（2）粪便检查：粪便呈血性或隐血试验强阳性，镜下可见大量红细胞，偶见脱落的肠系膜，可有少量至中等量脓细胞。还可以做细菌涂片和培养。

（3）结肠镜：结肠镜检查可见全结肠腔内有大量新鲜血液、但未见出血病灶，并可见回盲瓣口有血液涌出。

（4）X 线检查：急性期禁做钡餐及钡剂灌肠检查，以免诱发肠穿孔，腹部平片可显示肠麻痹或轻、中度肠扩张。钡剂灌肠检查可见肠壁增厚，显著水肿，结肠袋消失。在部分病例尚可见到肠壁间有气体，此征象为部分肠壁坏死，结肠细菌侵入所引起；或可见到溃疡或息肉样病变和僵直。部分病例尚可出现肠痉挛、狭窄和肠壁囊样积气。

【饮食宜忌】

一般治疗：早期休息、禁食，是一项重要的治疗措施，也是其他治疗的基础。应完全卧床休息，疑诊时即应禁食，确诊后应继续禁食。腹胀者应早作胃肠减压，用鼻胃管持续抽吸排空胃内容物。通常轻症者禁食 1 周左右，重症者应连续禁食 2~3 周，同时也应禁水，直到腹痛减轻，腹部体征基本消失，呕吐停止，无便血或粪潜血转阴才可进流质饮食，然后过渡到半流质饮食及正常饮食，进食量也应逐渐增加。禁食期间给予全胃肠外营养和其他静脉输液，应对患者进行严密的监护，有条件者应入住 ICU 病房并给予监护。

【药物宜忌】

1. 西医治疗

治疗以非手术治疗为主，配合病因治疗及全身支持治疗，早期联合使用抗生素，纠正水电解质平衡紊乱，解除中毒症状，积极防治中毒性休克及其他并发症。

（1）非手术治疗

1）静脉补液或全胃肠外营养：本病失水、失钠和失钾者较多见。可根据病情酌定输液总量和成分。儿童每日补液量 80~100mL/kg，成人 2000~3000mL/d，其中 5%~10% 葡萄糖注射液占 2/3~3/4，生理盐水占 1/3~1/4，并加适量氯化钾，治疗期间多次少量输血，对改善本身症状、缩短病程十分有利。对重症患者及严重贫血、营养不良者，可施以全胃肠外营养。

2）抗休克：迅速补充有效循环血容量。除补充晶体溶液外，应适当输血浆、悬红或白蛋白等胶体液，血压不升者可适当应用血管活性药物（如多巴胺的应用、先按每分钟 5μg/kg 滴注，然后按每分钟 5～10μg/kg 递增直至 20～50μg/kg，以达到满意效应，或本药 20mg 加入 5% 葡萄糖注射液 200～300mL 中静脉滴注，开始时按每分钟 75～100μg 静脉滴注，以后根据血压情况可加快速度或加大浓度，但最大剂量不超过每分钟 500μg）。治疗期间应密切观察生命体征和尿量。

3）抗感染：控制肠道内感染，减轻临床症状及缩短病程，抗菌药物治疗主要针对革兰阴性杆菌和厌氧菌，在未有粪培养结果前一般主张两类抗菌药物联合使用，常用抗生素有头孢他啶 2g，静脉滴注，每日 2 次；庆大霉素 16 万 U，静脉滴注，每日 1 次；头孢曲松 2g，静脉滴注，每日 1 次；替硝唑 0.4g，静脉滴注，每日 2 次。

4）应用肾上腺皮质激素：肾上腺皮质激素可减轻中毒症状，抑制过敏反应，提高应激能力，有利于纠正休克，但有加重肠出血和促发肠穿孔的危险。对于中毒症状重、高热及中毒性休克的患者，可短期、较大剂量、静脉给药。一般应用不超过 3～5 日，成人用氢化可的松 200～300mg/d 或地塞米松 5～20mg/d，均由静脉滴注。

5）调整肠道菌群：本病多伴有肠道菌群紊乱，易加重肠道炎性病变，治疗时可选用耐抗生素的生物制剂如米雅（1～2 片，每日 3 次），恢复肠道菌群。

6）对症疗法：严重腹痛者可予哌替啶（50mg，肌内注射，必要时）；高热、烦躁者可给予吸氧、解热药（复方氨林巴比妥 2mL，肌内注射，必要时）、镇静药（地西泮 10mg，肌内注射，必要时）或予物理降温。

（2）手术治疗：大部分患者经过上述治疗后可痊愈。个别患者发展至肠穿孔、腹膜炎等，应采取外科手术治疗。一般认为，出现下列情况可考虑手术治疗：①肠穿孔；②严重肠坏死，腹腔内有脓性或血性渗液；③反复大量肠出血，并发出血性休克而内科治疗无效；④肠梗阻、肠麻痹进行性加重；⑤不能排除其他病因需要手术的急腹症。手术方法有：肠管无坏死或穿孔者，可用普鲁卡因做肠系膜封闭，可改善病变肠段血循环，促使肠蠕动恢复。肠坏死、穿孔者应进行肠切除、穿孔修补、腹腔引流、肠造瘘及肠外置等手术治疗。

2. 中医治疗

（1）辨证治疗

1）湿热内蕴

主症：高热汗出，心烦口渴，呕吐频繁，肠痛阵阵，泻下血水，腥臭难闻，剧则烦躁，谵语抽搐。舌质红，苔黄厚腻，脉象洪数。多见于腹泻便血型。

治法：清热祛湿，凉血解毒。

方药：葛根芩连汤化裁。葛根 15g，黄芩 12g，黄连 9g，白头翁 12g，马齿苋 15g，蒲公英 12g，秦皮 9g，牡丹皮 9g，生地榆 12g，栀子 9g，云南白药 3g（冲）。

加减：热毒壅盛者合服紫雪丹或至宝丹。

用法：水煎服，每日 1 剂。

2）气滞血瘀

主症：腹痛剧烈，腹部膨胀，扪及包块，触按痛甚，便下如赤豆汁，果酱样，低热口渴。舌质暗红，苔黄腻，脉象弦细。多见于肠梗阻型。

治法：理气通络，活血化瘀。

方药：桃核承气汤化裁。桃仁9g，大黄9g（后下），桂枝9g，枳壳9g，厚朴9g，丹参12g，红藤30g，生蒲黄9g，当归12g，甘草6g，芒硝6g（冲）。

用法：水煎服，每日1剂。

3）阴阳虚衰

主症：面色苍白，汗出淋漓，心悸气短，泻下脓血或身热口渴，烦躁不安。舌质淡，苔薄，脉微细欲绝。多见于中毒性休克型。

治法：回阳救逆，益气活血。

方药：参附增液救逆汤化裁。人参9g，附子9g，生地黄15g，麦冬12g，黄芪15g，五味子6g，山萸肉15g，生龙牡（各）20g，丹参12g，紫花地丁15g。

用法：水煎服，每日1剂。

（2）验方

1）大蒜硝黄散：生大蒜6～7枚去皮捣泥；芒硝末30g，生大黄末30g，米醋适量，调成糊状，敷脐周腹部，下垫凡士林纱布2层，防皮肤发红起疱。适于本病，可解痉止痛、消胀。

2）生大黄：20～30g水煎服，每日2～3剂，小儿酌减，煮沸时间不超过10分钟。适于本病腹痛及中毒症。

3）三七粉：每次1～3g，温开水送服，每日服3次。适于本病腹痛，有促进肠蠕动止血作用。

3. 药物禁忌

（1）庆大霉素

1）头孢噻啶：与庆大霉素联用可使肾毒性相加，头孢菌素Ⅰ、Ⅱ均可使肾毒性加重。

2）细胞毒药物：庆大霉素与多柔比星、硫鸟嘌呤或阿糖胞苷联用可以引起低镁血症。

3）两性霉素B：与庆大霉素联用可加重肾毒性。

4）β-内酰胺类抗生素：均可破坏庆大霉素抗菌活性，其对庆大霉素的灭活能力为：氨苄西林＞羧苄西林＞甲氧苯青霉素＞青霉素G＞氯唑西林。

5）其他氨基糖苷类抗生素：均不宜与庆大霉素联用，联用不能增强疗效但增加毒性作用。庆大霉素与卡那霉素并用有致无动性缄默的报道。

6）氨茶碱：与庆大霉素联用抗菌效力增强，但存在配伍禁忌（酸碱中和反应）。碱性庆大霉素对前庭神经的毒性增强。两药如需联用应分别注射，并相应减少庆大霉素用量。

7）异丙嗪：可掩盖庆大霉素所致耳损害的早期症状。

8）氯霉素：与庆大霉素存在条件性配伍禁忌（氯霉素水溶性低，只有溶剂＞1:400时才能完全溶解），并且抗菌活性拮抗，联用后毒性增强，可致呼吸衰竭。两药分别或合用静脉滴注或肌内注射，均有致死报道，两药混合静脉滴注则更易致死。许多实验和临床报告表明，庆大霉素和氯霉素联用可降低抗菌活性和药物的疗效，并增加死亡率，两药联用有增毒作用。死亡主要原因是呼吸衰竭，其毒理机制被认为是，庆大霉素诱发外周性神经肌肉阻滞和氯霉素中枢性抑制膈神经放电。钙盐及新斯的明可拮抗神经肌肉阻滞和呼吸抑制；4－氨基吡啶是更佳解毒剂，联用钙盐时解毒效果尤佳。此两种抗生素应禁止并用。

9）克林霉素：与庆大霉素联用可以引起急性肾衰竭。

10）广谱青霉素：包括羧苄西林、替卡西林、阿洛西林、哌拉西林、美洛西林等，在输液中配伍可发生化学反应，使氨基糖苷类抗生素（庆大霉素等）活性降低，但用于肾功能正常者无明显影响。

11）呋塞米，依他尼酸：与氨基糖苷类抗生素的耳毒性具有协同作用。可加强庆大霉素的肾毒性，两药不宜并用。

12）碳酸氢钠：尿碱化可使庆大霉素的作用增强，但易发生中毒反应，两药联用时庆大霉素宜减量。

13）复方氨基比林（安痛定）：与庆大霉素联用可致严重毒副反应和变态反应，甚至可致死亡。死亡原因可是过敏休克所致，庆大霉素与复方氨基比林混合注射亦强化其毒副作用。预防措施：①两药不混合注射；②避免反复间歇用药；③过敏体质患者慎用；④提高药物的纯度；⑤可选用过敏反应较少的中药。

14）耳毒性药物（水杨酸盐、保泰松、氯喹等）：可增强庆大霉素的耳毒性，两药应避免联用。

15）柴胡注射液：与庆大霉素混合肌内注射，可产生严重过敏性休克。两药混合肌内注射，亦可发生少尿、水肿、急性肾衰竭致死。

16）含钙中药：可降低血浆蛋白与庆大霉素的结合率，增加毒性反应。钙剂能与庆大霉素竞争血浆蛋白的结合部，可使游离型的庆大霉素增多，而致使药物作用和毒性均增强。

17）酸性中药（山楂、山萸肉、五味子等）：酸化尿可使庆大霉素、卡那霉素、链霉素等在泌尿系中的抗菌效价降低，降低疗效。

18）高蛋白食物：可增加庆大霉素在机体内清除率达70%。

19）镁盐：庆大霉素可使血镁浓度升高，导致呼吸停止。

20）复方丹参注射液：与庆大霉素先后输入可致静脉剧痛。

21）地塞米松：与庆大霉素联用有致软瘫的文献报道。

22）穿琥宁注射液：与硫酸庆大霉素注射液不宜配伍应用。

23）不可与复方氨基酸注射液配伍。

24）不可配伍药物：两性霉素 B，氨苄西林，羟苄西林及其他青霉素，头孢菌素类，氯霉素，红霉素，多巴胺，肝素，磺胺嘧啶钠，碳酸氢钠，含维生素 C 的复合维生素 B。

25）避免与下列药物联用或相继使用：顺铂，头孢噻啶，卡那霉素，新霉素，多黏菌素 B，多黏菌素 E，巴龙霉素，链霉素，妥布霉素，万古霉素，强利尿剂。

（2）甲硝唑（甲硝基羟乙唑，灭滴灵，灭滴唑）

1）氯霉素：可使甲硝唑的半衰期明显延长，消除速度常数及清除率降低。机制：氯霉素抑制肝药酶活性，使甲硝唑代谢延缓。临床上两药长期联用时应予注意，停药2周后方可恢复正常。

2）氨苄西林钠：不宜直接与甲硝唑针剂配伍（混浊、变黄）。

3）土霉素：可减弱甲硝唑抗滴虫效应。

4）蜂蜜，蜂胶：与甲硝唑有协同性抗菌和抗原虫作用。

5）乙醇：甲硝唑抑制乙醛脱氢酶阻滞乙醇代谢，服药期间饮酒可发生胃肠功能紊乱、腹痛、恶心、呕吐、颜面潮红及头痛等不良反应，即戒酒硫样反应。

6）双硫醒（戒酒硫）：与甲硝唑联用可显著加剧饮酒后的乙醛蓄积反应，部分人尚可发生精神障碍及幻觉等不良反应。

7）华法林：甲硝唑抑制华法林代谢，使抗凝作用增强。两药联用对应监测凝血酶原时间，调整华法林剂量，可降低用量 $1/3 \sim 1/2$。

8）苯妥英钠：与甲硝唑联用时，少数人血清苯妥英可达到中毒水平。

9）氯喹：与甲硝唑联用可出现肌张力障碍。两药交替应用，可治疗阿米巴肝脓肿。

10）西咪替丁：可减少甲硝唑从体内排泄，使总清除率下降约30%。使血药浓度提高，增加神经毒性。但有人认为，西咪替丁等肝酶诱导剂可使甲硝唑加速消除而降效。

11）氢氧化铝，考来烯胺：可略降低甲硝唑的胃肠吸收，降低生物利用度14.5%。

12）庆大霉素：与甲硝唑针剂配伍后4小时药物浓度降至70%，建议在2小时内用完。输液稀释后才能与甲硝唑配伍的注射剂有庆大霉素、维生素C、乳酸红霉素。

13）糖皮质激素：加速甲硝唑从体内排泄，可使血药浓度降低31%，联用时需加大甲硝唑用量。

（3）替硝唑

1）西咪替丁：可减少替硝唑从体内的排泄，使血药浓度升高40%，半衰期延长47%。机制：西咪替丁抑制肝脏对替硝唑的代谢和从体内的清除。两药联用时替硝唑的疗效及毒性均可能增高，其临床意义尚不清楚。

2）利福平：可加快替硝唑从体内的排泄，降低其血药浓度达30%，半衰期缩短27%。机制：可能是由于利福平增加肝脏对替硝唑的代谢，并加快从体内的排泄。两药联用时替硝唑的疗效可能降低，临床意义未明。

3）含乙醇饮料：与替硝唑同服可引起腹部痉挛、灼热感及呕吐等不良反应，因此用药期间避免饮酒。

4）抗凝剂：替硝唑可增强抗凝药作用，两药联用时应注意观察凝血酶原时间，并调整抗凝药剂量。

（4）对乙酰氨基酚（扑热息痛，醋氨芬）

1）乙醇：嗜酒和长期严重酗酒者，服用中等量对乙酰氨基酚即可发生肝中毒。

2）考来烯胺（消胆胺）：可减少对乙酰氨基酚吸收，使其作用降低和缩短，两药联用时应间隔 3～4 小时服用。

3）吗啡：延迟胃排空，减少对乙酰氨基酚的吸收。

4）口服避孕药：可加速对乙酰氨基酚代谢，降低镇痛效应，两药联用时应增加剂量。对乙酰氨基酚可增加炔雌醇肠道吸收达 20%。

5）氯霉素：对乙酰氨基酚可加强和延长氯霉素的作用，联用时应减少氯霉素用量。

6）磺胺嘧啶，复方磺胺甲噁唑：对乙酰氨基酚可加强或延长磺胺嘧啶等的作用，使血药浓度升高，增强效应和不良反应（相互竞争血浆蛋白结合部位）。

7）甲氧苄啶：与对乙酰氨基酚大剂量或长期联用，可引起贫血、血小板降低或白细胞减少。

8）苯巴比妥：其肝药酶诱导作用可使对乙酰氨基酚代谢加速，药效降低或缩短，并增加肝损害作用。

9）苯妥英钠：可使对乙酰氨基酚的代谢加速，药效降低或缩短。

10）阿司匹林：与对乙酰氨基酚联用退热作用加强，但肾毒性和副作用也加重。

11）阿托品：阻滞对乙酰氨基酚的胃肠道吸收，延迟药效发挥时间。

12）溴丙胺太林：可降低对乙酰氨基酚的血药浓度及疗效（延迟胃肠道吸收）。

13）活性炭：降低对乙酰氨基酚的胃肠道吸收。

14）口服抗凝剂：与对乙酰氨基酚联用增强和延长抗凝作用，易发生出血，联用时应监测凝血酶原时间、调整用药剂量。

15）哌替啶：可抑制肠蠕动，减少对乙酰氨基酚的吸收，降低药效。

16）二氟尼柳：可使血中对乙酰氨基酚浓度升高。

17）对实验室检查的干扰：对乙酰氨基酚可使 YSI 葡萄糖分析仪检测得出假阳性结果。

五、肠结核

【概述】

肠结核是结核杆菌侵犯肠道引起的慢性特异性感染，过去在我国比较常见。由于近年来人民生活水平的提高，卫生保健事业的发展，结核患病率的下降，本病已逐渐减少。肠结核多由人型结核杆菌引起，占 90% 以上。饮用未经消毒的带菌牛奶或乳制品，也可发生牛型结核杆菌肠结核。

1. 病因

（1）患者多有开放性肺结核或喉结核：因经常吞下含结核杆菌的痰液而引起本病；或经常与开放性肺结核患者共餐，忽视餐具消毒隔离也可致病。

（2）由血行播散：见于粟粒型结核。

（3）邻近结核病灶：如腹腔内结核病灶直接蔓延而引起，包括输卵管结核、结核性腹膜炎、肠系膜淋巴结核等，此种感染系通过淋巴管播散。结核病的发病是人体和结核杆菌相互作用的结果。经上述途径而获得感染仅是致病的条件，只有当入侵的结核杆菌数量较多、毒力较大，并在人体免疫功能低下、肠功能紊乱引起局部抵抗力削弱时，才会发病。结核杆菌致病属于迟发型过敏反应。

2. 临床表现

肠结核起病缓慢，早期症状可不明显，患者常伴有活动性肠外结核，其临床表现可被掩盖而忽略。因此，活动性肠外结核病如出现明显消化道症状，应警惕肠结核存在的可能性。

（1）腹痛：是本病主要症状，多在进食后诱发。疼痛部位因病变部位、病理改变不同及有无外科并发症而异。回盲部结核疼痛位于右下腹部；小肠结核位于脐周；增殖性肠结核可有不完全性肠梗阻的表现，持续性疼痛，阵发性加剧，伴肠鸣活跃，排气后缓解。

（2）大便习惯改变：由于病变肠曲的炎症和溃疡，使肠蠕动加速，肠排空过快而引起腹泻，每日排便2～4次。如病变严重，涉及范围较广者，腹泻次数更多。粪便呈糊状，不含黏液和脓血；病变严重者，粪便有恶臭，亦可有较多黏液和脓液，但血便少见。无里急后重感，是溃疡性肠结核主要临床特征之一。腹泻与便秘可交替出现，系肠功能紊乱所致。增生型肠结核多以便秘为主。

（3）腹部包块：约2/3的增生型肠结核在回盲部可扪及包块，中度坚硬，不易推动，多无压痛。溃疡型肠结核合并局限性结核性腹膜炎者，其病变肠曲可与邻近肠曲与肠系膜淋巴结相粘连而致腹部包块，其表面不平，局部轻度压痛。

（4）全身症状：本病常有结核毒血症，尤以溃疡型为多见，轻重不一，表现为发热、盗汗、消瘦、贫血和全身乏力等。发热多呈不规则热或低热。病变活动期或同时有活动性肠外结核者，也可呈弛张热或稽留热。增生型肠结核一般病程较长，患者全身情况较好，可无结核毒血症状。消化道症状可有恶心、呕吐、腹胀、食欲减退等。

（5）腹部体征：无肠穿孔、肠梗阻或伴有腹膜结核或增生型肠结核的病例，除在右下腹部及脐周有压痛外，常无其他特殊体征。

（6）并发症

1）肠梗阻：是本病最常见的并发症，主要发生在增生型肠结核，梗阻多呈慢性进行性，以部分性肠梗阻多见，轻重不一，少数可发展为完全梗阻。

2）肠穿孔：主要为急性及慢性穿孔，可在腹腔内形成脓肿，破溃后形成肠瘘。急性穿孔较少见，常发生在梗阻近段极度扩张的肠曲，严重者可因肠穿孔并发腹膜炎、感染性休克而致死。

3. 辅助检查

（1）血液检查：溃疡型肠结核可有中度贫血，白细胞计数正常，淋巴细胞增高。血沉多明显增高，可作为评定结核病变活动程度的指标之一。

（2）粪便检查：溃疡型肠结核粪便多为糊状，一般不含黏液脓血，常规镜检可见少量脓细胞和红细胞。粪便浓缩找结核杆菌阳性者有助于肠结核的诊断，但仅在痰液检查阴性者才有意义。

（3）X线检查：X线钡剂检查对肠结核的定性和定位诊断有重要价值，并可了解其功能障碍情况。例如，并发肠梗阻或病变广泛涉及结肠其他部位者，应先做钡剂灌肠检查。

（4）内镜检查：病变累及直肠或乙状结肠者，可行乙状结肠镜检查，如病变在30cm以上或位于回盲部时，可用纤维结肠镜检查，并行活检以协助明确诊断。一般溃疡边缘清晰，但在活动期，大溃疡呈明显的潜行性，较小溃疡的周围亦能显示隆起，大溃疡底无白苔，中、小溃疡几乎皆有白苔。溃疡间黏膜多正常，与克罗恩病极为相似，活检时应从黏膜深部取材，如只取黏膜表层则对肉芽肿、干酪样坏死、结核菌等发现率低。

【饮食宜忌】

1. 饮食宜进

（1）饮食原则

1）宜食富含优质蛋白质食物：蛋白质摄入不足，可降低机体抵抗力，不利于肠结核恢复，肠结核的患者宜食蛋、奶、瘦肉、鱼类及豆类，不仅蛋白质含量高，而且生物效价也高，易于机体吸收。

2）宜食维生素及无机盐丰富的食物：谷类、豆类及新鲜蔬菜含有丰富的维生素E、维生素C、B族维生素及微量元素锌、锡、铜等，有利于肠结核的恢复。

3）宜食适量的糖类：因为机体靠葡萄糖供给能量，过分限制糖类的摄取，不利于肠结核的恢复。但糖类摄入过多，又会使机体血糖升高，不利于肠结核的控制。

4）宜食低脂肪饮食：肠结核患者消化功能低下，食欲也较差，胃酸分泌减少，胃排空时间延长，使得高脂肪食物不易消化、吸收。因此，肠结核患者宜选择低脂肪、易消化的清淡膳食，如新鲜蔬菜、水果、米汤、稀粥、豆浆等。

（2）饮食搭配

1）燕窝与银耳：将燕窝与银耳加入适量冰糖和清水，上笼用旺火蒸熟食用。有养阴补肺之功效。

2）虫草与乌鸡：将冬虫夏草3g，乌骨鸡100g，加调料煮烂，然后打成匀浆，加适量淀粉或米汤，使之成薄糊状，煮沸，每日分多次食。有补虚强身、润肺清热、补益肝肾之功效。

3）白木耳与鸡蛋：将白木耳20g，加鸡蛋2个与适量清水，隔水炖30～60分钟食用。有滋阴润肺止咳之功效。

4）白果与鸡丁：将白果与鸡丁一起炒食，有益气补肺，止咳化痰之功效。

（3）食疗药膳方

1）芡实、百合各60g，粳米适量。3味共煮稀粥，早晚温食。适于肠结核脾虚泄泻者。

2）大蒜（去皮）、白糖各适量。将大蒜捣烂如泥，加冷开水、白糖，制成糖浆。

每次 1 匙，每日 3 次服用。

3）蜈蚣、土鳖虫各 4g，全蝎 5g，鸡蛋 1 个。前 3 味药研细混合，入鸡蛋液内搅匀，蒸熟。食鸡蛋，每日 1 次。

4）熟地黄 12g，全当归 15g，川芎、杜仲、白茯苓各 45g，甘草、金樱子、淫羊藿各 30g，金石斛 90g，白酒 1500mL。前 9 味药共碎为粗末，装入白布袋，扎紧口，置于净器具中，注入白酒，封口浸泡，春夏 7 日，秋冬 14 日即可取用。每次空腹饮 1~2 小杯，每日早晚各 1 次。

5）七叶一枝花 100g，鸡蛋 5 个。先将鸡蛋煮熟，去壳后与七叶一枝花共煮。饮汤，每次食蛋 1 个，每日 1~2 次。

2. 饮食禁忌

1）忌辛辣食物：中医学认为，肠结核是由于患者抵抗力低，多因阴虚火旺而发病。辛辣食物易助火伤阴，加重病情。

2）忌甜味食物：甜味饮食可使体内白细胞的杀菌作用受到抑制，吃糖越多，抑制就越明显，不利于肺结核的控制。糖类食物还可与抗结核药物异烟肼形成复合物，减少初期药物的吸收速度，降低药物的疗效。

3）忌生冷食物：西瓜汁、黄瓜、苦瓜、丝瓜等生冷食物，有伤脾胃，而不利于其他营养成分的吸收，造成患者食欲降低而影响疾病的康复。

4）忌营养不足：结核病是消耗性很强的疾病，患病之后营养状况下降，体重迅速减轻，而结核病灶的恢复又有赖于蛋白质作原料，因此必须供给高蛋白饮食，并辅以适量脂肪。饮食应营养丰富、易于消化，要少量多餐，不要过饱。咯血多者可给半流质饮食，待病情好转后改为软食或普通饮食。

5）忌肥腻油炸热性食物：肠结核患者消化功能低下，食欲较差，若过多食用动物油、羊肉、狗肉、猫肉、肉桂、火烤及油炸食物，更不利于消化吸收，使必需的营养素得不到补充，从而影响疾病的恢复。

6）忌滋补食物：核桃仁、羊肉、狗肉、鹿肉、麻雀肉、虾、枣等补阳类食物，食用后加重阴虚症状，对疾病不利。其他补阴、补气、补血的食物，可作为肠结核患者的基本滋补品而交替食用，但过多的滋补食物，会引起胃肠道不适。若过分强调高营养食物，患者往往难以耐受。

7）忌腥发之物：对于肠结核伴有肠出血的患者，应少吃或不吃黄鱼、带鱼、鹅肉、菠菜、毛笋、公鸡、鸭等腥发之物，以免加重便血症状。

【药物宜忌】

1. 西医治疗

本病的治疗主要是消除症状，改善全身情况，促使病灶愈合，防止并发症，争取早日康复，如合并有肠外活动性结核更应彻底治疗。休息与营养也是一个十分重要的环节，不可忽视，尤其是有结核毒性症状者必须卧床休息。消瘦、营养不良和因胃肠道症状而妨碍进食者，宜予以完全肠外营养疗法补充营养。

（1）抗结核药物

1）注射药物：链霉素每日 1.0g，分 2 次肌内注射；也可每日 0.75g，每日 1 次，肌内注射，总量在 60～90g。卡那霉素每日 0.75～1.0g，分 2 次肌内注射，总量在 60～90g。

2）口服药物：异烟肼每日 400mg，顿服；乙胺丁醇每日 0.75～1.0g，顿服；利福平每日 450～600mg，顿服；或利福定 150～200mg，顿服；吡嗪酰胺每日 0.75～1.5g，分 2～3 次服；氨硫脲每日 50～75mg，分 2～3 次服。

按照全国结核病标准化疗方案，前 2 个月强化阶段给予链霉素（S）、利福平（R）、吡嗪酰胺（Z）、异烟肼（H）；巩固阶段给予异烟肼、利福平治疗 4 个月，即 2SHRZ/4HR，联合应用的目的是减少耐药菌株产生。用药过程中，要复查药物敏感试验，及时发现耐药现象并更换药物。用药量要足，疗程相对较长，用药时间 2～3 年。据报道，用药 2 年结核杆菌再活动能力 2%，3 年者为 1%。

（2）对症治疗：腹痛者，可给予阿托品等药物缓解疼痛；亦可选择胃肠平滑肌钙离子阻滞药治疗。因腹泻或摄入不足而引起脱水者，给予补充液体、维持水与电解质平衡和酸碱平衡。对并发不完全肠梗阻患者，须进行胃肠减压和静脉补充液体。

（3）手术治疗：适于完全性肠梗阻或部分性肠梗阻经内科治疗无效、急性穿孔、肠道大出血不止等情况；对增生型肠结核也可考虑部分肠切除术。

2. 中医治疗

（1）辨证治疗

1）脾虚气滞

主症：腹胀而痛，肠鸣泄泻，便溏或水泻，泻后较舒，喜暖喜按，倦怠无力，纳呆食少，舌质淡红，苔白薄，脉弦细。

治法：温阳健脾，理气燥湿。

方药：连理汤化裁。党参 15g，苍术、白术各 9g，干姜 6g，黄连 6g，厚朴 6g，炒扁豆 12g，山药 12g，甘草 6g。

用法：水煎服，每日 1 剂。

2）脾肾阳虚

主症：黎明泄泻，肠鸣绞痛，便夹黏液，肛门下坠，腰膝酸软，四肢不温，舌质淡胖，苔白滑，脉沉细。

治法：温脾暖肾，固肠止泻。

方药：四神理中汤化裁。补骨脂 9g，吴茱萸 6g，炮附子 6g，肉豆蔻 9g，五味子 6g，白术 12g，党参 15g，炮姜 6g，赤石脂 9g，炙甘草 6g，大枣 5 枚。

用法：水煎服，每日 1 剂。

3）痰凝血瘀

主症：腹胀腹痛，压痛拒按，痛处不移，右下腹尤甚，或有包块，便溏或便秘，食少乏力，舌质暗红有瘀点，苔白薄，舌下络脉淡紫粗长，脉象弦或涩。

治法：消癖化痰，软坚散结。

方药：膈下逐瘀汤化裁。当归 12g，川芎 9g，赤芍 6g，桃仁 12g，红花 6g，乌药 6g，香附 9g，延胡索 9g，浙贝母 9g，生牡蛎 15g，莪术 9g，三棱 9g。

用法：水煎服，每日 1 剂。

（2）验方

1）清骨散：银柴胡 12g，地骨皮 12g，牡丹皮 6g，山药 15g，莲子肉 12g，知母 12g，茯苓 9g，夏枯草 9g，赤石脂 15g。水煎服。适于本病阴虚潮热者。

2）补中固肠汤：山药 15g，党参 15g，黄芪 15g，升麻 6g，白术 12g，罂粟壳 9g，禹余粮 9g，肉豆蔻 12g，石榴皮 9g。水煎服。适于本病久泻不禁。

3）敷方：当归 12g，川芎 6g，赤芍 12g，红花 4.5g，香附 15g，白芥子 9g，制乳香 6g。共研细末，加适量蜂蜜及面粉调成糊状，敷腹部包块处，外用纱布固定，24 小时换药 1 次。适于本病腹部包块者。

3. 药物禁忌

（1）异烟肼（雷米封，INH）

1）对氨基水杨酸钠，磷霉素：异烟肼加对氨基水杨酸钠静脉滴注，继用磷霉素静脉滴注，可发生寒战、高热等不良反应。机制：可能是药液少量混合，进入体内发生某种特殊化学反应，其产物导致人体出现寒战、高热以及原有皮疹增多。

2）苯二氮䓬类药物：异烟肼可减少地西泮和三唑仑的体内消除；对其他麻醉药（乙醚、普鲁卡因，镇痛性麻醉药和氯化琥珀胆碱等）亦可增效或延长作用时间。

3）卡马西平：可增加异烟肼的肝毒性；异烟肼使卡马西平血药浓度迅速升高，可发生中毒（意识模糊，共济失调等），联用时应减少卡马西平用量。

4）乙琥胺：与异烟肼联用，个别患者出现精神症状和乙琥胺中毒征象。

5）苯妥英钠：异烟肼可提高苯妥英钠血药浓度，使作用强度和毒性反应显著增强。两药联用有 10% ~20% 的患者发生苯妥英钠中毒，应予减量。

6）抗凝血药：异烟肼可使抗凝效应加强，易发生出血反应。

7）氨茶碱：异烟肼可使茶碱血药浓度升高达 22%；也有报道称清除率增加 16%。

8）降血糖药：异烟肼可引起糖代谢紊乱，使胰岛素用量增加，联用时需调整降糖药剂量。

9）氯丙嗪，巴比妥类：异烟肼具有单胺氧化酶抑制作用，可抑制这些药物的代谢，使其治疗作用与毒性均增强。

10）麻黄碱，肾上腺素：与异烟肼联用可使不良反应增多，中枢兴奋症状加重，可发生严重失眠、高血压危象等。

11）肼屈嗪：可使异烟肼血药浓度升高，疗效增强，但不良反应明显增多。另外，肼屈嗪与异烟肼的化学结构相似，均可致体内维生素 B_6 减少而易诱发周围神经炎。

12）长春新碱：异烟肼可能增加长春新碱的神经毒性。

13）环丝氨酸：异烟肼能使环丝氨酸对中枢神经系统的副作用增加。

14）抗酸药：可减少异烟肼在肠道中的吸收，可在服抗酸药前 1 小时服用异烟肼。

15）利福平：能促使异烟肼转变成乙酰肼，两药联用增加肝毒性并增强疗效（特别是慢乙酰化者）。两药联用可早、晚分别空腹顿服。两药联用有诱发低血糖的报道。

16）对氨基水杨酸钠：可使异烟肼的血药浓度升高，可增强药效和肝毒性。

17）乳酸钙：可使异烟肼血药浓度降低30%。

18）酪胺类食物（红葡萄酒、奶酪、海鱼等）：与异烟肼联用可发生潮红、头痛、呼吸困难、恶心呕吐和心动过速等类似组胺中毒症状（单胺氧化酶抑制作用）。

19）双硫醒：与异烟肼联用可出现共济失调和行为异常及昏睡等不良反应。

20）乙胺丁醇：异烟肼可加重乙胺丁醇对视神经的损害。

21）进食：饭时服用异烟肼则吸收明显降低。

22）乳糖类食物：能完全阻碍消化道对异烟肼的吸收。

23）左旋多巴：与异烟肼联用可发生高血压、心动过速、皮疹、震颤等不良反应。

24）哌替啶：异烟肼可改变哌替啶代谢，使中间产物去甲哌替啶增多，两药常用量联用即可发生昏迷、低血压休克和呼吸抑制等严重反应。

25）普萘洛尔：可使异烟肼的清除率下降21%。

26）茶，咖啡因：服用异烟肼期间饮茶或咖啡，可发生失眠和高血压。

27）华山参片：与异烟肼联用可引起口干、头晕、视力模糊、瞳孔散大、尿闭等不良反应。

28）黄药子酒：与异烟肼联用可加重肝损害。

29）富含鞣质中药（虎杖、大黄、诃子、五倍子、地榆等）：异烟肼可与鞣质结合，形成鞣酸盐沉淀，减少吸收，影响疗效。

30）含多价金属离子（钙、镁、铁、铝、铋等）药物：可与异烟肼在胃肠道形成螯合物，影响吸收，降低疗效。

31）昆布，海藻，含碘药物：在胃酸中可与异烟肼发生氧化反应，使异烟肼丧失抗菌活性。

32）阿托品，溴丙胺太林：异烟肼能增强抗胆碱药副作用，使老年患者发生眼压增高及尿潴留等。

33）苯妥英钠：异烟肼可抑制苯妥英钠代谢，苯妥英钠蓄积可引起中毒（头晕、运动失调、胃肠障碍等）。

34）泼尼松：具有药酶诱导作用，可加快异烟肼的乙酰化过程而加重肝损害。

35）吸烟：可加快异烟肼转变为乙酰肼，加强肝毒性损害。

36）阿司匹林：具有强乙酰化作用，可使异烟肼部分乙酰化，减少吸收和排泄，导致血药浓度下降，疗效降低。

37）鲐鱼：含组胺量较高，异烟肼抑制单胺氧化酶，使组胺不易分解，可发生组胺中毒反应（头痛、心悸、皮肤瘙痒、潮红、胸闷等），故服用异烟肼期间不宜食用含组胺较多的鲐鱼、金枪鱼、沙丁鱼等。

38）不可配伍药物：氨茶碱，维生素 C，维生素 B_2，维生素 B_1，对氨基水杨酸钠，苯巴比妥钠，异戊巴比妥钠，溴化钙，碳酸氢钠，垂体后叶素，磺胺嘧啶钠。

（2）对氨基水杨酸钠（对氨柳酸钠，PAS - Na）

1）强心苷：PAS 可降低强心苷的吸收达 20%。

2）抗凝药：PAS 可使抗凝作用明显加强（减少肝凝血酶原形成），联用可发生出血反应。

3）甲氨蝶呤：PAS 可增强甲氨蝶呤的毒性反应。

4）乙醇：可完全消除 PAS 的降血脂作用。

5）阿司匹林，水杨酸盐：与 PAS 合用对肠道的刺激作用相加，可导致胃溃疡。

6）苯海拉明：略减少肠道对 PAS 的吸收（约 10%）。

7）丙磺舒：能使 PAS 血药浓度升高 2～4 倍（排出减慢）。

8）利福平：含有皂土（硅）的 PAS 颗粒剂与利福平联用，可使利福平血药浓度减半。为避免这种相互作用，应间隔 6～8 小时给药或应用不含皂土的 PAS 制剂。

9）苯妥英钠：PAS 可增强苯妥英钠的作用。

10）鹿茸：含肾上腺皮质激素样物质，可加重水杨酸盐胃肠道反应，甚至诱发消化道溃疡。

11）氯化铵，维生素 C：可酸化尿液，与 PAS 联用可引起 PAS 结晶尿。

12）异烟肼：与 PAS 可竞争乙酰转移酶（在慢代谢型），PAS 可增加异烟肼在组织中的浓度，两药联用可提高疗效，并可明显地延缓耐药性的产生。但亦可能增强肝毒性。

13）环丝氨酸（CS）：和乙硫异烟胺两药联用可增加对中枢神经系统的毒性症状，出现头痛、眩晕、嗜睡，重者可有精神症状（抑郁、兴奋、惊厥等）。

14）不可配伍药物：氯丙嗪，止血纤维芳酸，碳酸氢钠，维生素 B_6，葡萄糖酸钙，安钠咖，丁卡因，土霉素，万古霉素，甲氨蝶呤，四环素，异丙嗪，多黏菌素 E，利血平，谷氨酸钙，磺胺嘧啶钠。

（3）利福平（力复平，甲哌利福霉素，利米定，RFP）

1）对氨基水杨酸钠：可降低利福平吸收达 50%，两药联用时服药应间隔 6～8 小时。

2）抗酸药：可使利福平的吸收减少 36%。

3）醋竹桃霉素：与利福平联用可引起黄疸。

4）含抗组胺剂药物（感冒清、抗感冒片、克感宁片等）：不宜与利福平、胍乙啶、巴比妥等联用，以避免降低疗效。

5）钙通道阻滞剂：利福平具有药酶诱导作用，可降低维拉帕米和硝苯地平的作用。

6）异烟肼：与利福平联用对结核杆菌有协同的抗菌作用，可提高治愈率。但利福平具有肝药酶促进作用，可加速异烟肼在肝脏的乙酰化过程，有可能造成肝细胞大片坏死。已有肝炎或肝功能损害者更易发生严重肝损害。为避免两药联用产生肝脏毒性，采用间歇疗法，并进行血药浓度监测和肝功能随访。利福平可使异烟肼转为具有肝毒性的联胺，导致严重的肝损伤。

7）糖皮质激素：利福平可加快其代谢使激素浓度降低。

8）乙胺丁醇：与利福平联用可防止或延缓结核杆菌耐药性的产生，增强疗效。但有增加视神经损害的可能性。

9）氨茶碱：利福平可加速氨茶碱的肾清除和肝代谢，导致氨茶碱的血浓度下降，使半衰期缩短，降低生物效应。因此，两药联用时应监测氨茶碱的血药浓度，以保证用药安全有效。

10）洋地黄毒苷类药物：利福平促进肝药酶活性，提高羟基药物的代谢率；洋地黄毒苷类药物属于多羟基化合物，在利福平作用下可被迅速分解降效。对于结核病患者伴有运动性呼吸困难症状的心功能不全，两药不宜联用。机制：①利福平诱导配糖体代谢；②利福平促进胆汁分泌，增加地高辛排泄；③利福平减少地高辛吸收。

11）环孢素：利福平可增加环孢素的清除率、降低血药浓度，使药效减弱。两药必须联用时，需增加环孢素剂量达 3 倍，才能维持疗效。

12）酮康唑：利福平可使其血药浓度降低（促进代谢），而酮康唑通过影响吸收可降低利福平血药浓度达 50%，因而两药联用时均降低疗效。

13）吡嗪酰胺：利福平对吡嗪酰胺引起的关节痛具有显著疗效；利福平可抑制尿酸吸收，加速尿酸排泄，减轻吡嗪酰胺的副作用。但是，利福平与吡嗪酰胺主要的副作用为肝损害，多表现为一过性转氨酶升高及胃肠道反应。个别报道，两药联用发生严重过敏反应。

14）口服抗凝血药：利福平可与双香豆素类抗凝药华法林等竞争蛋白结合部位，使其血浆中游离型药物增加，并能促进肝药酶对抗凝药的代谢灭活，因而降低抗凝药的血药浓度和疗效。两药联用时，应按凝血酶原时间检查结果调整抗凝药的剂量。

15）中枢神经系统抑制药：巴比妥类和氯氮䓬（利眠宁）可减少利福平的肠道吸收、降低血药浓度；两药必须联用时，应间隔 6~8 小时。

16）口服避孕药，降血糖药：利福平具有肝药酶诱导作用，可促进这些药物的代谢，因而降低这些药物的作用。利福平可降低避孕药的效力，引起月经紊乱，导致避孕失败。

17）含鞣质较多的中成药：如七厘散、四季青片、虎杖浸膏片、复方千日红片、感冒宁片等，均能使利福平失去活性，降低疗效，两药不宜联用。

18）食物：牛奶、豆浆、米汤等可使利福平吸收减少及减慢。服用利福平应在饭前 1 小时顿服。牛奶、豆浆、米汤、麦乳精、茶等均可降低利福平、甲硝唑、西咪替丁等药物的吸收。

19）乙醇，药酒：与利福平联用可加剧肝损害。

20）有机酸类中药（山楂等）：可增加利福平在肾小管的重吸收，加重肾毒性。

21）丙磺舒：可提高利福平的血药浓度，延长半衰期，毒性加大，两药不宜联用。机制：两药被肝脏摄取有竞争受体的作用。

22）巴比妥类：可降低利福平血药浓度。

23）奎尼丁：利福平可使肝细胞色素 P450 酶活性增高，可加速奎尼丁代谢，使半衰期缩短（从6.1小时降到2.3小时），以及稳态血药浓度减少。两药联用降低奎尼丁疗效。

24）美西律：用药过程中加用利福平，可加速美西律代谢，缩短其半衰期，降低疗效。因此开始或停用利福平时应调整美西律剂量。

25）常咯啉（常心定）：利福平可使常咯啉的疗效降低。

（4）链霉素

1）氯霉素：与链霉素联用有拮抗作用，且神经系统毒性（耳聋，颅神经麻痹）也明显增加。

2）粉肌松：与链霉素联用可发生协同性箭毒样作用，引起呼吸困难，甚至呼吸停止。粉肌松与氨基糖苷类抗生素（链霉素、庆大霉素、新霉素、卡那霉素等）均有非去极化型神经肌肉接头阻断作用。两药联用产生协同作用，可致呼吸困难甚至呼吸停止。手术麻醉中使用粉肌松，禁忌在胸腹腔内留置或注射链霉素、新霉素、庆大霉素或紫霉素等氨基糖苷类抗生素。

3）茶苯海明（乘晕宁）：可能掩盖链霉素及其他氨基糖苷类抗生素的耳毒性症状。

4）吲哚美辛：可能提高氨基糖苷类抗生素的血药浓度。

5）万古霉素：与氨基糖苷类抗生素联用时肾毒性相加，肾毒性发生率达35%，明显高于单用时的发生率（2%～10%）。

6）耳毒性药物及强利尿药：不宜与氨基糖苷类抗生素联用（包括链霉素、卡那霉素、庆大霉素、阿米卡星、妥布霉素及核糖霉素等）。呋塞米（速尿）与氨基糖苷类抗生素联用，可出现肾毒性和（或）耳毒性。依他尼酸（利尿酸）与氨基糖苷类抗生素联用，可增强耳毒性。

7）头孢菌素：与氨基糖苷类抗生素联用可对某些病原菌起增效作用。例如，第三代头孢菌素与庆大霉素联用可加强对绿脓杆菌的抗菌作用，但肾毒性亦增强。必要时氨基糖苷抗生素也可与磺胺类、四环素、氯霉素或红霉素联用，用于大肠杆菌、产碱杆菌、布氏杆菌、变形杆菌或草绿链球菌的感染。

8）安宫牛黄丸、至宝丹、紫金锭等含雄黄中药：硫酸链霉素、新霉素中的硫酸根可使雄黄中的硫化砷氧化，增加毒性作用。

9）碱性药物，碱性中药，硼砂及其中成药（痧气散、通窍散等）：可碱化尿液，使氨基糖苷类抗生素的排泄减少，抗菌作用增强，但毒性也增强，两类药物长期联用可加剧耳毒性。

10）厚朴：所含木兰箭毒与链霉素、卡那霉素、多黏菌素有协同作用，加重其抑制呼吸的毒性反应。

（5）乙胺丁醇

1）氢氧化铝：可使个别患者对乙胺丁醇的吸收减少，但有的患者无此相互作用。机制不详。

2）异烟肼：乙胺丁醇不影响异烟肼的血浓度，但异烟肼能加重乙胺丁醇对视神经的损害。

3）乙醇：乙醇中毒者禁用乙胺丁醇。

①温热辛燥伤阴动血药物：中医学认为，肠结核病以阴虚为本，并多伴有便血，因此在选用补药时，要避免温热辛燥伤阴动血的药物，如鹿茸（精）、人参（精）、苍术、肉桂、附子等，而应选用既能养阴润肺，又能清虚火的药物，以加速病愈。

②糖皮质激素：肠结核患者在未进行抗结核药物治疗时应用糖皮质激素，易引起结核扩散。另外，糖皮质激素还能掩盖结核病症状，易使患者丧失警惕而失去及时治愈的机会。

③单味抗结核药物：结核病早期，肠部结核炎性病灶以渗出性病变为主，同时结核菌代谢旺盛，药物亦最能发挥其杀灭结核菌的作用。因此，结核病早期应主张联合足量应用抗结核药物，以迅速杀死结核杆菌，使病情好转以至痊愈。

④用药半途而废：若症状改善后就停止治疗，或肺部原发病灶消失后就停止用药，当营养不良和机体抵抗力降低时，这些病灶内的结核杆菌就会重新活跃起来，使病情进一步恶化，甚至发生急性粟粒性肺结核或结核性脑膜炎等严重病变。

六、大肠癌

【概述】

大肠癌（colorectal cancer，CRC）泛指盲肠、全部结肠和直肠所发生的恶性肿瘤。据估计全世界每年新发生的病例 102.3 万，居第 3 位，占所有恶性肿瘤的 9.4%；每年死亡 52.9 万人，居第 4 位，并正在以平均每年 2% 的速度递增，北美和西欧经济发达国家该病发病率高达 35/10 万～50/10 万，居恶性肿瘤发病率和死亡率的第 2 位。大肠癌是我国第 4 位高发的恶性肿瘤，我国大肠癌发病率男性为 13.6/10 万，女性为 9.2/10 万。据上海市的统计资料，我国大肠癌正以每年 4.2% 的速度递增，近年来随着人们生活水平的提高和生活方式的改变，大肠癌的发病率呈现继续上升的趋势。

1. 病因

大量流行病学研究表明大肠癌发病与环境因素、遗传、生活方式、饮食习惯有明显关系。

（1）环境及生活因素：世界不同地区大肠癌发病率差别较大，有明显的地理分布性。经济发达国家、地区发病率高于经济发展中的国家、地区，低发病地区如中国、日本、非洲等国家居民移居到西方国家后，大肠癌的发生率随之增高，第一代发病率就开始上升，第二代的发病率即与当地居民一致。20 世纪 80 年代前后我国直肠癌占大肠癌中的 60%～75%，近些年流行病学研究发现以高蛋白、高脂肪、高糖、低纤维素、低运动为代表的生活方式出现的大肠癌主要是结肠癌，由于结肠癌大量上升，而直肠癌仅略有升高，导致结、直肠癌发病比例呈现明显变化，以上海市为例，1999 年结肠癌占大肠癌的比例已上升到 61%。

（2）遗传因素：在大肠癌患者中，有 15%～25% 的患者有大肠癌家族史，其中6%～10% 患者的家族史符合孟德尔定律，亦即合乎常染色体显性遗传的特征。临床上依据有无多发性息肉病，可将遗传性大肠癌分为遗传性息肉病和遗传性非息肉病性结直肠癌两大类。遗传性息肉病又可细分为遗传性腺瘤性息肉病和遗传性错构瘤性息肉病，前者包括家族性腺瘤病（FAP）、Turner 综合征等，后者包括家族性幼年性息肉病、Cowolen 综合征等。

（3）大肠慢性炎症：以溃疡性结肠炎与大肠癌关系最为密切，其发生大肠癌的危险性比同年龄组人群高出 5~11 倍，一般在患病后 10 年左右发生，约有 20% 的患者癌变，其癌变随年龄增大而增加。出血性溃疡性结肠炎危险性更大，患者超过 10 年者癌变发生率可达 50%。

（4）血吸虫病：血吸虫流行地区也常是大肠癌的高发区，往往跃居为恶性肿瘤发病的首位。

（5）放射线损害：多见于宫颈癌或盆腔肿瘤接受放射治疗后的患者，大多数患者于放射治疗后 10~20 年发病，肿瘤多位于原放射野内。

（6）其他：胆囊切除术后的患者，大肠癌特别是右半结肠癌发生率明显增加。输尿管乙状结肠吻合术后的患者其大肠癌发生率比一般人群高 100~500 倍，多数发生于术后 20 年左右，肿瘤多发生于吻合口附近。

2. 临床表现

大量文献资料表明，国内大肠癌高发年龄为 45~60 岁，30 岁以下仅占 12%，而欧美发达国家高发年龄为 55~70 岁，男性比女性高 1~2 倍。我国大肠癌中直肠癌占 60%~75%，而直肠癌中 75% 左右患者肿瘤距肛门少于 7cm。大肠的临床症状由于左右两侧结肠及直肠在解剖生理功能上有所不同，因此发生肿瘤后症状亦不相同。

（1）右侧结肠癌：由于右侧结肠管腔较大，粪便较稀薄，在早期无典型症状，仅表现右腹不适，由于该部位淋巴管及血管较丰富、吸收能力较强，病变毒素较易被吸收，常出现低热、乏力、食欲减退、贫血、体重减轻等中毒症状。不少结肠癌患者诊断确立时，已可触及腹部肿块，仔细询问病史可发现患者以前已有大便习惯改变，常见排便次数增多，大便不成形或黏液稀便及排便前腹隐痛等症状，当肿瘤穿透肠壁全层致肠周继发感染或肿瘤穿孔引起局限脓肿包块，如靠近升结肠近侧或盲肠，可被误诊为阑尾脓肿，应当警惕。

（2）左侧结肠癌：左侧结肠癌主要症状是大便次数增多，带黏液红色果酱样血便，由于左侧结肠在解剖上不如右侧宽，且此段肠腔内容物水分经吸收到此已基本成为粪块，以及癌瘤的类型是以浸润型为多见，因此左侧大肠癌梗阻症状比右侧大肠癌多见，重者可出现急性完全性肠梗阻症状，表现为腹阵痛、肠鸣音亢进、腹胀、恶心、呕吐等。

（3）直肠癌：早期症状不明显，当肿瘤长到 1.5cm 以上会刺激肠黏膜使其分泌增多，直肠癌常因其肿瘤表面继发感染可有黏液脓便，病情继续发展，可不分昼夜每日大便 10~20 次，里急后重。当肿瘤溃烂时主要表现为血便或黏液血便，大便变稀或混有酱色黏液便。也有因肿瘤发展肠管狭窄，大便变形变细。当肿瘤侵及肛管或原发于肛管时，可出现肛门疼痛。肿瘤局部浸润或淋巴道转移至邻近组织器官时可出现阴道出血、血尿、腰骶部酸痛等。

3. 辅助检查

大肠癌的检查必须由简入繁地有步骤地进行。例如，发病率最高的直肠癌，如果没有进行直肠指诊或直肠镜检，而首先做钡灌肠检查反而容易漏诊。常用而较重要的检查方法有以下几项：

（1）直肠指诊：是早期发现直肠癌的关键性检查。凡遇患者有便血，大便习惯改变，大便变形等症状，均应进行直肠指诊。检查时应注意有无肿物触及，肿物距肛门的距离、位置（肠腔、肠壁内还是肠外），肿物形状、大小、硬变、侵犯直肠周径的范围，与直肠周围组织的关系，女患者必要时行阴道指诊。

（2）大便潜血检查：此法简易有效，往往在无症状的早期大肠癌可获得阳性结果。检查前3天行饮食准备，进食多渣、忌肉食4天，再连续查大便3次。提示癌肿诊断率在60%左右，无假阳性。此检查法更多作为普查大肠癌的初筛手段。药物（维生素）也可致潜血假阳性。大肠癌出血往往为间歇性，因此，应该反复连续3次检查为宜。

（3）直肠及乙状结肠镜检查：据国内资料，至少半数大肠癌是分布在距肛门25cm的距离内。此段距离是乙状结肠镜所能够达到的范围，所以，一次认真的乙状结肠镜检查可以解决半数大肠癌的诊断问题。除肉眼观察肿物位置、大小、形状、范围等，还可行活体组织检查。进一步明确病变性质。

（4）X线检查：一是钡剂灌肠法；二是气钡双重对比检查。对纤维结肠镜难以达到的升结肠和盲肠位置的病变观察，双重钡剂观察可发现0.3~1cm大小隆起病变，可以辨认大肠黏膜上深0.3cm、宽0.7cm的裂隙，因此对直径小于1~2cm的早期结肠癌可提高诊断率和分辨率。

（5）纤维结肠镜检：对大肠黏膜做直视下观察，并能做电灼、活检、冲刷做细胞学检查。可补充钡灌肠、气钡灌肠的检查和X线下不易辨明的病变。对小型病灶诊断比X线检查优越。但术者的操作、识别能力有时直接影响诊断率：纤维结肠镜检的合并症是穿孔及出血。

（6）B型超声波检查：辅助了解大肠癌患者有无肝转移、腹腔淋巴结转移。直肠癌患者用特殊的腔内探头，可测出肿瘤侵犯范围、侵犯邻近脏器的情况，例如膀胱、前列腺或女性附件等。

（7）CT，磁共振成像检查：帮助检测肝转移，直肠癌病例盆腔内扩散情况等。

（8）放射免疫定位检查：用放射性核素标记的抗CEA单克隆抗体，对大肠癌病例的原发瘤及转移癌进行放免测定。有报告术前50例进行全身扫描，术前阳性部位与术后病理诊断符合率为83%。

（9）血清免疫学癌胚抗原（CEA）检查：1965年Gold等首先从大肠腺癌及胚胎大肠黏膜组织中分离出一种抗原，名为癌胚抗原（CEA）。近年来研究发现，CEA对大肠癌诊断的敏感性及特异性尚不够理想。乳腺癌、肺癌及溃疡性结肠炎患者血清CEA均可升高。

【饮食宜忌】

1. 饮食宜进

（1）饮食原则

1）早期宜食含纤维素丰富的食物：在结肠癌的早期，患者往往有大便性状的改变，有时便秘，有时腹泻，有时则便秘和腹泻交替出现。应重视调理大便。在饮食方面应给予含纤维素丰富的食品，如土豆、红薯、嫩叶青菜、香蕉等，但应避免吃过于粗糙的饮食。因为含纤维素丰富的食品，可以使大便有一定的容量，既可以防止便秘，又可在一定程度上防止腹泻。

2）肠癌晚期，肠道已明是变狭窄，此时食物宜少而精。为了通便，可食蜂蜜、香蕉、梨子等食物，而避免再吃红薯等容易胀气的高淀粉类食物。

3）中老年大肠癌患者消化能力弱，且多有迁延不愈的腹泻及腹部不适等症状，有时还伴有长期发热、出汗，食疗调理中多以易于消化吸收的粥膳和汤饮等半流质饮食为主。

4）在防治大肠癌中，要特别注重增强其免疫功能，强壮体质，在食疗配餐中可多选用以下食品，如甜杏仁、山药、刀豆、扁豆、番茄、蜂蜜、海参、黄鱼、海鳗、鲟鱼、龙虾、香菇、平菇、草菇、木耳、银耳、猴头菇、沙棘、牡蛎、乌贼等。大肠癌患者的饮食调理，宜多食用对大肠癌有防治功效的食物，常用的佳品有薏苡仁、核桃仁、无花果、慈菇、芋头、菱、芦笋、马兰头、羊血、鹌鹑、甲鱼、马齿苋、胡萝卜等。

5）药膳、食疗对老年大肠癌患者有良好的功效，用以配伍的药食佳品很多，常用的药膳、食疗食品有蟾蜍、羊脊骨灰、沙枣、石榴皮、乌梅、枳壳、桃仁、莱菔子、山药粉、枸杞子、白花蛇、象牙屑、陈皮、猪血、鲨鱼、绿豆、百合、大头菜、山楂、金针菜等。

6）老年大肠癌患者多有食欲不振、恶心等症状，有的甚至伴有呕吐，因而食疗餐饮中宜清淡，切忌油腻、煎炸之物，要重视选用预防肠道感染、祛邪开胃的食品。

7）宜食含微量元素硒多的食物：如海产品、肉、谷物、芦笋、蘑菇、芝麻等。

8）宜食抗癌食物：结肠癌术后放疗、化疗期间，宜多选用防癌，升白细胞，提高免疫功能的食物。

（2）饮食搭配

1）佛手柑与粳米：将佛手柑加清水适量，用中火煎熬，去渣留汁，加入粳米煮粥食用。有理气止痛、健胃止吐之功效。适宜结肠癌证属气滞血瘀、腹块刺痛、坚硬不移、腹胀腹泻、里急后重者食用。

2）鸡肉与桂圆、荔枝、枸杞子、小枣、莲子：鸡肉能补益五脏，是高蛋白低脂肪食物，营养价值很高；桂圆生津润燥，补心养血；荔枝生津和胃，补益气血；枸杞子滋补肝肾，益精明目；小枣健脾和胃，益气养血；莲子补脾益肾，清心除烦。适宜结肠癌肝、肾阴虚患者食用。

（3）食疗药膳方

1）银耳杏仁百合汤：银耳与杏仁各 10g，百合 5g。常法炖煮，再加入牛奶、冰糖适量调服。

2）大蒜鹅血汤：鲜大蒜 100g，鲜鹅血 250g，油、盐、味精各少许。将大蒜洗切碎，鹅血放入沸水中烫熟，切成厚块备用。烧油锅入少许油放大蒜炒片刻，加清水适量煮汤，汤将沸时入鹅血煮至沸，再加盐、味精等佐料，即可食用。每日 1 次，也可隔日 1 次。有宽中消胀、健脾补血、解毒抗癌之功效。

3）野猪肉芋艿粥：野猪肉 150，芋艿 50g，粳米 150g，萝卜 50g。肉切细片，芋艿切小块，萝卜切薄片，与粳米一起加水煮成糜粥，分早晚食用。对肠风下血、肠蕈下血有效。

4）半枝莲 15g，白花蛇舌草 30g，粳米 100g。先将前 2 味洗净加水煎取汁液，与淘洗干净的粳米一同煮粥。每日服 1 剂，分数次服用。适于消肿止痛、抗癌。

5）杏仁芝麻蜜露：甜杏仁 60g，黑芝麻 500g，白糖 250g，蜂蜜 250g。先将甜杏仁洗净滤干，打碎成泥状；黑芝麻淘洗干净，用小火炒至水气散尽，芝麻发出响声时埋入碗中，不要炒焦，研碎；再将杏仁泥、黑芝麻、白糖、蜂蜜一同倒入盆中，加盖，隔水蒸 2 小时，离火，待冷装瓶。日服 2 次，每次 10g，饭后用开水送服。芝麻宜细嚼后再咽下。有益肾气，畅肺气，润肠之功效。适于大便无力而难解者，久服有预防直肠癌的作用。

6）乌药蜜饮：乌药 15g，延胡索 15g，半枝莲 20g，蜂蜜 30g。先将乌药、延胡索、半枝莲分别拣杂，洗净，晾干或晒干，乌药、延胡索切成薄片，半枝莲切成碎小段，同放入沙锅，加水浸泡片刻，煎煮 20 分钟，用洁净纱布过滤，去渣，收取滤汁放入容器，调入蜂蜜，拌和均匀即成。早晚 2 次分服。行气活血，散寒止痛。本食疗方适于大肠寒凝气滞引起的腹部疼痛。

7）黄芪猪肉红藤汤：黄芪 50g，大枣 10 枚，猪瘦肉适量，红藤 100g。将黄芪与红藤加清水 1000mL，大火煮沸，然后用小火煎 30 分钟，取汁与大枣及猪肉同炖至烂，食肉喝汤，具有补气和中、和胃健脾、益气生津、清热解毒之功效，适于肠癌腹痛胀，大便频数等。

8）藤梨根炖狗肉：藤梨根、狗肉各 60g，共炖，吃肉喝汤，用于晚期大肠癌。

9）山药薏苡仁粥：薏苡仁、山药（后下）各 60g，加水适量熬粥服食。用于晚期大肠癌。

10）马齿苋炖猪肉：马齿苋、瘦猪肉各 60g，共炖至熟，吃肉吃菜喝汤。用于晚期大肠癌。

11）黄枣汁白木耳汤：旱莲草 50g，大黄 30g，大枣 20g，浓煎取汁，加入已炖烂白木耳汤中。稍煮片刻即食用。用于大便带血者。

2. 饮食禁忌

（1）忌高脂肪饮食：肥甘油腻食品含有大量胆固醇。胆固醇经细菌作用可形成致癌物质。

（2）忌饮食过敏：反复吃过敏的食物可致人体发生慢性非特异性溃疡性结肠炎。有研究证明，溃疡性结肠炎患者肠癌发病率比正常人群高出 5 ～ 10 倍。

（3）忌摄入食物纤维不足：食物纤维能稀释肠内残留物，增加粪便量，又可使粪便从肠道排空加快，因而使肠内容物中致癌物的量减少，且对大肠黏膜接触作用时间缩短，因此食富含纤维素食物，可降低大肠癌的发病率。

（4）忌辛辣食物：因辛辣食物易助热生火，热毒下注，蕴于大肠，则加重本病症状。

（5）忌腥膻发物：腥膻发物可助邪疫气，加重临床症状，不利于疾病的治疗。

【药物宜忌】

1. 西医治疗

（1）手术治疗：是目前大肠癌最重要的治疗手段。基本原则：肿瘤所在的肠段及其相应的肠系膜和所属区域性淋巴结的整块切除。

手术方式包括：

1）右半结肠切除术：适用盲肠、升结肠、横结肠肝曲的癌肿。

2）左半结肠切除术：适用横结肠脾曲、降结肠和乙状结肠癌肿。

3）横结肠切除术：适于肝曲与脾曲之间的癌肿。

4）直肠前切除：适于直肠乙状结肠曲部和高位直肠癌。

5）腹部会阴联合直肠切除术：适于直肠癌。

6）保留肛门的直肠切除术：适于距离肛门 6 ～ 8cm 以上的直肠癌。

（2）放射治疗：适于：①位置较固定的直肠和下段乙状结肠癌。②不能手术切除或术后复发的直肠癌。③直肠癌术前放疗，以低剂量 1000 ～ 2000CGY/12d；中剂量 3000 ～ 4000CGY/4 周；低剂量 0 ～ 10 天即行手术，中剂量 2 ～ 3 周行手术。④少数人用于直肠癌术后辅助治疗，可手术中用金属夹子作出标记。

（3）化学药物治疗：适于晚期有转移的大肠癌。也可为了提高大肠癌手术疗效，辅以化疗。常用的以 5 - 氟尿嘧啶（5 - FU）为首选，有效率近 20%，半数缓解期可维持 3 ～ 5 个月。需长期治疗或经手术切除后疑有肿瘤残留者均可采用口服法，即将 500 ～ 1000mg 5 - Fu 溶于酸性液（如果汁）、每周服 1 次，可以长期服用，很少发生毒性反应：对有肝转移则更有效。还可以 12mg/kg，每周静脉注射 1 次，长期应用。5 - FU 和司莫司汀合用可提高疗效。

大肠癌常用化疗方案：

1）FA + 5 - FU

FA：100 ～ 200mg，静脉滴注（先用）。

5 - FU：500mg/m²，静脉滴注（继用，6 ～ 8 小时输入）。

以上每日 1 次，连用 5 日，每 30 日重复（用药 5 日，休息 25 日）。

可用做治疗性化疗，如用于辅助化疗则用 6 个月。

2）L - OHP + 5 - FU/FA

国际乐沙定临床试用协作方案：

奥沙利铂（L - OHP）130mg/m²，静脉滴注 2 小时，第 1 日。

FA：200mg/m²，静脉滴注 2 小时，第 1 ~ 5 日。

5 - FU：300mg/m²（≤500mg/d）静脉滴注 4 小时，第 1 ~ 5 日。

每 21 日重复。

3）irinotecan + 5 - FU/FA

伊立替康：150 mg/m²静脉滴注，第 1 日；

FA：200mg/m²，静脉滴注 2 小时，第 1 ~ 2 日；

5 - FU：500mg/m²静脉滴注，第 1 ~ 2 日。

每 14 日重复。

2. 中医治疗

（1）辨证治疗

1）湿热内蕴

主症：腹部阵痛，便中夹血，或里急后重，肛门灼热，呕恶胸闷，舌质红，苔黄腻，脉滑数。

治法：清热祛湿，解毒散结。

方药：清肠饮加减。槐花、地榆、白头翁各 15g，败酱草、马齿苋、生薏苡仁各 30g，黄柏、苦参、黄芩、赤芍各 10g，炙甘草 6g。

用法：水煎服，每日 1 剂。

2）瘀毒内阻

主症：烦热口渴，腹痛泻下，脓血紫暗、血量甚多，里急后重，舌质紫暗，可见瘀点，脉涩细数。

治法：清热散结，化瘀解毒。

方药：膈下逐瘀汤加减。桃仁、红花、归尾、赤芍、生地黄、川芎各 10g，生薏苡仁、半枝莲、藤梨根、败酱草各 30g，炮山甲 15g。

用法：水煎服，每日 1 剂。

3）脾肾阳虚

主症：面色苍白，少气无力，畏寒肢冷，腹痛腹泻，五更为甚，舌质胖淡，苔薄白，脉浮细无力。

治法：温肾补脾，佐以化瘀解毒。

方药：附子理中汤合四神丸加减。制附子、党参、白术、茯苓各 15g，补骨脂、诃子、肉豆蔻、干姜、陈皮各 10g，吴茱萸、甘草各 6g，生薏苡仁 30g。

用法：水煎服，每日 1 剂。

4）气血两虚

主症：面色㿠白，唇甲不华，少气无力，神疲懒言，脱肛下坠，舌质淡，苔薄白，脉沉细无力。

治法：益气养血，健脾补肾，化痰解瘀。

方药：八珍汤加味。党参20g，白术、茯苓、炙甘草、当归、熟地黄、白芍、川芎各10g，炙黄芪、败酱草、土茯苓、土贝母、生薏苡仁、瓜蒌各30g。

用法：水煎服，每日1剂。

5）肝肾阴虚

主症：形体消瘦，五心烦热，头晕耳鸣，腰膝疫软，遗精带下，低热盗汗，舌质红绛，少苔无苔，脉弦细数。

治法：滋阴益肾，降火生津。

方药：知柏地黄汤加味。知母、黄柏、生熟地黄、白芍、山萸肉、泽泻、枸杞各10g，沙参20g，麦冬、五叶子、陈皮各12g。

用法：水煎服，每日1剂。

以上根据临床症状，可适当加减：便血者加血余炭、血见愁、茜草、槐花、地榆；腹泻者加马齿苋；白头翁、鱼腥草；便秘者加大黄、火麻仁、郁李仁、柏子仁；腹痛者加玄胡、沉香；腹部有肿块者加夏枯草、海藻、昆布、三棱、莪术；梗阻者加桃仁、大黄、牡丹皮、厚朴、枳实。抗癌中药可选：败酱草、白头翁、半枝莲、蛇舌草、藤梨根、生薏苡仁、土茯苓。

（2）验方

1）鲜猕猴桃：生吃，每日250g，连服月余。

2）清肠消肿汤：白花蛇舌草、菝葜、野葡萄藤、生薏苡仁、瓜蒌仁、白毛藤、贯众炭、半枝莲各30g，八月札、红藤、苦参、丹参、凤尾草各15g，木香、土鳖虫、乌梅各9g，守宫（研成粉末，分3次吞服）4.5g。并将本方煎剂1/3（约200mL）保留灌肠，每日1~2次（上海中医学院龙华医院），适于各期大肠癌患者。

3）白花蛇舌草75g，薏苡仁30g，黄药子9g，乌梅6g，乌药、龙葵各3g，田三七1.5g。水煎服，每日1剂，治疗直肠癌有效。

4）散结汤：仙鹤草、生赭石各30g，怀山药18g，花粉、天冬、甘草各15g，当归9g。每日1剂，水煎服，治疗直肠癌。

5）苦参、蒲公英各15g，白花蛇舌草、半枝莲、白英、忍冬藤、败酱草各30g。每日1剂，水煎分次服，适于大肠癌。

（3）熏洗坐浴法

1）蛇床子、苦参各30g，薄荷20g，加水1000mL，煮沸后加入生大黄10g，煎2分钟，将雄黄、芒硝各10g放入盆中，将煮沸的汤药倒入盆内搅拌，乘热气上蒸之际蹲于盆上，熏蒸肛门外，待水变温后则改为坐浴，每晚1次。适于肛管癌者。同时配合其他疗法，效更佳。

2）苦参、龙葵、马齿苋、败酱草、土茯苓、黄药子各30g，五倍子、山豆根各20g，黄柏10g，枯矾3g，冰片少许（后下），漏芦30g。水煎服后坐浴浸洗肛门，适于晚期肛门部癌症有菜花样肿物或溃烂者。

3）坐浴方：苦参、龙葵、败酱草、土茯苓、黄药子、漏芦各30g，五倍子、山豆根各 20g，马齿苋 40g，枯矾 3g，冰片少许（后下）。水煎后坐浴浸洗肛门，适于晚期肛门部癌症有菜花样肿物或溃烂者。

（4）保留灌肠法

1）鸦胆子 15 粒，白及 15g，白头翁、徐长卿、乳香、没药各 30g。加水 1000mL，煎至 300~500mL，放至温热后用空针抽取，保留灌肠，隔日 1 次，对大肠癌患者有效。

2）黄柏、黄芩、紫草、苦参各 60g，虎杖 120g，藤梨根 250g，乌梅 15g。浓煎取汁 500mL，每日睡前取 30~50mL，保留灌肠 1 次，主要用于直肠癌。

3）5% 大蒜浸液保留灌肠，治疗肠癌有效。

（5）药栓疗法

1）抗癌栓：硇砂 3g，鸦胆子 9g，乌梅肉 15g，冰片 1.5g，此为 3 个栓剂量，加赋形剂制成栓子，每日 1~2 次，每次 1 粒，塞入肛门内。此疗法适于直肠癌肿高突而致肠腔狭窄。大便困难者。该药有腐蚀作用，用时慎防出血。

2）抗癌栓 4 号：蟾酥、雄黄各 20g，白及粉 15g，颠茄浸膏 5g，甘油明胶 65g，甘油 75g，以上量共制取栓剂 100 颗。制法：取蟾酥，雄黄、白及粉之细末加颠茄浸膏，甘油研成糊状物，再将甘油明胶置水加热，待熔后，再将上述蟾酥等糊状物加入，不断搅拌均匀，倾入已涂过润滑剂的栓模内（鱼雷形），冷凝取出以蜡纸包裹备用。用法：嘱患者取俯卧位，将栓剂 1 颗轻轻塞入肛门内深达 10cm 左右，俯卧半小时，每日 2 次，30 天为 1 个疗程。

3. 药物禁忌

氟尿嘧啶（5-氟尿嘧啶，5-FU）：

1）新霉素：可延迟氟尿嘧啶胃肠吸收。

2）西咪替丁：与氟尿嘧啶联用 1 个月，使后者血药浓度升高 75%。

3）米索硝唑：预先使用可减少 5-FU 清除率，导致半衰期延长，毒性增加。

4）维生素 C，叶酸：可增强氟尿嘧啶毒性。

5）酸性药物（阿糖胞苷、地西泮、多柔比星、氨基酸、胰岛素以及多种维生素）：禁忌与阿糖胞苷、氟尿嘧啶注射液（碱性）混合应用。

余参见"胃癌"。

七、肠梗阻

【概述】

肠内容物向远端运送受阻称肠梗阻。

1. 病因

（1）机械性肠梗阻

1）肠管受压：如粘连带压迫、肿瘤压迫、肠扭转及嵌顿疝等。

2）肠壁病变：肠肿瘤、结核或炎性狭窄。

3）肠腔堵塞：肠腔被粪块、大结石、异物、寄生虫或套叠肠管堵塞。

（2）动力性肠梗阻

1）肠麻痹：如急性弥漫性腹膜炎、腹部大手术后、腹腔感染、腹膜后脓肿或血肿、低血钾等。

2）肠痉挛：如铅中毒、肠功能紊乱等。

（3）血运性肠梗阻：肠系膜血管闭塞，如受压、血栓、栓塞所致，又称绞窄性肠梗阻。无血运障碍者称为单纯性肠梗阻，单纯性肠梗阻可发展为绞窄性肠梗阻。

2. 临床表现

（1）腹痛：机械性肠梗阻表现为：发性绞痛，伴肠鸣。自觉有气团在腹中窜动，并受阻于某一部位。若腹痛间歇期缩短，甚至为持续腹痛，应警惕绞窄性肠梗阻。

（2）呕吐：梗阻位置高时，呕吐早且频繁，低位肠梗阻呕吐迟而少，有粪样呕吐物。结肠梗阻呕吐发生晚。麻痹性肠梗阻呕吐为溢出性，绞窄性肠梗阻呕吐物是血性。

（3）腹胀：高位肠梗阻腹胀轻，仅见上腹胀满，可见胃型。低位肠梗阻腹胀重，结肠梗阻的腹周膨胀显著，绞窄性肠梗阻腹胀不均匀。肛门停止排气排便完全性肠梗阻，低位肠梗阻会完全停止排气排便，不全性肠梗阻、高位肠梗阻或早期肠梗阻仍有少量排气排便。

（4）腹部膨隆：有时可见肠型蠕动波，重者腹胀不均匀，不对称。

（5）压痛：重者有反跳痛，肌紧张。

（6）移动性浊音阳性：绞窄性肠梗阻多见。

（7）肠鸣音：机械性肠梗阻早期肠鸣音亢进，机械性肠梗阻晚期、麻痹性肠梗阻、绞窄性肠梗阻肠鸣音多减弱或消失。

3. 辅助检查

梗阻4~6小时，X线可见肠腔积气，液平面，空肠梗阻可显示"鱼骨刺"状，绞窄性肠梗阻见孤立、胀大、固定肠祥。实验室检查可见血钾、血钠、血氯、pH等会有不同程度改变。

【饮食宜忌】

1. 饮食宜进

（1）急性肠梗阻应绝对禁食，并行胃肠减压。

（2）梗阻缓解后饮食需清淡、柔软、易消化而富含营养，如豆浆、河鱼、新鲜蔬菜等。

（3）进食以软食为主，活动期酌情选用流质或半流质饮食，稳定期可进易消化普食。

2. 饮食禁忌

（1）不可暴饮暴食，过饥过饱。

（2）不宜食油腻、生冷、坚硬难消化之物。

（3）忌过多食用富含粗纤维之食品。

（4）慎食过于寒凉或温热之食品，如西瓜、甲鱼、牛肉、羊肉、咖啡等。慎食牛奶、奶制品、豆类、山芋等易胀气食品。

（5）禁烟酒。

【药物宜忌】

1. 西医治疗

（1）非手术治疗

1）适应证：①单纯性粘连性（特别是不完全性）肠梗阻。②麻痹性或痉挛性肠梗阻。③蛔虫、粪块堵塞性肠梗阻。④肠结核、炎症引起的不全性肠梗阻。⑤肠套叠早期。

2）方法

①胃肠减压：是治疗肠梗阻的重要方法之一。通过胃肠减压，吸出胃肠道内气体和液体，减轻腹胀，降低肠腔内压，减少肠内细菌、毒素，改善肠壁血运，促进水肿消散，有利于改善病变局部及全身情况。

②补液及营养支持：补充水及电解质，纠正低钠、低钾或酸碱失衡，监测血钾、血钠、血氯、pH及尿素氮、肌酐等项目，适当补充脂肪乳剂（250mL，静脉滴注，每日1次）及氨基酸（250~500mL，静脉滴注，每日1次）、维生素（维生素C 2.0g，静脉滴注，每日1次；维生素B_6 200mg，静脉滴注，每日1次）、新鲜血浆（300~500mL，静脉滴注，每日1次）等。

③防治感染中毒：多选用针对革兰染色阴性菌（头孢曲松2.0g，静脉滴注，每日1次；头孢唑肟2.0g，静脉滴注，每日2~3次）及厌氧菌的抗生素（替硝唑100mL，静脉滴注，每日2次）。

3）疗效观察：经保守治疗12小时后，若腹痛减轻或消失，排气排便，肠鸣音由高调转至正常，X线检查液平减少、消失者即为有效。若症状、体征等加重应及时手术。

（2）手术治疗

1）适应证：①各种绞窄性肠梗阻。②肿瘤性肠梗阻。③先天性肠道畸形。④腹胀严重的低位小肠、结肠梗阻。⑤非手术治疗无效者。

2）常用术式：①肠粘连松解术。②肠扭转（套叠、嵌顿疝）复位术。③肠部分切除吻合术，用于肠坏死，肿瘤。④短路手术，用于肿瘤不能切除者及粘连广泛者。⑤肠造口术，适于高危患者或左结肠急性梗阻时。

2. 中医治疗

（1）辨证治疗

1）气机阻滞证

主症：腹痛急发，阵作加剧，腹胀呕吐，肠鸣辘辘，不排气、便，腹显肠形。舌质淡，苔薄，脉象弦。多见于单纯性、蛔虫性肠梗阻。

治法：通里攻下，行气散结。

方药：大承气汤化裁。厚朴15g，枳实12g，大黄12g（后下），芒硝12g（分冲），木香9g，槟榔9g，莱菔子12g，川楝子12g。

用法：水煎服，每日1剂。

2）寒邪凝聚证

主症：脘腹剧痛，喜暖拒按，腹胀便闭，畏寒肢冷，面色青晦。舌质淡，苔白滑，脉象沉紧。多见于慢性炎症、术后肠粘连者。

治法：温中散寒，泻下通便。

方药：大黄附子汤化裁。大黄9g，附子9g，细辛6g，干姜9g，延胡索9g，巴豆霜0.08g（装入胶囊分2次服）。

用法：水煎服，每日1剂。

3）气滞血瘀证

主症：腹痛较剧，腹胀明显，腹满气促，呕吐更甚或触及包块，腹肌紧张。舌质红绛，苔黄腻，脉象弦数。多见于完全性肠梗阻。

治法：活血化瘀，通里攻下。

方药：桃核承气汤化裁。桃仁12g，大黄12g（后下），芒硝9g（分冲），厚朴15g，当归15g，赤芍12g，木香9g，姜半夏9g。

用法：水煎服，每日1剂。

4）热毒蕴结证

主症：腹胀痞满，绞痛拒按，身热汗出，口干口臭，大便秘结，小便黄赤，甚至神昏，四肢厥冷。舌质红，苔黄燥，脉象洪数。

治法：解毒泻热，通腑散结。

方药：大陷胸汤化裁。大黄9g，厚朴9g，枳实9g，黄芩12g，瓜蒌12g，山栀9g，生石膏30g，知母9g，芒硝9g（冲），二丑9g。

用法：水煎服，每日1剂。

本病需及时观察病情变化，采取有效治疗措施，以免延误病机。

按：上症呕吐甚、服药困难时，可用原方煎汤配合保留灌肠法、针刺止吐法等。

（2）验方

1）肠功能恢复汤：党参、白术、陈皮、桃仁、赤芍、木香各10g，火麻仁30g，枳实、大黄各15g（后下）。水煎浓缩为100mL，取50~70mL，由胃管注入，4~6小时1次，观察治疗24小时。适于年老体弱之部分或单纯性肠梗阻。

2）通气润肠油：香油250mL，小茴香15g，当归30g。将后两味入热香油中炸枯后去渣，待油凉后少量频服，以大便通下为度。适于急性肠梗阻。

3）粘连松解汤：厚朴10~15g，木香9g，乌药9g，炒莱菔子9~15g，桃仁10g，赤芍10g，芒硝6g（冲），番泻叶9g，水煎服。适于轻型肠粘连或部分肠梗阻。

4）红藤四逆散：红藤、生黄芪各15~30g，皂角刺、赤芍、白芍各9g，柴胡5g，枳壳、甘草各3g，木香3~5g，黄芩6~9g，水煎服。适于术后肠粘连。

3. 药物禁忌

头孢菌素类：

（1）香豆素类抗凝药：头孢菌素类抗生素可降低维生素K的肠道吸收，使抗凝药作用增强。

（2）丙磺舒：可降低头孢噻啶、头孢噻吩的肾清除率，使抗生素血药浓度升高，可能增加肾损害，联用时应适当减少抗生素剂量。

（3）乙醇：头孢菌素类抗生素可使乙醇氧化被抑制，发生"戒酒硫样反应"，故用药期间及停药3日内不要饮酒。本类药与乙醇联用时，体内乙醛蓄积而呈醉酒样反应，表现为面红、胸闷、血压下降、恶心、呕吐、失神、呼吸困难、心跳、头痛、痉挛等。

（4）强利尿药：与头孢噻啶或头孢噻吩联用时增加肾中毒的可能性；机制：阻碍头孢菌素肾排出，使血清和组织中药浓度升高。呋塞米可增加头孢噻啶的肾毒性，并降低头孢噻啶在脑中的浓度。甘露醇可降低头孢唑啉血药浓度，加重肾毒性。必须联用时抗生素应减少剂量。

（5）氨基糖苷类抗生素：与头孢菌素类联用可起协同作用，但肾毒性也会加重，故肾功能不良者慎用，避免在同一容器中使用，以免相互降低效价。庆大霉素与头孢噻啶联用，可使肾毒性相加，多黏菌素E与头孢噻吩联用，可引起肾衰竭。妥布霉素、卡那霉素、多黏菌素、链霉素等与头孢霉素类联用均可导致肾毒性。

（6）非甾体抗炎药：尤其是阿司匹林、二氟尼柳或其他水杨酸制剂，与头孢哌酮联用时，由于血小板的累加抑制作用可增加出血的危险性。

（7）考来烯胺（消胆胺）：可降低头孢氨苄的血药浓度，因而降低其抗菌活性。考来烯胺与头孢羟氨苄或头孢氨苄可在肠道结合，使后者吸收减慢，但总吸收量不受影响。

（8）青霉素：预先应用可阻止头孢噻啶在肾皮质区蓄积，预防其引起急性肾小管坏死。美洛西林可降低头孢噻肟清除率达40%。哌拉西林与头孢唑林抗菌谱相同，联用时应分别减少剂量。

（9）乙酰螺旋霉素：其快速抑菌作用，可使头孢唑林的快速杀菌效能受到明显抑制。

（10）环孢素：与头孢呋辛、头孢曲松合并用药，对患者的肾功能无不良影响，亦不改变环孢素的血药浓度。与头孢他啶联用，虽然不改变环孢素的血药浓度，但有一定的肾毒性，血清肌酐、尿素氮水平较合并用药前增加2.6%和27.1%，较停药后增加6.6%和29.9%。

（11）林可霉素：与头孢菌素有拮抗作用，不宜联用。

八、肠套叠

【概述】

部分肠管及系膜套入与其相连的肠管内称为肠套叠。原发性肠套叠，多见于2岁以内小儿。继发性肠套叠由肠管或肠腔内病变诱发，多见于成人。

1. 病因

（1）小儿添加辅食不当，致肠功能紊乱，肠蠕动异常，占肠套叠的80%。

（2）成人肠息肉、肠憩室、异位胰腺、肠肿瘤等诱发肠运动失调，占20%。

2. 临床表现

（1）小儿肠套叠

1）多见于2岁以内小儿。

2）腹痛、血便及腹部肿块：表现为突然阵发性剧烈腹痛，有间歇期。患儿哭闹不安、面色苍白、出汗、呕吐、果酱样血便，腹部扪及腊肠样肿块，光滑、压痛、稍可活动。

3）右下腹空虚感，腹胀。

4）空气或钡剂灌肠受阻，顶端呈"杯口"状，或"弹簧状"阴影。

（2）成人肠套叠

1）既往经常腹痛，为阵发性腹痛。

2）腹胀较轻，血便不常见。

3）腹部可扪及包块。

3. 辅助检查

X线见肠腔气液平，B超多可发现肠套叠。

【饮食宜忌】

参见"肠梗阻"。

【药物宜忌】

1. 西医治疗

（1）非手术治疗：小儿肠套叠早期，应施行灌肠复位。空气灌肠较钡剂灌肠常用，选气囊导尿管置入直肠内，接灌肠复位器，压力调节在8.0~10.7kPa（60~80mmHg），边透视观察边灌入空气。成功率可达90%~95%。出现腹膜刺激征或血压不稳、休克、应手术治疗。

（2）手术治疗

1）手术复位：成人肠套叠或小儿肠套叠灌肠复位失败者。

2）肠切除吻合术：肠坏死或复位时损伤较重者。可Ⅰ期吻合，但污染重，全身状况差者可行肠造口，Ⅱ期吻合。

2. 中医辨证治疗

（1）乳食积滞

主症：腹部突然剧烈疼痛，不思乳食，婴儿则表现为突然阵发性大哭，哭时伴有面色苍白，出汗，疼痛间歇期可安定，但可见神疲乏力，伴有呕吐，腹部可触及积块，舌淡，苔白腻，脉弦滑数。

治法：消食导滞，理气止痛。

方药：消乳丸加减。香附10g，神曲、麦芽各12g，陈皮、砂仁各6g，炙甘草3g。

加减：腹胀而痛者，加青皮、槟榔、延胡索理气以止痛；肉、奶食所致者，加焦山楂、焦神曲。

用法：水煎服，每日 1 剂。

（2）温热内蕴

主症：突然腹痛拒按，且逐渐加重，腹胀、呕吐，甚者可出现果酱样黏液血便，舌苔黄腻，脉数濡。

治法：清化湿热，通腑导滞。

方药：大承气汤加减。生大黄 15g（后下），芒硝 12g，枳实 9g，厚朴 12g，黄连 15g，金银花 15g。

加减：若腹胀较重加炒莱菔子；若见果酱样血便则加侧柏叶、地榆以凉血止血；若腹痛较重则加白芍以缓急止痛。

用法：水煎服，每日 1 剂。

（3）气滞血瘀

主症：腹部胀痛如刺，固定不移，可触及包块，按之疼痛，舌质紫暗，脉细涩。

治法：理气活血、祛瘀止痛。

方药：少腹逐瘀汤加减。小茴香 15g，干姜 3g，延胡索 15g，没药 9g，当归 15g，川芎 15g，肉桂 8g，赤芍、五灵脂、蒲黄各 9g。

加减：若气滞胀痛者，加川楝子，枳壳，理气止痛；腹部包块者加三棱，莪术、山甲片化瘀消积。

用法：水煎服，每日 1 剂。

3. 药物禁忌

参见"肠梗阻"。

九、急性阑尾炎

【概述】

急性阑尾炎（acute appendicitis）即阑尾的急性化脓性感染，是急腹症中最常见的病因（约占 1/4），是腹部外科常见病。

1. 病因

（1）阑尾管腔阻塞

1）堵塞阑尾腔的粪石、干结的粪块、食物碎屑、异物、蛔虫等。

2）阑尾壁曾被破坏而致管腔狭窄或粘连。

3）阑尾系膜过短而形成的阑尾扭曲，阻碍管道通畅。

4）阑尾壁内淋巴组织增生或水肿引起管腔变狭窄。

5）阑尾开口于盲肠部位的附近有病变，如炎症、息肉、结核、肿瘤等，使阑尾开口受压，排空受阻。

其中粪石梗阻最为常见，约占 1/3。梗阻为急性阑尾炎发病常见的基本因素，因此急性阑尾炎发病初期经常先有剑突下或脐部绞痛，这是阑尾管腔受阻、内压增高引起的症状。此外，切除阑尾的标本中常可见到粪石梗阻管腔，远端明显炎症甚至坏疽穿孔。

（2）细菌入侵：也有无梗阻而发病者，其主要因素为阑尾腔内细菌所致的直接感染。阑尾腔因与盲肠相通，因此具有与盲肠腔内相同的以大肠杆菌和厌氧菌为主的菌种和数量。若阑尾黏膜稍有损伤，细菌侵入管壁，引起不同程度的感染。少数患者发生于上呼吸道感染后，因此也被认为感染可由血运传至阑尾。还有一部分感染起于邻近器官的化脓性感染，侵入阑尾。

（3）其他：被认为与发病有关的其他因素中有因胃肠道功能障碍（腹泻、便秘等）引起内脏神经反射，导致阑尾肌肉和血管痉挛，一旦超过正常强度，可以产生阑尾管腔狭窄、血供障碍、黏膜受损，细菌入侵而致急性炎症。此外，也有人认为急性阑尾炎发病与饮食习惯和遗传有关。多纤维素饮食的地区发病率低，可能与结肠排空加快、便秘减少有关。因便秘而习惯性应用缓泻药可能使肠道黏膜充血，也可影响阑尾。有人认为遗传因素与阑尾先天性畸形有关。过度扭曲、管腔细小、长度过长、血运不佳等都是易发生急性炎症的条件。

2. 临床表现

（1）腹痛：多为上腹或脐周疼痛，数小时至 24 小时后转至右下腹痛，呈持续性，伴阵发性加剧。此种疼痛称为转移性右下腹痛，为本病特征性症状。少数患者起病时即为右下腹痛。

（2）胃肠道症状：恶心，或伴呕吐，程度较轻。偶有便秘、腹泻、食欲减退。盆位阑尾炎会有里急后重、尿频、尿痛，阑尾穿孔者有腹胀。

（3）全身症状：早期头痛、乏力，加重后出现口渴、脉速、发热、出汗，穿孔后可有畏寒、高热。出现黄疸时则可能已并发门静脉炎。

（4）右下腹压痛：麦氏点（McBumey 点）压痛有决定性诊断意义。阑尾位置变异，可在阑氏点（Lanz 点）、右上腹、左下腹固定压痛。若出现反跳痛、肌紧张、肠鸣音减弱或消失，说明阑尾化脓、坏疽或穿孔、形成腹膜炎。

3. 各型特点

（1）急性单纯性阑尾炎：以腹痛为主要表观，缺乏全身症状。右下腹局限性压痛，无反跳痛及肌紧张。白细胞计数不超过 $18 \times 10^9/L$。此类阑尾炎属早期轻度感染。临床症状和机体反应也较轻，如能及时处理，可达到炎症吸收、感染消退，阑尾可恢复正常。

（2）急性化脓性阑尾炎：除腹痛外，有发热、乏力等全身表现。右下腹局限性压痛外，尚有反跳痛和肌紧张，白细胞计数常超过 $18 \times 10^9/L$。老年人常不典型，此类阑尾炎的阑尾已有不同程度的组织破坏，即使保守恢复，阑尾壁的瘢痕挛缩，可使管腔狭窄，导致炎症反复发作。

（3）坏疽性及穿孔性阑尾炎：腹痛范围扩大，畏寒、发热。下腹部较大范围甚至全腹压痛、反跳痛、肌紧张，有腹胀表现、肠鸣音减弱或消失。白细胞计数多超过 $18 \times 10^9/L$，腹腔穿刺有米汤样渗液。此类阑尾炎既可发生于特定的发病条件，也可发生于临床上误诊和延误治疗后，一旦出现，不但有严重的局部体征，同时有剧烈的周身反应如中毒性休克，会出现致死性的后果，因此有人将坏疽性和穿孔性阑尾炎合称为重度阑尾炎，也是急性阑尾炎发展过程中应尽量防止发生的。

当阑尾炎症严重，涉及四围，尤其是并发穿孔，感染侵至腹腔，炎症由阑尾局部扩散至部分或全部腹腔，使患者在很短时间内处于全身性的脓毒血症和休克中，往往因此而病情危急，死亡率很高。

（4）阑尾周围脓肿：右下腹疼痛，可触及包块，伴有触痛。患者持续发热不退。B超可显示右下腹包裹性积液。腹穿可抽出脓液。一旦形成脓肿，除脓量很少外，均需手术引流。脓肿可因脓液多、内压高，溃破脓肿壁而成弥漫性腹膜炎；或形成腹腔内多发脓肿；或溃破至附近脏器（肠道、膀胱、阴道）而形成内瘘；或溃破腹壁形成窦道；或因脓肿壁纤维化加重，形成局限性炎症包块而误为肿瘤。

（5）门静脉炎、肝脓肿：寒战、高热、黄疸、肝大及肝区叩痛，可有休克表现，后期形成肝脓肿。X线检查门静脉内有气体。门静脉彩超可发现血栓形成。急性阑尾炎并发脓毒血症还可见于严重感染经阑尾静脉侵入门静脉而成化脓性门静脉炎或多发性肝脓肿时，虽属少见，但有极高的病死率。

4. 辅助检查

（1）结肠充气试验（Rovsing 征）：先以一手压迫左下腹降结肠区，再以另手反复按压其上端，引导气体冲击阑尾根部，出现右下腹痛时为阳性。

（2）腰大肌试验：左侧卧位后将右下肢向后过伸，引起右下腹者痛者为阳性，说明阑尾为盲肠后位，贴近腰大肌。

（3）闭孔内肌试验：仰卧位，将右下肢屈曲，内旋髋关节引发右下腹痛时为阳性，提示阑尾位置较低、靠近闭孔内肌。

（4）直肠指诊：直肠右前方压痛，触及包块者为阳性，系盆位阑尾或炎症波及盆腔。

（5）实验室检查：白细胞（10～20）×10^9/L，中性粒细胞＞0.75，尿常规基本正常，盲肠后位阑尾可见尿中少量红细胞和白细胞。

【饮食宜忌】

1. 饮食宜进

（1）饮食原则

1）根据病情给予流质或半流质，但在腹膜炎时先要禁食，以后酌情进食。

2）较重的阑尾炎或并发腹膜炎时需输液，纠正水、电解质平衡紊乱。

3）阑尾炎性腹膜炎合并肠麻痹者，行胃肠减压，抽空上消化道液体，以减轻腹胀，再灌入中药，可更好的发挥中药作用。

4）半量流质饮食：术后第2～3日，肠功能恢复后，宜给半量流质饮食，如米汤、菜汁、果汁，每次100～125mL，每日6～7次。

5）流质饮食：术后第4～5日宜给流质饮食，每次200～250mL，每日6～7次，如鸡蛋汤、米汤、藕粉、牛奶、蒸蛋羹等。

6）半流质饮食：术后第 6～7 日，宜给半流质饮食，如面片、细面条、馄饨、鸡蛋汤、蒸嫩蛋羹等。

7）软饭与普通饮食：手术 1 周经进食半流质饮食如无不适，宜改为软饭，2 周后改为普通饮食。

（2）饮食搭配

1）香菇与荸荠：香菇能补气益胃、滋补强身，有降压调脂的功效。荸荠具有清热化痰、消滞等功效。两者搭配，具有调理脾胃、清热生津的作用。常食能补气强身、益胃消食，适于脾胃虚弱、食欲缺乏及湿热等病症。

2）莼菜与鲫鱼：莼菜为睡莲科植物，是珍贵蔬菜之一，富含蛋白质及多种维生素和无机盐，有防癌、降压、调脂作用。与鲫鱼搭配食用，可为机体提供丰富的营养，并能和胃调中、补虚利火、消炎解毒。

2. 饮食禁忌

（1）非手术时

1）忌胀气食物：如牛奶、黄豆及其豆制品、甘薯、土豆、豌豆、荞麦面等，应忌食。

2）忌含纤维食物：如芹菜、菠菜、大白菜、香椿、蒜苗、韭菜、韭黄、香菜、雪里蕻、冬笋、毛笋等，应忌食。

3）忌油腻食物：如鸡汤、肉汤、羊汤、肥肉、排骨汤、甲鱼、火腿、鸽肉等，应忌食。

4）忌发物：如狗肉、羊肉、笋干、大葱、南瓜、牛肉、辣椒、蒜苗等，应忌食。

（2）手术后

1）禁食：术后 24 小时内应严格禁食。

2）忌粗糙食物：手术 5～6 日后忌食鸡肉、火腿及各种蔬菜做的汤；10 日后可饮汤。

3）忌发物：手术 2 周后，尽管恢复良好，已经拆线，但这段时间的抵抗力还是很弱的，炎症发生的危险依然存在。此时必须禁食狗肉、羊肉、牛肉、大葱、南瓜、香菜、熏鱼、熏肉、辣椒、韭菜、蒜苗、淡菜等。

4）忌变质、不洁食物：被污染、变质的食物含有大量的细菌及其毒素，对胃黏膜有破坏作用，应绝对禁食。

5）忌油腻、韧性食物：油腻、韧性食物都不易消化，食用后会加重胃的负担和胃黏膜的损伤，故应忌食。

6）忌莜麦：莜麦甘、寒，伤胃，食后可损伤消化系统的功能，故患者不宜食用。

7）忌炒米：《随息居饮食谱》说："炒米虽香，性燥助火。"食后会资助胃热，使病情加重，故患者不宜食用炒米。

8）忌水芹：水芹寒、凉，伐脾败胃，容易影响脾胃的消化、吸收功能。孟诜说："热食之，亦寒气不下，甚损人胃。"故患者忌多食。

9）忌蟹：《食鉴本草》说，蟹"性极冷，易成内伤腹痛"，多食可加重病情，故忌过多食用。

10）忌牡蛎：牡蛎肉性偏凉，不易消化，多食，久食容易导致脾胃虚弱，故忌食用。

11）忌蛙肉：《医林纂要》说："蛙肉生食，大寒，令人泻。"食用后可影响脾、胃、肠的消化、吸收功能，故应忌食。

12）忌酥油：酥油甘、寒，伤阳助湿，容易影响消化系统的功能，故应忌食。

13）忌梨：梨性凉，可致脾胃虚寒，泄泻、腹痛症状加重，应忌食。

14）忌西瓜：西瓜寒、凉，既伤阳助寒，又含水分过多，多食会冲淡胃液，降低消化功能，故应忌食。

15）忌柿子：柿子虽可收敛、固涩、止泻，但性寒、凉，伤正，多食可导致腹胀不适，故忌多食。

【药物宜忌】

1. 西医治疗

（1）阑尾切除术：原则上急性阑尾炎，除黏膜水肿型可以保守治疗外，都应采用阑尾切除手术治疗，去除病灶以达到：①迅速恢复。②防止并发症的发生。③对已出现并发症的阑尾炎也可以得到良好治疗效果。④去除以后有可能反复发作的病灶。⑤得到正确的病理结果。

手术适应证：①临床上诊断明确的急性阑尾炎、反复性阑尾炎和慢性阑尾炎。②非手术治疗失败的早期阑尾炎。③急性阑尾炎非手术治疗后形成的回盲部肿块。④阑尾周围脓肿切开引流愈合后。⑤其他阑尾不可逆性病变。对患者体质极差、有重度心肺等伴发症者，则不宜行手术治疗。

诊断明确者，选用麦氏切口，诊断有疑问可用经腹直肌切口。单纯性阑尾炎也可经腹腔镜行阑尾切除。

（2）阑尾周围脓肿引流术：适于无局限趋势，非手术治疗无效的阑尾周围脓肿。术中见阑尾已脱落，可予取出：闭合盲肠壁：阑尾包裹严重者，不可强行切除，以免肠短。脓肿浅表者可在 B 超指导下穿刺引流。3～6 个月后再酌情行阑尾切除术。

（3）非手术治疗：仅限于单纯性阑尾炎早期，妊娠期单纯性阑尾炎，阑尾周围脓肿早期及手术禁忌者。

1）禁饮食至病情好转后改为流质饮食，补液治疗。

2）应用抗生素：目前常采用头孢霉素或其他新型 β－内酰胺类抗生素与甲硝唑联合。其优点为抗菌谱更广，抗耐药菌力更强，而毒性、副作用则更少。对轻型急性阑尾炎，抗生素应用近似预防性质，可选用一般抗生素短时间应用；只有对炎症严重的患者才适合正规治疗性应用。重型阑尾炎（坏疽或穿孔性）目前主张采用第三代头孢霉素加甲硝唑联用（头孢曲松 2g，静脉滴注，每日 1 次）或用亚胺培南能收到良好效果。

2. 中医治疗

（1）辨证治疗

1）瘀滞期

主症：右下腹痛，阵发加剧，发热微恶寒，腹肌微急，扪及肿块，脘胀纳呆，呕恶便秘。舌红苔黄，脉象弦数。多见于单纯性轻型、化脓性阑尾炎。

治法：通里攻下，清热解毒。

方药：大黄牡丹皮汤化裁。大黄9g（后下），牡丹皮12g，桃仁9g，芒硝9g（冲），冬瓜仁30g，薏苡仁20g，败酱草15g，蒲公英15g，连翘15g，木香9g，丹参12g。

用法：水煎服，每日1剂。

2）蕴热期

主症：腹痛加剧，少腹硬满，压痛明显，触及肿块，壮热便秘，呕恶纳呆。舌质红，苔黄厚腻，脉象洪数。多见于化脓性阑尾炎、阑尾周围脓肿之早期（应注意老年患者，临床反应不典型以免误诊）。

治法：通腑泄热，解毒透脓。

方药：红藤煎化裁。红藤25g，金银花15g，紫花地丁15g，乳香9g，没药9g，赤芍12g，败酱草15g，连翘12g，大黄9g（后下）。

用法：水煎服，每日1剂。

3）毒热期

主症：腹痛剧烈，腹肌弦急，肿块拒按，心下硬满，大便秘结，壮热寒战，小溲短赤。舌质绛红，苔焦黄，脉象滑数。多见于坏疽性及穿孔并发腹膜炎。

治法：通腑排脓，养阴清热。

方药：增液承气汤化裁。大黄9g（后下），芒硝9g（冲），枳实9g，厚朴9g，玄参12g，生地黄12g，生薏苡仁30g，败酱草20g，桃仁9g，炮附子6g。

用法：水煎服，每日1剂。

（2）验方

1）泻热通腑汤：大黄15g，枳实、厚朴、牡丹皮、延胡索、川楝子各20g，冬瓜仁、红藤、银花各20g，败酱草、蒲公英各30g，元明粉7.5g（冲服），制乳没（各）10g，水煎服，每日1剂。适于急性阑尾炎。

2）痈肿内消汤：白花蛇舌草、败酱草、银花、连翘、生黄芪各60g，赤芍、白芍、薏苡仁、牡丹皮各30g，桃仁、炮山甲、延胡索、炒川楝、制乳香、制没药各9g，水煎分3次服，每日1剂。适于阑尾周围脓肿。

3）阑尾化瘀汤：大黄9g，桃仁9g，牡丹皮9g，川楝子10g，延胡索9g，金银花15g，木香9g，水煎服。适于本病瘀滞型。

4）红藤煎：大黄9g，牡丹皮9g，红藤15g，制乳香6g，制没药6g，紫花地丁15g，金银花15g，茜草10g，水煎服。适于本病初起单纯型。

5）消结膏：生半夏、生南星、生川乌、皂角、土贝母、姜黄、黄芩、大黄各30g，黄柏、败酱草、芙蓉叶各 60g，炮山甲 45g，白芷 15g，共研细末，加凡士林或蜂蜜70% 调成膏状，外敷腹部包块处。

3. 药物禁忌

（1）青霉素类

1）四环素，两性霉素 B：不宜与青霉素钾盐联用，后者也不宜在含葡萄糖液或右旋糖酐溶液中与碳酸氢钠配伍，否则很快失效。

2）庆大霉素：不宜与青霉素配伍静脉滴注，两药联用时应分别给药。

3）维生素 C：不宜与青霉素或红霉素在同一个容器中静脉滴注。但也有报道认为，加入一定量的维生素 C，在一定的时间内能使青霉素在 10% 葡萄糖液中的稳定性增加。红霉素、两性霉素 B、苯妥英钠、间羟胺或维生素 C，不能与青霉素或头孢菌素类加入同一容器中，易出现混浊。

4）口服避孕药：与广谱青霉素联用能使避孕失败。口服氨苄西林可使炔雌醇与炔诺酮的口服吸收减少，其机制可能是肠道细菌被抗生素大量杀死，甾醇结合物水解减少重吸收随之减少，雌激素浓度不足以抑制排卵。

5）复方新诺明：为慢效抑菌剂，而青霉素类为繁殖期杀菌剂，两药联用影响青霉素的杀菌作用，普鲁卡因青霉素也可致复方新诺明降效。

6）氨基酸营养液：不可与青霉素 C 混合给药，因为两者混合可增强青霉素的抗原性。

7）肾上腺素：其不良反应在青霉素引起的休克时加重。已有报道，患有冠状动脉病变的患者药物性过敏性休克发生时，肾上腺素宜减量，并同时应用肾上腺素皮质激素，可使过敏性休克患者的生存率提高 20%～25%。

8）四环素：可降低青霉素治疗肺炎球菌肺炎、脑膜炎和猩红热的疗效。青霉素 C 与四环素类联用时能产生拮抗作用。青霉素是杀菌剂，抑制细菌细胞壁的合成，在细菌繁殖期此作用最强。

9）抗癫痫药：日本禁止抗癫痫药和碳青霉烯类抗生素联用。

10）利巴韦林（三氮唑核苷）：与青霉素溶液混合后抗微生物作用有所减弱，稳定性稍有降低，因而不宜联用。

11）复方氨基比林：与青霉素混合可引起过敏性休克及大脑弥漫性损害。复方氨基比林是含氨基比林和巴比妥的水溶液，呈弱碱性可使青霉素降解为青霉烯酸（苯甲青霉酸或苄青霉酸）及青霉噻唑酸。这两种产物易与血清蛋白或药品蛋白结合，产生过敏反应。复方氨基比林具有致过敏性休克作用，禁忌与任何药品混合注射。

12）清开灵注射液：与青霉素联合静脉滴注可致不良反应（高热、不安、抽搐、血压下降等）。清开灵单独应用亦可致过敏反应（发热、抽搐、咽不适、呼吸困难、眼睑水肿等）。两药不宜联用。

13）培氟沙星：青霉素静脉滴注后培氟沙星可致过敏性休克，应慎用。

14）甲硝唑：与氨苄西林混合配伍 30 分钟颜色开始变黄，配伍 4 小时 pH 值由8.89 降至 8.59。氨苄西林浓度由 100% 降至 79.46%，故两药不宜配伍使用（也有无变化，可以配伍的报道）。甲硝唑与青霉素钠配伍后应间歇快速、高浓度输入为好。甲硝唑与哌拉西林（氧哌嗪青霉素）、头孢哌酮、小诺米星、柱晶吉他霉素或头孢拉定在室温下配伍稳定。甲硝唑与苯唑西林配伍 2 小时外观颜色变为淡黄色，应于 2 小时内用完。

15）甲氨蝶呤（MTX）：青霉素可使 MTX 从肾脏排泄减少，引起 MTX 中毒。

16）头孢菌素类：头孢噻肟钠与美洛西林一起滴注，头孢噻肟的清除率降低 40%。

17）抗凝药：口服华法林的患者，应用氨苄西林时延长凝血酶原时间；静脉滴注青霉素 2400 万 U，发生低凝血酶原血症。其作用机制可能是抗凝血酶原 Ⅲ 活性改变，血小板和纤维蛋白原向纤维蛋白转换的改变等。

18）氯喹：可减少口服青霉素类的吸收，原因可能是氯喹刺激肠道，使青霉素通过肠道的速度加快。

19）青霉素 C 钾或钠：一般不宜与其他药物配伍注射。

（2）氨基糖苷类抗生素忌食酸化尿液的食物：氨基糖苷类抗生素在碱性环境中作用较强，各种蔬菜、豆制品等食物可碱化尿液，提高本药疗效，而肉、鱼、蛋、乳制品与素食混合可酸化尿液，降低本药疗效，故应避免食用。

（3）头孢克洛忌与食物同服：本药与食物同服，血药峰浓度仅为空腹服用时的 50%～75%，故宜空腹给药。

（4）服红霉素忌过食酸性食物：红霉素用药期间不可过食酸菜、醋、咸肉、鸡肉、鱼肉与山楂、杨梅等酸性食物，否则会发生酸碱中和而降低药效。

（5）头孢菌素、红霉素忌与果汁服用：果汁中的果酸容易导致药物提前分解或溶化，不利于药物在肠内的吸收，而大大降低药效。另外，红霉素在酸性液体作用下易被迅速水解，有时甚至与酸性液体反应生成有害物质。

（6）服红霉素忌过食海味食物：在应用红霉素期间，不宜过食螺、蚌、蟹、甲鱼、海带等海味食品，因为这些食品中富含的钙、镁、铁、磷等金属离子会和红霉素结合，容易形成一种难溶解又难吸收的物质，降低药物疗效。

（7）四环素类药

1）忌含金属阳离子化合物的食品：服用四环素类药（四环素、多西环素、金霉素）期间若同时吃含钙、镁、铝、铁等金属阳离子化合物的食品（如豆制品、油条、熟制卤肉、咸鱼、海蜇、海带等），易形成不溶性络合物，妨碍药物的吸收，降低药效。

2）忌碱性食物：因四环素与碱性食物（菠菜、胡萝卜、黄瓜、苏打饼干、茶叶等）同服，可使胃液的盐酸被中和，从而使胃液 pH 值升高，四环素的溶解性降低，进入小肠的吸收率下降，故服四环素期间应避免过食碱性食物。

3）忌牛奶：牛奶中含有大量的钙，可阻碍四环素吸收，故不宜同服，尤其对乳幼儿更不能用牛奶送服。

4）不宜与对肝脏有损害的药物合用：四环素类与依托红霉素、异烟肼、氯丙嗪、氯磺丙脲、保泰松、苯妥英钠、苯茚二酮、甲睾酮、辛可芬、氯噻嗪等对肝脏有损害的药物合用，可使四环素类药物对肝脏的毒性增加，故四环素类药物不宜与对肝脏有损害的药物合用，尤其是肾衰竭患者更应注意。

5）不宜与碳酸氢钠合用：四环素类与制酸药碳酸氢钠合用，可使胃液中的盐酸被中和，从而使胃液 pH 值升高，四环素类的溶解性降低，进入小肠的吸收率下降，药效降低，故四环素类药物不宜与碳酸氢钠合用。

6）不宜与铁剂（如硫酸亚铁）合用：硫酸亚铁与四环素类在消化道内易形成难溶的络合物，影响四环素类的吸收，使四环素的血药浓度下降 40%~50%，故四环素类不宜与铁剂合用。如需用铁剂，两药应间隔 3 小时以上服用，可避免相互影响。此外，亦可停用四环素类后再服用硫酸亚铁，或改用其他抗生素。

7）不宜与含钙、镁等金属离子的药物合用：因为这类药物（如氢氧化铝凝胶、氧化锌、碳酸钙、三硅酸镁、枸橼酸铋钾等）会在消化道内与四环素类结合成难以溶解的络合物，使四环素作用减弱，故四环素类不宜与含钙、镁、铝、铋、锰、锌等金属离子的药物合用。临床上如需联用，两药的服药时间应间隔 2 小时。

8）不宜与双嘧达莫合用：双嘧达莫除了扩张冠状血管外，还具有对抗二磷腺苷（ADF）、降低血小板黏附与聚集、抑制血栓形成的作用。四环素类为广谱抗生素，能抑制肠道内正常菌的生长，使肠道内细菌合成维生素 K 的数量减少，而维生素 K 的减少会影响凝血酶原的合成，使凝血时间延长，故两药长期合用将会增加出血倾向。如必须联用时，应定期检查凝血酶原时间，大于 14 秒时应停药。

9）不宜与活性炭、硅酸银合用：活性炭、硅酸银（含活性炭、白陶土、氯化银）具有吸附作用，与四环素类合用可使其疗效降低，故四环素类药物不宜与活性炭、硅酸银合用。

10）不宜与氨非咖、氨茶碱合用：氨非咖、氨茶碱为碱性，可使四环素类疗效降低，故四环素类不宜与氨非咖、氨茶碱合用。

11）不宜与考来烯胺合用：考来烯胺为阳离子交换树脂，其受静电吸附所形成的复合物干扰四环素类在肠道的吸收，从而减弱四环素类的疗效，故四环素类不宜与考来烯胺合用。

12）不宜与复合维生素 B 合用：复合维生素 B 与四环素类合用将使四环素类的作用降低，甚至失效，故四环素类药物不宜与复合维生素 B 合用。

13）不宜与含有硼砂的中成药合用：硼砂为碱性，可使四环素类吸收减少，疗效降低，故四环素类不宜与含硼砂的中成药（痧气散、红灵散、行军散、通窍散等）合用。

14）不宜与牛黄解毒片合用：牛黄解毒片含有石膏，其中的钙离子能与四环素类形成络合物，使疗效降低，故四环素类药物不宜与牛黄解毒片合用。

15）不宜与含钙、镁、铁等金属离子的中药合用：这些药物有防风丸、解肌宁咳丸、橘红丸、鹭鸶涎丸、清眩丸、追风丸、明目上清丸、牛黄上清丸、黄连清胃丸、胃痛宁、舒胃丸、白金丸、女金丹等。因为这些药物含有的金属离子会与四环素类形成螯合物，不易被肠道吸收，从而减弱四环素类的疗效，故四环素类不宜与含钙、镁、铁等金属离子的中药合用。

（8）对胃黏膜有刺激作用的药物：许多内服药，如阿司匹林、保泰松、吲哚美辛、磺胺嘧啶、复方新诺明、先锋霉素、洋地黄、氨茶碱、泼尼松、可的松等均有刺激胃黏膜的作用，甚至会引起胃黏膜糜烂出血，故忌用。

（9）酸性药物：酸性药物可使胃酸增多，刺激胃黏膜，故应慎用维生素 C 等酸性药物。

（10）大量祛寒药：不应一发生症状就大剂量使用祛寒药物如干姜，附子、吴茱萸等，以免造成胃火上炎而加重病情。

（11）热性温补之品：因为本病由湿热之邪所引起，故患病期间，禁止使用具有温里补阳作用的药物，如红参、附子、干姜、吴茱萸、丁香、细辛、荜拨、高良参、鹿茸、补骨脂、菟丝子、巴戟天、淫羊藿，牛鞭、仙茅、黄狗肾、锁阳、蛤蚧、肉苁蓉等；中成药，如十全大补丸、右归丸、金匮肾气丸等。

十、便秘

【概述】

便秘是因粪便在肠内停留过久，以致出现干结，排出困难或排不尽的症状。在正常情况下，食物通过胃肠道，经过消化、吸收，所余残渣（粪便）的排泄常需 24～48 小时。若粪便在肠腔内滞留过久，内含的水分过量吸收，以致粪质过分干燥，排便间隔超过 48 小时，当可视为便秘。但是健康人的排粪习惯有不同，亦有 2～3 日 1 次者，未必都为便秘。故应与原来的习惯和大便性状的改变比较后才能确定。

1. 病因

引起便秘的原因很多，主要可分为结肠便秘和直肠便秘两类。前者是指食物残渣在结肠内运行过于迟缓而引起的；后者是指食物残渣在结肠的运行正常并及时到达直肠，但在直肠滞留过久，故又称为排便困难。不论是结肠便秘还是直肠便秘，其间有一些是由严重疾病引起的，如肠癌、内分泌疾病等，必须引起警惕。而大部分是由不良的饮食习惯和排便习惯所致，又称为习惯性便秘。

本病多见于妊娠妇女及老年人。机械性肠梗阻、肠蠕动功能减弱和紊乱，均可发生便秘，甚至是顽固性便秘。特别当左结肠蠕动减弱或有分节性非推动性收缩时，粪便在结肠内停留过久，水分被吸收过度，导致干硬便，使排出更为困难。由于工作、旅行、生活规律的改变，情绪抑郁，过度疲劳，以及局部病变，如痔疮、肛裂等，使正常便意受到抑制，亦会引起便秘；年老体弱、神志模糊，脊髓神经病变等，或缺乏便意，或无力排便，都可引起便秘。

2. 临床表现

习惯性便秘可以发生于任何年龄，但以中老年人常见，尤以中年或中年以上经产妇为多见。多数患者的唯一主诉是长期大便干结，排便费力。由于粪块在肠内过度壅滞，患者有时觉左下腹胀满，或可扪及条索状包块。患者常诉粪便的形状为大块粪便或呈小块硬结粪便。因用力排出坚硬的粪便，多可引起肛门疼痛、肛裂，甚至诱发痔疮等。患者常伴有食欲不振，嗳气，恶心，腹痛，头痛，眩晕，倦怠，疲劳，心悸，口苦，失眠，舌苔厚腻等全身症状。有时亦可表现为突然腹痛，开始排出硬便，继之有恶臭稀粪排出。亦有大便质地并不坚硬，甚或软便而排便困难者，亦称便秘。

3. 辅助检查

（1）直肠指诊：能够发现直肠癌症、坚硬肿块填塞、外来压迫等；对排便困难的老弱患者，能发现肛门括约肌松弛，直肠腔扩大并充满粪团。

（2）肛门镜和直肠镜、乙状结肠镜检查：可证实直肠指诊的结果，直接观察到肠黏膜的状态、肿瘤、狭窄等，并可钳取活体组织做病理检查，以明确诊断。肛门镜、直肠镜镜检，可查及内痔、直肠内脱垂（肛镜前方视野堵塞，不能观察到直肠壶腹）等情况。结肠镜检，有助于结肠冗长、巨结肠、肠易激综合征等的诊断。结肠冗长表现为肠段有多处急峻拐弯，肠镜行进难度较大；巨结肠病变的肠腔显著扩张，大如胃腔，张力极差，蠕动消失；肠道易激综合征可因插镜刺激肠腔出现持久性痉挛，进而出现痉挛性便秘。

（3）X线检查：对结肠癌、直肠癌、狭窄、憩室等器质性病变有特殊的诊断价值。钡剂排空延迟超过27小时者，提示便秘。

【饮食宜忌】

1. 饮食宜进

（1）饮食原则：便秘的病因不同，饮食治疗措施也各异，饮食原则也有所区别。

1）痉挛性便秘

①给予无纤维低渣饮食：先食低渣半流质饮食，禁食蔬菜及水果，后改为低渣软饭。

②脂肪润肠：脂肪酸促进肠蠕动，有利于排便。但不宜过多，应少于每日100g。

③进食洋粉制品：如洋粉果汁或凉拌洋粉等。洋粉在肠道吸收水分，使粪便软润，有利于排泄。

④饮水及饮料：可保持肠道粪便中水分，以利通便，如早晨饮蜂蜜水等。

2）梗阻性便秘

①若为器质性病变引起的便秘，应首先治疗原发病，祛除病因。若为不完全性梗阻，可考虑给予清流质饮食，最低限度保持食物残渣。

②酸牛奶有增强消化和通便功能，可常食用。

3）无力性便秘

①经常食用富含粗纤维的蔬菜、水果及粗粮：如菠菜、苋菜、胡萝卜、土豆、黑面包、燕麦片、梨、香蕉、李子、葡萄等，以刺激肠道，促进胃肠蠕动，增强排便功能。

②多食用含B族维生素丰富的食物：如粗粮、酵母、麦麸、豆类及豆制品等，可促进消化液分泌，维持和促进肠道蠕动，有利于排便。

③多食易产气食物：如洋葱、生葱、萝卜、蒜苗、红薯、蜂蜜、乳糖、干豆等，以促进肠蠕动，有利于排便。

④多饮水及饮料：使肠道保持足够的水分，有利于粪便排出。每日清晨空腹喝些淡盐水可缓解便秘。

⑤适当增加高脂肪食物：如植物油能直接润肠，且分解产物脂肪酸有刺激肠蠕动作用。

（2）饮食预防

1）每日早晨起床后，饮用适量豆浆或牛奶、蜂蜜水、果汁，可以刺激肠壁，增加肠蠕动，且水分也具有软化粪便、润滑肠壁的功效。

2）添加含纤维素食物，如青菜、豆芽、竹笋、水果、五谷杂粮等，含有一定数量的纤维素，能使粪便体积增大，含水量多，毒素的浓度稀释，这样既可减少毒素对肠壁的毒性作用，又能预防大肠癌的发生。有关专家建议，每日吃青菜 250~500g，有条件的每日吃适量香蕉、梨或苹果，均有很好的防治便秘作用。食物中的糠麸对预防和治疗便秘也有明显效果，便秘者每日煮饭做粥，可加用 2~3 汤匙糠麸。

3）食用油类以多吃豆油、菜籽油、香油为宜，因为这些不仅可直接润滑肠道，其分解所产生的脂肪酸还能刺激肠蠕动。动物油会使粪便中胆盐产生过多而可能诱发结肠癌，故不宜多食。

4）摄入可刺激肠蠕动加速粪便排出食物，可多吃些洋葱、豆类、蜂蜜、菜花、葱、菠菜、红薯、啤酒、牛奶等能够"产气"的食物。尤其是红薯，是一种治疗便秘的双效食品，既含大量纤维素，又能在肠道内产气，能迅速改善便秘症状。

5）多食具有润肠通便作用之食品，如蜂蜜、银耳、芝麻、香蕉、杏仁、松子、桑椹、胡桃、食用油等。

6）当辨证用膳。如在有滋润、疏利通便作用食物（如松子、杏仁、胡桃仁、香蕉、植物油等）中，气虚者加入益气之品（如红薯叶、花生、红枣等），气滞者参以行气之味（如萝卜、竹笋、芹菜等），津亏者加以养阴之品（如芝麻、蜂蜜、银耳等），热盛者配以泻火之物（如菠菜、青菜、麻油、荸荠等）。

（3）饮食配制

1）少渣半流质食谱举例：第一次：烤馒头、大米粥、煮鸡蛋、酱豆腐；第二次：牛奶加糖 1 杯；第三次：肉末鸡蛋细面条（加鲜嫩青菜叶）；第四次：冲藕粉 1 杯，香蕉适量；第五次：蒸糕、大米粥、牛肉末蒸鸡蛋；第六次：果汁加糖 1 杯。

2）高纤维多脂肪食谱举例：第一次：粳米 50g，麦片 50g，富强粉 50g，茭白 80g，鸡蛋 50g，豆油 10g，盐 2g；第二次：牛奶 250g，白糖 20g；第三次：粳米 125g，洋葱 100g，牛瘦肉 75g，青菜 150g，青鱼 75g，豆油 10g，盐 3g；第四次：红枣 50g，白糖 20g；第五次：粳米 100g，玉米 50g，芹菜 150g，肥瘦肉 60g，刀豆 100g，香菇 150g，盐 3g。

（4）食疗药膳方

1）菠菜拌麻油：鲜菠菜 250g，麻油 15g。菠菜洗净，放沸水中烫 3 分钟捞出，拌入麻油。每日 2 剂，连食数日至 1 周。适于面赤、口渴、舌黄、身热之热盛便秘者。肢冷形寒、喜热饮、小便清长者不宜多食。

2）冰糖拌香蕉：香蕉 500g，冰糖 50g。香蕉去皮，加冰糖同时炖食，或同煎汤服食。每日 1～2 剂，连食 3～5 日。适于口渴咽干、舌红苔黄、肠燥热盛便秘。喜热畏寒、口不渴、小便清长者不宜多食。

3）芝麻粥：芝麻 50g，粳米 50g，蜂蜜 30g。芝麻炒黄，研粉。粳米洗净，加水煮粥。至米粒开花时加入芝麻粉，粥成，调入蜂蜜。温服。每日 1 剂，连食 1～2 周，或时时服食。适于便秘而见眩晕、腰酸、头发早白等血虚证者。形寒肢冷、面色青黑、小便清长、夜间尿频者不宜多食。

4）炒薯叶：红薯叶 500g。洗净，切碎，油锅中炒熟，食盐或糖适量调味服食。每日 1～2 剂，连食 3～5 日。适于气虚排便无力、气短、自汗、神疲、面㿠白者。身热、口渴、面赤者不宜多食。

5）生桃仁：胡桃仁 5 个。睡前嚼食，开水送下。每日服 1 剂，连食 1～2 个月。适于腹中攻痛、面青肢冷、大便艰涩、喜热畏寒属于冷秘者。口渴、苔黄腻、溲赤、面目红赤者不宜多食。

6）槟榔粥：槟榔 15g，粳米 100g，蜂蜜 30g。先煎槟榔，去渣取汁，加入掏净粳米煮成粥。调入蜂蜜。每日分 2 次服食，连食 2～3 日。适于腹胀、食少、欲便不得之气秘。少气乏力、气短面㿠不宜食用。

7）马铃薯洗净，在搅肉机内挤压，将液汁用纱布滤过即成。每早空腹及午饭前服半玻璃杯。有报道称，用上法治疗 84 例长期便秘者，大多在 2～4 日奏效。

8）蜂蜜 180g，黑芝麻 30g。研细，调和，蒸熟，每日 2 次当点心吃。

9）桑椹碎末 200g，白糖 500g。白糖放铝锅中，加水少许，以小火煎熬至较稠厚时，加入干桑椹碎末，调匀，再继续煎熬，至用铲挑起即成丝状而不粘手时停火。将糖倒在表面涂过食用油的大搪瓷盘中，待稍冷，将糖分成条块，即可。有补益肝肾、滋阴增液功效，可治便秘和肝肾阴虚并消渴。

10）猪油 100g，蜂蜜 100g。猪油放入搪瓷杯内，加蜂蜜，用文火烧沸后，停火晾凉。将油与蜂蜜搅拌均匀即成。每次 1 汤匙，每日 2 次。适于肠燥便秘。

11）紫苏子 10～15g，麻子仁 10～15g，粳米 100g。将紫苏子、麻子仁捣烂如泥，加水研磨，滤汁弃渣，取汁与淘净粳米共煮成粥。早、晚佐餐食用。可用于年老体弱、病后、产后体质虚弱者的便秘。

12）肉苁蓉 10～15g，精羊肉 100g，粳米 100g，生姜 3 片，葱白 2 根，食盐少许。将肉苁蓉和羊肉洗净，切碎，先煎肉苁蓉，去渣取汁，入羊肉末和洗净的粳米，煮沸成粥，加入食盐、生姜、葱白等，共煮 1～2 沸即可食用。有补肾助阳、健脾养胃、润肠通便之功效。

2. 饮食禁忌

便秘患者应忌食辛辣刺激性食品，包括少饮酒、少喝浓茶。大量饮酒，可抑制胃酸的分泌，易导致胃肠功能失调加重便秘。茶叶，不论是红茶还是绿茶都含有大量的鞣酸，它能收敛止泻，可使大便干结，更加难排。其他水果、蔬菜类，如栗子、莲子、山药、胡萝卜、生姜、辣椒等，便秘时不宜食用。这些食品能促使肛门隐窝部充血，使肛门有坠胀性的热感，从而给排便带来更大的困难。少吃或不吃大蒜、羊肉、狗肉、香菜、芹菜等温热之品。不可食具有收敛作用食品（如石榴、梅子等）。

【药物宜忌】

1. 西医治疗

（1）容积性泻药

1）硫酸镁：口服不被肠道吸收，宜在清晨空腹服用，每次 5～20g，并同时饮较多的水。由于硫酸镁对小肠、大肠均有渗透作用，可在 2～8 小时排出不成形大便。适于便秘兼有痔疮的患者。

2）琼脂：为亲水胶体，可吸水膨胀，有利于粪便排出。每次 15～30mL，口服，每日 1 次。

3）山梨醇：50%～60% 的山梨醇具有高渗性导泻作用。每次 10～20mL，口服，每日 2～3 次。

4）半乳糖果糖苷：60% 的半乳糖果糖苷多用于肝性脑病，有高渗性导泻作用。每次 10～30mL，口服，每日 3 次。

5）吡沙可啶片：为接触性缓泻药。每次 5～10mg，口服，每日 1 次，大便通畅后即停药。

（2）刺激性泻药

1）蓖麻油：增加小肠推动力。口服，每次 10～30mL，常用于纤维结肠镜检查前的肠道清洁。

2）酚酞：水溶性低，在小肠内受胆盐作用而缓解，作用于大肠。每次 0.1～0.2g，口服，6～8 小时起作用。

3）开塞露：刺激直肠牵张感受器，引起肠蠕动反射。每次 1～2 支，纳肛，1 小时起作用，不引起腹泻。

4）液状石蜡：每次 30mL，口服。久服影响胡萝卜素及维生素 A、维生素 D 的吸收。肛门括约肌松弛者不宜用。

2. 中医治疗

（1）辨证治疗

1）胃肠积热

主症：脘腹胀满，大便燥结，小便短赤，面红身热，口渴多饮，心烦不宁，舌质红，苔黄燥，脉洪数。

治法：清热泻火，养阴通便。

方药：白虎承气汤化裁。生石膏 30g，知母 12g，大黄 9g，芒硝（冲）12g，生地黄 15g，玄参 15g，枳实 9g，麦冬 12g，火麻仁 12g。

用法：水煎服，每日 1 剂。

2）肝郁肠滞

主症：大便秘涩，数日一行，情志抑郁，嗳气频作，脘腹胀满，走窜不定，舌质红，苔黄腻，脉弦滑。

治法：疏肝解郁，理气导滞。

方药：六磨饮子化裁。柴胡 12g，郁金 9g，木香 9g，乌药 9g，沉香 6g，槟榔 9g，枳实 9g，白芍 9g，大黄 9g，厚朴 9g。

用法：水煎服，每日 1 剂。

3）气血亏虚

主症：大便秘结，状如羊屎，数日一行，无力排出，面色无华，神疲气短，头晕目眩，心悸失眠，舌质淡，苔薄白，脉细涩。

治法：益气养血，润肠通便。

方药：归芪润肠汤。当归 15g，黄芪 15g，生地黄 15g，何首乌 15g，火麻仁 12g，桃仁 9g，枳壳 9g，紫菀 9g，升麻 6g，白蜜（冲）15g，陈皮 9g。

用法：水煎服，每日 1 剂。

（2）验方

1）苍术、白术各 30g，枳壳 10g，肉苁蓉 20g。水煎 2 次混合，于睡前 1 次温服。适于习惯性便秘（虚秘）。

2）生何首乌 15g，玉竹 9g，大腹皮 12g，青皮、陈皮各 6g，生枳壳、乌药、青橘叶、火麻仁各 9g。水煎服，每日 1 剂。适于习惯性便秘。

3）生何首乌、火麻仁各 15g，当归、赤芍各 9g。水煎服，每日 1 剂。适于血虚肠燥便秘。

4）乌药 15g，肉苁蓉 30～50g。水煎服。适于虚秘。

5）炒决明子 60g，水煎分次服。适于习惯性便秘。

（3）中成药

1）清泻类中成药

①大黄清胃丸：每次 10g，每日 2 次。清热泻下。适于热毒内盛、胃火上攻之便秘。

②更衣丸：每次 3g，每日 1～2 次。泻火通便。适于心肝火盛之便秘。

③当归龙荟丸：每次 6～9g，每日 2 次。清肝利胆，泻火通便。适于肝胆实火之便秘。

④牛黄解毒片：每次 3g，每日 2～3 次。清热解毒，泻火通便。适于热毒炽盛之便秘。

⑤调胃承气片：每次 3.3～4.4g，每日 2～3 次，温开水送服。缓下热结。适于燥热初结肠胃之便秘。

⑥通便灵胶囊：每次 1g，每日 1～2 次。清热通便，清肝宁心。适于心肝火盛之便秘。

2）导滞类中成药

①四消丸：每次 9g，每日 3 次，空腹温开水送下。攻下化滞。适于气滞积停之便秘。

②木香顺气丸：每次 6～9g，每日 2～3 次，口服。行气导滞，燥湿健脾。适于气郁或食积之便秘。

③枳实导滞丸：每次 9g，每日 2 次，口服。消导积滞，清热利湿。适于食滞或湿热蕴结之便秘。

④九制大黄丸：每次 2～3g，每日 2 次，口服。泻热通便，荡涤胃肠。适于饮食积滞引起的便秘。

3）润通类中成药

①麻仁丸：每次 6～9g，每日 2 次，口服。孕妇忌服。润肠通便。适于老年人肠燥便秘和习惯性便秘。

②麻仁润肠丸：每次 6g，每日 3 次，温开水送服。孕妇慎服。润肠通便。适于老年人便秘、习惯性便秘和痔疮便秘。

③五仁润肠丸：每次 9g，每日 2 次，温开水送下。滋阴养血，润肠通便。适于老年体弱，久病，术后或热病后阴液未复而致的便秘。

④通便润燥丸：每次 9～18g，每日 2 次，温开水送服。滋阴润燥，通泻腑实。适于老年习惯性便秘，外科术后便秘。

4）滋补类中成药

①四君子丸：每次 6g，每日 3 次，口服。益气补中，健脾养胃。适于老年气虚便秘。

②补中益气丸：每次 6g，每日 3 次，口服。益气升阳，调补脾胃。适于老年气虚便秘。

③半硫丸：每次 1.5～3g，每日 1～2 次，口服。温肾逐寒，通阳泄浊。适于老年阴虚便秘。

④桑椹膏：每次 15～30g，每日 2 次，口服。滋阴补血，润肠通便。适于老年阴血不足之便秘。

3. 药物禁忌

（1）酚酞（酚酞，非诺夫他林）

1）碱性药物：碳酸氢钠、氧化镁等碱性药物与酚酞联用，能引起变色。酚酞在碱性液中呈粉红色。

2）麻仁丸：与酚酞并用可致剧烈腹泻，两药泻下作用呈相加性。

（2）蓖麻油：应用仙鹤草根和冬芽驱绦虫时，禁用蓖麻油或豆油作为泻剂，亦禁用油脂食物或饮酒，以避免增加鹤草酚溶解吸收发生中毒反应。

（3）忌盲目使用通便药。

十一、便血

【概述】

便血是指消化道出血，血液由肛门排出。便血颜色可为鲜红、暗红或黑色。少量出血不造成粪便颜色的改变，须经隐血试验才能确定者，称为隐血。

1. 病因

（1）下消化道疾病

1）小肠疾病：肠结核、肠伤寒、急性出血性坏死性小肠炎、钩虫病、克罗恩病、小肠肿瘤、小肠血管瘤、空肠憩室炎或溃疡、迈克尔憩室炎或溃疡，肠套叠等。

2）结肠疾病：急性细菌性痢疾、阿米巴痢疾、血吸虫病、溃疡性结肠炎、结肠憩室炎、结肠癌、结肠息肉、缺血性结肠炎等。

3）直肠肛管疾病：直肠肛管损伤、非特异性直肠炎、放射性直肠炎、直肠息肉、直肠癌、痔、肛裂、肛瘘等。

4）血管病变：如血管瘤、毛细血管扩张症、血管畸形、血管退行性变、缺血性肠炎、静脉曲张等。

（2）上消化道疾病：见消化性溃疡大出血章节，视出血的量与速度的不同，可表现为便血或黑便。

（3）全身性疾病：白血病、血小板减少性紫癜、血友病、遗传性毛细血管扩张症、维生素 C 及维生素 K 缺乏症、肝脏疾病、尿毒症、肾综合征出血热、败血症等。

2. 诊断要点

诊断便血首先要排除口腔、鼻咽、支气管、肺等部位的出血被吞咽后由肛门排出的可能性，除外服用铁剂、铋剂所的黑便。

（1）病史、症状

1）年龄、性别：老年患者以结肠癌、结肠血管扩张、缺血性肠病多见，儿童以迈克尔（Mechel）憩室、幼年性息肉、感染性肠炎、血液病多见。

2）发病前病史：动脉硬化、口服避孕药可引起缺血性肠病，痢疾患者有进不洁饮食史或传染病接触史，钩端螺旋体、血吸虫病、肾综合征出血热来自疫区或有疫水接触史，在血液病、风湿性疾病病程中发生出血应考虑原发病引起的肠道出血。

3）血便颜色、症状：血色鲜红多为直肠、乙状结肠疾病；便后滴血，与大便混杂，是痔和肛裂的特点；血便混有黏液或脓液者，见于痢疾、溃疡性结肠炎、左侧结肠癌、直肠癌；右侧结肠出血为暗红色或猪肝色，如在肠道停留时间较长可为柏油样大便。

4）便血的发生发展过程：①内痔便血发生在大便前后。②肛裂常在排便时及排便后伴有出血。③慢性结肠炎、结肠憩室呈间歇性便血。④结肠癌为持续性便血。⑤结肠息肉反复便血。⑥急性菌痢、坏死性小肠炎、肾综合征出血热、钩端螺旋体病起病急，便血急。⑦肠伤寒出血在病程第 2～3 周发生，同时伴全身毒血症；⑧肠套叠、肠系膜动脉栓塞便血起病急，出血量多，伴严重腹痛。

5）全身症状：①便血有全身出血倾向者，考虑血液病。②贫血程度和便血量不相称，且有体重减轻，考虑为结肠癌。③腹痛、腹胀，甚至休克同时伴有便血者见于肠套叠、出血性坏死性肠炎及肠系膜血管栓塞。④发热：便血者有发热等全身中毒症状见于急性传染病及败血症。

（2）体征

1）右下腹肿块：①回盲部结核出现不完全性肠梗阻。②疼痛发作时包块较硬，表面光滑，间歇期包块柔软、活动为回盲部套叠。

2）左下腹包块：①左侧结肠癌除扪及结节性条状硬块外，还有低位肠梗阻体征。②炎症性肠病左下腹可触及香肠形肿块。

3）脐周包块：小肠套叠脐周多发生肿块，移动性较大。

3. 辅助检查

（1）大便检查：①大便外观及镜检：注意血色、脓、黏液；镜检查脓球、阿米巴虫等。②大便细菌培养：可以诊断菌痢、伤寒、副伤寒。

（2）血液检查及骨髓检查：除血常规外，疑为伤寒病者应做血、骨髓培养及肥达反应；骨髓涂片对血液病有着重要意义。另外，肿瘤标志物等检查对肿瘤诊断有帮助。

（3）内镜检查：①肛门镜：对痔、低位息肉、肿瘤有诊断价值。②电子结肠镜：直接观察结肠病变，并可在直视下做活组织检查及进行治疗。

（4）X 线钡剂灌肠：一般在出血停止后进行。X 线钡剂灌肠用于诊断大肠、回盲部及阑尾病变，一般主张进行双重气钡造影。其优点是基层医院已普及，患者较易接受。缺点是对较平坦病变、广泛而较轻炎症性病变较易漏诊，有时无法确定病变性质。

（5）选择性动脉造影：对出血部位与原因不明的患者再次出血时可进行此项检查。

（6）胶囊内镜和小肠镜：近年来出现于临床的胶囊内镜，患者吞服胶囊内镜后，内镜在胃肠道拍摄的图像通过无线电发送至体外接收器进行图像分析。小肠镜有全小肠检查、诊断率高的特点，不但可以在直视下清晰观察病变，且可进行活检和治疗。

总之，对下消化道出血的患者的诊断，首先了解血便的特点，通过各种方法找出出血部位，以明确诊断。

【饮食宜忌】

1. 饮食宜进

（1）饮食原则

1）下消化道出血，一般仅有便血，并无呕血，除非出血量过大，或肠蠕动过快，一般不必禁食，但减少肠道刺激，减慢肠道蠕动为原则。

2）应食含充足维生素及无机盐饮食，适当多食凉性新鲜蔬菜和水果，如荠菜、鲜藕、荸荠、木耳、生梨、杨桃等。

3）当按辨证选食具有不同止血功能之食品。如身热、口渴、心烦、溲赤等血热妄行者选食鲜藕汁，神疲乏力、气短怕冷等气不摄血者选食炮姜等。同时亦宜以止血、祛瘀、宁血、补虚等法进行选食辨治。

4）饮食宜柔软、易消化。需酌情给予流质、半流质和软食。

5）应少量多餐、缓缓进食。

6）出血期间，宜进流质或少渣半流质，并应少食多餐，以减轻胃肠道负担。病情好转后，仍以少渣普食或软食为宜，若因此而出现便秘，可补以石蜡油、蜂蜜等缓泻剂，并在烹调中多加食油，不宜多加粗纤维和使用峻泻剂。

7）慢性出血或血止后需进高蛋白食物，如乳类、鱼类、豆类、肝类等。

8）出血后的恢复期应多食富含铁质和蛋白质的食物，如蛋类、肉类、鱼、虾、猪肝、黄豆及其制品、海带、紫菜、木耳、芝麻、口蘑、动物血等。

（2）食疗药膳方

1）藕粉羹：藕粉适量以开水调成羹，加糖服之，有益血凉血止血之功效。

2）红烧龟肉：乌龟1只，去头及内脏，洗净切块。以素油煸炒后加酱油、黄酒及葱、姜、水，以小火煨炖，熟烂后即可食。具有养阴补血、止血作用。

3）槐叶茶：嫩槐叶30g，开水浸泡，代茶饮。可清热止血，适于肠热便血、痔疮出血。

4）蕹菜汁：蕹菜数根。洗净，切碎，加糖捣烂，沸水冲服。每日1剂，血止为度。适于衄血、尿血、便血等而见口渴、便艰、溲赤或身热等症状属于热证者。畏寒、怕冷、大便清稀、小便清长属于寒证者不宜多食。

5）丝瓜饮：老丝瓜1支。煎汤，频频饮服。每日1剂，连饮数日，血止为度。适于胃中积热脘胀、脘痛、吐血、黑便等症状。畏寒怕冷、大便稀溏者不宜多食。

6）菜油调泡菜水：菜油50g，泡菜酸水50mL。调匀，顿服。每日1剂，连饮数日，血止为度。适于各种出血。大便稀溏及时时泛酸者不宜用此。

7）炒柿饼：柿饼数枚。用湿棉纸包好，放入炒热灶心土内，文火慢炒，至棉纸发黄取出，去纸食用。每次2~3枚，每日2~3次，连食数日，血止为度。适于湿热下注便血久不止。柿霜3~6g，每日1~2次，温开水送服亦佳。畏寒、肢冷、苔白腻、腹痛、便溏者不宜服食。

8）鲜羊血饮：鲜羊血200mL。加热，顿服。适于各种吐血、衄血、产后出血、便血。胃脘不舒、纳呆恶心者不宜应用。

2. 饮食禁忌

出血期间及其前后，应禁忌一切辛辣刺激和温热炙煿之食，并避免过冷过热和一切难以消化的食品。忌用可促进肠蠕动的食物，如辣椒、咖啡、葱、蒜、韭菜、芹菜、香蕉、柿子、羊肉等。不可暴饮暴食、过饥、过饱。无明显瘀血证者不可食具有活血功能之食品，如桃子、蚯蚓等。

【药物宜忌】

1. 西医治疗

（1）内科治疗：如菌痢、阿米巴痢疾、伤寒、肝病，败血症等全身疾病的内科治疗。

（2）手术疗法：①息肉：内镜下息肉摘除；手术切除导致出血的息肉集中肠段，藉以停止和防止恶变。②肠套叠：手术复位，若有肠坏死要切除部分肠管。③严重的溃疡性结肠炎：行正规内科治疗，严重时可行部分结肠切除。④肠伤寒大量出血：行溃疡单纯缝合止血。⑤恶性肿瘤：尽早手术。⑥肠穿孔、出血性坏死性结肠炎引起全身症状者：及时手术挽救生命。

（3）止血

1）凝血酶保留灌肠：适于左半结肠出血。凝血酶冻干粉 600～1200U 溶于 500mL 生理盐水，进行低压保留灌肠。

2）血管活性药物应用：血管加压素、生长抑素静脉滴注可能有一定的作用（用法及用量见消化性溃疡大出血章节）。

3）动脉栓塞治疗：在动脉造影发现出血部位后可做超选择性插管，在出血部位注入栓塞剂。

4）内镜下止血：内镜子向病灶喷洒去甲肾上腺素液、高频电凝、激光、微波治疗止血，内镜下高频电切除息肉。

（4）抗休克治疗：严重出血者需应用止血剂、输液、补血预防休克或抗休克治疗。

2. 中医治疗

（1）辨证治疗

1）胃肠积热

主症：起病急骤，脘腹疼痛，先便后血，其血紫红，便次增多，纳差，口渴。舌质红，苔黄腻，脉象弦数。

治法：清热解毒，凉血止血。

方药：三黄解毒汤化裁。黄连 9g，大黄 9g，黄芩 9g，山栀 9g，黄柏 9g，槐花 12g，侧柏叶 12g，枳壳 9g。

用法：水煎服，每日 1 剂。

2）大肠湿热

主症：大便下血，次数增多，或血便混杂，其色紫红，甚则如注，状如污水，肛门灼热或有腹痛。舌质红，苔黄腻，脉象濡数。

治法：清热利湿，固肠止血。

方药：地榆散化裁。生地榆 15g，槐花 12g，薏苡仁 15g，冬瓜仁 9g，茜草 9g，黄芩 12g，黄柏 9g，白头翁 9g，防风 6g，苦参 9g。

用法：水煎服，每日 1 剂。

3）脾虚不敛

主症：大便下血，其色黑暗，时轻时重，或兼腐肉，形体消瘦，面黄无华，四肢不温，纳差食少，心悸短气。舌质淡，苔白薄，脉象沉细无力。

治法：温阳益气，化瘀敛血。

方药：黄土汤化裁。党参 15g，黄芪 15g，白术 12g，黄芩 9g，茜草 9g，炮附子 9g，阿胶 6g，赤石脂 15g，炮姜 6g，炙甘草 6g。

用法：水煎服，每日 1 剂。

（2）验方

1）槐花散加减：槐花 15g，荆芥穗 9g，防风 6g，黄连 6g，地榆炭 15g，三七粉 6g（分冲），水煎服。适于肠风便血。

2）山药三七汤：生山药 50g，三七粉 6g（分冲），炮姜 6g，黄芪 30g，水煎服。适于便血，脾虚不能摄血证。

3）乌及散：乌贼骨 30g，白及 30g，共研细末，每服 3~6g，每日 3 次，温开水送服或与其他汤剂同服。适于便血日久不止者。

3. 药物禁忌

（1）维生素 K_3

1）因维生素 K_3 具有促凝血作用，而黑木耳中有妨碍血液凝固之成分，可使维生素 K_3 凝血作用减弱，甚至完全丧失。故在治疗出血性疾病应用维生素 K_3 时当忌黑木耳。

2）维生素 E 的主要氧化产物生育醌具有抗维生素 K 的作用，能降低维生素 K 的疗效。

3）因维生素 K_3 与考来烯胺并用时，维生素 K_3 吸收减少，故长期用考来烯胺时，应补充维生素 K，而口服维生素 K_3 时亦不宜用考来烯胺。

4）本品与四环素合用，维生素 K_3 的抗凝效价被降低。

5）因链霉素能增强抗凝血剂的抗凝血作用，故本品不宜与链霉素合用。

（2）卡巴克洛不宜与抗组胺、抗胆碱药合用：因抗组胺药（苯海拉明、氯苯那敏、异丙嗪）和抗胆碱药（阿托品、东莨菪碱等）能扩张小血管，减弱卡巴克洛对毛细血管断端的收缩作用，故二者一般不宜合用。若需联用，彼此用药时间需间隔 48 小时，或将卡巴克洛的用量由一次 1mL 增到 2mL（10mg）。

余参见"消化性溃疡大出血"。

十二、伤寒

【概述】

伤寒是由伤寒杆菌引起的急性肠道传染病。伤寒杆菌属沙门菌属 D 群，患者和带菌者均是传染源。通过污染的水或食物而感染为主要的传播途径，也可通过日常生活接触、苍蝇或蟑螂等媒介造成传播。水源污染可导致爆发流行。青壮年多见，病后多可获持久免疫力。

1. 临床表现

潜伏期 7~23 日，一般为 10~14 日。典型患者临床经过以下四期。

（1）初期：病程第 1 周。多数患者起病较缓，初起发热，体温呈阶梯形升高，5~7 日可达 39℃~40℃，发热前可有畏寒，多无寒战及出汗。常伴乏力、全身不适、食欲不振等，病情逐渐加重。

（2）极期：病程第 2~3 周。此期患者出现典型临床表现，肠出血、肠穿孔等并发症常在本期出现。

1）发热：热型为稽留热，体温可达 39℃~40℃，部分患者可呈弛张热或不规则热。

2）消化道症状：腹部不适，食欲不振明显加重，腹胀，多数有便秘，少数为腹泻，右下腹压痛明显。

3）神经系统症状：此期患者可出现精神恍惚、表情淡漠、呆滞、反应迟钝、听力减退，严重者可出现谵妄、昏迷，部分患者可出现脑膜刺激征。神经症状的出现与内毒素的作用有关。

4）循环系统症状：20%~70% 的患者出现相对缓脉或重脉，并发中毒性心肌炎相对缓脉常不明显。

5）肝脾大：病程第 6 日始可触及脾大，质软，有压痛。部分患者可有肝大，质软，伴压痛，严重者出现黄疸及肝功能异常，提示为伤寒性肝炎。

6）皮疹：病程第 7~13 日。20%~40% 的患者皮肤出现淡红色斑丘疹（玫瑰疹），直径 2~4mm，常于 2~4 日消失。出汗较多者，可见水晶形汗疹（白痦）。

（3）缓解期：病程第 3~4 周。此期发热呈波动下降，食欲不振及腹胀逐渐好转，脾大回缩。但本期仍可出现肠出血、肠穿孔等并发症。

（4）恢复期：病程第 5 周。体温恢复正常，食欲好转，大多数患者在 1 个月左右完全康复。原有慢性病或有并发症者病程较长。

（5）并发症

1）肠出血：为本病常见的严重并发症。发生率为 2%~5%，多见于病程的第 2~3 周。少量出血可仅有大便隐血阳性，大量出血时有体温骤降、脉细速、头晕、血压下降等休克表现，大便呈暗红色血便。饮食不当、腹泻、灌肠是其诱因。

2）肠穿孔：是最严重的并发症。发生率为 1%~4%，多见于病程的第 2~3 周，常发生在回肠末端。穿孔发生时突然右下腹剧痛，有明显腹膜炎体征，体温与血压下降，肝浊音界缩小或消失，体温可再度升高。白细胞计数增高伴核左移，腹部 X 线检查可见膈下有游离气体。其诱因与肠出血相同。

3）中毒性肝炎：有人称为伤寒肝炎，发生率为 12%~60%，常见于病程第 1~3 周。主要表现为肝大伴压痛，可有黄疸，丙氨酸氨基转移酶上升，个别患者可出现肝性脑病。一般于 2~3 周好转。

4）中毒性心肌炎：发生率为 3%~5%，发生于病程第 2~3 周。主要表现为心率增快、第一心音低钝、期前收缩、血压下降等。心电图显示为 P-R 间期延长、T 波改变、ST 段下移等。

5）支气管炎或支气管肺炎：前者见于发病初期，后者则多见于极期及以后，多为继发感染所致。

6）其他并发症：近年来国外报道，溶血性尿毒综合征有增多趋势，常发生于病程的第 1~3 周，表现为溶血性贫血和肾衰竭。急性胆囊炎、血栓性静脉炎、脑膜炎和肾盂肾炎等并发症偶可发生。

2. 辅助检查

（1）血、尿、便常规检查：外周血白细胞总数大多为（3～5）×10⁹/L，伴中性粒细胞减少及嗜酸粒细胞减少或消失。嗜酸粒细胞计数随病情好转而恢复正常，复发时再度减少或消失。高热时可有蛋白尿，粪便隐血试验阳性。

（2）细菌学检查

1）血培养：是确诊伤寒的依据。病程早期培养即可阳性，第1～2周阳性率可达90%，第3周为30%～40%，第4周后不易检出。溶血离心培养法可提高阳性率，已接受抗菌药物治疗者取其去血清血凝块培养也可提高培养阳性率。

2）骨髓培养：阳性率较血培养高，阳性持续时间长，尤其适合已用抗菌药物而血培养阴性者。

3）粪便培养：对慢性带菌者价值较高，病程第3～4周阳性率可达80%。

（3）免疫学检查：肥达反应沿用至今已逾百年，应用伤寒杆菌菌体抗原"O"与鞭毛抗原"H"，副伤寒甲、乙、丙鞭毛抗原（A、B、C）检测患者血清中的相应抗体，对辅助诊断伤寒、副伤寒有一定价值。其效价从第2周开始升高，第3～4周阳性率可达80%～90%，病愈后可维持数月之久。少数患者抗体出现较晚或抗体水平很低，甚或始终不出现。

伤寒杆菌及副伤寒甲、乙、丙杆菌有共同的菌体抗原"O"，当"O"抗体效价增高时不能区别上述前三种不同的细菌感染，但三者的鞭毛抗原（H、A、B）不同，可根据其抗体效价上升值的不同判断感染的菌种。对未经免疫者"O"抗体的效价达1:80或"A""B"抗体的效价达1:160或以上者可确定为阳性；如经5～7日复查多次其效价上升达4倍以上者有辅助诊断价值。

近年来，采用酶联免疫吸附试验（ELISA）检测伤寒抗原和抗体具有特异性强、快速、简便等特点，应予以推广。采用DNA探针或PCR技术检测伤寒杆菌的方法日趋成熟。

【饮食宜忌】

1. 饮食宜进

（1）饮食原则：伤寒属于消耗性的疾病，对饮食要求比较严格，应给予高热能、高蛋白、高维生素、营养丰富易消化的饮食。成年人每日热能以达到8368～10041kJ（2000～2400kcal）为好；或按体重计算，供给每日每千克体重167～251kJ（40～60kcal）；亦可根据患者的具体情况酌情增减。

1）高热能：高热能的来源应以糖类为主。因为糖类容易消化，吸收完全，能够较快地放出热能。特别是葡萄糖，能够很快地被氧化，供给能量，满足机体的需要。同时，足够的糖类可减少机体组织的消耗，有利于防止酸中毒的发生。因此，糖类应占总热能的50%以上，一般每日需400～500g。糖类的来源是各种粮食和薯类。

2）高蛋白：应尽量争取给予蛋白质每日2g/kg以上，并宜选择豆浆、豆腐、豆腐干、牛奶、鸡蛋、虾、肝、鸡肉及牛瘦肉等易于消化的蛋白质食物。

3）脂肪：脂肪的供给应根据患者饮食习惯，在不妨碍食欲和消化能力的前提下，适量给予，以增加热能，每日约为 60g，选用容易消化的脂肪（如奶油、蛋黄等）最为理想。

4）水分：除补充高热能、高蛋白外，水分也要补充。因为发热对患者的水分蒸发特别多，所以患者要多饮水或其他流质饮料，如茶汤、果汁等，一般每日在 2500～3000mL 为宜。水分供应充足，不仅是维持正常代谢的需要，而且有利于体温的下降和冲淡毒素，有利于各种代谢废物和细菌毒素排出体外。

5）维生素及无机盐：为了增加患者对疾病的抵抗力和促进肠黏膜损伤部位的愈合，以及保持人体正常代谢和健康的恢复，维生素和无机盐的供应也需增加。特别是维生素 C 和 B 族维生素，供应更要充分。因维生素 C 有解毒作用，对细菌毒素有降低其毒性的作用。食盐一般每日不应少于 4g，因发热时大量的氯化钠随汗液丧失，也应及时补充。

6）食物种类：在伤寒发热期间，宜采用流质或半流质的细软无渣饮食，如米汤、豆浆、稀藕粉、粥、牛奶、羊奶、蒸蛋羹、烂面条、肉汁、鱼汤、果汁等，少量多餐，并可适当饮用盐开水。退热 3～5 日后，饮食宜逐渐增加，酌情改用碎菜、少渣软饭及富于营养的饮食，如猪肝汤、猪肾汤、豆腐汤、粉皮粉丝汤等。退热 7 日后酌情改普通饮食，但仍应坚持吃少渣饮食，至病程第 5 周后才考虑普通饮食，以减少肠出血及穿孔的发生。应选食具有利湿清热作用之食品，如薏苡仁、赤豆、鲤鱼等。

7）需分期供膳：2～3 周时当进高热量（高糖、高蛋白）清淡流质饮食，如牛奶、蛋汤、葡萄糖水、鱼汤、肝汁、瘦肉汁、豆浆等。3～4 周时宜进高热量半流质饮食，如米糊、麦糊、甜羹、蛋糊、蛋糕、饼干、豆腐脑等。4 周时应予高热量高蛋白软食，如碎肉粥、蒸肉饼、鱼松、菜泥等。

（2）食疗药膳方

1）薏苡仁赤豆汤：薏苡仁 60g，赤小豆 30g。加水煮酥，加适量糖，分 3 次服食。每日 1 剂，连食 1～2 周。适于伤寒初期湿重热轻，症见发热、腹胀、便溏、苔腻者。发病后第 2～3 周，高热持续、口渴、便秘者则不宜应用。

2）豆蔻粥：豆蔻 5～10g，生姜汁 10 滴，粳米 60g。豆蔻捣碎，研细末。粳米淘净，煮粥，至将熟时加入豆蔻末，粥成滴入姜汁。并加适量白糖。每日 1 剂，分 2 次食，连食 1 周。适于伤寒初起湿盛热微见有苔腻、恶心、呕吐、纳呆、泄泻、腹痛者。初起热盛湿轻而口渴、便艰者及中期热盛呈稽留热或弛张热者则不宜食用。

3）白菜汁：大白菜 500g。洗净，绞取汁，烧开后待温，加适量糖缓缓饮服。每日 1 剂，连饮 1 周。适于伤寒高热持续不退、口渴欲饮的热盛期及并发症已控制者。不宜用于伤寒初起见有恶寒、发热、头痛、腹胀、便溏等属湿重于热者。

4）焦米粥：粳米 60g。炒焦，煮粥，调味，分 2～3 次服食。每日 1 剂，连食 1～2 周。适于伤寒体温已正常，出现饥饿感之恢复期。不宜用于伤寒持续发热、口渴、便秘等属热盛期者。

5）山楂荷叶茶：山楂 30g，鲜荷叶 1 小张。共水煎，去渣，代茶随时饮服。适于伤寒发热期湿热并重，腹胀、泄泻、汗多、口渴不多饮者。不宜用于伤寒高热持续不退、便秘者及恢复期出现饥饿感者。

6）绿豆扁豆粥：绿豆 15g，白扁豆 15g，粳米 50g，冰糖适量。绿豆、白扁豆、粳米分别淘净，同煮粥，冰糖调味。每日 1 剂，分 2 次食，连食 1～2 周。适于伤寒体温渐退，各种症状好转患者。不宜用于高热持续、腹胀、便秘等症状及有肠出血、肠穿孔等并发症者。

2. 饮食禁忌

（1）禁食不洁食物。注意饮水、饮食卫生。

（2）不宜食肥腻、生冷、坚硬难消化之物。腹泻者尤忌脂肪摄入，糖摄入量也应有所限制。

（3）忌食粗菜等粗纤维食品。

（4）不宜食新鲜水果（吃水果多需蒸透）。

（5）4 周时不可食量骤增及一次性大量进食。

（6）发病后的 4 周内都应限制整粒芝麻、花生仁、油煎食品、干豆类食品、带筋骨及有皮肉类、肥肉、易发酵胀气饮食及一切强刺激饮食或调味品。

（7）并发肠出血、肠穿孔应暂禁食，每日只可喝凉开水 200～400mL。

（8）忌用食物：由于伤寒病的主要病变部位在小肠，因此忌吃坚硬多渣的食物，特别是含粗纤维及其他刺激肠蠕动的食物。蔬菜和水果应做成菜汤、水果汁食用，以免诱发肠穿孔和肠出血等并发症。进食方式应少量多餐。如果有腹部胀气，可用葡萄糖代替蔗糖。因蔗糖能引起胀气。少饮或不饮牛奶、豆浆等产气食物。若有腹泻，应将膳食中的脂肪减少。

【药物宜忌】

1. 西医治疗

（1）一般治疗：急性期卧床休息，注意口腔卫生和一般护理。保证足够的水分和液体量，必要时可静脉补液。持续高热者，以 30%～50% 乙醇擦浴、冷敷降温。

（2）病原治疗

1）首选四环素：服药后 24～28 小时即开始退热，毒血症症状也随之好转。体温正常后继续服药 1～2 日。成年人每日 1.5～2g，小儿每日 25mg/kg，分 3～4 次口服。多西环素也有较好效果，成年人每日 200mg，分 2 次口服。氯霉素亦有效，但因其不良反应较大，一般不用。

2）复方磺胺甲噁唑：成年人每次 2 片，每日 2 次，口服。个别患者可引起骨髓功能障碍。肝肾功能障碍者慎用。该药在胆汁内活力优于氯霉素，但退热时间不如氯霉素迅速。

3）氨苄西林：成年人每日 3～4g，分 3～4 次肌内注射或口服。退热时间 7～10 日，在胆汁内浓度高。故用药后复发及胆囊慢性带菌者比氯霉素少。

4）头孢菌素：以头孢哌酮最佳，复发者少，可能与其胆汁浓度较高有关，疗程应在 2 周以上。但因价格昂贵，一般不作为首选药物治疗伤寒。

5）体外测定：喹诺酮类药对伤寒菌最小抑菌浓度在 0.004 ~ 0.125mg/L，可列为现阶段治疗伤寒的首选抗菌药。例如，氧氟沙星 0.4g，每日 2 次，口服，疗程 7 ~ 10 日。

（3）皮质激素的应用：对高热伴呕吐、精神异常或休克等重症伤寒，在应用有效抗菌药基础上可酌用氢化可的松 100 ~ 200mg，静脉滴注。但合并结核、溃疡及高血压等患者慎用。

（4）通便：便秘、腹胀时可给液状石蜡等润滑剂口服，必要时亦可以 0.9% 氯化钠溶液 300 ~ 500mL 低压低位灌肠，以利于通便。

（5）慢性胆囊带菌者的治疗

1）单纯胆囊带菌的治疗

①氟喹诺酮类：应列为首选，如氧氟沙星、依洛沙星、环丙沙星等，必要时可重复 1 个疗程。

②氨苄西林：每日 8g，分为 2 次静脉滴注，15 日为 1 个疗程。多数经 1 ~ 2 个疗程可治愈。

③复方磺胺甲噁唑：每次 2 片，每日 2 次，疗程同前。

2）伴有胆石或后壁慢性胆囊炎的治疗：应在使用抗菌药的基础上，手术切除胆囊及结石才可能根治。

3）伴有肝管、胆管慢性炎症或结石的带菌者的治疗：除使用长时间抗伤寒药外，可加用中药利胆剂，以增强疗效。

（6）并发症的治疗

1）一般肠出血：采取保守疗法，如禁食、镇静（防止躁动）、卧床休息，给予止血药，如维生素 K_1、卡巴克络、酚磺乙胺及云南白药等。如出血较多或伴有凝血因子缺乏时，可输入新鲜血。亦可用巴曲酶静脉滴注，口服凝血酶 200U，6 ~ 8 小时 1 次。如因大量出血或出现休克采用上述措施无效时，应不失时机考虑手术止血。手术以切除溃疡出血部位为原则，并同时由静脉滴注氧氟沙星等有效抗菌药治疗。

2）肠穿孔患者：取半卧位，输入液体补充热能及维持电解质平衡。一般应及早手术治疗，修补破口，或切除破溃肠段。同时，针对伤寒菌及其他肠道感染采用氟喹诺酮加甲硝唑等。

3）脑膜炎、骨髓炎等局部伤寒杆菌感染：应选用渗透力强、能保证局部有效抗菌浓度的药物，如氧氟沙星、依诺沙星、第三代头孢菌素或氯霉素。

2. 中医治疗

（1）辨证治疗

1）湿重热轻，邪遏卫气

主症：发热恶寒，头身重痛，体倦纳呆，口淡不渴，体温逐日渐高，午后为甚，少汗或无汗，胸闷腹胀，便秘或便溏，舌淡红苔白腻，脉濡或缓。

治法：清热透表，芳香化湿。

方药：藿朴夏苓汤加减。藿香10g，淡豆豉10g，厚朴10g，法半夏6g，茯苓10g，杏仁10g，薏苡仁10g，白豆蔻6g，黄芩10g，连翘10g。

加减：便溏泄泻者，加苍术6g，车前草12g；便秘不通者，加大黄（后下）6g，枳实9g；恶心呕吐者，加姜竹茹10g，紫苏梗10g。

用法：水煎服，每日1剂。

中成药：复方穿心莲片每次4粒，每日3次，口服；藿香正气口服液每次10mL，每日3~4次，口服。

2）湿热并重，邪入气分

主症：高热稽留，有汗不解，恶心呕吐，脘痞腹胀，心烦纳呆，渴不多饮，神情呆滞，重听或耳聋，便溏不爽，小便黄短，舌红苔黄腻，脉濡或滑数。

治法：清热祛湿并举。

方药：王氏连朴饮加减。黄连6g，黄芩12g，连翘12g，厚朴9g，法半夏9g，石菖蒲9g，茵陈18g，滑石20g，大黄9g，枳实9g。

加减：若高热不退、汗少或无汗者，加青蒿（后下）9g，石膏（先煎）30g；大便溏泄者，加葛根20g，车前草15g；大便秘结不通者，方中大黄后下，再加芒硝（冲）6g；呕吐甚者，加鲜藿香10g，姜竹茹12g；神志昏蒙、时清时昧者，加竹沥12mL，天竺黄9g，至宝丹（冲服）1支。

用法：水煎服，每日1剂。

中成药：清开灵注射液30~40mL，加入10%葡萄糖注射液500mL中，静脉滴注，每日1~2次。

3）湿热困郁，蕴毒发黄

主症：高热烦渴，身目发黄，胸胁痞胀，倦怠纳呆，咽痛咳嗽，小便短赤，便秘或泻而不爽，肛门灼热，舌红苔黄浊腻，脉滑数。

治法：清热祛湿，化浊解毒。

方药：甘露消毒丹加减。滑石30g，茵陈20g，黄芩15g，石菖蒲12g，连翘12g，射干9g，藿香10g，川贝母8g，白豆蔻8g，土茯苓30g，虎杖8g。

加减：呕吐者，加竹茹12g，法半夏12g；胸腹胀痛不适者，加郁金10g，素馨花8g；大便溏泄不爽、灼热腐臭者，加秦皮12g，白头翁12g，火炭丹20g。

用法：水煎服，每日1剂。

中成药：双黄连粉针3g，加入0.9%氯化钠溶液或5%葡萄糖注射液500mL中，静脉滴注，每日1~2次；清肝利胆口服液，每次1~2支，每日3次，口服。

4）热重于湿，困阻中焦

主症：壮热汗出，心烦口渴，渴喜冷饮，胸脘痞闷，呕恶纳呆，大便秘结，小便短赤，舌红苔黄而干，脉洪数或滑数。

治法：清热解毒，佐以化湿。

方药：白虎加苍术汤加减。石膏（先煎）30g，知母12g，黄芩10g，苍术10g，通草 6g，芦根 30g，金银花 15g，大黄 9g，枳实 9g，黄连 6g。

加减：若汗少或无汗者，加青蒿 12g，连翘 12g；高热抽搐者，加羚羊角（先煎）6g，钩藤 10g，地龙 10g。

用法：水煎服，每日 1 剂。

中成药：紫雪丹每次 1~2 粒，每日 2~3 次，凉开水冲服。

5）湿热弥漫三焦

主症：身热不退，面赤耳聋，胸闷腹胀，脘痞纳呆，口干口苦，便溏或下利血便，小便短赤，舌红苔黄腻，脉滑数。

治法：清利湿热，宣泄三焦。

方药：三石汤加减。滑石 30g，生石膏（先煎）30g，寒水石 15g，杏仁 12g，竹茹 12g，金银花 15g，黄芩 12g，栀子 12g，甘草 6g。

加减：若神情淡漠、重听者，加石菖蒲 10g，郁金 10g，苍耳子 9g；下利脓血者，加白头翁 12g，秦皮 12g，凤尾草 15g；恶心呕吐者，加藿香 10g，法半夏 10g；咽痛咳嗽者，加桔梗 6g，岗梅根 20g，浙贝母 10g。

用法：水煎服，每日 1 剂。

中成药：银黄口服液每次 2 支，每日 3~4 次，口服。

6）湿热蒙蔽清窍

主症：身热，汗多，神情淡漠，耳鸣重听，间有谵语，甚或神志昏蒙，时清时昧，舌红赤，苔黄浊腻，脉濡滑数。

治法：清热化湿，豁痰开窍。

方药：菖蒲郁金汤加减。石菖蒲 10g，郁金 9g，栀子 12g，连翘 12g，竹叶 12g，滑石 30g，牡丹皮 10g，淡竹沥 10mL，紫金锭（冲）1.5g。

加减：神志昏迷者，加至宝丹 1 支，冲服；呕逆神昏、小便不通者，加土茯苓 30g，猪苓 15g，大腹皮 12g；神昏、手足躁动抽搐者，加羚羊角（先煎）6g，钩藤 12g，地龙 12g；高热神昏、喉中痰鸣者，加用安宫牛黄丸（凉开水冲化）1 粒。

用法：水煎服，每日 1 剂。

7）湿热化燥，伤络便血

主症：身体灼热，神情烦躁，咽干口燥，便下鲜血，或暗红血水，或柏油样黑粪，小便短赤，舌红苔黄干，或舌绛无苔，脉弦细数。

治法：清热解毒，凉血止血。

方药：犀角地黄汤加减。水牛角（刨片、先煎）30g，生地黄 30g，赤芍 15g，牡丹皮 12g，紫草 15g，地榆炭 12g，侧柏叶 15g，大黄 10g，茜草根 12g。

加减：高热狂躁、脉弦实滑数者，加黄连 12g，黄芩 12g，栀子 2g。

用法：水煎服，每日 1 剂。

中成药：紫地宁血散每次 2 支，温开水冲服，每日 3~4 次；云南白药每次 2~3g，冲服，每日 3 次。

8）便血不止，气随血脱

主症：身热渐退，烦躁不安，便下鲜血，量多难止，面色苍白，汗出肢冷，舌淡无华，脉微细弱。

治法：益气固脱，摄血止血。

方药：独参汤合黄土汤加减。高丽参9g或红参（另炖频服）12g，干地黄30g，白术10g，熟附子12g，阿胶（烊化）10g，黄芩12g，灶心土15g，地榆炭15g，侧柏炭15g，炙甘草9g。

加减：见高热不退者，可加水牛角（刨片先煎）30g，金银花炭15g，连翘12g，大青叶20g。

用法：水煎服，每日1剂。

中成药：丽参注射液4~6mL，加入50%葡萄糖注射液40mL中，静脉注射；或用参附注射液20mL，加入5%葡萄糖注射液500mL中，静脉滴注。

9）余邪留恋，气阴两伤

主症：低热，胸腹痞闷，口干喜饮，或气逆欲呕，知饥不食，体倦乏力，舌红苔少而干，脉虚数或细数。

治法：清养气阴，泻除余邪。

方药：竹叶石膏汤加减。竹叶10g，石膏24g，麦冬10g，法半夏9g，太子参15g，粳米15g，藿香叶10g，鲜芦根15g，甘草6g。

加减：便溏腹胀者，加葛根15g，凤尾草20g，陈皮8g；纳呆、嗳气者，加鸡内金6g，谷芽10g，神曲9g。

用法：水煎服，每日1剂。

中成药：五叶参茶每次1小包，冲服，每日3~4次。

（2）验方

1）新地榆汤：地榆12g，穿心莲20g，如意花根15g，一枝黄花15g。水煎服。

2）凤尾草合剂：凤尾草30g，鱼腥草30g，茵陈15g，紫苏梗12g。水煎服。

3）竹叶荷叶茶：鲜荷叶、鲜竹叶、鲜扁豆花、鲜藿香各10g。加水煮沸后取液去渣，兑入适量蜂蜜即可。代茶频饮。清热化湿。适于伤寒各期患者辅助治疗。

4）紫草绿豆汤：紫草、绿豆各30g。加水先煎紫草，并2次煎液（去渣）煮绿豆至豆粒酥烂为度，入白糖调味，待凉分次服。清热利湿，凉血止血。适于湿热化燥、伤络便血的伤寒患者。

3. 药物禁忌

（1）头孢菌素类

1）不宜与强利尿药如依他尼酸、呋塞米合用：因合用会增加对肾脏的毒性，故一般不宜合用。如必须合用时，应减少本品的剂量。

2）不宜与多黏菌素E合用：头孢菌素类与多黏菌素E合用，有可能增加对肾脏的毒性，并降低头孢菌素类的抗菌作用，故联合给药时必须谨慎。如果必须合用时，应反复检查肾功能。

3）不宜与保泰松合用：因保泰松能增强本品对肾脏的毒性。

4）忌与四环素合用：因合用能降低本品的抗菌作用，故一般不合用。

5）慎与氨基苷类抗生素合用：因头孢菌素类药均有一定的肾毒性，与氨基苷类抗生素合用，在抗菌作用增强的同时肾毒性亦显著增强，甚至发生可逆性肾衰竭，故二者合用应慎重。必须联用时，应分开给药。

6）头孢克洛忌与食物同服：本品与食物同服，血药峰浓度仅为空腹服用时的50%~75%，故宜空腹给药。

7）禁酒：头孢菌素类抗生素（如头孢拉宗、头孢甲肟、头孢匹胺、头孢哌酮等）及红霉素、四环素类在应用期间及停药1周内应禁忌饮酒，以免产生或增强毒副作用。

8）忌以果汁服用：果汁中的果酸容易导致药物提前分解或溶化，不利于药物在肠内的吸收，而大大降低药效。另外，红霉素在酸性液体作用下易被迅速水解，有时甚至与酸性液体反应生成有害物质。

（2）红霉素

1）忌过食酸性食物：红霉素用药期间不可过食酸菜、醋、咸肉、鸡肉、鱼肉与山楂、杨梅等酸性食物，否则会发生酸碱中和而降低药效。

2）忌过食海味食物：在应用红霉素期间，不宜过食螺、蚌、蟹、甲鱼、海带等海味食品，因为这些食品中富含的钙、镁、铁、磷等金属离子会和红霉素结合，容易形成一种难溶解又难吸收的物质，降低药物疗效。

3）忌与溴丙胺太林同服：红霉素与溴丙胺太林同服，前者抗菌疗效降低。因溴丙胺太林为抗胆碱药，具有松弛胃肠道平滑肌的作用，能延长胃排空时间，而红霉素在胃酸影响下易被破坏失效，两药合用延长红霉素在胃中的停留时间，故易使其疗效降低或失效。若需合用，可在红霉素疗程结束后再服溴丙胺太林，或服红霉素2小时后再服溴丙胺太林，也可同时加服碳酸氢钠或复方氢氧化铝等碱性药物以中和胃酸。

4）不宜与月桂硫酸钠合用：原因在于后者能促进红霉素在肠道中的吸收，增加对肝细胞的穿透力，使红霉素对肝脏的毒性增加，结果易导致黄疸及转氨酶升高。

5）不宜与维生素C、阿司匹林合用：因维生素C、阿司匹林均为酸性药物，而红霉素在酸性条件下呈解离型，不易吸收，而且排泄快，在胃肠道中不稳定，易被破坏，使红霉素疗效降低。

6）不宜与氯丙嗪、保泰松、苯巴比妥等合用：因为这些药物对肝脏都有毒性作用，会加重肝脏毒性，故肝功能不全者应忌用。

7）不宜与氯霉素、林可霉素合用：因为合用时，都与细菌核糖蛋白体的50-s亚单位结合，使核糖体的构型发生变化，彼此影响疗效。另外，氯霉素在弱酸或中性条件下其活性增强，而红霉素在碱性条件下活性较强，二者合用亦可产生拮抗作用。

8）禁与乳酶生合用：由于前者抑制了乳酸杆菌的活性，使乳酶生药效降低，同时也耗损了红霉素的有效浓度。

9）不宜与含鞣质的中成药合用：因含鞣质的中成药如四季青片、虎杖浸膏片、感冒宁、复方千日红片、肠风槐角丸、肠连丸、紫金粉、舒痔丸、七厘散等可使红霉素失去活性，降低疗效。

10）与含有机酸的中药同服：因红霉素在碱性条件下抗菌作用才能得以发挥，而含有机酸的中药（如山楂、五味子、山楂丸、保和丸、五味子丸等）口服后可酸化胃液，提高酸度，使红霉素的单键水解而失去抗菌作用。

11）不宜与四环素合用：因二者合用会增加红霉素对肝脏的副作用。

（3）四环素

1）忌同时吃含金属阳离子化合物的食品：服用四环素类药（四环素、多西环素、金霉素）期间若同时吃含钙、镁、铝、铁等金属阳离子化合物的食品（如豆制品、油条、熟制卤肉、咸鱼、海蜇、海带等），易形成不溶性络合物，妨碍药物的吸收，降低药效。

2）忌与碱性食物同服：因四环素与碱性食物（菠菜、胡萝卜、黄瓜、苏打饼干、茶叶等）同服，可使胃液的盐酸被中和，从而使胃液 pH 值升高，四环素的溶解性降低，进入小肠的吸收率下降，故服四环素期间应避免过食碱性食物。

3）忌饮茶：饮茶有许多益处，但茶叶中含有鞣酸、咖啡因及茶碱等成分，四环素等药物与茶水同服可减低药效。

4）忌喝牛奶：因牛奶中含有大量的钙，可阻碍四环素吸收，故不宜同服，尤其对乳幼儿更不能用牛奶送服。

5）忌与碳酸氢钠合用：四环素与制酸药碳酸氢钠合用，可使胃液的盐酸被中和，从而使胃液 pH 值升高，四环素的溶解性降低，进入小肠的吸收率下降，因而两药不宜合用。

6）不宜与铁剂如硫酸亚铁合用：因为硫酸亚铁与四环素在消化道易形成难溶的螯合物，影响四环素的吸收，使血药浓度下降40% ~ 50%。如需用铁剂，两药应间隔3小时以上服用，可避免相互影响。此外，亦可停用四环素后再服硫酸亚铁，或改用其他抗生素或磺胺类药物。

7）不宜与含钙、镁、铝、铋、锰、锌等金属离子的药物同服：因这类药物如氢氧化铝凝胶、氧化镁、碳酸钙、三硅酸镁、碱式碳酸铋、碱式硝酸铋等会在消化道与四环素结合成难于溶解的络合物，使四环素作用减弱。故临床上如需联用，两药服药时间应间隔2小时。

8）不宜与对肝脏有损害的药物并用：四环素与依托红霉素、异烟肼、氯丙嗪、氯丙脲、保泰松、苯妥英钠、苯茚二酮、甲睾酮、辛可芬、氯噻嗪等对肝脏有损害的药物并用，可使本品对肝脏的毒性增加，尤其是肾衰竭患者更应注意。

9）不宜与牛黄解毒片合用：因为牛黄解毒片含有石膏，其中的钙离子能与四环素形成络合物，使疗效降低。

10）不宜与氨非咖、氨茶碱并用：因为后两种药物为碱性，可使四环素疗效降低。

11）不宜与双嘧达莫合用：因为双嘧达莫除扩张冠状血管外，还具有对抗二磷酸腺苷（ADP）、降低血小板黏聚、抑制血栓形成的作用，四环素为广谱抗生素，能抑制肠内正常菌的生长，使肠内细菌合成、维生素 K 的数量减少，而维生素 K 的减少会影响凝血酶原的合成，延长凝血时间，故两药较长期合用将会增加出血倾向。如必需联用时，应定期检查凝血酶原时间，大于 14 秒时应停药。

12）禁与考来烯胺合用：因为考来烯胺为阴离子交换树脂，其受静电吸附所形成的复合物会干扰四环素在肠道的吸收，从而减弱四环素的疗效。

13）不宜与含有硼砂的中成药合用：这些中成药有痧气散、红灵散、行军散、通窍散等。因硼砂为碱性，可使四环素吸收减少，疗效降低，故不宜合用。

14）不宜与药用炭、硅碳银合用：因为药用炭、硅碳银（含药用炭、白陶土、氯化银）具有吸附作用，与本品合用可使四环素的疗效降低。

15）不宜与含钙、镁、铁等金属离子的中药同服：这些药物有防风丸、解肌宁嗽丸、橘红丸、鹭鸶涎丸、清眩丸、追风丸、明目上清丸、牛黄上清丸、清胃黄连丸、胃痛宁、舒胃片、白金丸、女金丹等。因为它们含有的金属离子会与四环素形成螯合物，不易被肠道吸收，减弱四环素的疗效。

16）不宜与复合维生素 B 合用：因二者合用将使四环素的作用降低，甚至失效。

（4）氯霉素

1）忌饮酒：因氯霉素与酒精会发生不良反应，故在服用氯霉素期间应避免饮酒或酒精性饮料。

2）忌以果汁服用：果汁或清凉饮料的果酸容易导致氯霉素提前分解或溶化，不利于药物在肠内的吸收，而大大降低药效，并且氯霉素有时还会与酸性液体反应生成有害物质。

3）忌与牛奶同服：因氯霉素可与牛奶蛋白结合而使吸收减慢，药效降低，故服用氯霉素期间不宜进食牛奶。

4）忌与巴比妥类药合用：因巴比妥类药如苯巴比妥、戊巴比妥等可降低氯霉素的血药浓度及作用，故两者不宜并用。

5）忌与降矾丸同服：降矾丸为中医学治疗贫血症的代表中成药，其主药降矾主要含硫酸亚铁，降矾丸的药效取决于其所含的硫酸亚铁量。氯霉素分子中的硝基苯基团能直接抑制红细胞对铁剂的摄取与吸收，使铁剂的药效减弱或消失，二药合用时，可使治疗作用减弱。另外，氯霉素亦可使含叶酸、维生素 B_{12} 的中药及其复方制剂作用降低。

6）不宜与活性炭并用：因为活性炭具有吸附作用，可使氯霉素的吸收减少，疗效降低。

7）不宜与乳酶生同服：因为氯霉素抑制活的乳酸杆菌生长、繁殖，降低乳酶生的作用，同时也因氯霉素大量消耗在杀乳酸杆菌上，从而降低了它自身的有效浓度。

8）慎与保泰松合用：因为氯霉素可抑制骨髓造血系统，保泰松可导致粒细胞缺乏症及血小板减少症，故两药合用毒性增强。有人认为氯霉素与保泰松混合使用治疗伤寒效果很好，24 小时后体温恢复正常，较单独使用氯霉素效果好。但这方面的用药经验尚积累不多，应慎重。

9）忌与硅碳银并用：硅碳银含白陶土、药用炭等，具有吸附作用，合用后由于氯霉素被吸附而降低了氯霉素的血药浓度，因而疗效降低。

10）不宜与氢氧化铝凝胶、复方氢氧化铝等合用：因为氢氧化铝可能延缓胃排空速率，而使氯霉素的吸收率降低。

11）不宜与红霉素合用：因为氯霉素在弱酸或中性条件下其活性增强，但红霉素在碱性条件下活性强，因此两药合用产生拮抗作用，疗效降低。

12）不宜与含有鞣质的中成药合用：因为与含有鞣质的药物（如四季青片、虎杖浸膏片、感冒宁、复方千日红片、肠风槐角丸、肠连丸、紫金粉、舒痔丸、七厘散等）合用，其中的鞣质可使氯霉素失去活性。

13）不宜与青霉素 G 合用：由于青霉素 G 阻碍细胞壁的合成，防止细胞繁殖，而氯霉素能促进细胞壁黏肽对氨基酸的获得而促进细胞壁的合成，故二者合用有拮抗作用。必要时将青霉素先于氯霉素数小时给予。

14）不宜与氨苄西林合用：因为二者有拮抗作用，合用可使疗效降低。

15）不宜与氢化可的松合用：合用会使其抗菌效力降低。

16）不宜与骨髓抑制药物合用：骨髓抑制药如抗肿瘤化学药物（环磷酰胺、白消安、6－巯基嘌呤、甲氨蝶呤、阿糖胞苷等）及保泰松等与氯霉素合用会加重造血系统的毒性。

17）慎以氯霉素为首选药物：氯霉素因为治疗伤寒病有效，过去一直作为首选药物，但由于其副作用较大，目前已把喹诺酮类药物作为一线药。该类药物的优点是抗菌谱广，尤其对革兰阴性杆菌活性高，体内分布广，耐药性发生率低，使用方便。常用药物为氧氟沙星、环丙沙星等。

18）新生儿、早产儿应忌用氯霉素：因婴幼儿肝内有些酶系统发育尚不完全，葡萄糖醛酸的结合能力较差，因而影响氯霉素在肝内的解毒过程，同时由于其肾脏的排泄能力亦较差，故易导致药物的蓄积中毒。

19）服用氯霉素的时间不宜过长：因氯霉素对骨髓有抑制作用，易引起粒细胞及血小板减少性紫癜、再生障碍性贫血等。若用药者本身有肝功能减退、肝硬化等肝病变时易发生骨髓抑制，故应按时检查血象变化。白细胞总数减少到（3～3.5）×10^9/L 以下，血小板计数低于（50～70）×10^9/L 应立即停药，严重者应进行输血及采用抗生素、大量 B 族维生素和叶酸、激素（泼尼松）等治疗，至骨髓功能恢复为止。

（5）氨苄西林不宜与口服避孕药同用：因氨苄西林能降低口服避孕药（如炔诺酮、甲地孕酮等）的作用，合用易使避孕失败。

（6）大环内酯类慎与茶碱类药合用：因大环丙酯类药可抑制茶碱类药（如氨茶碱）的正常代谢，合用可使茶碱血浓度升高而致中毒，甚至死亡，故联用时应对茶碱血浓度进行监测，以防意外。

十三、细菌性痢疾

【概述】

细菌性痢疾是由志贺菌引起的肠道传染病，简称菌痢。患者及带菌者为本病传染源。主要由受染的食物、水经口传染，亦可通过苍蝇、蟑螂等媒介污染食物而传播。在流行期间可经受染的食物或水导致爆发流行。

1. 临床表现

潜伏期为数小时至 7 日，多数为 1～2 日。A 群志贺菌感染症状较重，C 群较轻，B 群介于两者之间，且易转为慢性。

（1）急性细菌性痢疾：可分为典型、非典型、中毒型三种。

1）典型：病多急起，畏寒发热，体温一般在 38℃～39℃，腹痛、腹泻、大便每日 10 余次至数十次，初为糊状；或稀水样便，逐渐转为黏液或脓血便，量不多，里急后重明显。左下腹压痛，肠鸣音亢进。少数患者由于高热、呕吐、腹泻频繁，易发生脱水、酸中毒和电解质紊乱，甚至继发休克。如原有心脏血管等慢性疾病，可加重其病情，甚至发生生命危险。

2）非典型：全身中毒症状不明显，腹痛较轻，腹泻每日 3～5 次，呈水样或糊状便，带黏液，无脓血，里急后重不明显。病程数日，可不治自愈，亦可演变成慢性。

3）中毒型：多见于 2～7 岁儿童，成年人亦可发生。起病急，发展快，突然高热（少数不高），体温常达 40℃ 以上，腹泻（或无腹泻），粪便检查发现较多白细胞及红细胞。中毒型又可分为脑型、休克型、肺型、混合型四种。

①脑型：早期有嗜睡、反复惊动、惊厥、面色苍白、血压正常或轻度升高；晚期则昏迷、频繁或持续性惊厥、瞳孔大小不等、对光反射消失、呼吸深浅不匀、节律不整，甚至呼吸停止。

②休克型：早期面色苍白、四肢厥冷、脉细数、呼吸急促、脉压小、血压正常或偏低；晚期除上述症状外，并有口唇、甲床发绀，皮肤花斑，少尿或无尿，神志昏迷，血压下降或测不出。

③肺型：早期烦躁不安、面色暗红、呼吸频率 >35 次/分，进行性呼吸困难，肺部呼吸音减低，X 线可见肺部网状阴影，血气分析 pH 值 >7.45，氧分压 <60mmHg，二氧化碳分压 >35mmHg。晚期严重的吸气性呼吸困难、发绀进行性加重、肺部出现捻发音或啰音，X 线可见肺部片状阴影或两肺广泛实变。血气分析 pH 值 >7.35，氧分压 <40mmHg，二氧化碳分压 >45mmHg。

④混合型：休克型或肺型同时存在，或先后出现。

（2）慢性细菌性痢疾：病程反复发作或迁延不愈超过 2 个月，即为慢性菌痢。根据临床表现可分为以下三型。

1）急性发作型：半年内有菌痢病史，因受凉、生冷饮食、过劳或其他感染等诱因可引起急性发作。主要表现为腹痛、腹泻、里急后重、黏液便或脓血便。粪便细菌检查分析可与再感染相鉴别。

2）迁延型：病程迁延 2 个月以上，时轻时重或长期迁延不愈。有不同程度的肠道症状，如腹痛、腹胀、腹泻或腹泻与便秘交替出现。腹泻时大便内常有黏液，有时可有脓血。病程长者表现为消瘦、乏力、食欲减退、贫血等症状。

3）隐伏型：1 年内有菌痢病史，临床症状消失已 2 个月以上，但粪便细菌培养痢疾杆菌阳性，或肠黏膜有病变者。

2. 辅助检查

（1）血常规：在急性期，末梢血白细胞计数和中性粒细胞大多增高。慢性期轻度贫血。

（2）粪便常规检查：应取新鲜粪便的黏液或脓血部分立即送检，不要混入尿液。肉眼观察为黏液便、黏液血便、脓样便、血水样便、脓血便等。镜下见有较多的白细胞与红细胞，并可见吞噬细胞。

（3）粪便细菌培养：取新鲜粪便的黏液或脓血部分接种于适当培养基，并按常规鉴定菌群与菌型。及时留取标本，选用适当培养基及反复多次培养可提高阳性率达70%以上。

（4）试验快速检测方法：采用荧光抗体染色法、玻片固相抗体吸附免疫荧光技术、荧光菌球法、粪便凝集试验、增菌乳胶凝聚法、对流免疫电源法、免疫染色法、单克隆抗体固相致敏红细胞吸附技术等，具有快速、敏感、简便等优点，有利于早期诊断。但其敏感性及特异性尚待进一步验证。

（5）乙状结肠镜检查：急性期可见肠黏膜充血、水肿、点状或片状出血、溃疡等病变，一般宜于恢复期进行。慢性期黏膜除充血、水肿、溃疡外，黏膜呈颗粒状，有息肉、瘢痕、肠壁增厚等。在肠镜直观下取黏膜病变部位渗出物做细菌培养，阳性率高于粪便培养。

（6）钡剂灌肠 X 线检查或纤维结肠镜检查：适于慢性患者，可见肠壁运动增加、肠壁增厚、黏膜纹理紊乱和肠腔狭窄等。

【饮食宜忌】

1. 饮食宜进

（1）饮食原则

1）发热、腹痛、腹泻等，可影响患者食物的摄入、消化和吸收，同时又消耗了体内大量的营养物质，因此要及时补充营养和维生素，可给果汁、淡糖水、米汤等。

2）在大便次数减少、黏液便改善后，可增加脂肪量少的流食，如豆浆、藕粉、酸奶、米粥等，采用少吃多餐的方法。

3）恢复期饮食以米粥、挂面、饼干、蛋糕、蛋类、瘦肉等高蛋白饮食为主，但进食量不可过多。母乳喂养小儿继续哺母乳。

4）慢性痢疾患者的饮食着重补充营养，首先要调节饮食，食物要味美可口，必要时在饭前半小时给予胃蛋白酶合剂。应给予含蛋白质、维生素丰富的食品，如蛋类、鲜鱼、瘦肉、西红柿、豆腐、米粥、挂面等。

5）由于发热、腹泻、出汗，可使体内丢失大量水分和盐类，因此要让患者多喝水，最好是糖盐水、果汁等。

6）呕吐严重时，可适当限制饮食，症状控制后再逐渐恢复正常饮食。

（2）辨证择膳

1）湿热型：起病急，畏寒发热，腹痛，里急后重，大便呈水样，每日 10 余次，继则有黏液或有脓血，常伴恶心、呕吐、口渴，小便短赤，舌苔黄或微腻，脉弦数。治宜清热利湿解毒。

①槟榔 10～15g，金银花 5g，粳米 50～100g。先将槟榔与金银花煎汁，取汁与粳米同煮为稀粥服用。

②鲜马齿苋 50g（干者亦可，用量减半），粳米 50g，红糖适量。将马齿苋洗净，切碎；粳米淘洗，一起入砂锅内，加水 500mL，煮至米化汤稠，每日早晚温服。

③鲜马齿苋适量，蜂蜜 30mg。将鲜马齿苋洗净，捣碎取汁约 30mL，与蜂蜜一起用开水早晚冲服。

④鲜马齿苋 100g，鸡蛋 2 枚。将鲜马齿苋洗净，捣如泥，取其汁，再取鸡蛋清，与马齿苋混合调匀，1 次服完，每日 1 次。

⑤乌梅 30g，北山楂 50g，南山楂 50g，红糖 30g。先将山楂用小火炒焦黑，再与乌梅、红糖一起加水煎煮，取汁，分 2 次服完。

⑥鲜丝瓜 2 条。将丝瓜切成 2~5cm 长，用竹笋叶或厚纸包好，煨熟，取出，再用纱布包好绞汁，汁内加红糖适量，每日分 2 次冲服。

⑦山豆根 10g，甘草 3g，炒粳米 10g。三者置于砂锅内，加水适量，同煎沸 20 分即成。每日 1 剂，分次温服。粪便中夹白者，加红糖少许；粪便中夹红者，加白糖少许。脾胃虚寒者不宜选用。

2）疫毒痢：发病急骤，高热头痛，烦躁口渴，腹痛剧烈，痢下鲜紫脓血，舌质红绛，苔黄燥，脉滑数。治宜清热解毒。

①鲜丝瓜 2 条，山楂 15g，炮姜 10g，白糖适量。前 3 味水煎取汁，加白糖调味，温服，每日 2 次。

②鲜马齿苋 500g，鲜藕 500g。捣烂取汁，加白糖适量，每次服 100mL，每日 2~3 次。

③鲫鱼 2 条（500g 左右），大蒜 2 头。两者同煮汤调味服食，每日 1 次，连服数日。

④黄花菜 50g，马齿苋 50g，红糖 10g。水煎服，每日 1~2 次，连服数日。

⑤黑木耳 30g，豆腐 250g。同煮汤调味服用，每日 1~2 次。

⑥生苦瓜 100g，红糖 100g。将苦瓜捣烂如泥，加糖拌匀，2 小时后将水滤出，一次冷服，每日 1~2 次，连服数日。

3）虚寒型：下痢稀薄，经常夹有黏液，时发时止，腹痛绵绵，喜温喜按，舌淡苔薄，脉细弱。治宜温中健脾，收敛固涩。

①肉桂 2~3g，当归 2~3g，陈皮 3g，山楂 6g，粳米 100g，红糖适量。先将肉桂、当归、陈皮、山楂煎取浓汁，去渣，另煮粳米，待粥煮沸后，调入药汁及红糖，每日服用 1~2 次。

②制附子 5~10g，干姜 1~3g，粳米 100g，葱白 2 茎，红糖适量。先将制附子、干姜同入砂锅煎 2 小时，再入葱白、粳米、红糖同煮粥，温热服食。

③鳖甲 1 只，红糖 30g。先将鳖甲焙焦研为细面，加入红糖拌匀，每次 9g，每日 3 次，温开水送服。

④黄鳝鱼 1 条，红糖（炒）6g。将鳝鱼去肠杂，以新瓦焙干，和红糖研末，温开水冲服。

⑤诃黎勒 15g，生姜 10g，粳米 100g。先煎前 2 味，去渣取汁，入米煮粥，随意食。

⑥羊骨 1000g，粳米 60g，葱、姜、食盐各适量。将羊骨洗净捣碎，加水煎成汤汁，

以汁煮粳米成粥，加葱、姜、食盐再煮两三沸，即可食用。

⑦山药25g，芡实25g，薏苡仁100g。将山药、芡实、薏苡仁淘洗干净，同煮为稀粥，空腹食用。

⑧生山药30g，三七6g，鸦胆子20粒。山药、三七研为细末，鸦胆子去皮。用清水4杯调和山药粉，然后在火炉上熬成糊状，并不时用筷子搅拌，熬溶即可，用山药粥调三七与鸦胆子，当早餐食之。

2. 饮食禁忌

（1）不宜食油腻、补涩之物。

（2）不可食寒凉、生冷饮食。

（3）免食粗糙、坚硬难消化之品。

（4）忌进辛辣等强制刺激饮食。

（5）禁饮烈酒。

【药物宜忌】

1. 西医治疗

（1）急性典型菌痢的治疗

1）一般治疗：消化道隔离。注意休息，给予易消化饮食。高热、腹泻频繁、腹痛剧烈时，应对症治疗。脱水时采用口服补液（葡萄糖20g，氯化钠3.5g，碳酸氢钠2.5g或枸橼酸三钠2.9g，氯化钾1.5g，加温开水至1000mL），脱水明显者给予静脉补液，酸中毒时应给碱性溶液。

2）抗菌治疗：根据当时、当地及患者具体情况选择用药，儿童尽量不采用喹诺酮类药物。

①氧氟沙星：每次0.4g，每日2次，口服，5～7日为1个疗程。

②诺氟沙星：每次0.3g，每日2次，口服，5～7日为1个疗程。

③环丙沙星：每次0.2～0.25g，每日2次，口服，5～7日为1个疗程。

④洛美沙星：每次0.2～0.4g，每日2次，口服，5～7日为1个疗程。

⑤小檗碱：每次0.5g，每日2次，口服，5～7日为1个疗程。

⑥甲氧苄啶：常与磺胺类药物、抗生素或中草药伍用。每次0.1～0.15g，每日2次；儿童每日5～8mg/kg，分2次服，5～7日为1个疗程。用药期间要注意观察血常规。

⑦酌情选用妥布霉素或阿米卡星等，亦可采用头孢菌素或磷霉素静脉滴注。

⑧此外，可采用短程快速疗法。诺氟沙星0.6g，甲氧苄啶0.2g，12小时1次，口服，4日为1个疗程。高热时可酌加泼尼松10～20mg，口服；腹痛酌加山莨菪碱10～20mg，口服。

（2）急性中毒型菌痢的治疗

1）降温止惊

①用1%温盐水1000mL流动灌肠，进行物理降温；适当酌用退热剂冬眠药物。一般用氯丙嗪和异丙嗪各1～2mg/kg，肌内注射，2～4小时用药1次，共3～4次。

②对极度躁动不安者，可用地西泮（安定）0.3mg/kg，肌内注射或静脉注射；或

水合氯醛 40~60mg/kg，保留灌肠；或苯巴比妥钠 5mg/kg，肌内注射。

2）解除血管痉挛：常用山莨菪碱或阿托品治疗。应用指征为：面色苍白或灰白，四肢末梢发凉；惊厥或呼吸节律不整；肌张力增强，血压升高；口唇发绀，皮肤花纹，脉压 <20mmHg 或血压下降。山莨菪碱儿童每次 1~2mg/kg，成年人每次 40mg，10~15 分钟用药 1 次。病情危重时，儿童每次 3~4mg/kg，成年人每次 50~60mg。待四肢转暖，面色好转或微红，呼吸及循环改善时停药。如病情再度恶化，可再重复上述治疗。也可用阿托品，儿童每次 0.03~0.05mg/kg，成年人每次 1~2mg，10~15 分钟静脉注射 1 次，停药指征与山莨菪碱同。

3）扩充血容量，纠正酸中毒，维持水和电解质平衡：首次常用 2:1 溶液（2 份 0.9% 氯化钠溶液，1 份 1.4% 碳酸氢钠溶液），儿童每次 10~20mL/kg，成年人每次 300~500mL，快速静脉滴注。有明显酸中毒及循环衰竭时，先用 5% 碳酸氢钠溶液，儿童每次 10~20mL/kg，一次最大量不超过 300mL；成年人每次 500mL。待患者循环改善及酸中毒纠正时，改用生理维持液补给，同时注意补钾。输液量根据患者病情、尿量和中心静脉压测定结果掌握，一般 24 小时 50~100mL/kg 为宜。

4）激素治疗：早期应用糖皮质激素可较快地缓解高热和感染中毒症状，防止病情加重。常用氢化可的松或地塞米松。氢化可的松每日 5~10mg/kg，成年人每日 300~400mg，分 3~4 次加入葡萄糖注射液或 0.9% 氯化钠溶液中静脉滴注，一般用药 3~5 日。地塞米松剂量为每次 0.5~1mg/kg，加入莫菲小壶内静脉滴注，必要时于 6 小时后可重复使用。

5）强心药物的应用：中毒型菌痢患者，由于血管痉挛，心肌缺血、缺氧，同时内毒素可直接作用于心肌，易致心功能不全。应根据病情选用毛花苷 C 或毒毛花苷 K 治疗。

6）升压药的应用：休克早期应用缩血管可加重微循环障碍，减少组织的灌注量，弊多利少。因此，必须严格掌握应用指征。在休克晚期或经积极扩充血容量、纠正酸中毒、应用血管扩张药和强心等综合措施后，周围循环不见好转、血压仍不稳定者，可用升压药如间羟胺或多巴胺。

7）防治脑水肿及呼吸衰竭：应用大剂量山莨菪碱治疗（用法同上）。有脑水肿表现时如血压升高、瞳孔大小不等、呼吸节律不整、惊厥、昏迷等，应立即予脱水药治疗。用 20% 甘露醇或 25% 山梨醇 1g/kg，静脉注射，4~6 小时 1 次，与 50% 葡萄糖交替应用。必要时可用 30% 尿素 0.5~1g/kg，静脉注射，直至脑水肿症状消失。给氧、吸痰、保持呼吸道通畅；如呼吸停止，立即气管插管或气管切开，用人工呼吸器辅助呼吸等急救措施。

8）肺型患者的治疗原则：限制输液量、应用血管扩张药（山莨菪碱或酚妥拉明）、强心、利尿等，并要加强吸氧及人工呼吸疗法以提高氧分压，当出现重度缺氧而吸氧不能缓解时，可采用呼吸道持续正压呼吸或呼气末期正压呼吸。

9）其他治疗

①抗菌治疗同急性菌痢。为有效控制感染，应联合使用两种有效抗菌药物，酌情选用注射用制剂。待能口服或中毒症状好转后，按急性菌痢治疗。

②当患者出现弥散性血管内凝血时，可用肝素治疗。当血管内凝血与纤维蛋白溶解同时存在时，肝素与抗纤维蛋白溶解药物（如氨甲苯酸、氨基己酸等）合用，必要时可输新鲜血。注意预防和纠正急性肾衰竭。

（3）慢性菌痢的治疗

1）一般治疗：慢性菌痢患者的生活起居要有规律，除急性发作型外，均可适当地参加些轻度体育活动。进食易消化、无刺激富于营养的食物，忌生冷、油腻。对于食欲差、长期腹泻、消化吸收不良者，注意补充 B 族维生素、维生素 C 等。

2）抗菌治疗

①粪便细菌培养阳性者做药敏试验，选用敏感药物治疗。

②未做粪便培养或培养阴性者，采用既往未用过的抗菌药物，或根据以往治疗经验，采用较有效的药物。

③最好应用两种抗菌药物，如甲氧苄啶与以下抗菌药物中的一种作联合治疗：小檗碱、磺胺甲噁唑、诺氟沙星、氧氟沙星、环丙沙星、氨苄西林等。

④药物疗程可根据患者不同情况，7～10 日为 1 个疗程。如症状未消失或粪便培养细菌未转阴，则改换药物进行第 2 个疗程治疗。有时可能需要反复多个疗程，直至症状消失、粪便培养细菌转阴为止。但切忌过多滥用抗菌药物，否则易致耐药菌株增加和肠道菌群失调。

3）治疗肠黏膜病变：可选用 2% 磺胺嘧啶银悬液或 0.3% 小檗碱液 200mL，每晚保留灌肠 1 次，14～21 日为 1 个疗程。

4）肠功能紊乱的治疗：酌情选用双歧三联活菌、乳酶生、双歧杆菌制剂、乳酸菌素等，适于较长时间抗生素治疗后的便次增多，且粪便涂片镜检无明显异常者。

2. 中医治疗

（1）辨证治疗

1）湿热病

主症：发热，腹痛，里急后重，下痢脓血，肛门灼热，小便短赤，大便日达 10～30 次，舌质红，苔黄腻，脉滑数。

治法：清热解毒，调气行血。

方药：芍药汤加减。金银花、赤芍各 15g，葛根、黄柏、槟榔、牡丹皮、木香、佩兰各 10g，黄连、酒大黄各 6g，马齿苋 30g。

加减：若下痢血多，可加秦皮、地榆炭清热止血。

用法：水煎服，每日 1 剂。

2）疫毒痢

主症：发热急剧，壮热神昏，甚或惊厥，腹痛，里急后重，下痢鲜紫脓血，舌质红绛，苔黄燥，脉滑数。

治法：清热解毒，凉血止痢。

方药：白头翁汤加减。白头翁、赤芍各 15g，秦皮、牡丹皮、黄连、黄柏各 10g，紫草、地榆各 12g，酒大黄 6g，马齿苋、板蓝根各 30g。

加减：若见壮热、神昏、惊厥者，可用神犀丹加减（水牛角、石菖蒲、金银花、连翘、大青叶、牡丹皮、赤芍、黄连、生地黄、羚羊角），清热解毒，开窍镇痉；或根据病情选用安宫牛黄丸、紫雪丹、至宝丹等药。

用法：水煎服，每日 1 剂。

3）积滞痢

主症：腹胀腹痛，胸脘痞闷，下痢臭如败卵，里急后重，或小便黄赤，舌苔浊腻，脉滑。

治法：消导积滞，清热利湿。

方药：枳实导滞汤加减。枳实、大黄、黄芩、槟榔、白术各 10g，茯苓、神曲各 15g，泽泻、车前子各 6g。

用法：水煎服，每日 1 剂。

4）休息痢

主症：下痢时发时止，发时则下痢脓血，里急后重，平素则食少纳呆，倦怠乏力，大便干稀不调，舌质淡，苔腻，脉濡或虚数。

治法：温中健脾，清化湿热。

方药：连理汤化裁。黄连、木香各 6g，干姜、炙甘草、党参、当归、枳实各 10g，白术、黄柏各 12g，炒麦芽、炒谷芽（各）15g。

加减：若积滞明显者，加槟榔、莱菔子，行气导滞；兼阳气不足者，加附子温热散寒。

用法：水煎服，每日 1 剂。

5）虚寒痢

主症：下痢稀薄，带有白冻，甚则滑脱不禁，腹部隐痛，四肢欠温，神疲体倦，纳食减少，腰酸怕冷，舌质淡红，苔薄白或白滑，脉沉细弱。

治法：温补脾肾，收涩固脱。

方药：真人养脏汤加减。党参、炒白术、诃子肉各 12g，肉豆蔻、木香、干姜、赤石脂、当归各 10g，官桂 3g。

加减：阳虚寒盛者，加附子助阳散寒；气虚明显者，加黄芪、黄精补益中气。

用法：水煎服，每日 1 剂。

6）噤口痢

主症：下痢赤白脓血，恶心呕吐，不能进食，食入即吐，胸脘痞闷，胃脘如物堵塞，舌苔浊厚或黄腻，脉濡数。

治法：辛开苦降，清化湿热，和胃降逆。

方药：半夏泻心汤加减。法半夏、黄芩、党参、大黄、竹茹、佩兰、石菖蒲各 10g，黄连、生甘草各 6g，大枣 10 枚，生姜 3 片。

加减：呕吐不止者，用连苏饮；肝气呕逆者，用左金丸。

用法：水煎服，每日 1 剂。

（2）验方

1）鲜铁苋去其老根及老茎，成年人每日 1000g，加冷开水 1000mL 捣烂取汁，饮服。适于急性细菌性痢疾。

2）生、熟山楂各 15g，水煎代茶热饮，适于急性赤白痢疾。白痢加红糖，红痢加白糖，赤白痢兼见加红糖和白糖。

3）苦莎药（鄂西草药）叶、茎捣烂，冷开水搅拌取汁用；或将苦莎药晒干，粉碎成细末装胶囊，每粒 0.26g，每次 4 粒，每日 3 次。适于急性细菌性痢疾。

4）枫树叶、樟树根各 2000g，加水 10000mL，煎 1 小时，去渣加甘草末 150g，煮 15 分钟，滤汁浓缩为 3600mL，每毫升含生药 0.9g，每次 300mL，口服，每日 3 次。适于急性细菌性痢疾。

5）生大黄片用黄酒均匀喷淋，稍焖片刻置锅中文火炒黑成粉，剂量 6～12g，初用少量，适应后可加大。适于急性细菌性痢疾。

6）鲜马齿苋 32g，大蒜 1 头，共捣如泥，开水煮沸，加红糖 16g，顿服。适于急性细菌性痢疾。

7）苦参研末水泛为丸，每次 6g，每日 3 次。适于热痢下血。

8）车前子 10g，研细为末，米汤送服。适于暑湿下痢。

9）乌梅肉、胡黄连、伏龙肝各等份为末，茶调服之，每次 6g，每日 2 次。适于血痢日久者。

10）陈石榴皮 3 个，研细为末，黄酒送服。适于赤白下痢。

11）酸石榴烧炭为末，每次 6g，米饮调下。适于久痢脱肛。

12）白头翁 15g，川黄连、炮姜、炙甘草各 6g，黄芩、川楝子各 12g，秦皮、木香、厚朴、陈皮、醋炙延胡索各 10g，白术、粳米各 30g。每日 1 剂，水煎分 2 次服。适于急性细菌性痢疾。

13）葛根、苦参各 12g，陈皮、赤芍、炒麦芽、焦山楂各 9g，陈松萝茶 10g。水煎服。用于痢疾初起。

14）藿香梗、杏仁、茵陈各 6g，炒黄芩、泽泻、通草各 3g，黄连、炒黄柏各 2.4g，炒苍术、厚朴、大腹皮各 4.5g，滑石 9g，木香 1.5g。水煎服，每日 1 剂。适于慢性细菌性痢疾。

15）乌梅、诃子、焦山楂、焦地榆、白芍、米壳、炙甘草各适量。每日 1 剂，加水煎服。适于休息痢。

16）红藤 50～100g，忍冬藤 25～50g。水煎服，每日 1 剂。适于急行菌痢赤多白少者。

17）人参、炒白术、干姜、陈皮、炙甘草、山楂、炒谷芽、炒麦芽各 9g，砂仁 6g。水煎服，每日 1 剂。适于噤口痢。

18）当归、杭白芍各 12g，酒炒黄连、莱菔子各 9g，木香 9g，薤白 15g。水煎服，每日 1 剂。适于急性痢疾。

3. 药物禁忌

（1）呋喃唑酮

1）禁饮酒或醇类制剂：因呋喃唑酮的代谢产物有抑制单胺氧化酶的作用，连服 4～5 日可阻碍酒类中所含酪胺的代谢灭活，服药同时饮酒可出现面部潮红、心动过速、腹痛、恶心、呕吐、头痛等症状。另外，此药还可抑制酒精的氧化分解，使其代谢过程的中间产物——乙醛降解受阻、因而易使乙醛聚积，引起中毒反应。

2）忌与含酪胺的食物同服：牛奶、巧克力、豆腐、酱油、菠萝、腊肉、牛肉、动物肝脏等食物均含有酪胺。酪胺化学结构与作用类似肾上腺素及去甲肾上腺素，如与呋喃唑酮同服，可促进去甲肾上腺素释放，使血压升高，甚至出现高血压危象，应注意。

3）忌与乳酶生合用：合用则乳酸杆菌被抑制，即使乳酶生的疗效降低，同时也使呋喃唑酮的有效浓度降低。

4）不宜与拟肾上腺素类药合用：由于呋喃唑酮为单胺氧化酶抑制剂，能抑制儿茶酚胺而使血压增高，而拟肾上腺素类药如麻黄素、苯丙胺及酪胺等也有升压作用，两者合用升压作用相加，易致高血压危象，故两者不宜合用。

5）不宜与其他单胺氧化酶抑制剂合用：因为其他单胺氧化酶抑制剂（如苯乙肼、异卡波肼、尼拉米、左旋多巴等）均能抑制去甲肾上腺素（NA）氧化脱氨，使神经递质增多，作用增强，与本品合用易出现高血压危象。

6）不宜与含有麻黄的中成药合用：因呋喃唑酮可抑制体内单胺氧化酶的活性，使去甲肾上腺素、多巴胺、5－羟色胺等不被破坏，而贮存于神经末梢，与含有麻黄的中成药（如解肌宁嗽丸、保金丸、半夏露、气管炎片、气管炎糖浆、哮喘冲剂、风痛片、人参再造丸、大活络丸、九分散等）同服，易引起高血压危象和脑出血。

7）不宜与中成药羊肝丸、鸡肝散等同服：因为羊肝丸、鸡肝散均含有动物肝脏，而动物肝脏中含有丰富的酪胺，与本品同服易引起高血压反应。

8）不宜与利血平同服：因同服则去甲肾上腺素浓度急剧增加，可致血压迅速增高，甚至发生高血压危象，或伴发心律失常。如需联用可先服利血平，2小时后再服呋喃唑酮。

（2）小檗碱忌与含犀角、珍珠的中药同服：中药犀角、珍珠所含蛋白质及水解产物（组氨酸、亮氨酸、缬氨酸、苏氨酸及蛋氨酸）可拮抗小檗碱的抗菌作用，合用时可降低小檗碱的药效。

（3）环丙沙星（环丙氟哌酸，Cipro）

1）双黄连：与环丙沙星配伍静脉滴注可发生不良反应（个例报道）。

2）茶碱：环丙沙星可使茶碱半衰期明显延长导致血药浓度升高。两药联用时不良反应较多，应减少茶碱用量。但也有的研究认为，氨茶碱浓度稍有升高，两药联用尚属安全。

3）其他抗生素：环丙沙星与氯霉素、多西环素或克林霉素联用时抗菌活性降低，并增加造血系统、神经系统等毒性反应。利福平具有酶促作用，可加速环丙沙星的代谢，降低血药浓度。故以上药物不宜联用。

4）抗酸剂：环丙沙星与含镁、铝的抗酸剂或硫酸亚铁、含锌的多种维生素等联用时，可明显降低环丙沙星的吸收和抗菌活性。

5）甲基嘌呤类药物：环丙沙星抑制肝脏微粒体细胞色素 P448 和 P450 酶系统，可降低氨茶碱在肝脏的代谢和清除，延长氨茶碱的半衰期；因此两药联用时应减少氨茶碱用量 1/3 左右，以免发生氨茶碱中毒，最好能监测氨茶碱的血药浓度。

6）非甾体抗炎药：可抑制氨酪酸（GABA）与其受体结合的药物，增加中枢神经系统的兴奋性导致惊厥。环丙沙星使 GABA 从神经末梢的释放减少，并竞争性抑制 GABA 与突触后受体的结合，某些非甾体抗炎药及其代谢产物可使环丙沙星的上述作用增强。例如，环丙沙星与芬布芬联用可诱发惊厥，与布洛芬联用可诱发痉挛发作，与安替比林联用可降低代谢和消除率，使血浆安替比林和环丙沙星水平均可升高。为避免发生不良反应，对有癫痫病史或急性脑血管疾病患者不宜联用上述药物。

7）抗凝血药：与环丙沙星联用可导致凝血时间延长，导致出血倾向，两药联用时应监测凝血酶原时间（PT）。

8）头孢哌酮：与环丙沙星接触即可发生沉淀，产生沉淀的快慢与先锋必的浓度有关。

（4）诺氟沙星（氟哌酸）：

忌与氨茶碱合用，诺氟沙星可提高氨茶碱的血清浓度，在老年患者更为显著（上升 24.46%，非老年组上升 11.07%）。

（5）左旋氧氟沙星

1）氢氧化铝，硫酸铁，氧化镁：可显著影响左氟沙星吸收，降低其生物利用度。这些药物也能降低本品的经肾排泄。但是，碳酸钙和雷尼替丁不影响本品的吸收。

2）经肝脏代谢药物：喹诺酮类化合物能抑制肝脏线粒体中细胞色素 P450 同工酶，从而影响有关药物代谢。但有报道氧氟沙星不影响茶碱的血浓度，因此推测本品与茶碱联用时不需要调整剂量。

（6）忌滥服止泻药：细菌性痢疾的腹泻是因肠道受到细菌毒素的刺激而做出的反应，它可排出毒物及细菌毒素，故不能滥用止泻药，如活性炭、矽碳银、鞣酸蛋白等。

（7）忌长期用广谱抗生素：较长时间应用广谱抗生素如四环素能引起体内菌群失调而导致二重感染，引起腹泻、维生素 B 缺乏，出现胃肠道症状。

（8）湿热痢及疫毒痢者禁用补养药物：如人参、黄芪、鹿茸等。以免加重病情。

十四、阿米巴病

【概述】

由溶组织内阿米巴感染所引起的疾病统称为阿米巴病。按其病变部位及临床表现不同可分为：肠阿米巴病，病变在结肠，表现为痢疾样症状，故称为阿米巴痢疾；肠外阿米巴病，病变在肝、肺、脑等脏器，发生各脏器的脓肿，尤以肝脓肿最常见，称为肝阿米巴病。包囊是溶组织内阿米巴的感染型，粪便中持续排出包囊的人群为主要的传染源，包括慢性患者、恢复期患者及无症状包囊携带者。经口感染是主要的传播途径。大多由吞食被包囊污染的食物和水而感染。水源污染可引起地方性流行。生食被包囊污染的蔬菜、瓜果也可致病。苍蝇、蟑螂也可起媒介作用。

1. 临床表现

（1）分型：潜伏期长短不一，一般为 3 周，可短至数日，也可长达 1 年。临床表现有以下几种类型。

1）轻型：常为致病型和非致病型虫株混合感染。临床症状不明显，间断出现腹痛、腹泻，有阿米巴包囊在粪便中排出。当机体抵抗力降低时，可发生痢疾或肝脓肿症状。

2）普通型：起病缓慢，一般无发热，呈间歇性腹泻。典型急性表现为黏液血便呈暗红色果酱样，每日十余次，便量中等，粪质较多，有腥臭。大便镜检可发现滋养体。间歇期大便基本正常。视病变的广泛程度，病情轻重不一，如病变局限于盲肠、升结肠，或黏膜溃疡较轻时，仅有便次增多；溃疡较明显时表现为典型阿米巴痢疾，若直肠受累明显时，可出现里急后重。体征仅有盲肠、升结肠部位轻度压痛。症状持续数日或数周或自行缓解，未经治疗或治疗不彻底者易复发或转为慢性。

慢性者病情迁延数月至数年，可有贫血、乏力、腹部不适、大便习惯改变等，体检可触及增厚的结肠伴压痛。

3）重型：少见，突起高热，大便每日十余次，便前先有较长时间的剧烈肠绞痛，黏液血便或血水样便，伴里急后重，并有呕吐。患者有不同程度的脱水和电解质紊乱，甚至休克或肠出血、肠穿孔或腹膜炎。

（2）并发症

1）肠道并发症

①肠出血：肠道病变侵及肠壁血管时，可引起不同程度的便血。腐蚀大血管引起的大出血罕见，但病情重，常引起休克。

②肠穿孔：严重的深及浆膜的溃疡或重型患者可致肠穿孔，多见于盲肠、阑尾和升结肠，患者表现为剧烈腹痛及腹膜炎体征。

③阑尾炎：症状与普通阑尾炎相似，但易形成穿孔或脓肿。

④结肠病变：由慢性阿米巴病的增生性病变引起，包括阿米巴瘤、肠道阿米巴性肉芽肿或纤维性狭窄。多见于盲肠、乙状结肠及直肠等处。

2）肠外并发症：阿米巴滋养体可自肠道经血液 – 淋巴蔓延至远处器官而引起各种肠外并发症，形成相应脏器的脓肿或溃疡。如肝、肺、胸膜、心包、脑、腹膜、泌尿生殖道及邻近皮肤等，其中最常见的是阿米巴肝脓肿。常表现如下。

①发热：呈间歇热或弛张热，体温常午后升高，傍晚达高峰，夜间热退而大汗。有并发症时，体温常高达39℃以上。

②肝区疼痛：常呈持续性钝痛，尤以体位变化及深呼吸时明显。位于肝右叶下部的脓肿可出现右上腹或腰部的疼痛；肝右叶顶部的脓肿，因刺激右侧膈肌引起右肩痛，或压迫右下肺部出现右侧反应性胸膜炎或胸腔积液；左叶肝脓肿可出现剑突下或左上腹痛。

③其他症状：患者可出现食欲不振、恶心、呕吐、腹胀及腹泻等消化道症状，肝顶叶的脓肿可引起咳嗽、气促、呼吸困难，病程长者可出现消瘦、贫血等表现。

④体征：主要表现为右上腹饱满、压痛、肌紧张及肝区叩痛，肝脏有不同程度的增大，质中，有充实感。

本病的主要并发症有脓肿向周围组织穿破和继发感染。肝脓肿可穿破膈肌形成脓胸和肺脓肿，在穿破并发症中最常见，也可穿破支气管造成胸膜 – 肺 – 支气管瘘，穿破腹腔引起腹膜炎，穿破心包发生心脏压塞和休克，是严重的并发症。继发细菌感染时可出现寒战、高热，毒血症症状加重，常见细菌有大肠埃希菌、葡萄球菌、变形杆菌、肠球菌等。

2. 辅助检查

（1）血常规：周围血中白细胞总数和分类正常；重型和普通型继发细菌感染时，白细胞总数及中性粒细胞比例增高。慢性患者有轻度贫血。

（2）粪便检查：粪便检查是确诊肠阿米巴病的重要依据。粪便呈暗红色果酱状，有特殊腥臭，粪质多，含黏液及血液。镜检见大量聚集成团的红细胞，少量白细胞和夏科－雷登结晶体。找到伸展伪足活动的、吞噬红细胞的阿米巴滋养体有确诊价值。慢性患者的成形粪便中可查见包囊。如涂片法阴性可用浓集法，浓集后再用碘染色检查包囊，可提高阳性检出率。

粪便检查标本必须是自然排出、无尿液掺杂的新鲜粪便，离体滋养体室温下活力仅保持 30 分钟，故标本应在 30 分钟内检查，以提高滋养体的检出率。

（3）血清学检查：酶联免疫吸附试验（ELISA）、间接荧光抗体试验、间接血凝试验等检测阳性率为 80%～90%；单克隆抗体、DNA 探针杂交技术、聚合酶链反应可用于检测或鉴定患者粪便、血液中病原物质和虫种。

（4）纤维肠镜检查：50% 以上有症状的病例镜检中见有大小不等散在溃疡，中心区有渗出，边缘整齐，周围可见一圈红晕，溃疡间黏膜正常。取边缘部分涂片及活检可查见阿米巴滋养体。

（5）肝功能检查：多数肝功能轻度受损，碱性磷酸酶升高较常见，白蛋白、胆固醇降低，其余各项指标基本正常。

（6）影像学检查：B 型超声可见肝大，肝内液性病灶。CT、肝动脉造影、放射性核素肝扫描、磁共振均可显示肝内占位性病变。以上检查需注意与肝内其他占位性病变鉴别，如肝癌、肝囊肿等。X 线检查常见右侧横膈抬高。

（7）脓肿穿刺液检查：典型脓液为棕褐色糊状巧克力样，带腥味，有诊断价值。也可见阿米巴滋养体，但阳性率不高。

【饮食宜忌】

1. 饮食宜进

（1）饮食原则

1）初起腹泻现脱水或呕吐不能进食者需通过静脉补液给予水分、电解质及营养素。泄泻次数减少至止泻后可渐进流质、半流质饮食乃至软食。

2）饮食需清淡，以易消化无刺激性为原则，如稀米汤，开水调炒米粉或面粉、藕粉等。软食以细软、少渣、少油为原则。

3）宜少量多餐。

4）应适当进食含鞣酸食品，如红茶、苹果、石榴等。

5）当辨证进膳：下痢脓血、口渴、苔黄腻湿热盛者当进如薏苡仁、马齿苋、苦瓜等化湿清热之品；下痢清稀、腹中冷痛寒湿盛者应食胡椒、大蒜等温运之物；久痢者宜食莲子、芡实、怀山药等健脾扶正之味。

6）慢性痢疾需供给丰富维生素、充足无机盐和优质蛋白饮食。

（2）食疗药膳方

1）鸦胆子：取其仁 15~20 粒，装胶囊内或桂圆肉包裹口服，每日 3 次，7~10 日为 1 个疗程。

2）白头翁 15~30g，水煎，分 3 次服，连用 10 日。

3）紫皮大蒜每日 1 头（约 6g），分次吃，同时用 10% 大蒜液 100mL 保留灌肠，每晚 10 次，连用 10 日。

4）白头翁合葛根芩连汤加减方：白头翁 30g，黄芩 10g，黄连、鸦胆子、厚朴、藿香各 9g，水煎，每日 1 剂，用于急性阿米巴痢疾。

2. 饮食禁忌

（1）忌不洁饮食：本病大多由吞入被污染的食物和水而感染。水源污染可引起地方性流行，生食被污染的蔬菜水果亦可发病。因此，必须注意饮食卫生，谨防"病从口入"。

（2）忌不易消化及辛辣肥腻食物：该病由于肠道黏膜受损，任何不易消化的食物及刺激性食物均可加重肠黏膜损伤。因此，本病一般采用流质与半流质饮食，如牛奶、米粥、面条等，忌辛辣肥腻之品，同时多食富含蛋白质、维生素、铁元素的食物，以增强体质，提高抗病能力。

【药物宜忌】

1. 西医治疗

（1）一般治疗：急性期患者应进行肠道隔离，卧床休息，进食流质或少渣饮食，重型给予输血、输液等支持疗法；腹泻严重时纠正水、电解质紊乱；慢性患者应加强营养，避免进食刺激性食物。

（2）病原治疗

1）抗阿米巴药物分类

①硝咪唑类：对肠内和组织内阿米巴滋养体有杀灭作用，如甲硝唑、替硝唑、氯硝唑、二甲硝咪唑等。

②组织内杀阿米巴药：对侵入组织的阿米巴滋养体有杀灭作用，如依米丁、氯喹。

③肠内杀死阿米巴药：对肠腔内阿米巴有作用，对包囊有杀灭作用，如双碘喹啉、泛喹酮、二氯尼特等。

2）常用治疗方案

①普通型：首选甲硝唑 0.4g，口服，每日 3 次，10 日为 1 个疗程；或替硝唑每次 2g，口服，每日 1 次，5 日为 1 个疗程。

②重型：甲硝唑 100mL（200~400mg），静脉滴注，每日 1~2 次。与广谱抗生素联合应用。

急性肠阿米巴病治疗原则应采用组织内杀阿米巴药，同时加用肠腔内抗阿米巴药。为防止复发，用甲硝唑或替硝唑治疗后，亦需加用一种肠腔内杀包囊药。对急性或危重症患者需紧急控制病情，亦可选用依米丁，但该药对肠腔内原虫无杀灭作用，对心肌毒性较大，应严密监测。抗阿米巴治疗疗程结束后，应连续 3 个月定期做粪便检查，以彻底清除病原。

③慢性肠阿米巴病及无症状携带者：可选用双碘喹啉，成年人 0.6g，每日 3 次，15～20 日为 1 个疗程；或喹碘方，成年人 0.5～1g，每日 3 次，8～10 日为 1 个疗程；应注意对碘过敏或患有甲状腺疾病、严重肝病、视神经病变者及孕妇等禁用。也可用二氯尼特 0.5g，每日 3 次，10 日为 1 个疗程。

（3）并发症治疗：在应用抗阿米巴药物时，配合使用广谱抗生素。对肠出血者给予及时输血、补液。肠穿孔、腹膜炎时，应在使用抗阿米巴药物及抗菌药物后尽快进行手术治疗。阿米巴肝脓肿时，首选甲硝唑，甲硝唑 0.4g，口服，每日 3 次，10 日为 1 个疗程，必要时可重复。一般肝大、白细胞增多等在治疗 2 周左右恢复，脓肿吸收在 4 个月左右。也可选用替硝唑。少数使用甲硝唑疗效不佳者可换用氯喹或依米丁。磷酸氯喹，成年人 0.5g，每日 2 次，连服 2 日后改为 0.25g，每日 2 次，2～3 周为 1 个疗程。该药的副作用主要有消化道症状、心肌损害，偶可引起心室颤动或阿-斯综合征，故需加强监测。所选药物治疗见效后 2～4 日，可行肝穿刺引流；对恰当药物治疗后临床症状无明显改善，或肝局部隆起明显，压痛剧增，有穿破危险者，应立即行肝穿刺引流。脓液量在 200mL 以上者，应间隔 3～5 日重复引流。穿刺应在 B 超探查定位下进行。有以下情况可考虑外科手术治疗：经抗阿米巴治疗及穿刺引流无效者，肝脓肿穿破引起化脓性腹膜炎者。

2. 中医治疗

（1）辨证治疗

参见"细菌性痢疾"。

（2）验方

1）紫皮大蒜（约 6g）1 头，分次吃，每日 1 次；同时用 10% 大蒜液 100mL，保留灌肠，每晚 1 次，连用 10 日。

2）白头翁 30g，黄芩 10g，黄连、鸦胆子、厚朴、藿香各 9g。水煎服，每日 1 剂。适于急性阿米巴痢疾。

3）藿香梗、杏仁、茵陈各 6g，炒黄芩、通草、泽泻各 3g，厚朴、大腹皮、炒苍术各 4.5g，炒黄柏、黄连各 2.4g，木香 1.5g。水煎服，每日 1 剂。用于慢性阿米巴痢疾。

4）当归、杭白芍各 12g，薤白 15g，酒炒黄连、莱菔子各 9g，木香 4.5g。每日 1 剂，水煎服。适于猝发阿米巴痢疾。

5）金银花 30g，生何首乌 24g，生地黄、杭白芍、南沙参、明玉竹、墨旱莲、阿胶（另烊冲）各 15g，生地榆、枯黄芩、杭寸冬、生甘草、茜草根各 10g。每日 1 剂，水煎服。适于慢性阿米巴痢疾阴虚血痢型。

6）白头翁 20g，秦皮、黄芩、黄连、苦参各 10g，当归、芍药、甘草、陈皮各 9g。水煎服，每日 1 剂。适于急性阿米巴痢疾或合并细菌感染者。

7）白头翁 18g，桃仁、大黄、甘草、当归、山楂各 9g，没药、川芎、木香各 6g。水煎服，每日 1 剂。适于急性阿米巴痢疾之果酱样大便者。

8）白头翁 10g，当归、地榆、秦皮各 9g，木香、甘草各 6g。水煎服，每日 1 剂。适于慢性阿米巴痢疾间歇发作者。

9）半边莲 9g，半枝莲 15g，白花蛇舌草、益母草、茵陈各 18g，败酱草 30g，两面针根 9g。每日 1 剂，水煎分 2 次服。适于阿米巴肝脓肿合并细菌感染者。

10）白头翁 30g，黄连、青皮、赤芍各 9g，苦参、秦皮各 18g，黄柏、常山、薏苡仁、川楝子各 12g，柴胡 15g，当归尾、生甘草各 6g。水煎服，每日 1 剂。视病情服药 30～90 日，有排脓之功效。

11）黄芪、金银花、蒲公英各 15g，皂角刺、天花粉、紫花地丁、连翘、丹参各 10g，牡丹皮、甘草各 6g。水煎服，每日 1 剂。有排毒排脓之功效。

12）白头翁、紫花地丁、蒲公英、车前草各 20～25g，连翘、茵陈各 15～20g，柴胡、郁金、秦皮、赤芍、制乳香、制没药、生甘草各 10～15g。水煎服，每日 1 剂。适于本病前期。

13）青黛 3g，紫草、寒水石各 9g，乳香、牙皂各 6g。每日 1 剂，水煎分 3 次服，服药 30 剂左右。适于儿童肝脓肿。

14）白花蛇舌草 50g，丹参、白头翁各 30g，墨旱莲 20g，五灵脂、桃仁、赤芍、当归、金银花、鳖甲、生地黄、黄芩各 15g，甘草 5～10g，大黄 10～15g。水煎服，每日 1 剂。适于成痈期。

3. 药物禁忌

（1）氯喹

1）保泰松，金制剂：与氯喹联用可加重皮肤损害性反应（过敏性皮炎）。

2）骨髓抑制剂（抗肿瘤药、氯霉素）：与氯喹联用可加剧骨髓抑制反应。

3）强心苷：氯喹可加重强心苷的心脏传导阻滞作用。

4）肝毒性药物（氯丙嗪等）：与氯喹联用可加重肝损害。

5）氨基糖苷类抗生素：不宜与氯喹联用。

6）氯胍：与氯喹联用增加口腔溃疡发生率。

7）吲哚美辛（消炎痛）：与氯喹联用抗类风湿性关节炎有协同互补作用，但毒性亦呈相加性；应监测血象和肝功能。

8）氯化铵：酸化尿，可增加氯喹经肾排泄达 20%～90%，有利于减少毒副作用，但可降低疗效。

9）肝素，青霉胺：与氯喹联用可增加出血倾向。

10）链霉素：与氯喹联用可加重对神经肌肉接触点的直接抑制作用。

11）抗酸药：三硅酸镁降低氯喹吸收 20%，白陶土降低氯喹吸收达 30%，对乙胺嘧啶也有类似影响。

12）西咪替丁：可减缓氯喹的代谢与排泄。雷尼替丁无此作用。

13）青霉胺：抗类风湿治疗中，与氯喹有拮抗作用。

14）苯丙胺，甲状腺素类，咖啡及饮酒：均可加重氯喹的毒副反应，避免联用。

15）伯氨喹：与氯喹联用时，部分患者可产生严重心血管系统不良反应，如改为序贯服用，则疗效不减而不良反应降低。氯喹、伯氨喹及氨苯砜联用，可防止缺乏葡萄糖-6-磷酸脱氢酶患者发生溶血性贫血。

（2）甲硝唑（甲硝基羟乙唑，灭滴灵，灭滴唑）

1）氯霉素：可使甲硝唑的半衰期明显延长，消除速度常数及清除率降低。机制：氯霉素抑制肝药酶活性，使甲硝唑代谢延缓。临床上两药长期联用时应予注意，停药2周后方可恢复正常。

2）氨苄西林钠：不宜直接与甲硝唑针剂配伍（混浊、变黄）。

3）蜂蜜，蜂胶：与甲硝唑有协同性抗菌和抗原虫作用。

4）乙醇：甲硝唑抑制乙醛脱氢酶阻滞乙醇代谢，服药期间饮酒可发生胃肠功能紊乱、腹痛、恶心、呕吐、颜面潮红及头痛等不良反应，即戒酒硫样反应。

5）双硫醒（戒酒硫）：与甲硝唑联用可显著加剧饮酒后的乙醛蓄积反应，部分人尚可发生精神障碍及幻觉等不良反应。

6）华法林：甲硝唑抑制华法林代谢，使抗凝作用增强。两药联用时应监测凝血酶原时间，调整华法林剂量，可降低用量1/3～1/2。

7）苯妥英钠：与甲硝唑联用时，少数人血清苯妥英可达到中毒水平。

8）氯喹：与甲硝唑联用可出现肌张力障碍。两药交替应用，可治疗阿米巴肝脓肿。

9）西咪替丁：可减少甲硝唑从体内排泄，使总清除率下降约30%。使血药浓度提高，增加神经毒性。但有人认为，西咪替丁等肝酶诱导剂可使甲硝唑加速消除而降效。

10）氢氧化铝，考来烯胺：可略降低甲硝唑的胃肠吸收，降低生物利用度14.5%。

11）庆大霉素：与甲硝唑针剂配伍后4小时药物浓度降至70%，建议在2小时内用完。输液稀释后才能与甲硝唑配伍的注射剂有庆大霉素、维生素C、乳酸红霉素。

12）糖皮质激素：加速甲硝唑从体内排泄，可使血药浓度降低31%，联用时需加大甲硝唑用量。

（3）替硝唑

1）西咪替丁：可减少替硝唑从体内的排泄，使血药浓度升高40%，半衰期延长47%。机制：西咪替丁抑制肝脏对替硝唑的代谢和从体内的清除。两药联用时替硝唑的疗效及毒性均可能增高，其临床意义尚不清楚。

2）利福平：可加快替硝唑从体内的排泄，降低其血药浓度达30%，半衰期缩短27%。机制：可能是由于利福平增加肝脏对替硝唑的代谢，并加快从体内的排泄。两药联用时替硝唑的疗效可能降低，临床意义未明。

3）含乙醇饮料：与替硝唑同服可引起腹部痉挛、灼热感及呕吐等不良反应，因此用药期间避免饮酒。

4）抗凝剂：替硝唑可增强抗凝药作用，两药联用时应注意观察凝血酶原时间，并调整抗凝药剂量。

余参见"细菌性痢疾"。